国家卫生和计划生育委员会"十三五"规划教材
全国高等中医药院校研究生教材
供中西医结合专业用

中西医结合妇产科学临床研究

U0208224

主　编　连　方　谈　勇

副主编　邓高丕　杜惠兰　陆　华　薛晓鸥

编　者（以姓氏笔画为序）

王　昕（辽宁中医药大学）

王玉东（中国福利会国际和平妇幼保健院）

王艳萍（长春中医药大学）

邓高丕（广州中医药大学）

刘宏奇（山西中医药大学）

刘金星（山东中医药大学）

孙金龙（山东中医药大学）

杜惠兰（河北中医学院）

李伟莉（安徽中医药大学）

连　方（山东中医药大学）

肖新春（陕西中医药大学）

吴效科（黑龙江中医药大学）

张婷婷（上海中医药大学）

陆　华（成都中医药大学）

陈林兴（云南中医学院）

武权生（甘肃中医药大学）

段　恒（重庆医科大学）

洪艳丽（南京中医药大学）

夏　天（天津中医药大学）

谈　勇（南京中医药大学）

梁瑞宁（江西中医药大学）

蒋学禄（浙江中医药大学）

傅金英（河南中医药大学）

雷　磊（湖南中医药大学）

薛晓鸥（北京中医药大学）

秘　书（兼）　孙金龙（山东中医药大学）

人民卫生出版社

图书在版编目（CIP）数据

中西医结合妇产科学临床研究 / 连方，谈勇主编. —北京：人民卫生出版社，2018

ISBN 978-7-117-26090-9

Ⅰ. ①中… Ⅱ. ①连… ②谈… Ⅲ. ①妇产科病 - 中西医结合疗法 - 医学院校 - 教材 Ⅳ. ①R710.5

中国版本图书馆 CIP 数据核字（2018）第 028595 号

人卫智网	www.ipmph.com	医学教育、学术、考试、健康，购书智慧智能综合服务平台
人卫官网	www.pmph.com	人卫官方资讯发布平台

中西医结合妇产科学临床研究

主　　编：连　方　谈　勇
出版发行：人民卫生出版社（中继线 010-59780011）
地　　址：北京市朝阳区潘家园南里 19 号
邮　　编：100021
E - mail: pmph @ pmph.com
购书热线：010-59787592　010-59787584　010-65264830
印　　刷：保定市中画美凯印刷有限公司
经　　销：新华书店
开　　本：787×1092　1/16　印张：22　插页：1
字　　数：535 千字
版　　次：2018 年 3 月第 1 版　2018 年 3 月第 1 版第 1 次印刷
标准书号：ISBN 978-7-117-26090-9/R·26091
定　　价：62.00 元

打击盗版举报电话：010-59787491　E-mail: WQ @ pmph.com
（凡属印装质量问题请与本社市场营销中心联系退换）

出版说明

为了更好地贯彻落实《国家中长期教育改革和发展规划纲要(2010—2020年)》和《医药卫生中长期人才发展规划(2011—2020年)》,进一步适应新时期中医药研究生教育和教学的需要,推动中医药研究生教育事业的发展,经人民卫生出版社研究决定,在总结汲取首版教材成功经验的基础上,开展全国高等中医药院校研究生教材(第二轮)的编写工作。

全套教材围绕教育部的培养目标,国家卫生和计划生育委员会、国家中医药管理局的行业要求与用人需求,整体设计,科学规划,合理优化构建教材编写体系,加快教材内容改革,注重各学科之间的衔接,形成科学的教材课程体系。本套教材将以加强中医药类研究生临床能力(临床思维、临床技能)和科研能力(科研思维、科研方法)的培养、突出传承,坚持创新,着眼学生进一步获取知识、挖掘知识、提出问题、分析问题、解决问题能力的培养,正确引导研究生形成严谨的科研思维方式和严肃认真的求学态度为宗旨,同时强调实用性(临床实践、临床科研中用得上)和思想性(启发学生批判性思维、创新性思维),从内容、结构、形式等各个环节精益求精,力求使整套教材成为中医药研究生教育的精品教材。

本轮教材共规划、确定了基础、经典、临床、中药学、中西医结合5大系列55种。教材主编、副主编和编委的遴选按照公开、公平、公正的原则,在全国40余所高等院校1200余位专家和学者申报的基础上,1000余位申报者经全国高等中医药院校研究生教育国家卫生和计划生育委员会"十三五"规划教材建设指导委员会批准,聘任为主编、主审、副主编和编委。

本套教材主要特色是:

1. 坚持创新,彰显特色 教材编写思路、框架设计、内容取舍等与本科教材有明显区别,具有前瞻性、启发性。强调知识的交叉性与综合性,教材框架设计注意引进创新的理念和教改成果,彰显特色,提高研究生学习的主动性。

2. 重难热疑,四点突出 教材编写紧跟时代发展,反映最新学术、临床进展,围绕本学科的重点、难点、热点、疑点,构建教材核心内容,引导研究生深入开展关于"四点"的理论探讨和实践研究。

3. 培养能力,授人以渔 研究生的培养要体现思维方式的训练,教材编写力求有利于培养研究生获取新知识的能力、分析问题和解决问题的能力,更注重培养研究生的思维方法。注重理论联系实际,加强案例分析、现代研究进展,使研究生学以致用。

4. 注重传承,不离根本 本套研究生教材是培养中医药类研究生的重要工具,使浸含在中医中的传统文化得到大力弘扬,在讲述现代医学知识的同时,中医的辨证论治特色也在教材中得以充分反映。学生通过本套教材的学习,将进一步坚定信念,成为我国伟大的中医药事业的接班人。

5. 认真规划,详略得当　编写团队在开展工作之前,进行了认真的顶层设计,确定教材编写内容,严格界定本科与研究生的知识差异,教材编写既不沿袭本科教材的框架,也不是本科教材内容的扩充。编写团队认真总结、详细讨论了现阶段研究生必备的学科知识,并使其在教材中得以凸显。

6. 纸质数字,相得益彰　本轮教材的编写同时鼓励各学科配备相应的数字教材,此为中医出版界引领风气之先的重要举措,图文并茂、人机互动,提高研究生学以致用的效率和学习的积极性。利用网络等开放课程及时补充或更新知识,保持研究生教材内容的先进性、弥补教材易滞后的局限性。

7. 面向实际,拓宽效用　本套教材在编写过程中应充分考虑硕士层次知识结构及实际需要,并适当兼顾初级博士层次研究生教学需要,在学术过渡、引导等方面予以考量。本套教材还与住院医师规范化培训要求相对接,在规培教学方面起到实际的引领作用。同时,本套教材亦可作为专科医生、在职医疗人员重要的参考用书,促进其学术精进。

本轮教材的修订编写,教育部、国家卫生和计划生育委员会、国家中医药管理局有关领导和相关专家给予了大力支持和指导,得到了全国40余所院校和医院、科研机构领导、专家和教师的积极支持和参与,在此,对有关单位和个人致以衷心的感谢!希望各院校在教学使用中以及在探索课程体系、课程标准和教材建设与改革的进程中,及时提出宝贵意见或建议,以便不断修订和完善,为下一轮教材修订工作奠定坚实的基础。

人民卫生出版社有限公司

2016 年 6 月

全国高等中医药院校研究生教育 国家卫生和计划生育委员会 "十三五"规划教材建设指导委员会名单

主任委员

张伯礼

副主任委员（以姓氏笔画为序）

王永炎　王省良　匡海学　胡　刚　徐安龙
徐建光　曹洪欣　梁繁荣

委员（以姓氏笔画为序）

王　华　王　晖　王　键　王　滨　孔祥骊
石　岩　吕治平　乔延江　刘宏岩　刘振民
安冬青　李永民　李玛琳　李灿东　李金田
李德新　杨　柱　杨关林　余曙光　谷晓红
宋柏林　张俊龙　陈立典　陈明人　范永昇
周永学　周桂桐　郑玉玲　胡鸿毅　高树中
唐　农　曹文富　彭　成　廖端芳

秘书

李　丽　周桂桐（兼）

国家卫生和计划生育委员会"十三五"规划教材
全国高等中医药院校研究生教材目录

一、基础系列

1	自然辩证法概论（第2版）	主编	崔瑞兰	
2	医学统计学	主编	王泓午	
3	科研思路与方法（第2版）	主编	季 光	赵宗江
4	医学文献检索	主编	高巧林	章新友
5	循证中医药临床研究方法（第2版）	主编	刘建平	
6	中医基础理论专论（第2版）	主编	郭霞珍	王 键
7	方剂学专论	主编	李 冀	谢 鸣
8	中药学专论	主编	钟赣生	杨柏灿
9	中医诊断学专论	主编	黄惠勇	李灿东
10	神经解剖学	主编	孙红梅	申国明
11	中医文献学	主编	严季澜	陈仁寿
12	中医药发展史专论	主编	程 伟	朱建平
13	医学英语	主编	姚 欣	桑 珍

二、经典系列

14	内经理论与实践（第2版）	主编	王 平	贺 娟
15	伤寒论理论与实践（第2版）	主编	李赛美	李宇航
16	金匮要略理论与实践（第2版）	主编	姜德友	贾春华
17	温病学理论与实践（第2版）	主编	谷晓红	杨 宇
18	难经理论与实践	主编	翟双庆	

三、临床系列

19	中医内科学临床研究	主编	薛博瑜	吴 伟
20	中医外科学临床研究（第2版）	主编	陈红风	
21	中医妇科学临床研究（第2版）	主编	罗颂平	刘雁峰
22	中医儿科学临床研究（第2版）	主编	马 融	
23	中医骨伤科学临床研究（第2版）	主编	王拥军	冷向阳

四、中药学系列

五、中西医结合系列

前　言

　　《中西医结合妇产科学临床研究》是依据教育部、国家卫生计生委、国家中医药管理局为适应中医药教育体制改革,促进中医药的发展,从总体上使中医药人才培养集中到精英教育范畴的精神,在教育部、国家中医药管理局的规划指导下,经过严格审核,确定本书主编,由主编聘请国内各中医药院校的中医妇科专家教授联合编写,人民卫生出版社出版的全国高等中医药院校研究生教材、国家卫生计生委"十三五"规划教材。

　　本教材立足改革,更新观念,以新的专业目录为依据,以宽基础、重实践为原则,突出中医妇科的经典理论、治疗特色和优势,兼顾西医妇产科学新技术、新方法在妇产科领域的应用和相关的基础研究。本书的编写注重立足于临床,集中了古代医家的诊病心得和编者们多年的临床实践经验。通过基础理论与临床应用的紧密结合,突出疾病的重点、热点、难点、疑点。重点是指以妇产科临床的常见病种及中医优势病种为主,显示中医特色,而不求面面俱到。热点是指瞄准妇产科学术发展的前沿,着重介绍新的研究成果,并加以提炼。难点是指临床疑难病种诊疗方面的问题,既突出中医治疗的优势,也结合西医的诊断与鉴别诊断,以及中医、西医的处理方法及现代研究。疑点是指素有争议和存疑的内容,应用科学发展观并紧密结合临床尽量阐述明确,不能明确者,也列出不同的含义或概念。本教材涵盖的内容从古至今,绵亘千年,体现了中西医妇产科学传承、发展、创新的特点,突出中医妇科的理论与实践优势,并注重西医妇产科的学术性、先进性、启发性和适用性,重在提高研究生临床分析问题、解决问题的能力并培养他们的动手能力和创新能力。主要适用于中西医妇科临床型硕士研究生,兼顾博士生,并可作为业内参考书。

　　总之,首部中西医妇产科临床研究教材的问世,为提高中西医妇产科研究生教育的水准创造了良好的开端,旨在使研究生在不断的学习和工作中更加热爱自己的专业,使他们成为既能继承中西医妇产科学术,又有临床实践能力的高学历、高素质的临床型人才。

　　参加教材编写的多为全国各地区资深教授,他们有的是国内知名专家,具有渊博的理论知识和丰富的临床经验,有的是年富力强的青年学者,掌握着妇产科领域最新的发展动态和先进技术。作者们在临床医疗、教学科研繁忙的情况下,不辞辛劳、夜以继日地为本书的编写倾注心血,他们将丰富的临床经验和最新的知识融会其中,深入浅出,力求实用,突出新意,尽可能使本书具有可读性、实用性和参考性。本书的编写还得到了人民卫生出版社的高度重视,始终给予大力支持,在组稿、撰写、审稿和出版过程中给予指导和帮助,保证了本书的进度和问世。在此,对于为本书的编撰做出宝贵贡献的参编作者、编辑以及单位致以衷心的感谢。

本教材的编写是一个学习、探索和提高的过程,其中难免存在疏漏和不妥之处,恳切希望各院校中西医妇产科界的同道及师生们,在使用本书过程中提出宝贵意见,以便今后纠正错误,继续完善。

编　者

2017年12月8日

目 录

总 论

各 论

总　论

第一章　中西医结合妇产科临床研究概述

一、中西医结合妇产科学的定义与研究范围

中西医结合妇产科学是运用中、西医学的基础理论、思维与方法，根据临床实践的需要，认识女性生殖系统解剖、生理、病理特点，研究女性疾病的发生、发展、诊疗规律、预防方法，以及计划生育、优生保健等问题的一门新兴的临床医学学科。本教材临床上以辨病与辨证相结合为特点，辅以西医学和生物技术进行诊断；治疗上标本兼顾，多种疗法择优而施，注重实效。其研究范围包括女性生殖系统的解剖、月经、带下、妊娠、分娩、产褥和哺乳的生理特点和特有疾病，以及内、外生殖器官的发育异常、损伤、炎症、肿瘤等病变的中西医结合病因病理、临床表现、诊断及治疗等。此外，不孕症、计划生育、优生优育、妇女保健等也属于本学科的研究范围。

中西医结合妇产科学是一门完整的临床学科，包括妇科、产科、生殖医学、妇女保健和计划生育，因为它们以女性生殖系统的生理、病理为共同基础，许多疾病之间存在因果关系，学科间多有交叉，故应作为一个整体论述，在学习过程中应将中、西医妇产科学理论和实践融会贯通以取长补短。

二、中西医结合妇产科学的发展简史

妇产科学是临床医学的重要组成部分，无论是中医妇产科学，还是西医妇产科学，都是在历史的长河中，随着各自医学体系的形成和发展，逐渐建立和充实起来的。19世纪末，西医妇产科学开始渗入我国医疗实践，对传统中医学的发展产生了深远的影响。此后，两种医学逐渐互参、融合，晚清时期出现的"中西医汇通"学派为中西医结合的肇端。

西方医学进入我国后，在医疗实践中，医学先辈逐渐认识到无论中医还是西医，都各有所长，尝试将两者结合应用于临床，并不断提出一些中西汇通的见解，努力探索中国医学发展的新道路。涌现了以唐宗海、张锡纯、张寿颐等为代表的中西医汇通学派，在他们的著作中，有不少妇科篇章。晚清唐宗海《血证论》中治病重视调和气血的思想，在妇科治疗学上

有着重要的影响。民国初期张锡纯的《医学衷中参西录》是试图沟通中西医学的早期代表著作，书中"治女科方"与妇科的医论、医话、医案创见良多，其自创的理冲汤、安冲汤、温冲汤、寿胎丸等方剂至今仍被广泛应用。张寿颐《沈氏女科辑要笺正》书末附"泰西诸说"，对女性内生殖器官以"子宫""子核""子管"名之。陆彭年在《金匮今释》记载道："妇人少腹满如敦状……此为水与血俱结在血室也。"其注释中有"渊雷按：少腹满如敦状，或为卵巢囊肿，或为子宫血肿，得之生后，则因生产时产道有创伤，其后结缔组织粘连而发为子宫血肿也"的论述。尽管受当时历史条件所限，描述不甚确切，但因其以中西汇通的形式描写论述，本身也不失为一种进步。

1929年杨崇瑞在北平建立了国立第一助产学校，这是我国第一所由政府举办的妇产学校。在极其艰苦的条件下，妇产科前辈克服重重困难，不断总结自己的经验，学习并引进西医先进技术，为我国近代中西医结合妇产科学的发展奠定了基础。

新中国成立后，党和政府大力提倡中西医结合发展。全国各省分别成立了中西医院校，开办各妇产科进修班，培养大批中医、西医、中西医结合的妇产科人才，并培养出大量的硕士、博士、博士后等高层次妇产科专业人才，中西医妇产科学得以蓬勃发展。

对中医妇科学古籍进行整理、校勘，在继承名老中医经验的基础上，围绕女性内分泌学进行中西医基础理论的探讨，这些努力使得中西医结合妇产科学在理论和临床治疗中取得了丰硕的成果。作为新中国首批中医教授，广州罗元恺教授首先提出"肾-天癸-冲任-胞宫生殖轴"的概念，该学说可作为女性生殖轴的对照研究；南京夏桂成教授根据女性生殖生理轴的圆运动生物钟节律，提出了"心(脑)-肾-子宫轴"调节月经周期及生殖的演变规律，丰富和发展了关于月经周期内在规律的认识。这些都为中西医结合妇产科学的发展奠定了基础。经研究发现月经病肾阴虚、肾阳虚不同证型患者在雌激素水平上存在明显差异；补肾中药对下丘脑-垂体-卵巢轴的神经内分泌有调节作用，能促进卵泡发育，促进黄体的分泌功能，在临床调经、种子、安胎的治疗中发挥着重要作用；在对排卵障碍相关的异常子宫出血的治疗中提出了中药周期疗法的概念和方法；在妇科急腹症异位妊娠的治疗中，首创中药方剂(宫外孕Ⅰ号方、宫外孕Ⅱ号方)，获得了中药保守治疗的成功；近年来采用养阴清热法治疗免疫性不孕症等实例，这些都是妇产科学在中西医结合的道路上逐步向前迈进的重要标志。

在药物和实验研究方面也有许多可喜的成果。如研究发现寿胎丸有加强垂体促黄体功能，有雌激素样活性的作用，并能促进子宫发育；六味地黄丸可改善性功能障碍；活血化瘀药物有促进卵巢发育和排卵的作用；高浓度地骨皮液有类似垂体后叶素的作用；中药骨碎补、淫羊藿、杜仲等有性激素样作用等。

20世纪以来，我国西医妇产科学得到了长足的发展。在2000年举行的国际妇产科联盟全体理事会会议上，我国妇产科学会成为正式会员，目前对妇科肿瘤、妇科内分泌、妇科内镜、妇科病理、围产医学、生殖医学、生殖内分泌等专科医师的培训，促进了妇产科学各专业的巨大发展。这要求我们在原有的基础上，改进现行的教学模式，促进学科发展。国际妇产科学界亦非常重视中医，我国只有走中西医结合的发展道路，以西医学的手段来充实和发展中医，才能使中西医结合妇产科学成为一门更加完善的学科。21世纪初尤昭玲教授主持编写、出版了《中西医结合妇产科学》，为中西医结合妇产科学的建立和发展做出了杰出的贡献。

　　妇产科学领域内的中西医结合研究,无论在实验研究还是临床研究方面都取得了显著的成绩,但这仅仅是开始。无论是中医还是西医妇产科学都还有许多理论和临床的问题亟待解决。总之,中西医结合研究治疗妇产科疾病,能促进妇产科学的发展,提高临床疗效,这是不争的事实。但如何进一步扬长避短,使中西医学体系在妇产科领域有机地结合、融会贯通成一门新的独立学科,仍需几代人的不懈努力。

第二章 中西医结合妇产科临床研究思路与方法

第一节 临床研究思路

一、临床研究的基本思路

中西医结合是中西医两种医学的取长补短,相互渗透。辨证与辨病相结合,即为中西医结合临床研究的基本思路。

(一)辨病与辨证相结合

在西医做出诊断的前提下进行中医辨证论治,是目前中西医结合临床诊断及辨证治疗普遍采用的方法。

1. 病证诊断的结合 简言之是双辨诊断,是对同一患者的疾病状况做出中医病、当时证的诊断,同时又做出西医疾病诊断。所谓"双辨诊断"就是辨病与辨证相结合,既要反映出中、西医疾病的发生发展变化规律,又要体现证候进退的变化规律,这是中西医结合的临床诊断模式。双辨诊断模式适应临床复杂多态的情况,应灵活地选择不同的结合形式。

西医辨病加对应中医病加中医辨证:先辨病,掌握疾病过程的本质和全局,并在病的层次上进行中、西医临床思维整合;后辨证,了解疾病当前的病理特点,以便辨证施治。例如某患者患子宫内膜异位症病,对应中医病为痛经,多属气滞血瘀证,可拟膈下逐瘀汤。

病证诊断的分期分型结合:在比较明确疾病发展过程和变化规律的情况下,可建立中西医病证结合的分期分型诊断。例如某患者诊断为脑梗死,根据疾病不同阶段中、西医的病理特征进行分期分时段分型诊断。

2. 病证施治的结合 将西医辨病与中医辨证论治相结合,本身就体现了同病异治的原则。根据临床辨病,结合患者具体情况灵活采用中医辨证论治和(或)西医病因治疗。

西医病因与中医辨证均清楚——辨证论治与病因治疗并举。例如:产后发热(感染邪毒证),用解毒活血汤(清热解毒,活血化瘀)+西药抗生素治疗。

中医辨证清楚,西医病因未明或无特效疗法——辨证论治为主+对症治疗。例如:妊娠恶阻(肝胃不和证),用橘皮竹茹汤(清肝和胃,降逆止呕)+静脉补液,纠正电解质紊乱。病因病理明确,目前辨证不典型——病因治疗为主+经验方或协定方。例如:输卵管阻塞性不孕症(子宫输卵管造影发现输卵管阻塞,中医证候不典型),疏通输卵管(消除病因)+通管方(经验方)等。

病情好转,病因未除,一时无证可辨——继续病因治疗+康复经验方调理。例如:生殖器结核缓解期(原有证候基本消失),坚持全程正规抗结核治疗(彻底消除病因)+两地汤加味(滋阴清热,养血调经)。

若有针对西医病症且通过临床与实验研究确实有效的专药专方,则直接辨西医之病,采用专药专方治疗。例如青蒿素(治疗疟疾)。

3. 其他方面的诊断及辨治

(1)分阶段的病证治疗结合:疾病演变过程具有阶段性特征,抓住各阶段病证发展的主要矛盾或矛盾的主要方面,分析中、西医方法在不同阶段治疗上的实际效果以及中西药配合的疗效优势,灵活运用中、西医方法,彼此有机结合,以期取得最佳治疗效果。分阶段结合是中西医临床结合的重要诊疗思路,如崩漏中西医结合治疗思路:出血阶段,侧重中药固冲止血+西医甾体激素类药物止血或手术治疗;出血减缓后,中西医积极配合,中医正本清源,求因治本+西医调整周期治疗;血止之后,固本以善后,治法补肾、扶脾、疏肝,三经同调+西医药物控制周期、纠正贫血、增强体质。又如中、西医关于月经周期分期理论,西医学的卵泡期属于中医学中的经后期,与卵泡期有早、中、晚3期相应,中医经后期亦分经后早期、经后中期、经后晚期3期。排卵期,中医学称之为经间期;黄体期,中医学称之为经前期。与黄体期有早、中、晚3期相应,中医学经前期也分为经前初期、经前中期、经前末期3期。西医学中的卵泡期、排卵期、黄体期指的是卵巢的周期性变化,中医学的月经期实则包含在卵泡早期时间范围内。

(2)中西医融贯的病证治疗结合:所谓"融贯结合",就是中、西医理论相互渗透,中、西医方法彼此借鉴,两者融会贯通、有机结合,提高临床诊疗水平。从其概念可知,这是一种建立在中西医结合研究成果基础上的高水平结合,其积极的现实意义在于它提示中西医结合由初步、局部的结合,逐步积累向较高层次结合的方向发展。目前临床上的融贯结合有3种不同的形式。

1)以中医学理论为主指导结合某些疾病西医诊疗,使疗效显著提高。例如根据中医学"六腑以通为用""通则不痛"的理论原则,指导子宫内膜异位症的中西医结合治疗,采用活血化瘀治法;根据具体情况兼以清热和营、理气止痛、温经散寒、益气活血等法,不仅明显降低手术率,而且更有利于患者的整体康复,促进病情好转。

2)中西医理论互用,共同指导结合。针对中、西医理论方法临床运用时各具优势和不足,在各自的医学理论指导下,中、西医方法互用,优势互补;或从不同角度配合治疗,发挥协同作用以提高临床疗效。例如抗癌治疗时,用西医放射治疗或化学治疗方法消除局部肿瘤病灶,并追剿转移灶癌细胞;用中医扶正固本方法调动患者机体整体自稳机制,减轻西医治疗给机体组织细胞造成的损伤,并兼有祛邪抑癌的作用。

3)把中医现代研究或中西医结合应用研究已取得的成果直接运用于临床。通过中医治则治法的现代研究,在认识到传统治法的具体作用环节、主要药物和作用机制之后,即可使中医方药新用、新药专用或与现代诊疗技术结合,发挥中药最大的疗效,达到中西合璧提高疗效的目的。例如补肾中药可以改善患者的肾虚状态,提高不孕症患者的卵细胞质量。

（二）宏观辨证与微观辨证相结合

即在临床上收集辨证素材的过程中引进现代科学，特别是西医学的先进技术，发挥它们长于在较深入的层次上，微观地认识机体的结构、代谢和功能的特点，更完整、更准确、更本质地阐明证的物质基础。简言之，是使用微观指标认识和辨别证。

亚健康状态，西医认为"无病可认"，够不上任何疾病的诊断标准，往往给予"神经官能症"或"某系统功能紊乱"的诊断。但中医认为却是"有证可辨"，也"有药可治"。以上是指虚证而言，实证则不一定是疾病与健康之间的空白，而是机体的种种反应状态。西医对这种反应状态不予理会，中医则同样"有证可辨，有药可治"。微观辨证将揭示许多已知结构的未知功能，通过宏观辨证就能发现人体隐潜性变化，例如见到肾阳虚外貌就可预测到下丘脑的衰老及调节功能已提前衰退。可以说是"宏观辨证通过微观指标可以发现隐潜病变，从而弥补了辨病的不足"。

宏观辨证不足之处，在于人体内在病变不一定都会在外表显露出来，也就是尚未"形见于外"出现典型的证。"证"的症状有时全部显露，有时会部分表现而不易辨识，有时还潜伏着，要到一定阶段才表现出来。例如支气管哮喘，从明、清以来的治疗理论一般都是"发时治肺，未发治肾"，说明传统中医通过方药测证，已预见到补肾将对哮喘可起到预防发作的作用，近年对哮喘患者的内分泌研究中，发现患者即使无肾虚的临床表现，也有类似于肾阳虚证的隐潜性变化——肾上腺皮质功能偏低。西医学长于识"病"，中医学长于"辨证"，两种截然不同的医学体系在治病的认识和实践上确是各有所长，我国广泛地从宏观上采取辨病与辨证相结合，随着中西医结合临床研究的深入，以及引进西医学的先进技术对中医"证"本质的研究，越来越感到病与证的结合必须从深入的"微观"层次上，才能找到结合点。在具体的临床与实验研究中，并不应以微观辨证取代宏观辨证，而是弥补宏观辨证用肉眼来观察事物方法的不足。将微观辨证和宏观辨证有机地结合起来，要善于去粗取精，去伪存真，有所取舍。

（三）功能辨证与形态辨证相结合

功能辨证是指以中医生理功能为依据的临床症状辨证；形态辨证是指以西医解剖结合改变为依据的病理结构改变。两者结合就是将中医传统的辨证方法与西医病理形态变化结合起来认识疾病和提出诊断。例如在中医辨证诊断基础上，把诸如甲状腺肿大、关节变形、肌肉萎缩等也可包括在内，其目的是逐步使中医学与现代人体形态学接近。

（四）病证舍从

西医治病与中医治证各有其"理"，各有所据。在一般情况下，两者可以并行不悖，相济为用。若两者在治疗理论上发生矛盾，医理有悖时，则只能依据临证当时的具体情况，舍弃次要方面，而依从其矛盾的主要方面，即称为病证舍从。

1. 舍病从证　如崩漏血瘀证，按西医的一般原则，不主张使用活血方法消除瘀血。因为按西医理论，活血之法可能导致新的出血。但中医辨证认为瘀阻冲任、子宫，血不归经而妄行，瘀血不除，出血难止。据此认为应舍病从证，急宜逐瘀止血，选用逐瘀止血汤，以使止血不留瘀，不仅可以排除肠内积血，使隐血试验转阴，而且可迅速达到有效止血的目的。

2. 舍证从病　如免疫性抗体增高的孕妇在分娩后常发生新生儿溶血症导致新生儿死亡。按中医辨证理论，活血化瘀药可以堕胎，故孕期严格禁忌使用活血化瘀药。但中药现代研究证实活血化瘀药物能抑制免疫性抗体,据此则舍弃中医辨证理论,依从新生儿免疫性溶血症的治疗原理,自孕期4个月开始,持续服用益母草、当归、川芎、广木香等活血化瘀药物直至分娩,使孕妇体内免疫抗体下降,明显降低新生儿溶血的发病率。

二、临床研究需"国际化"

目前,中西医结合临床研究"国际化"已成为本世纪的大趋势。为了进一步提升中西医结合临床研究的科研水平,使中西医结合临床研究的科学成果能够更广泛地被国际了解、认可和接受,应吸引不同地区研究人员共同参与中西医临床研究项目的全过程。国际合作应体现"全过程、纵深度"。科研项目从方案优化、实施过程、质量控制、数据统计和论文产出等"全过程"都应有相关国内外专家合作,并且所有涉及的文件资料都应是中英文双语。

(一)临床研究中的机构设计

1. 方案优化委员会(protocol committee) 这个委员会是项目研究"图纸"的设计团队,可以和国外知名大学专业内著名专家和专业外的著名统计学家进行合作。该委员会共同制订和优化临床研究的方案,面向所研究疾病的国际前沿。

2. 方案执行委员会(steering committee, SC) 即项目的"施工团队",是项目的决策组织。由项目负责人、方案优化委员会专家,以及全国X家分中心共X位医院单位分中心负责人组成。其中要有中医背景医生也要有西医背景医生,有妇科专业医生也要有其他专业的医生,要体现中西医多学科交叉特点。研究分中心单位既要包括省会和地市级的三级甲等医院,也要包括基层的县区级二级和一级医院。这为研究方案未来的示范和应用,提供"普适性"基础。各研究分中心的负责人,要为国家级或者省市级的重点学科、重点专科或者重点实验室的负责人,应具备较高的学术层次需求、较多患者资源,这是项目有"凝聚力"和"推动力"的有效机制。

3. 数据管理委员会(date coordinating committee, DCC) 即项目实施质量"监管团队"。应选择著名大学的著名统计学家,其负责临床项目分中心试验质量进行管理和督查,收集和处理试验数据及各种方案偏离违反报告,报告严重不良事件等。其工作过程与方案实施过程分离,以保证数据的科学性、安全性、准确性,对整个项目实施的安全性起到监控作用。

4. 数据安全和监测委员会(data and safety monitoring board, DSMB) DSMB为独立的第三方,代表"出资方"项目自身的公益性质和公众利益朝向,是项目实施中"受试者保护神"。可由国内外的知名专家组成。其任务是确保研究受试者的安全性、研究数据的完整性、保密性;就项目中正进行的伦理和安全进展方面向中国政府和科技部门提供意见;对项目本身的研究设计、数据质量和分析方面提供建议,并保护本研究的受试者的利益。因此,临床项目的SC、DCC和DSMB分别构成了临床项目实施的三方,即项目的"施工队""监管方""出资方"。

5. 论文发表委员会(publication committee) 即项目"成果产出团队"。可由项目负责人和国外专家组成,功能是处理论文发表排序和成果争端,特别是提升中西医结合临床研究国际化成果的产出质量和数量,提高科学研究经费的"绩效"比例。

(二)临床研究方案实施过程中的"国际化"

在试验的全部实施过程中,国外专家体现了"纵深度"的实质性合作内容,把"国际化"

真正融入到中医临床研究的各个过程。

1. 方案的优化实施工作　在项目实施过程中,国内外的专家要全程参与研究方案的优化及审定,可以是书面修改意见,也可以以电子邮件形式进行交流,确保项目的蓝图实现"顶层设计"。选择的同领域国际专家需要以与设计的试验相关的其他试验做铺垫,才能够为方案设计把握方向,增加试验成功的可能性,明确中医疗效评价和中西医结合方案提升疗效的切入点,从而在国际学术前沿抢占循证医学的"制高点"。

2. 联合质量监察　DCC除负责项目所有数据的统计,还负责项目研究质量的控制。为配合DCC工作,项目组应分别进行一级分中心自查、二级承担单位监察,并定期进行三级DCC稽查,以及国内二级监察人员联合国内、外专家对项目进行三级"联合稽查"。国外专家亲临项目实施第一线,可以将国际成熟的监察经验直接使用到临床项目中,并能指导同行监察员形成书面报告,将项目实施中与方案偏离或违反的情况统一反馈到DCC,对项目实施的质量把控起到关键作用。

3. DSMB定期例会　项目实施制定每个季度例会的计划,一年可召开4次SC会议和4次DSMB会议。这些会议主要解决问题包括项目质量——方案实施依从性事件;项目方案优化,以对发生的方案依从性事件和方案实施过程中出现的问题进行分析得出的结果为依据,指导研究方案的修订;项目安全性,DSMB负责对试验安全性进行把控;项目进度监控,按时统计项目完成的进度,形成进展报告。

4. 论文发表委员会组建和运行　国际专家有着多年丰富的发表高质量文章的经验。通过项目的合作,我们不仅可以学习到高质量文章写作的技巧,培养学科学术骨干的学术能力,而且可以使中西医临床试验在国际文章发表上实现质的飞跃。

(三)临床研究"国际化"的体会

《多囊卵巢综合征不同生育阶段中医防治方案及转化应用研究》(PCOSAct)是一项基于国际合作的大样本、多中心、双盲的针刺临床随机对照试验。本项目质量监管由美国国立卫生研究院(NIH)生殖医学协助机构(RMN)完成,项目在国内25家医院实施,建立了中西医结合的有效模式。现将其在探索临床试验国际化过程中的几点体会介绍如下。

第一,找准"切入点",突出中西医结合优势。方案形成前期,在对中西医国内外文献系统综述过程中,发现西方在治疗PCOS患者活产率的提升上已经陷入一个瓶颈期,那么中医在PCOS患者活产率的突破上能做出什么样的贡献呢? 这样问题的提出使我们在学术前沿阵地上明确了科研切入点。对于西医治疗有明确疗效的病种,中医要做的不是去做疗效的对比,而是承认西医优势、明确中医特色、突出中西医结合优势,做西医所不能达成之事。本着这个理念,PCOSAct试验的设计就是要证明针刺在西医治疗基础上的添加疗效,而这种设计理念的提出亦成为吸引国外专家主动合作的根本原因。

第二,在设计上体现循证医学方法学高度,即随机、盲法、对照的原则。关键是对照组设计,如西药对照组中选用西药治疗药的安慰剂,其剂量和成分均送检美国官方检测机构。再如针刺治疗组为妇科不孕不育的经验方,为中医"循经取穴"的"有效部位";而针刺对照组没有选择空白对照、安慰针或者假针刺,而是选取远离疗效区的中医"非经非穴"所谓"无效部位"进行浅刺。

第三,做有"中国特色"的临床研究。我国的社会和医疗体制不同于国外,临床试验

"国际化"的道路上,也会有"中国特色"的国情。在PCOSAct项目中具体体现在以下几个方面。

（1）主要研究者的角色定位不同: 在国际上DCC受雇于NIH管理者,掌管项目的运作经费和质量管理。项目负责人作为专业人员,如同其他研究分中心的负责人一样,直接进行招募患者,不负责经费使用,不得参与DCC的质量监管工作。当今中国的体制下项目负责人需管经费、管病例和管质量。本项目PCOSAct项目的共同负责人进行功能分解,其中一位领导项目办发挥DCC的质量监管功能,另外一位作为分中心负责人招募受试者发挥研究者的职能。

（2）要培养长期稳定的研究助手: 在国际上大型临床试验助手或者项目协调员是通过项目招聘专职研究人员担任。主要是具有临床研究资质的研究型护士,是大学附属医院的常设工作人员和高年资的护理专业人员。在中国临床医院中没有专职研究人员,科技支撑计划和行业专项等临床研究课题,主要由大量的研究生承担。研究生的学习周期短、流动性大、稳定性差,而大型临床试验常需3~5年,甚至更长时间。PCOSAct项目的研究助手需更换1~2次。每换一次人员都要重新经过培训,给试验的质量带来很大挑战,急需培养研究型护士参与大型RCT/GCP工作。

（3）临床试验的机构需完善: 包括DSMB等,这些机构代表政府的出资方和民众纳税人的公共利益方,体现医疗卫生资源的"公益性"性质。

三、转化医学模式

随着科学技术的发展,基础生物学和病理生理学的研究正以空前的速度发展。但绝大多数基础研究所取得的成果依然滞留在实验室的动物实验和细胞模型上,与临床实际所需相差甚远。医学基础研究和临床实践呈现相互隔离的态势,造成了许多研究成果未能或无法向实际应用转化,使得科研领域巨大的投入与疾病防治方面应有的效果不相对应,无法对人类健康产生有效的直接影响。

另一方面,我国疾病谱已从急性病转向以慢性病为主,医疗消耗不断增加,医疗负担越来越沉重,慢病的防、治、控将是一个重要的课题。正是鉴于基础研究与临床应用严重脱节,建立两者间双向交流机制的紧迫性和必要性凸显,转化医学应运而生。

转化医学是近几年来国际医学科学领域出现的新概念,并从概念逐渐转为热门研究模式。目前,多将转化医学解释为"From the bench to the bedside"即从实验室到病床,但这一过程是双向的,并需要反复验证,即从实验室到病床,再从病床回到实验室。

转化医学的核心就是打破基础研究与药物研发、临床医学之间固有的屏障,借助"生物标志物"的研究将基础实验研究与临床实际需要结合起来,进而建立基础科学研究者和临床医生之间的有效联系,共同关注基础分子生物医学研究方向,将基础研究的成果迅速有效地"转化"为临床实际应用的理论、技术、方法和药物,逐渐形成统一有效的疾病诊断、治疗和预防模式。转化医学的开展将会为研发新药品及研究新的诊疗方法开辟出一条具有革命性意义的新途径。

转化医学研究是以"患者为中心"的一门多学科交叉的新兴医学研究模式。主要目标是采用分子生物学和细胞生物学技术,将统一疾病的患者进行遗传学上的分类,将疾病的进展进行分期,并全程监测,反复研究,获得用于疾病的临床诊断、预防和药物治疗靶点以及预后评价的新的、更加灵敏的生物标志物或替代性标志,向个体化诊疗及预防迈进。转化医学研究的主要任务是将基础研究所取得的成果,尽快转化为临床问题的解决方法;将基础研究获得的知识、成果快速转化为临床上的治疗新方法。

研究以基础研究、临床研究、药物研发为主导,多学科交叉合作。采用循证医学手段,如对多囊卵巢综合征慢病发生的三个关键生殖阶段,分别进行中医"调体治未病"预防青春期发病率的研究、仙灵胶囊治疗生育期患者、中医食疗控制妊娠期糖尿病的研究,即中医防、治、控"前移干预"策略的疗效评价,提升循证级别,进一步转化研究形成多囊卵巢综合征慢病防治的基层适宜方案。

项目实施可以直接产生中医技术、方法、方案等3~4项专利申请,申报国家专利。规范形成妇科行业多囊卵巢综合征慢病防治指南,推动相关疾病如青春期月经病、不孕症、妊娠糖尿病等诊疗规范形成。

第二节　常用科研方法

临床研究是医学研究中最常用、最重要的研究。临床研究的基本目的在于阐明疾病的病因、诊断、治疗、预防、自然病程及其预后等方面的重要问题,从而认识疾病的本质,并进行有效的防治,达到保障人类健康和促进医学科学进步的目的。

临床研究产生高质量证据的前提是先提出好的临床问题,形成恰当的研究假设;再选择最适宜的检验假设的方法,并制订研究计划和实施方案;然后严格按方案执行,最后合理地分析和解说研究结果。目前多采用PICOS模式,即将临床问题分解为患者或疾病类型(patients/problems,P)、干预(interventions,I)、比较(comparisons,C)、感兴趣的结局(outcomes,O)、问题和研究类型(study,S),可以帮助构造一个好的、可以回答的临床问题。

就研究方法而论,临床研究包括原始研究和二次研究。原始研究又可以分为两大类:试验性研究和观察性研究。试验性研究可以人为地控制条件,能随机分组,有目的地设置各种对照,直接探讨某个(些)被研究因素与疾病或事件之间的联系。常用的试验性研究是临床试验,如随机对照试验、前后对照试验、交叉对照试验等。在相同的条件下,随访并比较两组人群的结果以判断措施的效果。由于试验研究对象对处理因素的暴露是随机的,因此结论可靠,可以论证因果关系假说。当然,有时做不到严格的随机分组,就是非随机对照试验。

一、随机对照试验

随机对照试验(randomized controlled trial,RCT)是采用随机分配方法,将合格研究对象分为试验组和对照组,然后接受相应的试验措施,在一致的条件或环境中,同步进行研究和观察试验效应,并用客观的效应指标对试验结果进行科学的衡量和评价。

（一）试验流程（图2-1）

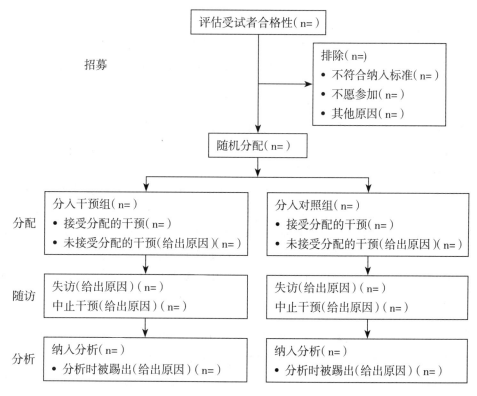

图2-1 随机对照试验流程

（二）设计要点

1. 根据临床研究的类型、目的、特点和要求，在试验方案设计中规定明确的诊断标准、纳入标准、排除标准与脱落标准。

2. 必须设立试验组和对照组，设计随机分组与分组隐藏的方法。

3. 若结合盲法研究，要设计实施盲法的方式方法。

4. 根据试验需要，按统计学要求估算试验例数。

5. 制订干预方案、疗程与观察时间，制订疗效与不良反应的观察指标和判定标准。

6. 制订数据处理和统计分析方法，既要符合统计学要求也要达到专业要求。

（三）应用范围

1. 临床治疗或预防性研究 RCT最常用于治疗性或预防性研究，借以探讨某一干预措施（如药物、治疗方案、筛查方法等）的确切疗效，为正确的医疗决策提供科学依据。

2. 开发新药 在中药新药开发研究中，Ⅱ期、Ⅲ期临床试验必须采用RCT研究以评价其有效性、安全性。

3. 在特定的条件下可用于病因学研究 在特定的条件下，RCT也可以用于病因学因果效应研究。应用的前提是：尚无充分证据证明某种可能致病因素对人体有危害，但又不能排除它与疾病的发生有关。

（四）优缺点

1. 优点

（1）随机分配受试者,防止选择性偏倚,可比性好。

（2）根据诊断标准、纳入标准、排除标准纳入受试者,研究对象明确,内在真实性好。

（3）如能用盲法观察和分析结果,可减少研究者和被研究者两方面的偏倚,结果更真实、可靠。

（4）统计学的分析结果及结论较可靠。

（5）高质量的RCT是系统评价的可靠资源,可成为循证实践的高质量证据。

2. 缺点

（1）与其他临床研究相比所需时间、人力、物力较多。

（2）研究结果均来源于合格的研究对象,外推到一般人群时(外在真实性)受到一定的限制。

（3）受医学伦理、社会、文化等方面的限制多,难度大,要求条件高。如内科治疗与外科手术治疗的比较; 病因学研究多数不能开展RCT(如果已有研究证明某一因素对人体有害,就不允许将该因素用于人体进行随机对照试验); 中医药开展RCT也受到一些限制。

二、观察性研究

观察性研究是指应用观察法客观地记录某些现象的现状及相关特征,以评估潜在的有害暴露对个体健康或公共卫生的影响、描述疾病或治疗模式的现状、分析某种治疗的罕见或远期副作用、确定疾病致病因素的一类研究。准确、详实地报道观察性研究的设计、方法、实施及结果对于客观反映论文的学术水平、应用价值及成果推广、利用等具有重要意义。为了避免在报道观察性研究时重要信息缺失、不全或含混等现象,提高报道质量,一个国际性合作小组就3种主要的流行病学观察性研究(即队列研究、病例对照研究、横断面研究)的报告内容制定了规范,即STROBE声明。

（一）队列研究

队列研究(cohort study)又称定群研究,将一个范围明确的被观察人群按其自身是否暴露于可能的致病因素或危险因素,自然形成暴露组与非暴露组,研究者对观察人群的暴露因素,既不能随机分配,也不能加以控制。随访一段时期或数年后,分别确定两个群体中发生目标疾病的病例或某种不良反应的例数,并对其差别进行比较。

队列研究属经典的观察性研究方案,在病因学研究中广泛应用。近些年来在预防、治疗性研究中也采用这类研究方案,将试验措施作为暴露因素对待,观察试验措施的作用结果。一般分为前瞻性队列研究、历史性(回顾性)队列研究和双向性队列研究。

1. 设计要点

（1）确定研究因素,根据研究(暴露)因素选择具有某一特征的受试人群。

（2）设立对照组以资比较。对照组与暴露组可来自同一人群(同群体队列研究),如同一社区、同一工厂或同一地区。也可以来自不同的人群(不同群体队列研究),如两个性质不同的工厂、不相邻的两个社区或地区。

（3）确定研究结局指标。

（4）掌握研究对象的暴露状况,同时随访暴露组和非暴露组结局的发生,判断暴露因素与结局的因果联系。

2. 应用范围　探索病因和干预措施的不良反应；检验病因假设；评估医疗卫生服务管理或组织方式改革的效果；研究疾病自然史等。队列研究的证据比病例对照研究更为可靠。如果由于医学伦理的限制，在不能使用随机对照试验时，可以用队列研究评估干预措施的疗效。

3. 优缺点

（1）优点

1）能够直接获得两组的发病或死亡率，进而可以充分而直接地分析病因的作用。

2）由于暴露因素发生在前，结局发生在后，并且暴露因素的作用可分等级，可计算"剂量-反应关系"，故其检验病因假说的能力比较强。

3）可以同时调查多种疾病与一种暴露因素的关联。

（2）缺点

1）不适于少见病的病因研究，因为在这种情况下需要的研究对象数量太大，一般难以达到。

2）每次只能研究一个或一组因素，因而往往不适用于对多种病因疾病的研究。

3）由于随访时间较长，对象不易保持依从性，容易产生失访偏倚。

4）所需投入较大，耗费人力、财力，花费的时间长，组织工作难度也较大。

（二）病例对照研究

以现已确诊患有某疾病的一组患者为病例组，以不患有该病但具有可比性（对照的病因与所研究疾病无关，如宫颈癌与宫颈炎）的另一组个体作为对照组，通过调查回顾两组过去的各种可能的危险因素（研究因素）暴露史，测量并比较病例组与对照组各因素的暴露史比例差异，经统计学检验，判断研究因素与疾病间是否存在着统计学联系及其联系程度。

在评价各种偏倚对研究结果的影响之后，再借助流行病学的专业知识，结合其他的研究方法所得出的结果，推断出诸暴露因素中的某一个或多个是疾病的危险因素或不是疾病的危险因素。

1. 设计要点

（1）病例和对照要有良好的可比性。

（2）采用随机样本以保证样本的代表性，从而减少选择性偏倚。

（3）足够的样本量，以保证统计推断的正确性。

（4）研究对象按可能的混杂因素进行分层设计，以提高统计分析的效率。

2. 优缺点

（1）优点

1）非常适合于罕见疾病和长潜伏期疾病的病因研究。

2）省时、省人力物力，能充分利用资料信息。

3）只需少量的研究对象即可进行。

4）一次研究可探索多种可疑因素。

（2）缺点

1）研究中病例的选择性偏倚和回忆性偏倚控制的难度大。

2）对照组的选择困难。

3）难以完全控制外部变量。

（三）横断面研究

横断面研究（cross-sectional study）是在某一特定时间对某一范围内的人群，以个人为单位收集和描述人群的特征以及疾病或健康状况。它是描述流行病学中应用最为广泛的方法，又称为现况研究。

1. 研究目的

（1）描述疾病或健康状况的三间分布情况，通过对某一地区或人群的调查，获得某种疾病在时间、地区和人群中的分布，从而发现高危人群或发现有关的病因线索，为疾病的防治提供依据。

（2）描述某些因素或特征与疾病的关联，确定危险因素如通过对冠心病及其危险因素的调查，发现高血压、高血脂、超重、吸烟及有关职业与冠心病的关系，从而为降低危险因素、减少冠心病发生提供依据。

（3）为评价防治措施及效果提供有价值的信息如在采取措施若干时期后，重复进行横断面研究，根据患病率差别的比较，可以考核前段时期所施行措施的效果。

（4）为疾病监测或其他类型流行病学研究提供基础资料。

2. 设计步骤

（1）选题和确定本次调查研究的目的。

（2）确定调查对象。

（3）确定样本的大小和抽样方法。

（4）拟定调查表。

（5）确定测量方法和检验方法。

（6）建立必要的质量控制措施。

（7）对调查资料进行整理和分析。

三、诊断准确性研究

诊断试验是主要应用于疾病诊断、疾病随访、疗效考核以及药物毒副作用的监测。在某项诊断措施用于临床前进行严格评估，不仅能降低因错误估计其准确性而导致意外临床结果发生的可能，还能避免不必要的检查，降低医疗费用。因此，确定某项诊断措施诊断准确性的研究在这一评估程序中至关重要。

在诊断准确性研究中，将一个或多个待评估诊断措施所得结果与金标准诊断措施所得结果相比较，两组均在可能有目标病情的受试者中进行。"目标病情"是指某种具体疾病或其他任何可能需进行临床干预（如尝试进一步诊断措施，或开始、调整或终止某项治疗）的显在病态表现。在该体系中，"金标准"被认为是当前已有的确定目标病情存在与否的最佳方法。金标准可以是单一方法，也可以是几种方法的组合。它不仅包括实验室检查、影像学检查、病理学检查，还包括对受试者专门的临床随访。"准确性"是指试验诊断措施（待测指标）与金标准所得结果之间的吻合程度。诊断准确性可以用多种方式来表示，包括灵敏度和特异度、似然比、诊断优势比及受试者工作特征（ROC）曲线下面积。

第三章 中西医学女性生殖生理进展专论

第一节 生殖生理与生殖免疫

一、女性生殖生理

（一）卵巢的周期性变化

卵巢为女性的性腺，主要功能为产生并排出卵子和分泌性激素。

1. 卵泡的发育过程及调节因子　卵母细胞是人体内最大的单细胞，其发育大致经历原始生殖细胞迁移分化形成始基卵泡，启动生长形成初级卵泡、次级卵泡，最终发育为成熟卵泡阶段。除垂体产生的促性腺激素外，卵巢自身产生的类固醇激素、卵巢多肽等因子也参与卵泡发育过程的调节。

（1）促性腺激素（Gn）

1）促卵泡激素（FSH）：随着黄体萎缩，雌激素分泌量减少，解除其对垂体的负反馈，FSH分泌量随之增加，新的卵泡发育周期开始。研究表明FSH具有以下生理作用：①直接作用于颗粒细胞，刺激其增生和分化；②诱导颗粒细胞生成黄体生成素（LH）受体，提高其对LH的反应性，为排卵及黄体的形成做准备；③与颗粒细胞FSH受体结合，激活芳香化酶使其发挥活性，促进雄激素转化为雌激素；④刺激颗粒细胞合成抑制素（inhibin）、激活素（activin）和胰岛素样生长因子-1（IGF-1）等物质，调控优势卵泡的选择和闭锁过程。

2）黄体生成素（LH）：月经周期中LH直接作用于卵泡膜细胞并调节类固醇激素的合成，排卵期垂体释放的LH一方面终止颗粒细胞的增生，使雌激素的分泌受到暂时性抑制；另一方面可通过一系列连锁反应，诱发排卵和黄体形成。

（2）类固醇激素

1）雌激素（E_2）：卵泡期E_2水平缓慢升高通过负反馈作用抑制Gn的释放，血浆中FSH水平降低，这是促使优势卵泡选择完成的重要因素之一。另外雌激素可活化或抑制雌激素敏感基因，导致其活性发生改变，对卵泡发育、卵泡内细胞的增殖和分化产生重要的影响。

2）孕激素（P）：卵泡期P维持低水平，直至排卵前颗粒细胞在LH高峰的作用下黄素化，开始分泌少量P；排卵后P分泌逐渐增加，至排卵后7~8日达到高峰，若无受精卵着床，随着月经黄体的逐渐萎缩，P分泌量逐渐减少，并于月经来潮前降至最低。P能刺激女性外阴、阴道、子宫等附性器官的发育、成熟，并对保持阴道酸性环境、提高其抗菌能力具有重要作用。此外，P也可直接调节卵泡生长和发育。

3）雄激素（T）：LH刺激卵泡膜细胞合成产生雄激素，其中雄烯二酮可穿过卵泡膜细胞的基底膜层到达颗粒细胞，经FSH激活芳香化酶的催化作用促进T转化为E_2。

（3）细胞生长因子

1）表皮生长因子（EGF）：EGF可以刺激卵丘扩展、加快卵母细胞进入减数分裂M期。有人认为EGF可促进裸卵的成熟。

2）胰岛素样生长因子（IGF）：人类卵巢及卵泡液中存在的IGF系统与卵泡的生长发育、优势卵泡的选择、卵子的成熟度及卵泡的闭锁密切相关。

3）转化生长因子（TGF-α）：随着卵泡的成熟，TGF-α受体在颗粒细胞和卵泡膜细胞上的表达逐渐增强，并持续至黄体阶段。TGF-α可能具有促进初级卵泡发育、优势卵泡选择及调节颗粒细胞增殖和分化的作用。

4）成纤维细胞生长因子（bFGF）：有人认为bFGF可能在颗粒-黄体细胞的生长和发育中起主要作用。

（4）多肽类激素：如卵泡抑制素和激活素，可通过调节芳香化酶的合成，参与调节卵泡膜细胞的类固醇合成过程。

2. 排卵　卵细胞和周围卵丘颗粒细胞一起排出的过程称为排卵。卵泡破裂的主要机制为：

（1）压力学说：排卵时卵巢平滑肌收缩，使卵泡内静脉回流受阻，卵泡压力增高导致卵泡破裂。但有学者测定排卵期卵泡压力，并未发现排卵前卵泡内压力升高，故认为卵泡破裂并非主要由于卵泡压力增高所致。

（2）卵泡微循环变化：排卵前卵泡血流量经历了先增加后减少的改变，激肽原-血管紧张素Ⅱ、组织胺和缓激肽等血管活性因子可调节卵巢和卵泡微循环，使卵泡壁内部纤溶酶原的沉积增加从而促使卵泡壁破裂，诱发排卵。

（3）蛋白酶的作用：排卵前胶原酶活性增加，使卵泡壁上的胶原降解，卵泡壁变薄破裂，此作用除受促性腺激素的调节外还受卵巢局部产生的一些细胞因子如EGF、TGF和松弛素等的调节。

3. 黄体

（1）形成：排卵后，卵泡液排出，卵泡壁塌陷皱缩，形成许多皱襞，卵泡壁的许多颗粒细胞和卵泡内膜细胞向内侵入，周围由结缔组织的卵泡外膜包围，共同形成黄体。

（2）功能的调节：①LH刺激黄体产生孕酮；②雌激素参与维持黄体孕酮的分泌；③成熟卵泡内膜、早期黄体及毛细血管内皮细胞上的血管紧张素转化酶（ACE）mRNA，毛细血管内皮细胞上的ACE蛋白，排卵前后的卵泡膜细胞、毛细血管外皮细胞和平滑肌细胞及黄体细胞上的血管生成因子（VEGF）和bFGF，这些因子对于黄体形成过程中高度的血管生成有促进作用。bFGF和VEGF还能刺激黄体血管紧张素Ⅱ、$PGF_{2\alpha}$和P的分泌。

（二）子宫的周期性变化

1. 子宫内膜周期性变化的机制　子宫内膜细胞凋亡与卵巢类固醇激素的周期性变化有关。早在胚胎期人的子宫就有细胞凋亡抑制因子Bcl-2的表达。成年人子宫内膜Bcl-2的表达呈周期性变化，增生晚期达高峰，分泌早期降低，分泌晚期和月经期消失。因此推测分泌晚期和月经期Bcl-2的消失与内膜细胞凋亡和月经发生密切相关。

2. 子宫内膜的细胞因子及其受体子宫内膜上皮、间质细胞合成的多种细胞因子如EGF、

PDGF、IGF-1、IGF-2等均可促进子宫内膜上皮和（或）间质增生。IGF-2对月经期子宫内膜剥脱起重要作用；月经期内皮素的合成增加，可直接使螺旋动脉收缩，促进子宫内膜的剥脱；纤维母细胞生长因子（FGF）可促进血管生成；TGF-β可使侵入性的细胞滋养层转化为非侵入性的合体滋养层，从而限制滋养层的过度侵入。子宫内膜还可合成白介素（IL-1、IL-6）、细胞集落刺激因子（CSF）、干扰素和TNF-α等。IL可刺激PGE$_2$从而促进月经形成；干扰素可诱导子宫内膜人白细胞抗原（HLA-DR）的表达，抑制子宫内膜上皮细胞的增生，维持基底层上皮细胞的低增生状态；TNF-α具有诱导颗粒细胞和巨噬细胞TNF-α的趋化性、促进细胞分裂和维持组织的止血等功能。

（三）输卵管的周期性变化

输卵管能在一定时间内将精子和卵子分别从相反的方向输送至壶腹部，并创造适宜环境，使两者结合为受精卵。随卵巢周期性变化，输卵管上皮亦发生相应变化。在增殖晚期，上皮达最大高度（30pm），分泌细胞和纤毛细胞高度相等，管腔内缘整齐；至分泌期时，纤毛细胞变宽变矮，分泌细胞高出于纤毛细胞水平，并呈圆顶状突起；分泌晚期，分泌细胞圆顶端破裂，细胞质溢入管腔，细胞高度随之变矮，管腔内缘高低不平。从输卵管峡部到伞端，上述改变逐渐明显。

（四）宫颈黏液的周期性变化

宫颈黏液的性质受卵巢激素的调节。排卵期由于雌激素浓度高，黏液中水分含量增加至95%，黏液稀薄，有利于精子通过；黄体期时，由于孕激素占主导，黏液水分含量减少，黏液变黏稠，失去平行状微胶粒结构而不利于精子穿过。

二、女性生殖免疫

（一）女性生殖道黏膜免疫

黏膜免疫系统是女性生殖道和其他黏膜表面防御病原微生物的第一道防线，其中既存在细胞免疫，又存在体液免疫。在女性生殖道，其免疫应答不仅涉及对细菌病毒等病原体的抵御，还涉及对同种异体的精子、胎儿的耐受，因此有其特殊性。甚至由于在无菌的上生殖道和有菌的下生殖道提供的免疫监视环境不同，生殖道黏膜上皮细胞对病原体的反应性也不相同。

1. 女性生殖道黏膜抗原提呈细胞（APC）　APC提呈抗原给T细胞，使T细胞活化，诱使一系列免疫活性细胞发挥效应，其中包括细胞因子的产生、细胞毒性的产生、抗体分泌等。许多研究证明阴道、宫颈、输卵管上皮、子宫内膜上皮和基质细胞都有抗原提呈功能。女性生殖道黏膜中白细胞占细胞总数的6%~20%，输卵管和子宫中的白细胞比例较宫颈和阴道高，绝经后妇女子宫内膜白细胞减少。白细胞中大多数是T细胞（30%~60%）。输卵管中有很多粒细胞；生殖道所有组织中都含有B细胞和巨噬细胞，只是数目较少；子宫内膜中有大量白细胞。郎罕细胞主要分布在阴道和宫颈黏膜上皮，周围是激素依赖并周期变化的上皮细胞，既有抗微生物免疫作用，又可耐受精子抗原。宫颈阴道黏膜的CD1α$^+$郎罕细胞在不同区域的分布有差别，但与月经周期无关。除经典的APC如巨噬细胞、DC、B细胞外，女性生殖道黏膜上皮细胞也可提呈抗原，并且受组织相容性复合体（MHC）-Ⅱ类分子的限制。

2. 女性生殖道黏膜免疫的效应细胞　输卵管、宫颈、阴道具有CD8$^+$和CD4$^+$T细胞以及巨噬细胞。宫颈阴道部和阴道的基质中有少量T细胞，宫颈阴道部和阴道上皮内有大量CD8$^+$细胞。宫颈阴道部的T细胞表达趋化因子受体CCR5是HIV-1感染的协同受体。宫颈阴道黏膜的CD2$^+$、CD3$^+$、CD4$^+$和CD8$^+$T细胞、CD20$^+$B细胞以及表达IG浆细胞等免疫活性细胞的类型在不同区域有差别,但数目和分布与月经周期无关。浆细胞位于颈管内、宫颈阴道部、阴道和输卵管。颈管内和输卵管的上皮细胞持续表达分泌片(SC)。CD3$^+$T细胞和巨噬细胞、树突状细胞(DC)分布于整个下生殖道的上皮,CD3$^+$T淋巴细胞的溶细胞活性在宫颈和阴道较高,而在子宫内其溶细胞活性受激素调节。

3. 女性生殖道黏膜的免疫球蛋白　女性生殖道黏膜系统的成分表达有其特点。用抗原经生殖道免疫可在抗原刺激局部产生IgA,其他黏膜部位的免疫可通过共同黏膜免疫系统诱导生殖道产生特异性抗体,IgG和IgA一样都对病原体的感染具有保护作用。宫颈浆细胞分泌IgA及少量IgG和IgM。IgA分泌细胞中J-链的出现标志多聚IgA的合成。宫颈黏液中约80%的IgA呈多聚体形式,而在阴道液中仅55%为多聚体。

研究发现,人类宫颈管内的分泌物比宫颈阴道部的分泌物中免疫球蛋白水平高。在颈管内和宫颈阴道分泌物中,IgG占80%,IgA占12%。在颈管内和宫颈阴道分泌物中,IgG和IgM主要来自血清,而总IgA和sIgA是局部分泌的。总IgA和sIgA水平低,可能与阴道和宫颈对感染的敏感性有关。

4. 女性生殖道黏膜免疫的调节　女性生殖道黏膜免疫受抗原、细胞因子及性激素的调节。子宫及阴道上皮细胞、基质细胞的抗原提呈作用受激素和细胞因子的调控,随动情周期的不同时相而变化。对月经周期中免疫细胞的研究发现,性激素并不通过改变下生殖道免疫活性细胞的数目和分布而影响生殖道黏膜免疫,而是通过对多聚IgA受体mRNA表达的调节而部分影响生殖道黏膜免疫。

(1)性激素对阴道黏膜免疫的调节:在阴道,雌激素抑制抗原提呈,并在24小时内达到最大抑制效应,此时尚未有组织相容性复合体(MHC)-Ⅱ类分子表达的变化,这说明APCMHC-Ⅱ分子的表达不是雌激素抑制抗原提呈作用的关键。使用B7.1和B7.2抗体后,阴道细胞的抗原提呈作用受抑制,说明阴道APC的抗原提呈作用的介导有这些跨膜协同刺激分子的参与。

(2)性激素对子宫免疫的调节:子宫内膜除含有一定数量的巨噬细胞、自然杀伤细胞(NK细胞)和T淋巴细胞等免疫职能细胞外,还有内膜上皮细胞和间质细胞等免疫潜能细胞。在黄体期和孕期雌孕激素的影响下,免疫职能细胞在数量和(或)功能上发生一系列生理变化,通过分泌各种细胞因子如IL、CSF、生长因子,并表达和分泌一系列黏附分子及其配基,形成激素-免疫-细胞因子、黏附分子网络系统,有效地调控子宫内膜的免疫活动,防止感染,参与胚胎着床、生长、发育及早期胎盘形成等调节。

(3)性激素对乳铁蛋白(lactoferrin)的影响:女性生殖道内的乳铁蛋白可杀死细胞并调节炎症和免疫应答。雌激素可通过对乳铁蛋白表达的调节影响女性生殖道黏膜免疫。

(4)细胞因子对女性生殖道黏膜免疫系统的调控:研究发现,月经周期中宫颈黏液中的IgA、IgG呈双峰,分别在雌激素峰值出现的前一天及排卵后出现;IL-10的峰值与排卵前雌激素峰值一致,IL-1β峰值出现在雌激素峰的前一天。这说明细胞因子和激素在女性生殖道黏膜免疫中起作用。

5. 免疫途径对女性生殖道黏膜免疫应答的影响　由于存在共同黏膜免疫系统,在其他黏膜部位的免疫也可在生殖道获得相应的免疫应答。对比经鼻免疫及经阴道免疫,发现经鼻免疫产生的阴道IgA、IgG和血清IgA、IgG强于经阴道免疫;而经阴道免疫不能在唾液中检测出相应抗体。经鼻免疫产生的阴道抗体持续至少1年,并可在长时间后被免疫诱导剂再次诱发。暴露于肠黏膜的霍乱弧菌蛋白能引起生殖道黏膜的免疫应答,感染霍乱弧菌的妇女血清中无sIgA抗霍乱毒素B亚单位(CtxB)效应,而在宫颈分泌物中发生明显的效应,说明肠道抗原有使生殖道产生特异性黏膜免疫的能力。经皮免疫破伤风类毒素(TT)可使血清、唾液和阴道内特异性IgG明显升高、特异性IgA轻度升高。黏膜表面特异性免疫应答可阻止病原微生物的入侵和播散,使用不同的载体可产生除特异性免疫应答之外的向Th1或Th2方向偏离的免疫应答。

(二)子宫局部免疫

1. 巨噬细胞　巨噬细胞分布于内膜基底层与功能层,是抗原提呈细胞,能激活Ts细胞,具有分泌前列腺素E_2(PGE_2)的功能,同时可产生各种细胞因子,如IL-1、IL-6、INF-α、CSF-1、转化生长因子(TGF)-β、PGE_2和一氧化氮等,并可表达黏附分子黏合素αL、αM、β2亚单位。动物实验发现,巨噬细胞被活化可导致流产。

2. 大颗粒淋巴细胞(LGL)　LGL系内膜NK细胞,在正常子宫内膜中含量很少,其细胞表型主要为$CD56^+$(暗荧光)$CD16^+$。孕期在激素影响下,蜕膜出现大量LGL细胞,具有两种表型:$CD56^+$(亮荧光)$CD16^-$约占90%,对同种异体抗原具有营养作用;$CD56^+$(暗荧光)$CD16^+$约占10%,对同种异体抗原具有杀伤作用。$CD56^+CD16^-$/$CD56^+CD16^+$之间处于平衡,这种平衡倾向于使子宫免疫微环境有利于免疫营养作用。打破这种平衡则可能导致病理妊娠。研究表明,原因不明习惯性流产与$CD56^+CD16^-$/$CD56^+CD16^+$比率下降有关。

3. T细胞　有研究认为,T细胞对妊娠可有两种作用:一种为免疫营养作用,如Th2免疫及其相关细胞因子,如IL-6和IL-10等,有利于妊娠及胎盘正常生长发育;另一种为免疫杀伤作用,主要通过Th1免疫及其相关因子,如IL-2、IFN-γ和TNF-α等,影响生殖功能,并使胚胎受到损害。最近研究发现,原因不明不孕症患者子宫腔Th1免疫增强,表现为宫颈黏液中IL-2和TNF-α的含量明显增加。

4. 子宫内膜上皮细胞　在激素影响下,内膜上皮细胞可分泌多种细胞因子,如巨噬细胞-集落刺激因子(M-CSF)、表皮生长因子(EGF)、GM-CSF、TNF-β和IL-6,并可表达许多黏附分子,其中持续表达的有黏合素$α_2$、$α_3$、$α_6$、$β_1$、$β_4$亚单位,周期性表达有黏合素$α_1$、$α_4$等,且仅局限于腺上皮。有报告指出,黏附分子$α_4$、$β_1$表达缺陷与某些不孕症有关。

5. 子宫内膜间质细胞　子宫内膜间质细胞中丰富的脂质和糖原,具有分泌和营养作用。间质细胞分泌的细胞因子有:IL-1、TNF-α、IL-6、M-CSF、TGF-β、EGF和IGF等;可表达的黏附分子有持续性表达的黏合素如$α_5β_1$,周期性表达的黏合素如$α_1$、$αvβ_3$。同时,还可产生不同细胞外基质成分,如纤维连结蛋白、层连接蛋白(laminin)和胶原等,这些基质成分是黏附分子的重要配基。

(三)胎母界面的免疫分子生物学研究

研究表明,滋养细胞存在非经典MHC-Ⅰ类分子——组织相溶性白细胞抗原(HLA)-G,可与NK细胞表面相应受体结合,向细胞内传导抑制性信号,从而抑制其杀伤毒性。

(四)女性生殖免疫系统疾病

1. 免疫性不孕症　1922年Meaker首次提出免疫性不孕的概念,直至20世纪50年代,美国的Wilson、荷兰的Rumke从男性不育患者和女性不孕患者血清中查出精子凝集素后,免疫性不孕才逐渐被人们关注，并发现多种生殖免疫性抗体，主要包含抗精子抗体（AsAb）、抗透明带抗体（AzpAb）、抗卵巢抗体（AOVAb）、抗心磷脂抗体（ACAb）、抗子宫内膜抗体（AEmAb）、抗绒毛膜促性腺激素抗体（AhCGAb）、抗核抗体（ANA）等。它们可通过多种机制影响正常生育的多个环节，从而导致不孕不育。

2. 子宫内膜异位症（endometriosis，EMS）　有研究显示抗生殖免疫抗体与EMS有一定关系。EMS患者可因组织损伤导致外周血和腹腔液中出现多种非器官特异性抗体以及器官特异性抗体。也有研究表明EMS患者的免疫监视和识别能力下降从而诱发免疫受损。

3. 妊娠并发症

（1）反复流产（recurrent spontaneous abortion，RSA）：影响生殖过程的抗生殖免疫抗体有ACAb、AsAb、AEmAb、AOVAb、AhCGAb、ANA、AzpAb。其中AzpAb阳性率在反复流产妇女血液中增高显著。

（2）子痫前期：有学者认为母-胎免疫耐受机制失调可导致母体对胚胎的免疫排斥，导致子痫前期的发生。

第二节　中西医学对女性生殖生理的认识汇通

女性一生各生长阶段具有不同的生理特征，因其生殖系统的变化最为显著，并与其他系统之间的功能息息相关，故常相互影响，形成妇女生殖系统特殊的生理变化状态。女性生殖生理包括月经、带下、妊娠、产育和哺乳。中西医学的妇产科对其各有不同的认识。了解女性的生殖生理特点，才能诊治妇产科的疾病，从事临床医学科学研究。

一、中医对月经的临床表现与产生机制的认识

（一）月经（menstruation）的临床表现

月经，是子宫定期出血的生理现象。一般以一个阴历月为一个周期，经常不变。如同月相之盈亏，潮汐之涨落。故又称"月事""月汛""月水"。李时珍在《本草纲目·妇人月水》指出："女子，阴类也。以血为主。其血上应太阴，下应海潮。月有盈亏，潮有朝夕，月事一月一行，与之相符。故谓之月信、月水、月经。"

月经是伴随卵巢周期性变化而出现的子宫内膜周期性脱落及出血。月经的出现是生殖功能成熟的标志之一。月经第一次来潮称月经初潮（menarche）。其初潮年龄多在13~14岁之间，可早在11~12岁，迟则15~16岁。16岁以后月经尚未初潮者临床应引为重视。月经初潮时间主要受遗传因素控制，其他如营养、体重、环境及其地域等因素也有相当大的影响，近年月经初潮年龄呈现提前的趋势。正常月经具有周期性。出血的第一日为月经周期的开始，两次月经第一日的间隔时间为一个月经周期（menstrual cycle）。

《脉经》《诸病源候论》《本草纲目》论及一些特殊的月经现象：定期2个月一至者，称为"并月"；3个月一至者，称为"居经"或"季经"1年一至者，称为"避年"；终身不行经而能受孕者，称为"暗经"。妊娠早期，个别妇女仍按月经周期有少量出血而无损于胎儿者，称为"激经"，又称"盛胎""垢胎"。

（二）月经的产生与调节机制

中医认为月经的产生，是肾、天癸、冲任、胞宫相互调节，并在全身脏腑、经络、气血的协调作用下，胞宫定期藏泻的结果。在整个月经周期中，主要分为行经期、经后期、经间期、经前期四个分期，经后期、经前期由于时间较长，属阴阳的消长期，经间期和行经期时间比较短，是阴阳的转化期。经后期又因生理变化分为经后早期、经后中期和经后晚期；经前期分为经前初期、经前中期及经前末期，连同行经期和经间期，故而，整个月经周期共分八期。

以28天为一月经周期，行经期的生理特点为排出经血，一般3天。此期气血显著的活动。心、肝、子宫、冲、任、胞脉及胞络皆动，子宫行泻，冲任行通，从而排出经血。

经后期以阴长为主，经后早期是在经后期中稍长，一般4~8天，无带下，阴长运动处于静止状态，是排经后的恢复期。经后中期介于经后早期与经后晚期之间，历时3天，为经后卵泡发育的重要时期，与经后晚期紧密相连，主要标志是带下，色白质稀。一般来说为3天，与经间期紧密关联，其主要的标志是带下的分泌量增加，质量上亦显得黏稠，甚则有少量锦丝状带下，此时阴长水平已达到高或中高度水平。

经间期生理特点包括氤氲状的充实和氤氲状的气血运行两大特点。为期3天。

经前期是经间期排卵后至行经期前的一段时间。经前初期的生理特点是阳长阴消，历时3天，阳长至重，达到重阳很快，充分反映出阳长的运动特点；经前中期紧接经前初期，一般5天，此期重阳延续，阴充阳旺，冲任气血充盛，升降运动趋缓，以利于孕卵着床；经前末期为未孕周期的临近月经来潮时期，一般指经前3天左右。此时阳旺至极，远较阴长为快，阴阳俱盛的暂时平衡趋向重阳转化，此期冲任气血旺盛，同时心肝气火稍旺，子宫内膜较厚，松软容易脱落。具体来说主要有以下几个环节：

1. **脏腑的作用**　肾主生殖，为藏精之脏。《素问·六节藏象论》曰："肾者主蛰，封藏之本，精之处也。"精是构成人体的基本物质，也是生殖的基础。《灵枢·决气》指出："两神相搏，合而成形，常先身生，是谓精。"此为先天生殖之精，男女皆有，为元阴、元精。《傅青主女科》云："经水出诸肾。"肾在月经产生的过程中起主导作用。其他肝、脾、心、肺在月经产生的过程中也具有重要的作用。

肝藏血，主疏泄，具有贮存与调节血液，疏导气机的作用。肝气喜条达而恶抑郁，情志所伤往往影响肝经，导致肝气郁结而发生月经异常。肝与肾同处于下焦，肾藏精，肝藏血，肾中精气充盛，则肝有所养，血有所充；肝血满盈，则肾精有所化生。精血互生滋养，使经血源源不断。又肾司封藏，肝主疏泄，一藏一泻，使经水行止有度。肾与肝相互协调，共同调节气血的藏泻，使血海按时满盈，则胞宫藏泻有期。

脾主运化，升提气机，统摄血液。脾与胃相表里，胃受纳、腐熟水谷，其精微经脾之运化而化生气血。胃气主降，足阳明胃经下行与冲脉交会于气街，冲脉赖此得到充养，而致"太冲脉盛"，是"月事以时下"的一个重要条件。脾气主升，具有统血之功，使血液循脉道而行，并维持子宫、胞脉的正常功能。脾胃化生的气血，一方面充养肾精，另一方面又通过经络输注于胞宫，作为月经的主要来源。肾为先天之本，脾为后天之本，先天与后天相互资生。肾阳温煦脾阳，以维持脾胃的运化功能。

心主血，其充在血脉。《素问·评热病论》曰："月事不来者，胞脉闭也。胞脉者属心而络于胞中。今气上迫肺，心气不得下通，故月事不来也。"指出心与胞脉的联系。月经以血为本，胞脉不充或胞脉闭阻均可影响月经的正常来潮。同时，心居于上焦而属火；肾居于下焦而属水,心肾相交,上下交通,水火相济,是维持脏腑阴阳平衡的重要因素。

肺主气,朝百脉,调节气机,通调水道,输布精微于周身,若雾露之溉。精、血、津、液皆赖肺气之输布而达于子宫。肺与任、督二脉也有经络上的联系。心肺皆处于上焦,心主血,肺主气,共同调节气血之运行。

在调节气血和产生月经的过程中,五脏是相互协调的。唐宗海《血证论·阴阳水火气血论》曰:"血生于心火而下藏于肝;气生于肾水而上主于肺;其间运上下者,脾也。"

2. 天癸的作用 天癸源于先天,属阴精,具有促进人体生长、发育和生殖的作用。马莳注释《素问》时说:"天癸者,阴精也,盖肾属水,癸亦属水,由先天之气蓄极而生,故谓阴精为天癸也。"男女皆有天癸,藏之于肾,在肾气的推动下趋于成熟。《景岳全书·传忠录·阴阳篇》谓:"元阴者,即无形之水,以长以立,天癸是也,强弱系之,故亦曰元精。"《血证论·胎气》又指出:"故行经也,必天癸之水,至于胞中,而后冲任之血应之,亦至胞中,于是月事乃下。"女子在14岁左右,天癸至,任通冲盛,促使血海充盈,子宫由满而溢,因而有月经来潮,并有孕育功能。到49岁左右,天癸竭,则月经亦随之停止来潮。可见,天癸的"至"与"竭"是导致月经来潮与停闭的重要因素。天癸是月经产生的动力。

3. 冲任督带脉的作用 冲脉、任脉与督脉皆起于胞中,一源而三歧,属奇经。冲脉既受到先天之本的肾中真阴真阳的资养,又得到后天之本的脾胃气血的补充,为十二经气血汇聚之所,具有调节十二经气的作用。

任脉亦起自胞中,任脉主一身之阴,为"阴脉之海"。任脉之气通,子宫得到阴精之充养,则月经、孕育正常,王冰说:"谓之任脉者,女子得之以妊养也。"故有"任主胞胎"之说。在天癸的作用下,冲脉广聚脏腑之气血,任脉所司之精、血趋于旺盛,并下注于胞宫,使月经来潮。

督脉起总督调节作用,主一身之阳经,与任脉共同维系一身阴阳脉气之平衡。带脉环腰络胞而过,对胞宫及诸经有约束的作用,督带二脉亦参与月经的调节。

4. 子宫的作用 子宫又名胞宫,此处的子宫非西医学所指的子宫,除了包括子宫的实体之外,还包括两侧的附件(输卵管和卵巢)。《景岳全书·妇人规》引朱震亨之言"阴阳交媾,胎孕乃凝,所藏之处,名曰子宫,一系在下,上有两歧,中分为二,形如合钵,一达于左,一达于右。"其作用是主月经与孕育,具有定期藏泻之功,使月经一月一潮,依期而至。子宫还有胞脉、胞络,它们是联系子宫的脉络,胞宫、胞脉、胞络互相协调作用,在女性生殖生理中起着重要的作用。

综上所述,月经是肾气、天癸、冲任、气血协调作用于胞宫,并在其他脏腑、经络的协同作用下使胞宫定期藏泻而产生的生理现象。肾为主导,天癸为促进生长、发育和生殖的阴精与动力,冲任汇集脏腑气血下达于胞宫,胞宫藏泻有期,则月经按时来潮。

二、西医对卵巢功能及周期性变化的认识

卵巢可产生卵子、排卵,分泌性激素,具有生殖功能。

(一)卵巢的周期性变化

从青春期开始到绝经前,卵巢的形态和功能发生周期性的改变为卵巢周期(ovarian cycle),其主要经历卵泡的发育及成熟-排卵-黄体形成及退化的过程。

1. 卵泡的发育及成熟 人类卵巢中卵泡的发育始于胚胎时期,新生儿出生时卵巢大约有200万个卵泡。卵泡自胚胎形成后即进入自主发育和闭锁的过程,此时不依赖促性腺激素,

其机制目前尚不清楚。进入青春期后,卵泡由自主发育推进至发育成熟的过程则依赖促性腺激素的刺激。生育期每月发育一批卵泡,经过征募、选择,其中一般只有一个优势卵泡可达完全成熟,并排出卵子,其余的卵泡发育到一定程度通过细胞凋亡机制而自行退化,称卵泡闭锁。妇女一生中一般只有400~500个卵泡发育成熟并排卵。

2. 排卵 卵细胞和它周围的卵丘颗粒细胞一起被排出的过程称排卵(ovulation)。排卵前,由于成熟的卵泡分泌的雌激素高峰对下丘脑产生正反馈使得下丘脑大量释放促性腺激素释放激素(GnRH),刺激垂体释放促性腺激素,出现LH/FSH峰。在LH峰作用下排卵前卵泡黄素化,产生少量孕酮。此峰与孕酮协同作用,激活卵泡液内蛋白溶酶活性,溶解卵泡壁隆起尖端部分,形成排卵孔。排卵时随卵细胞同时排出的有透明带、放射冠及小部分卵丘内的颗粒细胞。排卵多发生在下次月经来潮前14天左右。此前卵泡液中前列腺素明显增加,排卵时达高峰。促进卵泡壁释放蛋白溶酶,促使卵巢内平滑肌收缩,协助排卵。

3. 黄体形成及退化 排卵后卵泡液流出,卵泡腔内压下降,泡壁塌陷,形成皱襞,卵泡壁的卵泡颗粒细胞和卵泡内膜细胞向内侵入,周围有结缔组织的卵泡外膜包围,共同形成黄体。排卵后7~8日(即月经周期第22日左右)黄体体积和功能达到高峰,直径1~2cm,外观呈黄色。

若卵子未能受精,黄体在排卵后9~10日开始退化,黄体功能限于14日,其机制尚未完全明确。黄体退化时逐渐由结缔组织所代替,组织纤维化,外观色白称白体。此后月经来潮,卵巢中又有新的卵泡发育,开始新的周期。

(二)卵巢性激素的合成及分泌

卵巢主要合成及分泌雌激素(estrogen)、孕激素(progesterone),及少量雄激素(androgen),皆为甾体激素(steroid hormone)。

卵巢组织具有直接摄取胆固醇合成性激素的酶系。由胆固醇合成的孕烯醇酮是合成所有甾体激素的前体物质。孕烯醇酮合成雄烯二酮有Δ^4和Δ^5两条途径。卵巢在排卵前以Δ^5途径合成雌激素。排卵后可通过Δ^4和Δ^5两种途径合成雌激素。孕酮的合成是通过Δ^4途径(图3-1)。

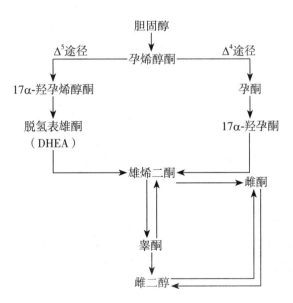

图3-1 性激素的生物合成途径示意图

雌激素的合成是由卵巢的卵泡膜细胞与颗粒细胞在FSH与LH的共同作用下完成的。现有两种细胞两种促性腺激素学说,卵泡膜细胞上有LH受体,LH与LH受体结合后可使细胞内胆固醇形成睾酮和雄烯二酮,后两者可透过细胞膜进入颗粒细胞内成为雌激素的前身物质。颗粒细胞上有FSH受体,FSH与FSH受体结合后可激活芳香化酶活性,将睾酮和雄烯二酮分别转化为雌二醇和雌酮,进入血循环和卵泡液中(图3-2)。

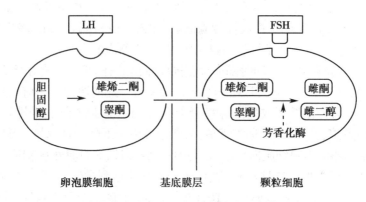

图3-2　雌激素合成的两细胞-两促性腺激素学说示意图

甾体激素主要在肝脏降解,并以硫酸盐或葡萄糖醛酸盐等结合形式经肾脏排出。

(三)卵巢性激素周期性变化和机制

1. 雌激素　卵泡开始发育时,雌激素分泌很少;至月经第7日雌激素分泌量迅速增加,排卵前达到高峰;排卵后雌激素暂时下降,排卵后1~2日,黄体开始分泌雌激素使循环中雌激素又渐上升,约排卵后7~8日黄体成熟时,雌激素形成第二个小高峰。其后黄体萎缩,雌激素水平急剧下降,在月经期达最低水平。

2. 孕激素　卵泡期卵泡不分泌孕酮,排卵前成熟卵泡的颗粒细胞在LH排卵峰的作用下黄素化,开始分泌少量孕酮,排卵后黄体分泌孕酮逐渐增加至排卵后7~8日黄体成熟时,分泌量达最高峰,以后逐渐下降,到月经来潮时降到卵泡期水平。

3. 雄激素　女性的雄激素主要来自肾上腺,少量来源于卵巢,包括睾酮和雄烯二酮,由卵泡膜和卵巢间质合成。排卵前循环中雄激素升高,一方面促进非优势卵泡闭锁,另一方面提高性欲。

4. 甾体激素的作用机制　游离型甾体激素分子量小,具有脂溶性,可透过细胞膜进入靶细胞内,与特异受体结合,使后者在结构上发生构象变化,从而成为有活性的分子,再与特定基因上的应答元件结合,发挥激活或抑制基因表达的调控作用。目的基因被激活后,RNA聚合酶转录遗传信息,形成前信使核糖核酸,经剪切为mRNA后进入胞浆,在核糖体上翻译成基因编码的蛋白,从而引起相应的生物效应。

(四)卵巢分泌的多肽激素

卵巢除分泌甾体激素外,还分泌一些多肽激素和生长因子。

1. 多肽激素　包括抑制素(inhibin)、激活素(activin)、卵泡抑制素(follistatin)。卵巢颗粒细胞分泌2种抑制素(抑制素A和抑制素B)、3种激活素(激活素A、激活素B和激活素AB),这些多肽激素对垂体FSH的合成和分泌具有反馈调节作用,并在卵巢局部调节卵泡膜细胞对促性腺激素的反应性。

2.生长因子　生长因子是调节细胞增生和分化的多肽物质,与靶细胞上的特异性受体结合后发挥生物效应。胰岛素样生长因子(insulin-like growth factor, IGF)、血管内皮生长因子(vascular endothelial growth factor, VEGF)、血小板衍生生长因子(platelet-derived growth factor, PDGF)、表皮生长因子(epidermal growth factor, EGF)、转生长因子(transforming growth factor, TGF)、成纤维细胞生长因子(fibroblast growth factor, FGF)等,通过自分泌或旁分泌形式参与卵泡生长和发育的调节。

三、西医对生殖器官的周期性变化的认识

卵巢周期使女性生殖器发生一系列周期性变化,子宫内膜的周期性变化最为显著。

(一)子宫内膜的周期性变化

子宫内膜的功能层受卵巢激素的影响呈现周期性变化,月经期坏死脱落。正常一个月经周期以28日为例,其组织形态的周期性呈现:①月经期:月经周期第1~4日。②增生期(proliferative phase):周期第5~14日,相当于卵泡发育成熟阶段。在卵泡期雌激素作用下,子宫内膜腺体和间质细胞呈增生状态;可分早、中、晚期。③分泌期(secretory phase):黄体形成后,在孕激素的作用下,子宫内膜呈分泌反应,也分早、中、晚期。

子宫内膜的生物化学变化,在排卵前由于雌激素的作用子宫内膜间质细胞产生酸性黏多糖(acid mucopolysaccharide, AMPS),对增生期子宫内膜及其血管壁起支架作用。排卵后孕激素抑制AMPS的生成和聚合,并促使其降解,致使子宫内膜黏稠的基质减少,血管壁的通透性增加,有利于营养及代谢产物的交换,有利于孕卵的着床及发育。

在子宫内膜溶酶体中含有各种水解酶如酸性磷酸酶、β-葡萄糖醛酸酶等,能使蛋白、核酸和黏多糖分解。雌、孕激素能促进这些水解酶的合成。排卵后若卵子未受精,黄体经一定时间后萎缩,此时雌、孕激素水平下降,溶酶体膜的通透性增加,水解酶进入组织,影响子宫内膜的代谢,对组织有破坏作用,因而造成内膜的剥脱和出血。

月经来潮前,子宫内膜组织缺血、坏死、释放前列腺素$F_{2\alpha}$和内皮素-1等血管收缩因子,使子宫血管和肌层节律性收缩,进而导致内膜功能层迅速缺血坏死、崩解脱落。

(二)其他生殖器的周期性变化

1.阴道　月经周期中阴道黏膜呈现周期性改变,在阴道上段表现最明显。排卵前在雌激素的作用下,底层细胞增生,逐渐演变为中层与表层细胞,使阴道上皮增厚,表层细胞出现角化,在排卵期的程度最为明显。排卵后在孕激素的作用下,表层细胞脱落。

2.宫颈　在卵巢性激素的影响下,宫颈腺细胞分泌黏液,其物理、化学性质及其分泌量均有明显的周期性改变。临床上可根据宫颈黏液检查,了解卵巢功能。

宫颈黏液是含有糖蛋白、血浆蛋白、氯化钠和水分的水凝胶。排卵期宫颈黏液最适宜精子通过。雌、孕激素的作用使宫颈在月经周期中对精子穿透发挥着生物阀作用。

3.输卵管　在雌激素作用下,输卵管黏膜上皮纤毛细胞生长,体积增大;非纤毛细胞分泌增加,为卵子提供运输和种植前的营养物质;还促进输卵管发育及输卵管肌层的节律性收缩。在孕激素作用下,增加输卵管的收缩速度,减少收缩频率。雌、孕激素间有制约的作用,孕激素可抑制输卵管黏膜上皮纤毛细胞的生长,降低分泌细胞分泌黏液的功能。雌、孕激素的协同作用,保证受精卵在输卵管内的正常运行。

四、西医对性腺轴的周期调控认识

性腺轴的周期调控主要涉及下丘脑、垂体和卵巢。下丘脑分泌GnRH,通过调节垂体促性腺激素的分泌,调控卵巢功能。卵巢分泌的性激素对下丘脑-垂体又有反馈调节作用。下丘脑、垂体与卵巢之间相互调节、相互影响,形成一个完整而协调的神经内分泌系统(图3-3),称为下丘脑-垂体-卵巢轴(hypothalamic-pituitary-ovarian axis, HPOA)。除下丘脑、垂体和卵巢之间的相互调节外,HPOA的神经内分泌活动还受到大脑高级中枢的调控。其他内分泌腺对月经周期的调节亦有一定的关联。

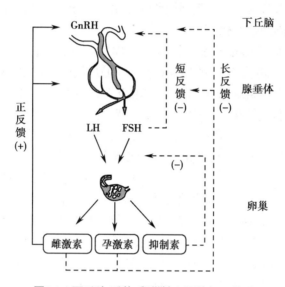

图3-3 下丘脑-垂体-卵巢轴之间的相互关系

(一)下丘脑促性腺激素释放激素

下丘脑弓状核神经细胞分泌的GnRH是一种十肽激素,直接通过垂体门脉系统输送到腺垂体,调节垂体促性腺激素的合成和分泌。下丘脑是HPOA的启动中心, GnRH的分泌受垂体促性腺激素和卵巢性激素的反馈调节,常有促进作用的正反馈和起抑制作用的负反馈调节。反馈调节包括长反馈、短反馈和超短反馈。另外,来自更高神经中枢的神经递质也影响下丘脑GnRH的分泌,如中枢儿茶酚胺、去甲肾上腺素可刺激GnRH分泌增加; 5-羟色胺与β内啡肽可抑制GnRH分泌。

(二)腺垂体生殖激素

腺垂体(垂体前叶)分泌的直接与生殖调节有关的激素有促性腺激素和催乳激素。

1. 促性腺激素 促卵泡激素(FSH)和黄体生成素(LH)两者均由腺垂体的促性腺激素细胞所分泌,对GnRH的脉冲式刺激起反应,亦呈脉冲式分泌。

2. 催乳激素(prolactin, PRL) PRL由腺垂体的催乳细胞分泌,具有促进乳汁合成功能。催乳激素抑制因子(prolactin inhibiting factor, PIF)抑制催乳激素的产生。促甲状腺激素释放激素也能刺激催乳激素的分泌。

(三)卵巢激素的反馈作用

卵巢性激素对下丘脑GnRH和垂体促性腺激素的合成和分泌具有反馈作用。小剂量雌激素对下丘脑产生负反馈,抑制GnRH的分泌,减少垂体的促性腺激素分泌。在卵泡期,随着卵泡发育,雌激素水平逐渐升高,负反馈作用加强,垂体释放FSH受到抑制,循环中FSH水平下降。而大剂量雌激素既可产生正反馈又可产生负反馈作用。排卵前,卵泡发育成熟,大量分泌雌激素,刺激下丘脑GnRH和垂体LH、FSH大量释放,形成排卵前LH、FSH峰。排卵后,血液中雌激素和孕激素水平明显升高,两者联合作用,FSH和LH的合成和分泌又受到抑制。

(四)月经周期的调节机制

1. 卵泡期　在前次月经周期的卵巢黄体萎缩后,雌、孕激素水平降至最低,对下丘脑及垂体的抑制解除,下丘脑又开始分泌GnRH,使垂体FSH分泌增加,促使卵泡逐渐发育,在少量LH的协同作用下,卵泡分泌雌激素。在雌激素的作用下,子宫内膜发生增生期变化,随着雌激素逐渐增加,对下丘脑的负反馈作用增强,抑制下丘脑GnRH的分泌,使垂体FSH分泌减少。随着优势卵泡逐渐发育成熟,雌激素出现高峰,对下丘脑产生正反馈作用,促使垂体释放大量LH,出现高峰,FSH同时亦形成一个较低的峰,大量的LH与一定量FSH协同作用,使成熟卵泡排卵。

2. 黄体期　排卵后,循环中LH和FSH均急速下降,在少量LH及FSH作用下,黄体形成并逐渐发育成熟。黄体主要分泌孕激素,使子宫内膜转变为分泌期。黄体也分泌雌激素,排卵后雌激素高峰即来自成熟黄体的分泌。由于大量孕激素和雌激素共同的负反馈作用,垂体分泌的LH及FSH相应减少,黄体开始萎缩,孕激素和雌激素的分泌也减少。子宫内膜失去性激素支持,发生坏死、脱落从而月经来潮。孕激素、雌激素和抑制素A的减少解除了对下丘脑、垂体的负反馈抑制,FSH、LH分泌增加,卵泡开始发育,下一个月经周期又重新开始,如此周而复始(图3-4)。

总之,下丘脑、垂体和卵巢之间相互依存,相互制约,调节着正常月经周期。月经周期还受外界环境、精神因素及体液的影响,大脑皮质也参与生殖内分泌活动的调节。大脑皮层、下丘脑、垂体和卵巢之间任何一个环节发生障碍,都会引起卵巢功能紊乱,导致月经失调。

五、其他内分泌腺功能对月经周期的影响

HPOA也受其他内分泌腺功能的影响,如甲状腺、肾上腺及胰腺的功能异常,均可导致月经失调,甚至闭经。

(一)甲状腺

甲状腺分泌甲状腺素(thyroxine, T_4)和三碘甲腺原氨酸(triiodothyronine, T_3)不仅参与机体各种物质的新陈代谢,还对性腺的发育成熟、维持正常月经和生殖功能具有重要影响。青春期以前发生甲状腺功能减退者可有性发育障碍,使青春期延迟。青春期则出现月经失调,临床表现月经过少、稀发,甚至闭经。患者多合并不孕,自然流产和畸胎发生率亦增加。甲状腺功能轻度亢进时甲状腺素分泌与释放增加,子宫内膜过度增生,临床表现月经过多、过频,甚至发生功能失调性子宫出血。当甲状腺功能亢进加重时,甾体激素的分泌、释放及代谢等过程受到抑制,临床表现为月经稀发、月经减少,甚至闭经。

(二)肾上腺

肾上腺不仅具有合成和分泌糖皮质激素、盐皮质激素的功能,还能合成和分泌少量雄激素和极微量雌激素、孕激素。肾上腺皮质是女性雄激素的主要来源。少量雄激素为正常妇女的阴毛、腋毛、肌肉和全身发育所必需的。若雄激素分泌过多,可抑制下丘脑分泌GnRH,

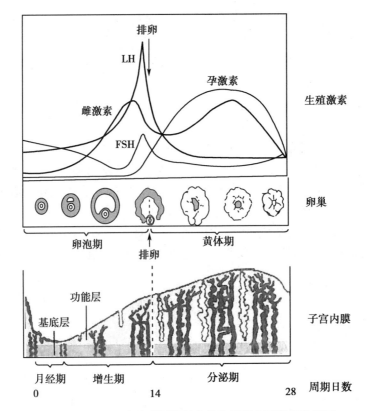

图3-4　卵巢及子宫内膜周期性变化和激素水平关系示意图

并对抗雌激素,使卵巢功能受到抑制而出现闭经,甚至男性化表现。先天性肾上腺皮质增生症(congenital adrenal hyperplasia, CAH)患者由于存在21-羟化酶缺陷,导致皮质激素合成不足,引起促肾上腺皮质激素(ACTH)代偿性增加,促使肾上腺皮质网状带雄激素分泌过多,临床上导致女性假两性畸形或女性男性化的表现。

（三）胰腺

胰岛分泌的胰岛素不仅参与糖代谢,而且对维持正常的卵巢功能有重要影响。胰岛素依赖型糖尿病患者常伴有卵巢功能低下。胰岛素拮抗的高胰岛素血症患者,过多的胰岛素将促进卵巢产生过多雄激素,从而发生高雄激素血症,导致月经失调,甚至闭经。

六、肾 - 天癸 - 冲任 - 胞宫生殖轴

肾-天癸-冲任-胞宫生殖轴,是中医妇产科学有关女性生殖生理的核心理论。在整个月经周期中发挥着重要作用。此生殖轴中,肾为主导。肾气、天癸共同主宰,通过冲任二脉的通盛,相资为用,由胞宫具体体现其生殖生理功能。某些与月经相关的疑难重症如崩漏、闭经、早绝经等,常通过调控肾-天癸-冲任-胞宫轴,取得治疗效果。

调控肾-天癸-冲任-胞宫生殖轴主要采用中药周期疗法,是根据月经周期不同时期阴阳、气血的变化规律结合妇产科疾病的病机特点进行分期用药,以调整肾-天癸-冲任-胞宫轴功能的一种治法,常用于治疗月经不调、崩漏、闭经、不孕症等病症。经后期,血海相对空虚,属于在肾气作用下逐渐蓄积阴精之期,应治以滋肾益阴养血为主,常用熟地、山茱萸、山药、

覆盆子、菟丝子、紫河车等,代表方如归肾丸;经间期为重阴转化期,阴精充盛,由阴转阳,冲任气血活动旺盛,应促进阴阳转化,并疏通冲任气血,常用肉桂或桂枝、淫羊藿温肾助阳、促进阴阳转化,当归、川芎、泽兰、香附等活血行气通络;经前期为阳长期,治宜平补肾气、肾阳,使阳长阴充,以维持肾阴阳相对平衡状态,常用菟丝子、续断、桑寄生、杜仲、枸杞子等,助孕者代表方如寿胎丸,调经者用定经汤;行经期为重阳转化期,血海满盈而溢下,治宜活血调经,常用当归、赤芍、香附、枳壳、茺蔚子、牛膝、路路通等,代表方如桃红四物汤、血府逐瘀汤。

第四章　妇产科症状鉴别要点

妇产科常见的症状有阴道流血、白带异常、外阴瘙痒、下腹部疼痛及下腹部包块等,掌握这些症状的鉴别要点对于妇产科疾病的诊治极为重要。因为一种临床症状常可在多种疾病中出现,而针对某一疾病的症状又各具特点,只有正确掌握、准确区分,才能加深对疾病的认识,减少误诊、漏诊,从而取得满意的临床疗效。

一、阴道流血

阴道流血是妇产科最常见的症状之一。流血可来自于女性生殖道的任何部位,如阴道、宫颈、宫体及输卵管,其中绝大多数流血来自宫体,但不论其源自何处,除正常月经之外,均称为"阴道流血"。阴道流血量可多可少,多则暴崩如注,乃至气血外脱,阴阳离决,危及生命;少则点滴而下,淋漓不止。其鉴别要点如下:

(一)年龄

年龄对于阴道流血的诊断具有重要意义。新生女婴出生后数日有少量阴道流血,主要因为来自母体内的雌激素在出生后骤然下降、子宫内膜脱落所致。幼女出现阴道流血,应考虑有性早熟或生殖道恶性肿瘤的可能。青春期少女出现阴道流血,多为无排卵性功能失调性子宫出血。育龄期妇女出现阴道流血,首先应考虑与妊娠有关的疾病。围绝经期妇女出现阴道流血,以无排卵性功能失调性子宫出血最多见,但应首先排除生殖道恶性肿瘤。

(二)病因

引起阴道流血的原因很多,归纳起来主要包括以下方面:

1. 卵巢内分泌功能失调引起的出血　此类出血均来自子宫,属月经病的范畴。主要包括无排卵性功能失调性子宫出血和排卵性月经失调两类。无排卵性功能失调性子宫出血若出血量多,可有贫血征象,子宫附件检查无器质性变化,进一步做基础体温测定、诊断性刮宫、激素测定、宫腔镜检查等可确诊。排卵性月经失调进一步做基础体温测定、激素测定、月经来潮时诊断性刮宫等可确诊。另外月经间期卵泡破裂,雌激素水平短暂下降也可致子宫出血。

2. 与妊娠有关的出血　此类出血亦来自子宫,属妊娠病的范畴。主要包括流产、异位妊娠、葡萄胎、前置胎盘、胎盘早剥等。妊娠试验及B超检查,可以确诊流产及流产类型;妊娠试验、B超检查、阴道后穹隆穿刺,可以确定异位妊娠、或异位妊娠流产、破裂;HCG测定、B超、刮宫后病理检查,可确诊葡萄胎;B超可确诊前置胎盘位置及类型,必要时采用磁共振检查,可全面、立体观察,全方位显示前置胎盘情况。

3.与分娩及产褥有关的出血　常见于软产道撕裂伤、胎盘滞留或产后胎盘部分残留、胎盘息肉和子宫复旧不全等。根据B超及诊断性刮宫术后病理检查可确诊。

4.与生殖器炎症有关的出血　常见于阴道炎、急性子宫颈炎、宫颈息肉、子宫内膜炎等。

5.与生殖器肿瘤有关的出血　子宫肌瘤是引起阴道流血的常见良性肿瘤,分泌雌激素的卵巢肿瘤也可引起阴道流血。其他几乎均为恶性肿瘤,包括阴道癌、子宫颈癌、子宫内膜癌、子宫肉瘤、妊娠滋养细胞肿瘤、输卵管癌等。妇科检查、B超、诊断性刮宫、病理检查等有助于诊断。

6.与生殖道损伤或异物有关的出血　常见的生殖道损伤有阴道骑跨伤、性交所致处女膜或阴道损伤引起的流血;放置宫内节育器、幼女阴道内放入异物等亦可引起出血。

7.与外源性性激素补充有关的出血　外源性补充雌激素或孕激素,包括含性激素的保健品,可引起"突破性出血";不规则口服避孕药、药物流产等也可引起出血。

8.与全身疾病有关的出血　如血小板减少性紫癜、再生障碍性贫血、白血病、肝功能损害等,均可导致子宫出血。

(三)临床表现

1.经量增多或经期延长　月经周期基本正常,月经量增多超过80ml,或经期延长,为子宫肌瘤的典型症状。其他如子宫腺肌病、排卵性月经失调、放置宫内节育器,也可表现为经量增多,或经期延长。

2.经前或经后点滴出血　月经来潮前数日或来潮后数日,持续极少量阴道褐色分泌物,可见于排卵性月经失调,或为放置宫内节育器的副作用。此外,子宫内膜异位症亦可出现类似表现。

3.经间期出血　若阴道流血发生在下次月经来潮前14~15日,流血量少,持续3~4日干净,偶伴有下腹部疼痛和不适,多为经间期出血,或称为排卵期出血。

4.不规则阴道流血　多为无排卵性功能失调性子宫出血的症状特点,但生育期妇女要注意排除早期子宫颈癌;围绝经期妇女应注意排除早期子宫内膜癌;性激素或避孕药物引起的"突破性出血",也可表现为不规则阴道流血。

5.长期持续阴道流血　多为生殖道恶性肿瘤所致,首先应考虑子宫颈癌或子宫内膜癌的可能。

6.停经后阴道流血　若发生于生育年龄妇女,应首先考虑与妊娠有关的疾病,如流产、异位妊娠、葡萄胎等;若发生于围绝经期妇女,多为无排卵性功能失调性子宫出血,但应注意排除生殖道恶性肿瘤,同时也要注意排除妊娠可能。

7.接触性出血　性生活后或阴道窥器检查后,立即有鲜血出现,应考虑急性子宫颈炎、早期子宫颈癌、宫颈息肉或子宫黏膜下肌瘤的可能;同时也要注意损伤引起的出血。

8.绝经多年后阴道流血　若表现为阴道流血量极少,持续2~3日即净,多为绝经后子宫内膜脱落引起的出血或萎缩性阴道炎;若表现为阴道流血量较多、持续不净或反复阴道流血,应考虑子宫内膜癌的可能。

9.阴道流血伴白带增多　一般应考虑晚期子宫颈癌、子宫内膜癌或子宫黏膜下肌瘤伴感染的可能。

10.间歇性阴道排出血性液体　应考虑有输卵管癌的可能。

11.外伤后阴道流血　常见于骑跨伤后,流血量可多可少;偶见于性交后出血,流血量少。

二、白带异常

白带是由阴道黏膜渗出液、宫颈管及子宫内膜腺体分泌液等混合而成,内含黏液、阴道上皮脱落细胞、阴道杆菌等,其量的多少与体内雌激素水平高低有关。正常白带呈白色稀糊状或蛋清样,黏稠无臭,其量不多,具有润泽前阴孔窍和辅助生殖的作用。生殖道炎症如阴道炎、急性子宫颈炎,或发生癌变时,白带量会显著增多,其色、质、味等也会发生改变。临床常见的有:

(一)透明黏性白带

外观与正常白带相似,但数量显著增多。多见于慢性子宫颈炎、卵巢功能失调致雌激素水平高;也可能是阴道腺病,或子宫颈高分化腺癌等疾病所致。

(二)灰黄色或黄白色泡沫状稀薄白带

此为滴虫阴道炎的特征,常伴有外阴、阴道瘙痒或灼热疼痛。

(三)凝乳块状或豆渣样白带

此为外阴阴道假丝酵母菌病的特征,常伴有严重的外阴、阴道瘙痒或灼痛。

(四)灰白色均质稀薄白带

此为细菌性阴道病的特征,常伴有鱼腥气味,或外阴、阴道轻度瘙痒。

(五)脓性白带

色黄或黄绿,黏稠,多有臭味,为细菌感染所致。可见于淋病奈瑟菌阴道炎、急性子宫颈炎及子宫颈管炎,或滴虫合并杂菌感染所致的阴道炎等,也可见于宫腔积脓、阴道癌及子宫颈癌并发感染或阴道内异物残留等。

(六)血性白带

白带中混有血液,血量多少不一,应考虑子宫颈息肉、子宫颈柱状上皮异位合并感染、子宫黏膜下肌瘤、子宫颈癌、子宫内膜癌等疾病的可能性。此外,放置宫内节育器亦可引起血性白带。

(七)水样白带

若持续流出淘米水样白带,并有奇臭气味者,一般为晚期子宫颈癌、阴道癌或黏膜下肌瘤伴感染。若间断性排出清澈、黄红色或红色水样白带,应考虑输卵管癌的可能。

三、外阴瘙痒

外阴瘙痒是妇科常见症状,常由外阴多种病变引起,外阴正常者也可发生。当瘙痒严重时,患者坐立不安,甚至影响生活与工作。

(一)原因

1. 局部原因　外阴阴道假丝酵母菌病和滴虫性阴道炎是引起外阴瘙痒最常见的原因。细菌性阴道病、萎缩性阴道炎、阴虱、疥疮、蛲虫病、寻常疣、疱疹、湿疹、外阴鳞状上皮增生、药物过敏或护肤品刺激及不良卫生习惯等,也常是引起外阴瘙痒的原因。

2. 全身原因　糖尿病、黄疸、维生素A或B族缺乏、重度贫血、白血病、妊娠期肝内胆汁淤积症等。

3. 不明原因　部分患者外阴瘙痒十分严重,甚至萌生自杀念头,但找不到明确的局部或全身原因,目前有学者认为其发病可能与精神或心理因素有关。

（二）部位

外阴瘙痒多位于阴蒂、小阴唇、大阴唇、会阴,甚至肛周等区域。

（三）特点

外阴瘙痒常为阵发性,也可为持续性,通常因夜间床褥过暖、精神紧张、劳累或食用刺激性食物加重。瘙痒程度因不同疾病和不同个体而有明显差异。长期瘙痒可出现抓痕、血痂或导致继发性毛囊炎。

（四）临床表现

1. 外阴阴道假丝酵母菌病、滴虫阴道炎以外阴瘙痒、白带增多为主要症状。

2. 蛲虫病引起的外阴及幼女肛周瘙痒,以夜间为甚。

3. 阴虱在外阴瘙痒的同时,可找到附于毛干上的铁锈色虫卵。

4. 糖尿病患者尿糖对外阴皮肤有刺激作用,特别是并发外阴阴道假丝酵母菌病时,外阴瘙痒加重。

5. 外阴上皮非瘤样病变以外阴奇痒为主要临床表现,伴有外阴皮肤色素脱失。

6. 黄疸、维生素A或B族缺乏、重度贫血、白血病等慢性疾病患者出现外阴瘙痒时,常为全身瘙痒的一部分。

7. 妊娠期肝内胆汁淤积症也可引起包括外阴在内的全身皮肤瘙痒。

8. 无原因的外阴瘙痒一般发生在生育年龄或绝经后妇女,外阴瘙痒症状严重,甚至难以忍受,但局部皮肤和黏膜外观正常,或仅有抓痕和血痂。

四、下腹部疼痛

下腹部疼痛为女性常见症状,多由妇科疾病所引起,应根据下腹部疼痛的性质及特点,考虑各种妇科情况。另外,除妇科疾病外的内、外科疾病引起的下腹部疼痛并不少见,临床上应注意鉴别。

（一）起病缓急

起病急骤者,应考虑卵巢囊肿蒂扭转或破裂、黄体破裂或子宫浆膜下肌瘤蒂扭转的可能;起病缓慢且逐渐加剧者,多为内生殖器炎症或恶性肿瘤所引起;反复隐痛后突然出现撕裂样剧痛者,应考虑输卵管妊娠破裂或流产的可能;长期慢性隐痛者,多为盆腔炎性疾病后遗症或盆腔淤血综合征。

（二）疼痛部位

下腹部正中出现疼痛多为子宫病变引起,较少见;一侧下腹部疼痛,应考虑该侧附件病变,如卵巢囊肿蒂扭转、输卵管卵巢急性炎症、输卵管妊娠等;右侧下腹部疼痛还应考虑急性阑尾炎;双侧下腹部疼痛常见于盆腔炎性疾病;全腹疼痛或整个下腹部疼痛常发生于卵巢囊肿破裂、异位妊娠破裂、黄体破裂或盆腔腹膜炎等。

（三）疼痛性质

持续性钝痛多为子宫及其附件炎症或腹腔内积液所致;顽固性疼痛难以忍受,常为晚期生殖器官癌肿所致;阵发性绞痛多为子宫或输卵管等空腔器官痉挛性收缩引起;撕裂性锐痛常为输卵管妊娠破裂或卵巢肿瘤破裂的典型表现;下腹部坠痛多为宫腔内有积血或积脓不能排出所致。

（四）腹痛时间

在月经周期中间出现一侧下腹部隐痛,应考虑为排卵性疼痛。月经来潮前和行经时周期性腹痛,如发生在年轻未孕女性,多为原发性痛经;如发生在已婚育龄妇女,可见于子宫内膜异位症、子宫腺肌病、盆腔炎性疾病后遗症、宫腔粘连、宫颈狭窄等。周期性下腹痛但无月经来潮,多为经血排出受阻所致;若见于青春期少女,多为先天性生殖道畸形,如处女膜闭锁、阴道横隔等;若发生在子宫腔内手术或检查后,多为宫腔粘连或宫颈管粘连等。与月经周期无关的慢性下腹痛见于下腹部手术后组织粘连、子宫内膜异位症、盆腔炎性疾病后遗症、残余卵巢综合征、盆腔淤血综合征及妇科肿瘤等。

（五）腹痛放射部位

腹痛放射至腰骶部,多为宫颈、子宫病变所致;放射至肩部,应考虑为腹腔内出血;放射至腹股沟及大腿内侧,多为该侧附件病变所引起。

（六）腹痛伴随症状

腹痛同时有停经史,多为妊娠合并症;伴恶心、呕吐,应考虑有卵巢囊肿蒂扭转的可能;伴畏寒、发热,常为盆腔炎性疾病;伴休克,应考虑有腹腔内出血;伴肛门坠胀,常为直肠子宫陷凹积液所致;伴恶病质,常为生殖器官晚期癌肿的特点。

五、下腹部包块

下腹部包块是妇科患者就医时的常见主诉,包块可能是患者本人或家属无意间发现,或因其他症状(如下腹痛、阴道流血等)做妇科检查或超声检查时发现,也可能在例行体检时偶然发现。一旦发现妇女下腹部包块,首先要判断包块的部位,下腹部包块可以是子宫增大、附件包块、肠道或肠系膜包块、泌尿系包块、腹腔包块、腹壁或腹膜后包块。其次要判断包块的质地,包块有囊性和实性之分;囊性包块多为良性病变,如卵巢囊肿、输卵管卵巢囊肿、输卵管积水,或为充盈膀胱等;实性包块除妊娠子宫为生理情况,子宫肌瘤、卵巢纤维瘤、盆腔炎性包块等为良性病变外,其他实性包块均应首先考虑为恶性肿瘤。临床主要通过详细询问病史,尤其是月经史、婚产史,仔细体格检查、妇科检查,合理运用各种辅助检查以尽早明确诊断。

（一）临床分析

1. 包块性质 根据包块发生机制不同,可以分为:

（1）功能性包块:为生理性或暂时性,如妊娠子宫、卵巢卵泡、卵巢黄体囊肿、充盈膀胱等。

（2）炎性包块:如输卵管积水或积脓、输卵管卵巢囊肿等。

（3）阻塞性包块:因生殖道闭锁或排便不畅所致,如宫腔、阴道积血、粪块嵌顿等。

（4）肿瘤性包块:如子宫肌瘤、卵巢肿瘤等。

（5）其他:如卵巢子宫内膜异位囊肿、盆腔内异物残留等。

2. 病变部位

（1）下腹部正中包块:见于妊娠子宫、子宫肌瘤、子宫腺肌病、尿潴留、膀胱肿瘤等。

（2）右下腹部包块:属妇科的有右侧卵巢肿瘤、输卵管积水或积脓、输卵管卵巢囊肿、卵巢子宫内膜异位囊肿等。属外科的有阑尾周围脓肿、阑尾黏液囊肿、阑尾类癌、盲肠癌、增生性回盲部结核、回盲部阿米巴性或血吸虫肉芽肿等。

（3）左下腹部包块：属妇科的有左侧卵巢肿瘤、输卵管积水或积脓、输卵管卵巢囊肿、卵巢子宫内膜异位囊肿等。属外科的有乙状结肠癌、直肠癌、乙状结肠阿米巴性肉芽肿等。

（4）腹部广泛性不定位包块：可见于结核性腹膜炎、腹膜转移癌、肠套叠、肠扭转、大网膜或肠系膜肿瘤等。

3. 包块质地

（1）囊性：多为良性病变，如卵巢囊肿、输卵管积水或积脓、尿潴留等。

（2）实性：恶性肿瘤多表现为实性包块。也可见于妊娠子宫、子宫肌瘤、卵巢纤维瘤、附件炎性包块等良性病变。

（二）包块特点

1. 子宫增大　位于下腹正中且与宫颈相连，可能的原因是：

（1）妊娠子宫：育龄期妇女有停经史，扪及下腹部正中包块，应首先考虑为妊娠子宫；若尿妊娠试验阳性，B超探及宫内孕囊，可以确诊。停经后出现不规则阴道流血，且子宫增大超过停经周数者，B超未探及宫内孕囊而见水泡状物，可能为葡萄胎。妊娠早期子宫峡部变软，宫体似与宫颈分离，此时应警惕将宫颈误认为宫体，将妊娠子宫误诊为卵巢肿瘤，可采用B超检查以明确诊断。

（2）子宫肌瘤：子宫均匀增大，或表面有单个或多个球形隆起。子宫肌瘤典型症状为月经过多。带蒂的浆膜下肌瘤仅蒂与宫体相连，一般无症状，妇科检查时有可能将其误诊为卵巢实性肿瘤。

（3）子宫腺肌病：子宫均匀增大，通常不超过妊娠3个月大，质硬。患者多伴有继发性痛经、渐进性加重，或经量增多及经期延长。

（4）宫腔、阴道积血或宫腔积脓：青春期后无月经来潮，而有周期性下腹部疼痛，并扪及下腹部正中包块，应考虑宫腔、阴道积血的可能，为处女膜闭锁或阴道无孔横隔引起。子宫增大也可见于子宫内膜癌合并宫腔积脓。

（5）子宫畸形：妇科检查可扪及子宫另一侧有与其对称或者不对称的包块，两者相连，硬度相似，多为双子宫或者残角子宫。

（6）子宫恶性肿瘤：年老患者绝经后子宫不缩小反而增大，且伴有不规则阴道流血，应考虑子宫内膜癌。子宫增大迅速伴有腹痛或不规则阴道流血，可能为子宫肉瘤。有生育史或流产史，特别是有葡萄胎史，子宫增大且外形不规整，阴道不规则出血时，应考虑妊娠滋养细胞肿瘤的可能。

2. 附件包块　附件在正常情况下通常不能扪及，当附件出现包块时，多属病理现象，值得提出的是B超探及的附件囊性占位，若直径小于3cm者，多为暂时性、功能性的卵巢卵泡或黄体。临床常见的附件包块有：

（1）输卵管妊娠：包块位于子宫旁，大小、形状不一，患者多有短期停经史。未破裂时症状不明显，或同侧下腹部隐痛不适；一旦破裂或流产，包块明显压痛，常有剧烈腹痛、阴道不规则少量流血。

（2）附件炎性包块：包块多为双侧性，位于子宫两旁，与子宫有粘连，压痛明显。急性附件炎性疾病患者有发热、腹痛；慢性附件炎性疾病患者，多有不孕或下腹隐痛史，甚至出现反复急性盆腔炎症发作。

（3）卵巢子宫内膜异位囊肿：多为与子宫有粘连、活动受限、有压痛的囊性包块，可有继发性痛经、渐进性加重、性交痛、不孕等病史。

（4）卵巢非赘生性囊肿：多为单侧、可活动的囊性包块，直径通常不超过8cm。黄体囊肿可出现于早期妊娠。黄素囊肿见于葡萄胎者，可为一侧或双侧。输卵管卵巢囊肿常有不孕或盆腔感染病史，附件区囊性肿物，可有触痛，边界清或不清，活动受限。

（5）卵巢赘生性包块：不论包块大小，其表面光滑、囊性且可活动者，多为暂时性、功能性或良性肿瘤。包块为实性，表面不规整，活动受限，特别是盆腔内扪及结节或伴有胃肠道症状者，多为卵巢恶性肿瘤。

3. 肠道及肠系膜包块

（1）粪块嵌顿：包块位于左下腹，多呈圆锥状，直径4~6cm，质偏实，略能推动，排便后包块消失。

（2）阑尾脓肿：包块位于右下腹，边界不清，距子宫较远且固定，有明显压痛伴发热、白细胞增多和红细胞沉降率加快。初发病时大多先有脐周疼痛，随后疼痛逐渐转移并局限于右下腹，同时伴有恶心、呕吐或腹泻等消化道症状。B超检查发现回盲部有液性包块可明确诊断。

（3）腹部手术或感染后继发的肠管、大网膜粘连：患者以往有手术史或盆腔感染史；包块边界不清，叩诊时部分区域呈鼓音，可听到肠鸣活跃或气过水音，同时伴有腹痛、恶心呕吐、腹胀及肛门停止排气排便，腹部立位X线平片可见空肠黏膜环形"鱼肋征"及"阶梯状液平"。

（4）肠系膜包块：部位较高，包块表面光滑，左右移动度大，上下移动受限制，易误诊为卵巢肿瘤。腹部超声或CT检查可协助鉴别诊断。

（5）结肠肿瘤：包块位于一侧下腹部，呈条块状，质硬，略能推动或固定，有轻压痛。患者多有下腹部隐痛、便秘、腹泻或便秘腹泻交替以及粪便带血或血便史，体重下降；晚期出现贫血、恶病质。腹部B超或CT检查能提示结肠肿瘤，纤维结肠镜及钡剂灌肠检查能帮助明确诊断。

4. 泌尿系包块

（1）充盈膀胱：包块位于下腹部正中、耻骨联合上方，呈囊性，表面光滑，不活动。超声检查可明确诊断，导尿后囊性包块消失。

（2）异位肾：先天异位肾多位于髂窝部或盆腔内，形状类似正常肾，但略小。通常无自觉症状，静脉尿路造影或磁共振水成像检查可确诊。

5. 腹腔包块

（1）腹腔积液：大量腹腔积液与巨大卵巢囊肿容易混淆。腹部两侧叩诊浊音，脐周鼓音为腹腔积液特征。腹腔积液合并卵巢肿瘤，腹部冲击触诊法可发现潜在包块，B超或CT检查可鉴别。

（2）盆腔结核包裹性积液：包块为囊性，固定不活动，表面光滑，界限不清，囊肿可随患者病情加重而增大，或病情好转而缩小。结核菌素试验可为阳性，囊肿穿刺液或可查到抗酸杆菌。

（3）直肠子宫陷凹脓肿：包块呈囊性，向阴道后穹窿突出，压痛明显，伴发热及急性盆腔腹膜炎体征。后穹窿穿刺抽出脓液可明确诊断。

6. 腹壁及腹膜后包块

（1）腹壁血肿或脓肿：位于腹壁内，与子宫无关系。患者有腹部手术史或外伤史。平卧位嘱患者抬起头部使腹肌紧张，若包块更明显，多为腹壁包块。

（2）腹膜后肿瘤或脓肿：包块位于直肠和阴道后方，与后腹壁固定，不活动，多为实性，以肉瘤最常见；亦可为囊性，如畸胎瘤、脓肿等。静脉尿路造影或磁共振水成像可见输尿管移位，盆腔CT或磁共振检查可帮助明确诊断。

各 论

第五章 妇 科 病

　　妇科病是妇产科临床最常见的一类疾病,也是中西医结合治疗最具优势和特色的疾病。本章内容包括:生殖器官(系统)炎症、异常子宫出血(附功能失调性子宫出血)、闭经、多囊卵巢综合征、痛经、子宫内膜异位症及子宫腺肌病、经行前后诸证、经断前后诸证、外阴鳞状上皮增生和硬化性苔藓、盆底功能障碍性疾病、性及女性性功能障碍、宫颈肿瘤、子宫肌瘤、子宫内膜癌、卵巢肿瘤、妊娠滋养细胞疾病、肿瘤术后辨证治疗、不孕症、辅助生殖技术。

　　生殖器官(系统)炎症是妇科常见疾病,包括外阴炎、前庭大腺炎、阴道炎、宫颈炎、盆腔炎性疾病和生殖器结核。炎症可以局限于一个部位或多个部位同时受累;病情可轻可重,轻者无症状,重者引起败血症甚至感染性休克死亡。生殖器官(系统)炎症多表现为带下量明显增多、阴部瘙痒、下腹疼痛等,属中医"带下病""阴痒""妇人腹痛"等范畴,若发生炎症性包块,则属"癥瘕"范畴。带下病包括炎性和非炎性两类,多由湿邪伤及任、带二脉,使任脉不固,带脉失约所致。临床治疗以除湿为主。

　　异常子宫出血指非妊娠育龄妇女的月经紊乱,其特征是月经的规律性、频率、月经量和经期异常。包括了中医学的"崩漏""月经先期""月经后期""月经先后不定期""月经过多""月经过少""经期延长""经间期出血""癥瘕"等病证。其中非器质性因素引起者,尤其是排卵障碍(AUB-O)所致的异常子宫出血,中医认为多属于月经病,治疗重在治本以调经。治本大法有补肾、健脾、疏肝、调理气血等。调经时注意辨经病与他病、辨标本缓急以及辨月经周期施治。

　　闭经、痛经、经行前后诸证、经断前后诸证均属于中医月经病范畴。但治疗时各有不同。闭经证分虚实,虚者"补而通之",实者"泻而通之";虚实夹杂者,宜补中有通,攻中有养。临证虚证多而实证少。中医认为痛经的发生,主要在于邪气内伏或精血素虚,更值经期前后冲任气血变化急骤所致,因此治疗时,经期重在调理冲任气血止痛以治标,平时应辨证求因以治本。经行前后诸证与痛经同属于伴随月经周期而出现的以某些症状为特征的疾病,治疗时应根据月经周期气血阴阳的变化调节相关脏腑功能,使阴阳平衡,气血相济。经断前后诸证主要是肾的阴阳失衡,影响到其他脏腑,从而出现多脏腑功能失调的复杂证候,治疗时补肾为主,兼调他脏。子宫内膜异位症及子宫腺肌病表现为继发性痛经者,参照"痛经"治疗,但需注意治疗重在活血化瘀,散结消癥。多囊卵巢综合征表现为月经稀发、闭经者,可参照"月经后期""月经过少""闭经"治疗。

外阴鳞状上皮增生和硬化性苔藓属于外阴上皮非瘤样病变,中医称之为"女阴白色病变证"。辨证时除全身脉证外,尚需结合局部体征及病理活检以辨虚实。治疗宜内服、外治相结合。盆底功能障碍性疾病中医辨证以虚为主,治疗宜益气升提、补肾固脱。

宫颈肿瘤、子宫肌瘤、子宫内膜癌、卵巢肿瘤、妊娠滋养细胞疾病属中医"癥瘕"范畴,治疗时应首辨善恶,良性肿瘤适宜非手术治疗者,可采用中医药辨证施治;对于恶性肿瘤,中医药可作为综合治疗的一部分进行祛邪治疗,或增效减毒,或补虚扶正,提高生存质量。

不孕症所涉病因及疾病较多,临证时宜先检查明确病因,再行治疗。辅助生殖技术发展迅速,中医药在辅助生殖技术过程中可参与整个助孕过程,但需注意根据不同时期辨证治疗。

第一节　盆腔炎性疾病

一、概述

盆腔炎性疾病(pelvic inflammatory disease,PID)指女性上生殖道的一组感染性疾病,主要包括子宫内膜炎(endometritis)、输卵管炎(salpingitis)、输卵管卵巢脓肿(tubo-ovarian abscess,TOA)、盆腔腹膜炎(peritonitis)。炎症可局限于一个部位,也可同时累及几个部位,以输卵管炎、输卵管卵巢炎最常见。盆腔炎性疾病多发生在性活跃期、有月经的妇女,初潮前、无性生活和绝经后妇女很少发生盆腔炎性疾病,即使发生也常常是邻近器官炎症的扩散。盆腔炎性疾病若未能得到及时、彻底治疗,可导致不孕、输卵管妊娠、慢性盆腔痛,炎症反复发作,从而严重影响妇女的生殖健康,且增加家庭与社会经济负担。

二、历史沿革

中医古籍无盆腔炎之名,在"热入血室""带下病""产后发热""癥瘕""不孕"等病证中可散见记载。《金匮要略·妇人杂病脉证并治》云:"妇人中风,七八日续来寒热,发作有时,经水适断,此为热入血室,其血必结,故使如疟状,发作有时"为描述盆腔炎症状的最早记载。其后,《景岳全书·妇人规·癥类》曰:"瘀血留滞作癥,惟妇人有之,其证则或由经期,或由产后,凡内伤生冷,或外受风寒,或恚怒伤肝,气逆而血留……总由血动之时,余血未净,而一有所逆,则留滞日积,而渐以成癥矣。"此论述与盆腔炎性疾病后遗症过程相似。1983年《中国医学百科全书·中医妇科学》首次编入"盆腔炎"。

三、病因病机

(一)中医病因病机研究进展

1.急性盆腔炎　急性盆腔炎的主要发病机制为热、毒、湿交结,与气血相搏,邪正相争,病变部位在胞宫、胞脉。常见病因为热毒炽盛和湿热瘀结。

(1)热毒炽盛:经期、产后、流产后、手术后,血室正开,体弱胞虚,若摄生不慎,房事不节,则邪毒乘虚内侵,客于胞宫,滞于冲任胞脉,化热酿毒甚至成脓,以致腹痛、高热等。

（2）湿热瘀结:经行产后,余血未净,湿热内侵,与余血相搏,阻滞冲任胞脉;或宿有瘀滞内湿,体弱脏弱,以致复感外邪,引动宿疾,则瘀血与湿热内结于胞宫、胞脉,或滞于少腹而致腹痛、发热等。

2.盆腔炎性疾病后遗症　常见病因为湿热瘀结、气滞血瘀、寒湿凝滞、气虚血瘀和肾虚血瘀。

（1）湿热瘀结:湿热之邪内侵,余邪未尽,正气未复,气血受阻,湿热瘀血内结,滞于胞宫、胞脉,不通则痛,从而引发本病。

（2）气滞血瘀:湿热余毒未清,留滞于胞宫胞脉,碍其气机,血行不畅;或素多抑郁,肝气郁结,气滞则血瘀,停于冲任、胞宫,脉络不通,不通则痛,从而引发本病。

（3）寒湿凝滞:素体阳虚,下焦失于温煦,水湿不化;或宿有湿邪,湿从寒化,则寒湿内结,阻滞气血,寒凝瘀滞胞宫、胞脉,不通则痛,从而引发本病。

（4）气虚血瘀:素体气虚,或久病不愈,正气受损,余邪滞留,或外邪乘虚侵入,与血相搏,滞于冲任胞宫,不通则痛,从而引发本病。

（5）肾虚血瘀:先天肾气不足或后天房劳多产伤肾,肾虚冲任失调,气血失和,瘀滞而为肾虚血瘀;或瘀血日久,化精乏源,亦可成肾虚血瘀,瘀血阻滞冲任、胞宫,不通则痛,从而引发本病。

（二）西医病因病理研究进展

1.病因

（1）病原体及其致病特点:盆腔炎性疾病的病原体有外源性及内源性两个来源,两种病原体可单独存在,但通常为混合感染,可能是外源性的衣原体或淋病奈瑟菌感染造成输卵管损伤后,容易继发内源性的需氧菌及厌氧菌感染。

1）外源性病原体:主要为性传播疾病的病原体,如沙眼衣原体、淋病奈瑟菌。其他有支原体,包括人型支原体、生殖支原体以及解脲支原体。在西方国家盆腔炎性疾病的主要病原体是沙眼衣原体及淋病奈瑟菌。在我国,淋病奈瑟菌、沙眼衣原体引起的盆腔炎性疾病明显增加,已引起人们重视,但目前尚缺乏大量流行病学资料。

2）内源性病原体:来自原寄居于阴道内的微生物群,包括需氧菌及厌氧菌,可以仅为需氧菌或仅为厌氧菌感染,但以需氧菌及厌氧菌混合感染多见。

（2）感染途径

1）沿生殖道黏膜上行性蔓延:病原菌侵入外阴、阴道后,或阴道内的病原体沿宫颈黏膜、子宫内膜、输卵管黏膜,蔓延至卵巢及腹腔,是非妊娠期、非产褥期盆腔炎性疾病的主要感染途径。淋病奈瑟菌、沙眼衣原体及葡萄球菌等,常沿此途径扩散(图5-1)。

2）经淋巴系统蔓延:病原体经外阴、阴道、宫颈及宫体创伤处的淋巴管侵入盆腔结缔组织及内生殖器其他部分,是产褥感染、流产后感染及放置宫内节育器后感染的主要感染途径。链球菌、大肠埃希菌、厌氧菌多沿此途径扩散(图5-2)。

3）经血循环传播:病原体先侵入人体的其他系统,再经血循环感染生殖器,为结核菌感染的主要途径。

4）直接蔓延:腹腔内其他脏器感染后,直接蔓延到内生殖器,如阑尾炎可引起右侧输卵管炎。

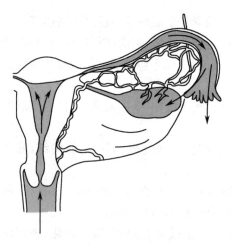

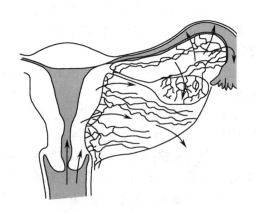

图5-1　炎症经黏膜上行蔓延　　　　　图5-2　炎症经淋巴系统蔓延

（3）高危因素：了解高危因素利于盆腔炎性疾病的正确诊断及预防。

1）年龄：据美国资料，盆腔炎性疾病的高发年龄为15~25岁。

2）性生活：盆腔炎性疾病多发生在性活跃期妇女，尤其是初次性交年龄小、有多个性伴侣、性交过频及性伴侣有性传播疾病者。

3）下生殖道感染：下生殖道感染如淋病奈瑟菌性子宫颈炎、衣原体性子宫颈炎以及细菌性阴道病与盆腔炎性疾病的发生密切相关。

4）宫腔内手术操作后感染：如刮宫术、输卵管通液术、子宫输卵管造影术、宫腔镜检查等，由于手术所致生殖道黏膜损伤、出血、坏死，导致下生殖道内源性病原体上行感染。

5）性卫生不良：经期性交，使用不洁月经垫等，均可使病原体侵入而引起炎症。此外，低收入群体不注意性卫生保健，阴道冲洗者盆腔炎性疾病的发生率高。

6）邻近器官炎症直接蔓延：如阑尾炎、腹膜炎等蔓延至盆腔，病原体以大肠埃希菌为主。

7）盆腔炎性疾病再次急性发作：盆腔炎性疾病所致的盆腔广泛粘连、输卵管损伤、输卵管防御能力下降，容易造成再次感染，导致急性发作。

2. 病理及发病机制

（1）急性子宫内膜炎及子宫肌炎，子宫内膜充血、水肿，有炎性渗出物，严重者内膜坏死、脱落形成溃疡。镜下见大量白细胞浸润，炎症向深部侵入形成子宫肌炎。

（2）急性输卵管炎、输卵管积脓、输卵管卵巢脓肿，急性输卵管炎症因病原体传播途径不同而有不同的病变特点。

1）炎症经子宫内膜向上蔓延：首先引起输卵管黏膜炎，输卵管黏膜肿胀、间质水肿及充血、大量中性粒细胞浸润，严重者输卵管上皮发生退行性变或成片脱落，引起输卵管黏膜粘连，导致输卵管管腔及伞端闭锁，若有脓液积聚于管腔内则形成输卵管积脓。

2）病原菌通过宫颈的淋巴播散：通过宫旁结缔组织，首先侵及浆膜层，发生输卵管周围炎，然后累及肌层，而输卵管黏膜层可不受累或受累极轻。病变以输卵管间质炎为主，其管腔常可因肌壁增厚受压变窄，但仍能保持通畅。轻者输卵管仅有轻度充血、肿胀、略增粗；严重者输卵管明显增粗、弯曲，纤维素性脓性渗出物增多，造成与周围组织粘连。

卵巢很少单独发炎,白膜是良好的防御屏障,卵巢常与发炎的输卵管伞端粘连而发生卵巢周围炎,称为输卵管卵巢炎,习称附件炎。炎症可通过卵巢排卵的破孔侵入卵巢实质形成卵巢脓肿,脓肿壁与输卵管积脓粘连并穿通,形成输卵管卵巢脓肿,可为一侧或两侧,多位于子宫后方或子宫、阔韧带后叶及肠管间粘连处,可破入直肠或阴道,若破入腹腔则引起弥漫性腹膜炎。

3)急性盆腔腹膜炎:盆腔内器官发生严重感染时,往往蔓延到盆腔腹膜,发炎的腹膜充血、水肿,并有少量含纤维素的渗出液,形成盆腔脏器粘连。当有大量脓性渗出液积聚于粘连的间隙内,可形成散在小脓肿;积聚于直肠子宫陷凹处形成盆腔脓肿,较多见。脓肿前面为子宫,后方为直肠,顶部为粘连的肠管及大网膜,脓肿可破入直肠而使症状突然减轻,也可破入腹腔引起弥漫性腹膜炎。

4)急性盆腔结缔组织炎:病原体经淋巴管进入盆腔结缔组织而引起结缔组织充血、水肿及中性粒细胞浸润。以宫旁结缔组织炎最常见,开始局部增厚,质地较软,边界不清,以后向两侧盆壁呈扇形浸润,若组织化脓形成盆腔腹膜外脓肿,可自发破入直肠或阴道。

5)败血症及脓毒血症:当病原体毒性强、数量多、患者抵抗力降低时,常发生败血症。发生盆腔炎性疾病后,若身体其他部位发现多处炎症病灶或脓肿者,应考虑有脓毒血症存在,但需经血培养证实。

6)肝周围炎(Fitz-Hugh-Curtis综合征):是指肝包膜炎症而无肝实质损害的肝周围炎。淋病奈瑟菌及衣原体感染均可引起。5%~10%输卵管炎可出现肝周围炎,临床表现为继下腹痛后出现右上腹痛,或下腹疼痛与右上腹疼痛同时出现。

(3)盆腔炎性疾病后遗症:主要病理改变为组织破坏、广泛粘连、增生及瘢痕形成。

四、诊断与鉴别诊断

(一)诊断——辨病与辨证要点

1. 辨病要点

(1)急性盆腔炎

1)临床表现:可因炎症轻重及范围大小而有不同的临床表现。轻者无症状或症状轻微。常见症状为下腹痛、阴道分泌物增多。腹痛为持续性,活动或性交后加重。若病情严重可出现发热甚至高热、寒战、头痛、食欲缺乏。月经期发病可出现经量增多、经期延长。若有腹膜炎,出现消化系统症状如恶心、呕吐、腹胀、腹泻等。伴有泌尿系统感染可有尿频、尿急、尿痛症状。若有脓肿形成,可有下腹包块及局部压迫刺激症状;包块位于子宫前方可出现膀胱刺激症状,如排尿困难、尿频,若引起膀胱肌炎还可有尿痛等;包块位于子宫后方可有直肠刺激症状;若在腹膜外可致腹泻、里急后重感和排便困难。若有输卵管炎的症状及体征,并同时有右上腹疼痛者,应怀疑有肝周围炎。

患者体征差异较大,轻者无明显异常发现,或妇科检查仅发现宫颈举摆痛或宫体压痛或附件区压痛。严重病例呈急性面容,体温升高,心率加快,下腹部有压痛、反跳痛及肌紧张,甚至出现腹胀,肠鸣音减弱或消失。盆腔检查:阴道可见脓性臭味分泌物;宫颈充血、水肿,将宫颈表面分泌物拭净,若见脓性分泌物从宫颈口流出,说明宫颈管黏膜或宫腔有急性炎症。穹窿触痛明显,需注意是否饱满;宫颈举摆痛;宫体稍大,有压痛,活动受限;子宫两侧压痛明显,若为单纯输卵管炎,可触及增粗的输卵管,压痛明显;若为输卵管积脓或输卵管卵巢脓肿,可触及包块且压痛明显,不活动;宫旁结缔组织炎时,可扪及宫旁一侧或两侧片状增厚,或两侧宫骶韧带高度水肿、增粗,压痛明显;若有盆腔脓肿形成且位置较低时,可扪及后穹窿及侧穹窿有肿块且有波动感,三合诊常能协助进一步了解盆腔情况。

2)实验室检查及其他:见诊断标准中"附加诊断标准"。

(2)盆腔炎性疾病后遗症

1)临床表现:①不孕:输卵管粘连阻塞可致不孕,发生率为20%~30%。②异位妊娠:盆腔炎性疾病后异位妊娠发生率是正常妇女的8~10倍。③慢性盆腔痛:下腹部坠胀、疼痛及腰骶部酸痛,常在劳累、性交后及月经前后加剧。文献报道约20%急性盆腔炎发作后遗留慢性盆腔痛。慢性盆腔痛常发生在盆腔炎性疾病急性发作后的4~8周。④盆腔炎性疾病反复发作:由于盆腔炎性疾病造成的输卵管组织结构的破坏,局部防御功能减退,若患者仍处于同样的高危因素,可造成再次感染导致盆腔炎性疾病反复发作。有盆腔炎性疾病病史者,约25%将再次发作。

2)妇科检查:若为输卵管病变,在子宫一侧或两侧触到呈索条状增粗输卵管,并有轻度压痛;若为输卵管积水或输卵管卵巢囊肿,则在盆腔一侧或两侧触及囊性肿物,活动多受限;若为盆腔结缔组织病变,子宫常呈后倾后屈,活动受限或粘连固定,子宫一侧或两侧有片状增厚、压痛,宫骶韧带常增粗、变硬,有触痛。

2. 诊断(美国CDC诊断标准,2010年)

盆腔炎性疾病的诊断标准(表5-1):

(1)最低诊断标准:在性活跃女性及其他患性传播疾病(SID)危险患者,如满足以下条件又无其他病因,应开始PID经验治疗:子宫触痛,或附件触痛,或子宫颈举摆痛。

满足所有最低标准可能会降低高危患者的敏感性。有盆腔疼痛又有下生殖道感染的患者,应考虑PID的诊断。治疗应根据患者的危险因素来考虑。

(2)附加诊断标准:发热(≥38.3℃);阴道或宫颈黏液脓性分泌物;阴道分泌物盐水湿片镜检发现白细胞;盆腔器官压痛;血沉增快;C反应蛋白升高;特异性病原体,如淋病奈瑟菌或沙眼衣原体阳性。

(3)最特异的标准:子宫内膜活检发现子宫内膜炎的组织学证据;经阴道超声检查或磁共振显像显示输卵管壁增厚、管腔积液、合并或不合并盆腔积液或输卵管、卵巢脓肿;腔镜检查有符合PID的异常发现。

最特异的标准基本可诊断盆腔炎性疾病,但由于除B型超声检查外,均为有创检查或费用较高,最特异标准仅适用于一些有选择的病例。腹腔镜诊断盆腔炎性疾病标准包括:①输卵管表面明显充血;②输卵管壁水肿;③输卵管伞端或浆膜面有脓性渗出物。腹腔镜诊断输卵管炎准确率高,并能直接采取感染部位的分泌物做细菌培养,但临床应用有一定局限性,如对轻度输卵管炎的诊断准确性较低、对单独存在的子宫内膜炎无诊断价值,因此并非所有怀疑盆腔炎性疾病的患者均需腹腔镜检查。

表5-1　盆腔炎性疾病的诊断标准（美国CDC诊断标准，2010年）

最低标准

　　宫颈举摆痛或子宫压痛或附件区压痛

附加标准

　　体温超过38.3℃（口表）

　　宫颈或阴道异常黏液脓性分泌物

　　阴道分泌物湿片出现大量白细胞

　　红细胞沉降率升高

　　血C-反应蛋白升高

　　实验室证实的宫颈淋病奈瑟菌或衣原体阳性

特异标准

　　子宫内膜活检组织学证实子宫内膜炎；阴道超声或核磁共振检查显示输卵管增粗，输卵管积液，伴或不伴有盆腔积液、输卵管卵巢肿块；或腹腔镜检查发现PID征象

　　在做出盆腔炎性疾病的诊断后，需进一步明确病原体。宫颈管分泌物及后穹窿穿刺液的涂片、培养及核酸扩增检测病原体，临床常用，对明确病原体有帮助。涂片可做革兰染色，若找到淋病奈瑟菌可确诊，除查找淋病奈瑟菌外，可以根据细菌形态为选用抗生素及时提供线索；培养阳性率高，并可做药敏试验。除病原体检查外，还可根据病史（如是否为性传播疾病高危人群）、临床症状及体征特点初步判断病原体。

　　3.辨证要点

　　（1）急性盆腔炎：本病为感染湿热、湿毒之邪所致，多为实证。急性期以热毒壅盛为多见，高热寒战，带下量多，色黄脓样；疾病后期以湿热下注，带下色黄，质稠臭秽，瘀热互结为多见。

　　（2）盆腔炎性疾病后遗症：本病临床常见寒热错杂、虚实夹杂证。虚证表现为下腹疼痛，痛连腰骶，疲乏无力，苔白，脉弦无力。实证表现为腹痛拒按，带下量多稠黄，苔黄腻，脉弦数。

　　（二）鉴别诊断

　　1.急性盆腔炎应与输卵管妊娠流产或破裂、急性阑尾炎、卵巢囊肿蒂扭转或破裂等急症相鉴别。

　　（1）输卵管妊娠流产或破裂：大多有停经史；下腹一侧撕裂样腹痛，阴道不规则流血，甚至晕厥；尿HCG（+），后穹窿穿刺可抽出黯红色不凝血。

　　（2）急性阑尾炎：一般无妇科感染病史；疼痛自脐周开始，逐渐转移局限于右下腹部，麦氏点压痛、反跳痛；妇科检查正常。

　　（3）卵巢囊肿蒂扭转或破裂：有卵巢囊肿史；突发下腹一侧剧痛，伴有恶心呕吐；尿HCG（-），妇科检查在子宫旁可触及张力较大的肿块，同侧子宫外触痛明显，或原有的肿块消失或缩小。

　　2.盆腔炎性疾病后遗症应与子宫内膜异位症、盆腔淤血综合征相鉴别。

　　（1）子宫内膜异位症：病程较长，一般腹痛见于经期，呈渐进性疼痛加剧，性交痛明显；妇科检查宫体后壁、宫骶韧带可扪及触痛性结节，一侧或双侧卵巢囊性包块；腹腔镜检查可

确诊。

（2）盆腔淤血综合征：可见长期下腹疼痛、腰骶痛；妇科检查无异常；通过盆腔静脉造影术、腹腔镜检查可确诊。

五、治疗及预防

（一）辨证治疗

1. 中草药

（1）急性盆腔炎：急性盆腔炎发病急，病情重，传变快。病因以热毒为主，兼有湿、瘀。治疗以清热解毒为主，利湿化瘀为辅。治疗需及时、彻底，以免病势加重，危及生命；或转为后遗症，反复发作，从而导致不孕、异位妊娠等。

1）热毒炽盛证

治疗法则：清热解毒，利湿排脓。

方药举例：五味消毒饮（《医宗金鉴》）合大黄牡丹皮汤（《金匮要略》）

蒲公英　金银花　野菊花　紫花地丁　紫背天葵　大黄　芒硝　丹皮　桃仁　冬瓜子

2）湿热瘀结证

治疗法则：清热利湿，化瘀止痛。

方药举例：仙方活命饮（《校注妇人良方》）加薏苡仁、冬瓜仁

金银花　防风　白芷　当归尾　陈皮　赤芍　穿山甲　天花粉　贝母　乳香　没药　皂角刺　甘草

（2）盆腔炎性疾病后遗症：根据全身与局部症状，并结合体质情况和舌脉进行辨证。治法以活血化瘀为主，以其病因与证候，或清热利湿，或散寒除湿，或行气化瘀，或补气化瘀，或温肾化瘀。注重内外合治，顾及正气，身心调和，避免复感外邪。

1）湿热蕴结证

治疗法则：清热利湿，化瘀止痛。

方药举例：银甲丸（《王渭川妇科经验选》）

金银花　连翘　升麻　红藤　蒲公英　生鳖甲　紫花地丁　生蒲黄　椿根皮　大青叶　茵陈　琥珀末　桔梗

2）气滞血瘀证

治疗法则：活血化瘀，理气止痛。

方药举例：膈下逐瘀汤（《医林改错》）

当归　川芎　赤芍　桃仁　红花　枳壳　延胡索　五灵脂　丹皮　乌药　香附　甘草

3）寒湿凝滞证

治疗法则：祛寒除湿，化瘀止痛。

方药举例：少腹逐瘀汤（《医林改错》）

小茴香　干姜　延胡索　没药　当归　川芎　肉桂　赤芍　蒲黄　五灵脂

4）气虚血瘀证

治疗法则：益气健脾，化瘀止痛。

方药举例：理冲汤（《医学衷中参西录》）

生黄芪　党参　白术　山药　天花粉　知母　三棱　莪术　生鸡内金

5）肾虚血瘀证

治疗法则：温肾助阳，活血止痛。

方药举例：温胞饮（《傅青主女科》）合失笑散（《太平惠民和剂局方》）

巴戟天 补骨脂 菟丝子 肉桂 附子 杜仲 白术 山药 芡实 人参

炒蒲黄 五灵脂

2．其他疗法（治疗盆腔炎性疾病后遗症）

（1）中成药

1）内服

①妇科千金片：适用于湿热瘀阻证。

②妇炎康片：适用于湿热下注，毒瘀互阻证。

③妇乐颗粒：适用于瘀热蕴结证。

2）外用

①保妇康栓：适用于湿热瘀滞证。

②康妇消炎栓：适用于湿热下注证。

（2）中药保留灌肠：选用清热解毒，活血消癥，理气止痛的药物，保留灌肠。

（3）中药外敷：选用清热解毒，活血消癥，理气止痛的药物，研粉用酒或醋调成糊状，外敷下腹部。

（4）盆腔炎治疗仪：根据病情选用。

（5）针灸治疗

1）体针：取三阴交、足三里、中极、关元、归来、肾俞等。

2）穴位注射：用当归注射液等，取归来、水道、四满、大巨，或腹部阿是穴等。

（二）辨病治疗（美国CDC诊断标准推荐方案，2010年）

1．药物治疗 有关无症状PID或非典型PID的理想治疗方案和早期治疗的价值尚未确定。需根据经验选择抗生素。治疗盆腔炎所选择的抗生素必须同时对需氧菌、厌氧菌及沙眼衣原体感染有效。

在选择抗生素时，还应考虑药物的可获得性、费用、患者能否接受及抗生素的敏感性等。

（1）住院治疗指征：外科急症表现，例如阑尾炎和异位妊娠不能排除者；患者为孕妇；经门诊口服抗生素治疗无效的患者；不能遵循或不能耐受门诊口服抗生素治疗的患者；病情严重，恶心、呕吐或高热；盆腔脓肿。

青少年急性PID患者的住院治疗标准和成年患者一样。急性轻中度PID青少年患者无论是门诊或住院治疗，其疗效预后都与成年患者相似。

（2）肠道外抗生素治疗：对亚临床PID，应用肠道外抗生素治疗的时间至少为48小时。

推荐方案A：头孢替坦2g，静脉滴注，1次/12小时；或头孢西丁2g，静脉滴注，1次/6小时。以上均加多西环素100mg，静脉注射，1次/12小时。上述治疗应持续到临床病情改善24小时以上，之后继续用多西环素，100mg，口服，2次/日，至14日。

推荐方案B：克林霉素900mg，静脉滴注，1次/8小时；加庆大霉素2mg/kg（负荷量），静脉滴注或肌内注射；之后以1.5mg/kg静脉滴注或肌内注射，1次/8小时；或每日应用3~5mg/kg单次剂量庆大霉素。上述治疗应持续到临床病情改善24小时以上，之后继续用多西环素，100mg，口服，2次/日，至14日；或克林霉素450mg，口服，4次/日，至14日。

尽管每日应用单次剂量庆大霉素尚未在PID治疗中评价,在相似的研究中,每日应用单次剂量庆大霉素更有优势。

对于存在输卵管、卵巢脓肿的病例,相对多西环素,克林霉素对厌氧菌的抑制程度更高,应持续使用克林霉素。应用多西环素加甲硝唑,或多西环素加克林霉素,比单纯应用多西环素治疗厌氧菌感染更优越。

替代方案:阿莫西林/舒巴坦3g静脉滴注,1次/6小时;加多西环素100mg,口服或静脉滴注,2次/日。上述治疗应持续到临床病情改善24小时以上,之后用多西环素100mg,口服,2次/日,至14日。对于输卵管、卵巢脓肿患者,氨苄霉素/舒安西林联合多西环素对阴道毛滴虫、淋病奈瑟菌和厌氧菌有明显作用。有试验表明,阿奇霉素单一治疗1周(静脉滴注500mg/d,共1~2日,之后口服阿奇霉素250mg/d,共5~6日)或联合甲硝唑12日,其临床短期治愈率高。

(3)口服抗生素治疗:对轻中度PID,肠道外抗生素治疗与口服抗生素治疗的效果相似。

推荐方案:头孢曲松250mg,单次肌内注射;加多西环素100mg,口服,2次/日,共14;加或不加甲硝唑500mg,口服,2次/日,共14;或头孢西丁2g,单次肌内注射;加丙磺舒1g,单次口服;加多西环素100mg,口服,2次/日,共14;加或不加甲硝唑500mg,口服,2次/日,共14;或其他三代头孢如头孢噻肟或头孢唑肟;加多西环素100mg,口服,2次/日,共14;加或不加甲硝唑500mg,口服,2次/日,共14。

替代方案:目前应用其他口服抗生素治疗PID的资料有限。

由于厌氧微生物是PID的可疑病因,故替代疗法时可考虑添加甲硝唑,同时其对治疗细菌性阴道病也有帮助。当社区淋病流行性及个人风险较低时,在肠外头孢菌素治疗不适合的情况下,可考虑采用氟喹诺酮类(左氧氟沙星500mg口服,1次/日,持续14日或氧氟沙星400mg口服,2次/日,持续14日),联合或不联合甲硝唑(500mg口服,2次/日,持续14日)治疗。在开始治疗之前,必须先进行淋病奈瑟菌检测。

如果淋病奈瑟菌检查阳性,患者应进行如下处理:如果淋菌培养阳性,应根据抗生素的敏感性进行治疗。若淋病奈瑟菌对喹诺酮类耐药或其抗药性难以评估(如只进行核酸扩增试验检测),可推荐用肠外头孢菌素。如无条件使用头孢菌素,则可在PID喹诺酮类治疗方案的基础上加2g阿奇霉素单剂量口服。

开始治疗前,必须进行淋病奈瑟菌的检测。

2. **手术治疗**　主要用于治疗抗生素控制不满意的输卵管卵巢脓肿或盆腔脓肿。手术指征有:

(1)药物治疗无效:输卵管卵巢脓肿或盆腔脓肿经药物治疗48~72小时,体温持续不降,患者中毒症状加重或包块增大者,应及时手术,以免发生脓肿破裂。

(2)脓肿持续存在:经药物治疗病情有好转,继续控制炎症数日(2~3周),包块仍未消失但已局限化,应手术切除,以免日后再次急性发作。

(3)脓肿破裂:突然腹痛加剧,寒战、高热、恶心、呕吐、腹胀,检查腹部拒按或有中毒性休克表现,应怀疑脓肿破裂。若脓肿破裂未及时诊治,死亡率高。因此,一旦怀疑脓肿破裂,需立即在抗生素治疗的同时行剖腹探查。

手术可根据情况选择经腹手术或腹腔镜手术。手术范围应根据病变范围、患者年龄、一般状态等全面考虑。原则以切除病灶为主。年轻妇女应尽量保留卵巢功能,以采用保守性手术为主;年龄大、双侧附件受累或附件脓肿屡次发作者,可行全子宫及双附件切除术;对极度衰弱危重患者的手术范围须按具体情况决定。若盆腔脓肿位置低、突向阴道后穹隆时，可经阴道切开排脓，同时注入抗生素。国外近几年报道对抗生素治疗72小时无效的输卵管卵巢脓肿，可在超声引导或CT下采用经皮引流技术，获得较好的治疗效果。

3. 盆腔炎性疾病后遗症　需根据不同情况选择治疗方案。不孕患者多需要辅助生育技术协助受孕。对慢性盆腔痛，尚无有效的治疗方法，对症处理或给予中药、理疗等综合治疗，治疗前需排除子宫内膜异位症等其他引起盆腔痛的疾病。盆腔炎性疾病反复发作者，抗生素药物治疗的基础上可根据具体情况，选择手术治疗。输卵管积水者需行手术治疗。

4. 性伴侣的治疗　对于盆腔炎性疾病患者出现症状前60日内接触过的性伴侣进行检查和治疗。如果最近一次性交发生在6个月前，则应对最后的性伴侣进行检查、治疗。在女性盆腔炎性疾病患者治疗期间应避免无保护性性交。

（三）随访

对于抗生素治疗的患者，应在72小时内随诊，明确有无临床情况的改善。患者在治疗后的72小时内临床症状应改善，如体温下降，腹部压痛、反跳痛减轻，宫颈举摆痛、子宫压痛、附件区压痛减轻。若此期间症状无改善，需进一步检查，重新进行评价，必要时腹腔镜或手术探查。对沙眼衣原体以及淋病奈瑟菌感染者，可在治疗后4~6周复查病原体。

（四）预防

1. 注意性生活卫生，减少性传播疾病。对沙眼衣原体感染高危妇女筛查和治疗可减少盆腔炎性疾病发生率。虽然细菌性阴道病与盆腔炎性疾病相关，但检测和治疗细菌性阴道病能否降低盆腔炎性疾病发生率，至今尚不清楚。

2. 及时治疗下生殖道感染。

3. 公共卫生教育，提高公众对生殖道感染的认识及预防感染的重要性。

4. 严格掌握妇科手术指征，做好术前准备，术时注意无菌操作，预防感染。

5. 及时治疗盆腔炎性疾病，防止后遗症发生。

六、诊疗思路

盆腔炎性疾病诊疗思路见图5-3。

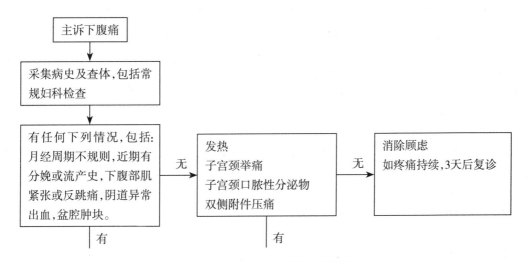

图5-3　盆腔炎性疾病诊疗思路图

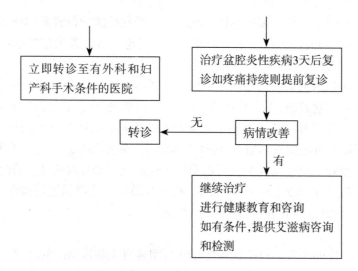

图5-3 盆腔炎性疾病诊疗思路图(续)

七、研究难点、进展和展望

(一)难点

盆腔炎性疾病近年来有发病年轻化的趋势,发病率呈上升态势。由于盆腔炎患者症状、体征差异较大,症状轻微的患者往往没有明显的阳性症状和体征,极易漏诊。腹腔镜诊断输卵管炎准确率高,并能直接采取感染部位的分泌物做细菌培养,但临床应用有一定局限性。急性盆腔炎的病原体多为淋病奈瑟菌、需氧菌、厌氧菌及衣原体混合感染,用药采用混合药物治疗的方式。广谱抗菌药物是治疗盆腔炎性疾病的首选药物,但如何把握恰当的停药时间、以免造成抗生素的滥用,仍是值得临床关注和解决的问题,盆腔炎性疾病后遗症所致腹痛反复发作及不孕,亦为本病诊治的难点和热点。

(二)进展

目前盆腔炎的多途径、综合治疗已为临床共识,不同的给药途径组合及内服、外治方药的组合,体现了地方及区域特色。

应用红外热成像技术进行盆腔炎性疾病后遗症的个体化治疗方案优化及药物靶向评价等研究取得进展,为妇科临床研究提供了新的思路及方法。

(三)展望

预防为主、防治结合的中西医诊疗路径有待进一步完善,建立新方法及新技术对本病的疗效评价体系是今后值得关注的方向。

第二节 异常子宫出血(附:功能失调性子宫出血)

一、概述

异常子宫出血(abnormal uterine bleeding, AUB)指非妊娠育龄妇女的月经紊乱。不包括青春发育前和绝经后妇女出血。临床上可表现为慢性AUB和急性AUB。前者是指近6个月中至少出现3次月经周期的频率和规律性、经期长度和经期出血量异常。急性AUB指需要立即处理的严重出血,无论患者有无慢性AUB病史。

AUB的关键特征是月经周期的规律性、频率、月经量和经期异常。规律性异常包括阴道不规则出血和闭经;频率异常包括月经稀发、月经频发、经间期出血(包括卵泡期出血、围排卵期出血和黄体期出血);经量异常包括月经过多和月经过少;经期异常包括经期延长和经期过短。

AUB包括了中医学的崩漏、月经先期、月经后期、月经先后不定期、月经过多、月经过少、经期延长、经间期出血、癥瘕等病证。

二、历史沿革

崩,始见于《素问·阴阳别论》:"阴虚阳搏谓之崩";漏,始见于《金匮要略·妇人妊娠病脉证并治》:"妇人有漏下者,有半产后因续下血都不绝者,有妊娠下血者。"《济生方·妇人门·崩漏论治》:"崩漏之疾,本乎一证。轻者谓之漏下,甚者谓之崩中"。月经先期、月经后期、月经先后不定期、月经过多、月经过少、经期延长虽早在《金匮要略方论》《备急千金要方》《诸病源候论》中就有相关记载,但在明代以前统属于"月经不调"范畴。如隋代的《诸病源候论》设有"月水不调候";宋代的《圣济总录·妇人月水不调》云:"月水不调者,经血或多或少,或清或浊,或先期而来,或后期而至是也",至明代万全在《万氏妇人科·调经章》中始分为"不及期而经先行""经过期后行""一月而经再行""数月而经一行"等疾病。

2013年之前我国的《妇产科学》教材均将功能性的异常子宫出血称之为"功能失调性子宫出血(dysfunctional uterine bleeding, DUB)"。国际上针对与异常子宫出血相关的医学术语和定义存在长期的混淆,缺乏一致的命名方法、统一的标准和病因分类,国际妇产科联盟(FIGO)于2005年建立了月经异常工作组(FMDG),历时5年,废弃了混淆的术语,对正常月经和AUB相关医学术语和定义达成共识,设计了非妊娠育龄期女性AUB病因的PALM-COEIN分类系统。FIGO建议废弃的术语包括月经过多及其全部用法(特发性月经过多、原发性月经过多、功能性月经过多、有排卵或无排卵月经过多、子宫不规则出血、子宫不规则过多出血、月经过少、月经频发、月经过频、子宫出血等)、功能失调性子宫出血及功能性子宫出血等。

中西医结合对功能失调性子宫出血的研究始于20世纪60年代,1964年上海第一医学院藏象专题研究组进行了"无排卵型功能性子宫出血病的治疗法则与病理机制的探讨"。近年来秉承中医"急则治其标,缓则治其本"的原则,出血期止血,血止后调整月经周期,有生育要求者诱导排卵。运用中医药辨证施治、辨周期调经和针灸方法进行治疗。对功能失调性子宫出血的中医证型分布进行了流行病学调查,对建国后发表的中西医结合治疗功能失调性子宫出血的文献进行Meta分析。2012年中华中医药学会妇科分会研究制订了《功能失调性子宫出血中医诊疗指南》,使中医治疗功能失调性子宫出血更加规范。

三、病因病机

(一)西医病因与分类

2010年11月,FIGO月经疾病组将非妊娠育龄女性AUB按病因分为9类,分别以每种疾病首字母的缩略词命名为PALM-COEIN,即子宫内膜息肉(polyp)、子宫腺肌病(adenomyosis)、子宫肌瘤(leiomyoma)、恶变和癌前病变(malignancy and hyperplasia)、凝血障碍(coagulopathy)、排卵障碍（ovulatory disorders）、子宫内膜原因（endometrium）、医源性因素（iatrogenic）、未分类（not classified）。其中PALM组存在可以用影像学技术和（或）组织病理观察到的结构异常，COEIN组不存在上述结构异常，为非器质性因素所引起。但PALM-COEIN系统未包括的器质性疾病还有生殖道创伤、异物等。

（二）中医病因病机研究进展

AUB概念的提出时间尚短，中医学者针对AUB-O（排卵障碍，既往的功能失调性子宫出血）的研究较多。主要病机是虚（脾虚、肾虚等）、热、瘀，引起冲任损伤，不能制约经血，胞宫蓄溢失常，出现月经先期、月经过多、经期延长、崩漏等。若在氤氲期因肾阴虚、脾虚、湿热、血瘀等引起阴阳转化失调，损及冲任胞络，则引起经间期出血。由于反复出血，气随血耗，日久均可致气血两虚或气阴两伤，呈现虚实错杂，因果相干，气血同病，多脏受累的病机特点。若精血不足或邪气阻滞，血海不能按时满溢，或溢下量少，遂致月经后期、量少，若致胞宫无血可下则引发闭经。中医对其他病因引起的AUB的研究参照各相关疾病。

四、诊断与鉴别诊断

（一）诊断——辨病与辨证要点

1. 辨病要点

（1）子宫内膜息肉（AUB-P）：约占AUB原因中21%~39%，主要表现为经间期出血、月经过多、不规则出血。需要通过超声、宫腔镜或两者联合检查，有无组织病理均可诊断。必须排除子宫内膜的息肉样改变，后者为正常子宫内膜的变异。

（2）子宫腺肌病（AUB-A）：分为弥漫型及局限型，表现为月经过多、痛经、经间期出血等。主要依据超声诊断。彩色多普勒超声中子宫腺肌病以边界模糊的局部病灶或腺肌瘤为特征，血管走行通过肿块，而子宫肌瘤有明显的边界，并扭曲周围的子宫肌层，血管成簇围绕肿块。AUB-A的确诊需要病理检查。

（3）子宫平滑肌瘤（AUB-L）：大部分无症状。FMDG创立了一级、二级和三级分类系统：一级分类反映是否存在一个或多个子宫肌瘤，由超声检查确定，不考虑肌瘤的位置、数量和大小。二级分类将影响子宫腔的黏膜下肌瘤与其他肌瘤区分开，因前者最易引起AUB。三级分类先将肌瘤分为黏膜下、其他和混合性三类后又进一步细分，黏膜下肌瘤又分为带蒂完全位于宫腔内（0型）、<50%位于肌壁间（1型）、>50%位于肌壁间（2型）；其他型肌瘤又分为完全肌壁间但紧靠内膜（3型）、完全肌壁间（4型）、浆膜下>50%位于肌壁间（5型）、浆膜下<50%位于肌壁间（6型）、带蒂浆膜下（7型）、其他特殊类型（如宫颈肌瘤、阔韧带或寄生肌瘤等）。

（4）恶变和癌前病变（AUB-M）：子宫内膜不典型增生和恶变是AUB少见的重要原因，常见于肥胖或无排卵的育龄女性，表现为不规则出血，确诊需要子宫内膜活检病理。

（5）凝血障碍（AUB-C）：包括再生障碍性贫血、各类白血病、各种凝血因子异常、各种原因引起的血小板减少等。有证据表明，13%的月经量过多妇女存在可发现的凝血系统异常，最常见的是血管性血友病，其中约90%的患者存在家族史，可通过详细询问病史确定。

（6）排卵障碍（AUB-O）：排卵障碍导致的AUB主要表现为出血时间不可预料，出血量变化很大，有些患者则可能引起大出血，发生严重出血（heavy menstrual bleeding, HMB）。这些表现与不能周期性地产生孕酮或黄体萎缩不全有关。持续无排卵主要由下丘脑-垂体-卵巢轴功能异常引起,雌激素持续作用于子宫内膜,缺乏周期性的孕酮拮抗,引起雌激素突破性出血或撤退性出血,常见于青春期、绝经过渡期。大部分排卵障碍性疾病都有明确的病因,如PCOS、甲状腺功能低下、高催乳素血症、精神压力、肥胖、厌食、减肥或过度运动等;有些病因是医源性的,由应用性激素或影响多巴胺代谢的药物如吩噻嗪或三环类等抗抑郁药引起。

（7）子宫内膜原因(AUB-E)：当AUB表现仍有周期规律可循时,表明有正常排卵,又缺乏其他明确病因时,最可能是子宫内膜局部止血机制异常引起,包括缺乏血管收缩因子(如ET-1和$PGF_{2\alpha}$)、纤溶酶原激活物过多引起纤溶亢进和促血管扩张物质产生过多(PGE_2和PGI_2)。其他表现为经间出血,如子宫内膜炎和感染、局部炎性反应异常,或子宫内膜局部血管形成异常。目前尚无诊断这些疾病的特异方法,因此诊断AUB-E需在有排卵的基础上排除其他明确异常后确诊。

（8）医源性(AUB-I)：很多医疗干预会引起AUB或与AUB有关,包括一些药物干预或器具。如应用外源性性激素治疗时发生的非预期子宫内膜出血称为突破性出血(BTB),应用左炔诺孕酮宫内节育系统的妇女在置入后前6个月频繁出现突破性出血。当考虑AUB是继发于使用华法林或肝素等抗凝药后时,或者使用干扰多巴胺代谢引起排卵障碍的药物后时,分别分类为AUB-C或AUB-O。

（9）未分类(AUB-N)：一些不易确诊或很罕见的疾病,如动静脉畸形和子宫肌层肥大属于AUB-N。此外,也许存在其他未被识别的疾病,只能通过生化或分子生物学检测确定。目前这些疾病归到AUB-N中,将来可能被新分类取代,或归入已有分类中。

一个患者可能存在一个或多个引起AUB的因素。诊断表达为AUB-病因1、病因2……

2. 辨证要点　中医学辨证主要根据出血的量、色、质变化,参合兼证及舌脉,辨其虚、热、瘀之不同。一般而言,血色鲜红或紫红或深红,质黏稠,多属热;色淡质清,多属虚;经行不畅,时来时止,或时闭时崩,或久漏不止,色紫黑、有块,或下腹包块,多属瘀。

（二）鉴别诊断

1. 异常妊娠或妊娠并发症或产褥期相关疾病引起的异常子宫出血：如异位妊娠、流产、葡萄胎、子宫复旧不良、胎盘残留、胎盘息肉等,根据B超、血β-HCG水平以及病史可以鉴别。

2. 青春发育前和绝经后妇女的异常子宫出血。

五、治疗

引起AUB的病因和疾病较多,良恶兼见。应针对AUB分类中不同的病因参照教材中的相关疾病进行中西医治疗。

1. AUB-P　对体积较大,有症状的息肉推荐宫腔镜下息肉摘除及刮宫,盲目刮宫容易遗漏;对不孕的AUB-P患者,手术切除息肉提高自然受孕及助孕成功率。

2. AUB-A　药物治疗和手术治疗视患者年龄、症状、有无生育要求,短效口服避孕药、促性腺激素激动剂(GnRH-a)治疗3~6个月。子宫大小<孕8周者可放置左炔诺孕酮宫内缓释系统(LNG-IUS)。

3. AUB-L　黏膜下肌瘤引起的AUB较严重,手术治疗为主。有生育要求的妇女可采用GnRH-a、米非司酮治疗3~6个月,对严重影响宫腔形态的子宫肌瘤可采用宫腔镜和(或)腹腔镜/开腹肌瘤剔除术。

4. AUB-M 子宫内膜不典型增生,且年龄大于40岁、无生育要求的患者,建议子宫切除术;子宫内膜不典型增生,且年轻、要求生育的患者,经全面评估和充分咨询后,可采用全周期连续高效合成孕激素行内膜萎缩治疗3~6个月,病变消失则停孕激素后积极助孕;应对内膜增生的高危因素,如肥胖、胰岛素抵抗同时治疗;子宫内膜恶性肿瘤诊治见相关临床指南。

5. AUB-C 以血液科治疗措施为主,首选药物治疗,大剂量高效合成孕激素子宫内膜萎缩治疗,可加用丙酸睾酮减轻盆腔器官充血。也可用氨甲环酸、短效口服避孕药等。

6. AUB-O 治疗见本节附篇"功能失调性子宫出血"。

7. AUB-E 推荐的药物治疗顺序为:①LNG-IUS;②氨甲环酸抗纤溶治疗或非甾体类抗炎药;③短效口服避孕药;④孕激素内膜萎缩,如炔诺酮。

8. AUB-I及AUB-N的治疗主要以对症处理为主。

六、诊疗思路

异常子宫出血诊疗思路见图5-4。

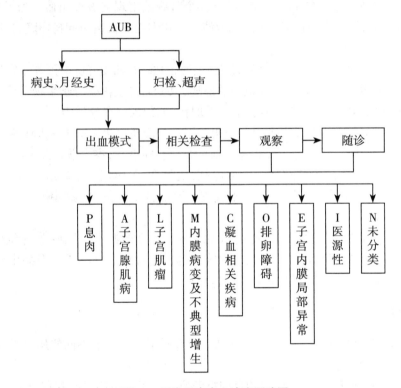

图5-4 异常子宫出血诊疗思路图

附:功能失调性子宫出血

一、概述

功能失调性子宫出血(dysfunctional uterine bleeding, DUB,以下简称"功血")是由于生殖内分泌轴功能紊乱造成的异常子宫出血,分为无排卵性和排卵性月经失调两大类。其中,无排卵性功血与中医学"崩漏"相类似,排卵性月经失调包括中医学月经先期、月经过多、经期延长、经间期出血等病证。

二、历史沿革（见 AUB）

三、病因病机

（一）中医病因病机研究进展（见AUB相关内容）。

（二）西医病因病理研究进展

1. 无排卵性功能失调性子宫出血

（1）病因和病理生理: 当机体受内部和外界各种因素,如精神紧张、营养不良、代谢紊乱、慢性疾病、环境及气候骤变、饮食紊乱、过度运动、酗酒以及其他药物等影响时,可通过大脑皮层和中枢神经系统,引起下丘脑-垂体-卵巢轴功能调节或靶细胞效应异常而导致月经失调。

无排卵性功血一般发生在青春期及绝经过渡期。青春期下丘脑-垂体-卵巢轴激素间的反馈调节尚未成熟,大脑中枢对雌激素的正反馈作用存在缺陷,FSH呈持续低水平,无促排卵性LH陡直高峰形成而不能排卵; 在绝经过渡期,卵巢功能不断衰退,卵巢对垂体促性腺激素的反应性低下,卵泡发育受阻而不能排卵; 生育年龄妇女有时因应激等因素干扰,也可发生无排卵。各种原因引起的无排卵均可导致子宫内膜受单一雌激素刺激而无孕酮对抗,引起雌激素突破性出血或撤退性出血。

无排卵性功血时,异常子宫出血还与子宫内膜出血自限机制缺陷有关。主要表现为: ①组织脆性增加; ②子宫内膜脱落不完全致修复困难; ③血管结构与功能异常; ④凝血与纤溶异常; ⑤血管舒张因子异常。

（2）子宫内膜病理改变: 无排卵性功血患者的子宫内膜受雌激素持续作用而无孕激素拮抗,可发生不同程度的增生性改变,少数可呈萎缩性改变。

1）子宫内膜增生症: 根据国际妇科病理协会（ISGP,1998年）的标准,分型为: ①单纯型增生: 为最常见的子宫内膜增生类型。发展为子宫内膜腺癌的几率仅约1%。②复杂型增生: 只涉及腺体,通常为局灶性。约3%可发展为子宫内膜腺癌。③不典型增生: 只涉及腺体。虽然可能呈多灶性或弥漫性,但通常为局灶性。发展为子宫内膜腺癌的几率为23%。只要腺上皮细胞出现异型性,应归类于不典型增生。不典型增生不属于功血范畴。

2）增生期子宫内膜: 子宫内膜与正常月经周期中的增生期内膜无区别,只是在月经周期后半期甚至月经期,仍表现为增生期形态。

3）萎缩型子宫内膜: 子宫内膜菲薄萎缩,腺体少而小,腺管狭而直,腺上皮为单层立方形或低柱状细胞,间质少而致密,胶原纤维相对增多。

2. 排卵性月经失调　排卵性月经失调较无排卵性功血少见,多发生于生育年龄妇女。类型有:

（1）月经过多: WHO资料显示,在育龄期女性中19%有月经过多。

1）发病机制: 复杂,可能因子宫内膜纤溶酶活性过高或前列腺素血管舒缩因子分泌比例失调所致,也可能与晚分泌期子宫内膜雌激素受体（ER）、孕激素受体（PR）高于正常有关。

2）病理：子宫内膜形态一般表现为分泌期内膜，可能存在间质水肿不明显或腺体与间质发育不同步。

（2）月经周期间出血：又分为黄体功能异常和围排卵期出血。

1）黄体功能异常：包括黄体功能不足（LPD）和子宫内膜不规则脱落两类。①黄体功能不足：月经周期中有卵泡发育及排卵，但黄体期孕激素分泌不足或黄体过早衰退，导致子宫内膜分泌反应不良和黄体期缩短。子宫内膜形态一般表现为分泌期内膜，腺体分泌不良，间质水肿不明显或腺体与间质发育不同步。内膜活检显示分泌反应落后2日。②子宫内膜不规则脱落：由于下丘脑-垂体-卵巢轴调节功能紊乱，或溶黄体机制失常，引起黄体萎缩不全，内膜持续受孕激素影响，以致不能如期完整脱落。正常月经第3~4日时，分泌期子宫内膜已全部脱落。黄体萎缩不全时，月经期第5~6日仍能见到呈分泌反应的子宫内膜。常表现为残留的分泌期内膜与出血坏死组织及新增生的内膜混合共存。

2）围排卵期出血：在两次月经中间，即排卵期，由于雌激素水平短暂下降，使子宫内膜失去激素的支持而出现部分子宫内膜脱落引起有规律性的阴道流血，称围排卵期出血。原因不明，可能与排卵前后激素水平波动有关。

四、诊断与鉴别诊断

（一）诊断——辨病与辨证要点

1. 辨病要点

（1）临床表现：子宫不规则出血，表现为月经周期紊乱，经期长短不一，经量不定或增多，甚至大量出血。出血期间一般无腹痛或其他不适，出血量多或时间长，时常继发贫血，大量出血可导致休克。

（2）实验室及其他检查：

1）全血细胞计数：确定有无贫血及血小板减少。

2）凝血功能检查：凝血酶原时间、部分促凝血酶原激酶时间、血小板计数、出凝血时间等，排除凝血和出血功能障碍性疾病。

3）尿妊娠试验或血β-HCG检测：有性生活史者，应除外妊娠及妊娠相关疾病。

4）盆腔B型超声检查：了解子宫内膜厚度及回声，以明确有无宫腔占位病变及其他生殖道器质性病变等。

5）基础体温测定（BBT）：不仅有助于判断有无排卵，还可提示黄体功能不足（体温升高日数≤11日）、子宫内膜不规则脱落（高相期体温下降缓慢伴经前出血）。当基础体温双相，经间期出现不规则出血时，可了解出血是在卵泡期、排卵期或黄体期。基础体温呈单相型，提示无排卵。

6）血清性激素测定：适时测定孕酮水平可确定有无排卵及黄体功能，但常因出血频繁，难以选择测定孕激素的时间。测定血睾酮、催乳素水平及甲状腺功能以排除其他内分泌疾病。

7）子宫内膜取样：①诊断性刮宫：其目的是止血和明确子宫内膜病理诊断。年龄>35岁、药物治疗无效或存在子宫内膜癌高危因素的异常子宫出血患者，应行诊刮明确子宫内膜病变。为确定卵巢排卵和黄体功能，应在经前期或月经来潮6小时内刮宫。不规则阴道流血或大量出血时,可随时刮宫。诊刮时必须搔刮整个宫腔,尤其是两宫角,并注意宫腔大小、形态,宫壁是否平滑,刮出物性质和数量。疑有子宫内膜癌时,应行分段诊刮。无性生活史患者,若激素治疗失败或疑有器质性病变,应经患者或其家属知情同意后行诊刮术。②子宫内膜活组织检查:目前国外推荐使用Karman套管或小刮匙等的内膜活检,其优点是创伤小,能获得足够组织标本用于诊断。

8)宫腔镜检查:活检以诊断各种宫腔内病变,如子宫内膜息肉、子宫黏膜下肌瘤、子宫内膜癌等。

2. 辨证要点(见AUB)

(二)鉴别诊断

在诊断功血前,必须排除生殖器官病变或全身性疾病所导致的生殖器官出血,需注意鉴别的有:异常妊娠或妊娠并发症或产褥期疾病(如流产、异位妊娠、葡萄胎、子宫复旧不良、胎盘残留、胎盘息肉等)、生殖器官肿瘤、生殖器官感染、激素类药物使用不当及宫内节育器或异物引起的异常子宫出血、全身性疾病(如血液病、肝肾衰竭、甲状腺功能亢进症或减退症)等。

五、治疗

现代研究证实,中医药能够调控下丘脑-垂体-卵巢轴,改善卵巢功能,恢复排卵,使月经恢复正常。

中西医结合治疗的优势在于出血阶段能够迅速有效地止血及纠正贫血,血止后调整月经周期或诱导排卵,起到协同增效、缩短治疗周期的作用。

(一)辨证治疗

无排卵性功血参照中医的"崩漏"辨证论治;有排卵性功血可参照中医的月经先期、月经过多、经期延长、经间期出血辨证论治。

崩漏的治疗,要根据病情的缓急轻重、出血的久暂,采用"急则治其标,缓则治其本"的原则,临床上常用"塞流""澄源""复旧"三法。塞流常用的止血药物有茜草、仙鹤草、地榆炭、棕榈炭、艾叶炭、侧柏叶、血余炭、阿胶、三七粉,收涩药物有海螵蛸、山茱萸、五味子、赤石脂等。月经先期、月经过多、经期延长以固冲调经为治疗大法;经间期出血的治疗则重在调摄冲任、平衡阴阳。下面主要介绍崩漏的治疗。

1. 中草药

(1)出血期治疗

1)脾虚证

治疗法则:补气摄血,固冲止崩。

方药举例:固本止崩汤(《傅青主女科》)

人参 黄芪 白术 熟地 当归 黑姜

2)肾气虚证

治疗法则:补肾益气,固冲止血。

方药举例:固阴煎(《景岳全书》)

人参 熟地 山药 山茱萸 远志 炙甘草 五味子 菟丝子

3)肾阴虚证

治疗法则: 滋补肾阴,固冲止血。

方药举例: 左归丸(《景岳全书》)合二至丸(《医方集解》)

熟地　山药　枸杞　山茱萸　菟丝子　鹿角胶　龟甲胶　川牛膝
女贞子　墨旱莲

4)肾阳虚证

治疗法则: 温肾助阳,固冲止血。

方药举例: 右归丸(《景岳全书》)去肉桂

制附子　肉桂　熟地　山药　山茱萸　枸杞　菟丝子　鹿角胶　当归　杜仲

5)虚热证

治疗法则: 滋阴清热,固冲止血。

方药举例: 保阴煎(《景岳全书》)

生地　熟地　白芍　山药　续断　黄芩　黄柏　甘草

6)实热证

治疗法则: 清热凉血,固冲止血。

方药举例: 清热固经汤(《简明中医妇科学》)

黄芩　焦栀子　生地　地骨皮　地榆　生藕节　阿胶　陈棕炭　龟甲　牡蛎　生甘草

7)血瘀证

治疗法则: 活血化瘀,固冲止血。

方药举例: 逐瘀止血汤(《傅青主女科》)

生地　大黄　赤芍　丹皮　当归尾　枳壳　龟甲　桃仁

（2）血止后治疗: 崩漏血止后,应根据患者的年龄及需求给予相应的治疗: 青春期及生育期,主要是调整月经周期,建立或恢复排卵功能; 生育期因崩漏致不孕者,宜调经种子; 绝经过渡期患者,应预防子宫内膜病变。

2. 中成药

（1）归脾丸: 适用于脾虚证。

（2）知柏地黄丸: 适用于肾阴虚证。

（3）金匮肾气丸: 适用于肾阳虚证。

（4）葆宫止血颗粒: 适用于虚热证。

（5）云南白药: 适用于血瘀证。

3. 针灸

（1）体针: 实证选用关元、三阴交、公孙、隐白等,关元用平补平泻法,其余穴位用毫针泻法;虚证选用气海、足三里、地机、三阴交等,毫针补法。

（2）耳针: 选内生殖器、皮质下、内分泌、肾、脾等穴。

（二）辨病治疗

1. 药物治疗　是功血的一线治疗。

（1）无排卵性功血: 青春期及生育年龄以止血、调整周期、促排卵为主;绝经过渡期以止血、调整周期、减少经量,防止子宫内膜病变为治疗原则。常用性激素止血和调整月经周期。

1)止血: 常采用性激素止血和调整月经周期。出血期可辅用止血药物。对大量出血患者,要求性激素治疗8小时内见效,24~48小时内出血基本停止。96小时以上血仍不止,应考虑更改功血诊断。

第一,性激素治疗:①雌孕激素联合用药:性激素联合用药的止血效果优于单一药物。口服避孕药在治疗青春期和生育年龄无排卵性功血时常常有效。②单纯雌激素:应用大剂量雌激素可迅速促使"子宫内膜脱落"或"药物刮宫",停药后短期即有撤退性出血,起到药物性刮宫作用。适用于体内已有一定雌激素水平、血红蛋白水平>80g/L、生命体征稳定的患者。

第二,其他治疗:包括应用一般止血药、丙酸睾酮、矫正凝血功能、纠正贫血和抗感染治疗。

2)调整月经周期:止血后必须调整月经周期。青春期及生育年龄无排卵性功血患者,需恢复正常的内分泌功能,以建立正常月经周期;绝经过渡期患者需控制出血及预防子宫内膜增生症的发生,防止功血再次发生。常用方法有:雌孕激素序贯法、雌孕激素联合法、孕激素法、促排卵和宫内孕激素释放系统。

(2)排卵性月经失调

1)月经过多:常采用止血药、宫内孕激素释放系统、孕激素内膜萎缩及复方短效口服避孕药治疗。

2)月经周期间出血

①黄体功能异常:黄体功能不足者,治疗方法包括促进卵泡发育、促进月经中期LH峰形成、黄体功能刺激疗法、黄体功能补充疗法、口服避孕药等。子宫内膜不规则脱落的治疗,包括应用孕激素使黄体及时萎缩、绒促性素促进黄体功能以及复方短效口服避孕药控制周期。

②围排卵期出血:对于无妊娠计划者可用复方短效口服避孕药,抑制排卵,控制周期;对于有妊娠计划者,可给予适当补充雌激素,修复子宫内膜创面而止血,利于孕卵着床。

2. 刮宫术 可迅速止血,并具有诊断价值,可了解内膜病理,除外恶性病变。对于绝经过渡期及病程长的生育年龄患者应首先考虑使用刮宫术。

3. 手术治疗 对于药物治疗疗效不佳或不宜用药、无生育要求的患者,尤其是不易随访的年龄较大患者,应考虑手术治疗。常用术式包括子宫内膜切除术(宫腔镜下电切割或激光切除子宫内膜或采用滚动球电凝或热疗等方法)和子宫切除术。

六、诊疗思路

功能失调性子宫出血诊疗思路见图5-5。

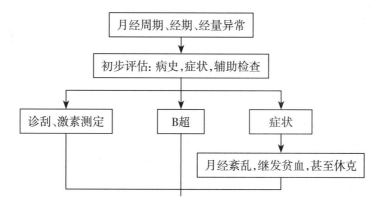

图5-5 功能失调性子宫出血诊疗思路图

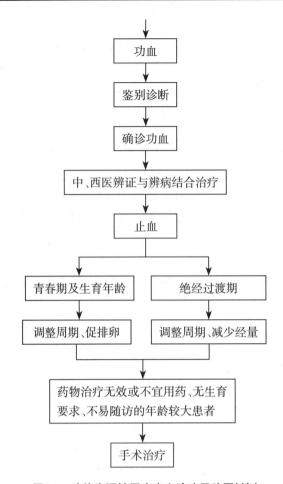

图5-5 功能失调性子宫出血诊疗思路图(续)

七、典型医案

患者胡某,女,55岁,已婚。于2004年11月9日,因"月经紊乱1年余,阴道不规则出血16天"首次就诊。

病史概要:患者从2003年11月起因操劳过度,遂致月经周期紊乱,或一月两行,或一月三行。曾因出血不止就诊南京市某医院,诊断为"功能失调性子宫出血"。刮宫术后血止,病理诊断:子宫内膜单纯型增殖。诊见:阴道出血淋漓不尽半月余,血色淡红,夹有少量血块,伴见少腹右侧抽搐,心悸,头晕,乏力,腰膝酸软,纳谷不馨,精神萎靡,面色萎黄,舌质淡,苔薄白,舌下系带稍充血,切六脉沉细。

辨病:功能失调性子宫出血。

辨证:脾肾两虚,冲任不固,瘀血内停。

治疗过程:拟健脾益气,补肾固冲,化瘀止血法。就诊当日方以归脾汤合加味失笑散(《实用妇科方剂学》)加减(党参20g,黄芪15g,炒白术、茯苓各10g,炙甘草5g,陈皮5g,炒续断15g,桑寄生15g,紫河车10g$^{(冲服)}$,菟丝子12g,杜仲12g,失笑散15g$^{(包煎)}$,血余炭10g,花蕊石10g$^{(先煎)}$)。服上方7剂后,出血即止。由于患者年龄55岁,不必再行调整月经周期疗法。因脾胃为后天之本,故重调脾胃,兼顾心肝以善其后。经净后转入调理心、肝、脾,予归脾汤加减从本论治。

按语:夏桂成教授认为,在治疗血瘀崩漏中活血化瘀虽是主要的一环,但还是要注意出血过程中不同阶段出现的不同兼症而选用相应治法,"虚者补之","热者清之","郁者疏之","寒者温之"。活血化瘀法属消法和攻法,易损伤气血。所以在运用活血化瘀法时,必须中病即止,切忌久服。血瘀易导致气血失调,往往也影响到脏器的气化功能,其中肝、脾、肾三脏尤为重要。肝司血海,调节血量;脾主运化,生化气血;肾为先天之本,主藏精气。三者均为维持人体生命活动的主要脏器。要重视肝肾,兼顾脾胃,使肝气调和,脾气健旺,肾精充盛,以利于活血化瘀药物更好地发挥作用。另外更要重视重建月经周期,这样才能使崩漏得到彻底治疗。

八、研究难点、进展和展望

(一)难点

1. 诊断问题 准确诊断并不容易,一些器质性病变比较隐蔽,病程缓慢,常被误诊为功血。诊断功血,一是除外器质性病变;二是长期功能失调可转化为器质性病变,两者并无绝对界限;三是器质性病变和功能性障碍可能并存。

2. 临床疗效 功血的治疗方法主要有药物和手术治疗,但是远期疗效不佳,不良反应大,病情易反复发作。

(二)进展

中医药治疗青春期功血临床疗效的Meta分析显示中医药治疗青春期功血,主要是从肾-冲任-胞宫轴体系出发,即从肾虚着手,兼顾到肝脾,辨证施治,调节月经周期,促进卵泡正常发育并排卵,从根本上治愈功血,其临床疗效肯定。将西医学研究成果结合中医学理论研究青春期功血,具有重要的临床意义。

现代中医文献对崩漏的实验研究报道较少,治疗途径主要包括两个方面:一是改善体内激素水平,调节下丘脑-垂体-卵巢轴功能;二是通过药物对子宫内膜中的激素受体如ER、PR,或血管调节因子如B2(TXB2)的调节等,改善子宫内微环境,以达到治疗目的。

1. 中药止血作用 中药具有多途径的止血作用。一是调节子宫内膜局部ER、PR水平,调控子宫内膜bFGF、VEGF、Bcl-2、前凋亡蛋白(Bax)的表达,调节内膜血供和凋亡,改善内膜功能;二是兴奋子宫平滑肌,加强子宫平滑肌收缩幅度和频率,达到止血作用;三是激活内外源性凝血系统凝血因子,抑制纤维蛋白溶解活性,提高血小板聚集性及缩短复钙,改善子宫内膜局部纤维溶解功能,发挥促凝及止血作用。

2. 改善卵巢功能 研究证实,中药通过调节紊乱的下丘脑-垂体-性腺轴功能,调节血清激素水平,提高卵泡VEGF的表达,改善卵泡血供,调节卵巢细胞因子,抑制卵巢颗粒细胞凋亡、抗氧化等改善卵巢功能,促进卵泡发育、成熟,促进排卵,改善黄体功能,从而调整月经周期。

3. 临床疗效互补 功血西药止血效果显著,血止后用激素人工周期治疗副反应大、容易反复;中医药治疗有较好的远期疗效,两者结合,优势互补,疗效提高。

(三)展望

1. 加强前瞻性随机对照试验研究,病因病理和临床证候模型以及中药作用机制的研究,拟定统一的诊断与疗效标准,提高研究水平。

2.中西医结合治疗副反应小且远期疗效佳,建立规范的中西医结合治疗方案,提高疗效。

3.注重预防的重要性,未病先防,已病防变,积极治疗月经过多、经期延长、月经先期等有出血倾向的月经病。

第三节 闭 经

一、概述

闭经(amenorrhea)为妇科疾病中最常见的症状之一,表现为无月经或月经停止。根据既往有无月经来潮,将闭经分为原发性闭经与继发性闭经。原发性闭经(primary amenorrhea)指年龄超过13岁,第二性征未发育;或年龄超过15岁,第二性征已发育,月经还未来潮。继发性闭经(secondary amenorrhea)指正常月经周期建立后,停经时间超过6个月或按自身原有周期计算月经停止3个周期以上者。青春期前少女、妊娠期、哺乳期和绝经后妇女出现的无月经现象均属生理性闭经,不在本节讨论范畴中。

二、历史沿革

中医学对闭经的记载首见于《黄帝内经》。《素问·阴阳别论》有"二阳之病发心脾,有不得隐曲,女子不月"。《素问·评热病论》指出:"有病肾风者……月事不来";"月事不来者,胞脉闭也"。《素问·腹中论》记载了治疗血枯经闭的"四乌鲗骨一藘茹丸",至今常用。其后各代医家对本病的因机证治多有论述。《金匮要略·妇人杂病脉证并治》曰:"妇人之病,因虚、积冷、结气,为诸经水断绝"。宋金时代医者认为闭经的发病不外乎寒、热、虚、实四端。如《仁斋直指方·妇人论》曰:"经脉不行,其候有三:一则血气盛实、经络遏闭……一则形体憔悴、经脉涸竭……一则风冷内伤,七情内贼以致经络痹滞。"《脉经·平水气黄汗气分脉证》:"少阳脉卑,少阴脉细……妇人则经水不通。"奠定了闭经的脉象理论基础。《景岳全书·妇人规·经脉类》曰:"血枯之与血隔,本自不同……枯者,枯竭也……枯竭者,因冲任之亏败,源断其流也。"强调了血枯经闭的治疗应该"欲其不枯,无如养营;欲以通之,无如充之。"《傅青主女科》提出"经本于肾","经水出诸肾"的观点,认为虚证闭经应该从肾治疗。

西医学的诊疗系统中,闭经常常是某种疾病的外在临床表现之一,如卵巢早衰、多囊卵巢综合征等生殖内分泌疾病,应充分重视原发疾病的辨别诊治。

三、病因病机

(一)中医病因病机研究进展

月经的产生是脏腑、天癸、冲任、气血共同协调作用于胞宫的结果,其中任何一个环节出现异常情况都可导致血海不能按时满溢而出现闭经。闭经的病因病机复杂,但归纳起来不外乎虚实两端。虚者,多因肾气不足,冲任亏虚;或肝肾亏损,精血不足;或脾胃虚弱,气血乏源;或阴虚血燥,精亏血少,导致冲任血海空虚,源断其流,无血可下而致闭经;实者,多为气滞血瘀,或痰湿阻滞,使血流不畅,冲任阻滞,血海阻隔,经血不得下行而发为闭经。

（二）西医病因病理研究进展

正常月经的建立和维持,有赖于下丘脑-垂体-卵巢轴的神经内分泌调节、子宫内膜对性激素的周期性反应和下生殖道的通畅,其中任何一个环节发生障碍均可导致闭经。通常按引发闭经的解剖部位分为以下几种:

1. 下丘脑性闭经　临床上按病因可分为功能性、基因缺陷或器质性、药物性3大类。

（1）功能性闭经:因各种应激因素抑制下丘脑GnRH分泌引起的闭经,治疗及时可逆转。

1）应激性闭经:精神打击、环境改变等可引起内源性阿片类物质、多巴胺和促肾上腺皮质激素释放激素水平应激性升高,从而抑制下丘脑GnRH的分泌。

2）运动性闭经:运动员在持续剧烈运动后可出现闭经,与患者的心理、应激反应程度及体脂下降有关。

3）神经性厌食性闭经:因过度节食,体质量急剧下降,导致下丘脑多种神经内分泌激素分泌水平降低。

4）营养相关性闭经:慢性消耗性疾病、肠道疾病、营养不良等导致体质量过度降低及消瘦,均可引起闭经。

（2）基因缺陷或器质性闭经

1）基因缺陷性闭经:因基因缺陷引起的先天性GnRH分泌缺陷,主要存在伴有嗅觉障碍的Kallmann综合征与不伴有嗅觉障碍的特发性低Gn性闭经。

2）器质性闭经:包括下丘脑肿瘤,最常见的为颅咽管瘤;尚有炎症、创伤、化疗等原因引起的器质性闭经。

（3）药物性闭经:长期使用抑制中枢或下丘脑的药物,如抗精神病药物、避孕药等可抑制GnRH的分泌而致闭经。

2. 垂体性闭经

（1）垂体肿瘤:位于蝶鞍内的腺垂体中各种腺细胞均可发生肿瘤,最常见的是分泌催乳素的腺瘤,闭经程度与催乳素对下丘脑GnRH分泌的抑制程度有关。

（2）空蝶鞍综合征:由于蝶鞍隔先天性发育不全,或肿瘤及手术破坏蝶鞍隔,使充满脑脊液的蛛网膜下腔向垂体窝延伸,压迫腺垂体,从而导致闭经。

（3）先天性垂体病变:先天性垂体病变包括单一Gn分泌功能低下的疾病和垂体生长激素缺乏症。

（4）Sheehan综合征:Sheehan(席恩)综合征是由于产后出血和休克导致的腺垂体急性梗死和坏死,可引起腺垂体功能低下,出现低Gn性闭经。

3. 卵巢性闭经

（1）先天性性腺发育不全

1）特纳综合征（Turner's syndrome）:属于先天性性腺发育不全。性染色体异常,核型为45,X0或45,X0/46,XX或45,X0/47,XXX。表现为原发性闭经,卵巢不发育,身材矮小,第二性征发育不良,常有蹼颈、盾胸、后发际低、腭高耳低、肘外翻等临床特征,可伴主动脉缩窄及肾、骨骼畸形、自身免疫性甲状腺炎、听力下降及高血压等。

2）46,XX单纯型性腺发育不全:体格发育无异常,卵巢成条索状无功能实体,子宫发育不良,女性第二性征发育差,但外生殖器为女型。

3)46,XY单纯型性腺发育不全:又称Swyer综合征。主要表现为条索状性腺及原发性闭经。具有女性生殖系统,但无青春期性发育,女性第二性征发育不良。由于存在Y染色体,患者在10~20岁时易发生性腺母细胞瘤或无性细胞瘤,故诊断确定后应切除条索状性腺。

(2)酶缺陷:包括17α-羟化酶或芳香化酶等缺乏。常导致雌激素合成障碍,临床多表现为原发性闭经、性征幼稚或畸形。

(3)卵巢抵抗综合征:患者卵巢对Gn不敏感,又称卵巢不敏感综合征。Gn受体突变可能是发病原因之一。

(4)卵巢早衰:卵巢早衰(POF)指女性40岁前由于卵巢功能衰竭引发的闭经,激素特征为低雌激素及高Gn水平,FSH水平升高,FSH>40U/L;与遗传因素、病毒感染、自身免疫性疾病、医源性损伤或特发性原因有关。

(5)多囊卵巢综合征及卵巢功能性肿瘤所致闭经。

4. 子宫性及下生殖道发育异常性闭经

(1)子宫性闭经:分为先天性和获得性两种。先天性子宫性闭经的病因包括苗勒管发育异常的Mayer-Rokitansky-Kuster-Hauser(MRKH)综合征和雄激素不敏感综合征;获得性子宫性闭经的病因包括感染、创伤导致宫腔粘连引起的闭经。

1)MRKH综合征:该类患者卵巢发育、女性生殖激素水平及第二性征完全正常;先天性无子宫或子宫极小,无子宫内膜,并常伴有泌尿道畸形。

2)雄激素不敏感综合征:患者染色体核型为46,XY,性腺是睾丸,血中睾酮为正常男性水平,但由于雄激素受体缺陷,使男性内外生殖器分化异常。

3)宫腔粘连:宫腔粘连时可因子宫内膜无反应及子宫内膜破坏双重原因引起闭经。

4)手术切除子宫或放疗破坏子宫内膜而闭经。

(2)下生殖道发育异常性闭经:下生殖道发育异常性闭经包括宫颈闭锁、阴道横隔、阴道闭锁及处女膜闭锁等。

5. 其他 内分泌功能异常如甲状腺、肾上腺等功能紊乱也可导致闭经,常见的疾病有甲状腺功能减退或亢进、肾上腺皮质功能亢进、肾上腺皮质肿瘤等(表5-2)。

表5-2 不同部位病变所致闭经的分类及病因

类别	原发性闭经	继发性闭经
下丘脑性闭经	功能性	功能性
	应激性闭经	应激性闭经
	运动性闭经	运动性闭经
	神经性厌食性闭经	营养相关性闭经
	营养相关性闭经	
	基因缺陷或器质性	器质性
	GnRH缺乏症	下丘脑浸润性疾病
	下丘脑浸润性疾病	下丘脑肿瘤
	下丘脑肿瘤	头部创伤

续表

类别	原发性闭经	继发性闭经
	头部创伤	
	药物性	药物性
垂体性闭经	垂体肿瘤	垂体肿瘤
	空蝶鞍综合征	空蝶鞍综合征
	先天性垂体病变	Sheehan综合征
	垂体单一Gn缺乏症	
	垂体生长激素缺乏症	
卵巢性闭经	先天性性腺发育不全	卵巢早衰
	染色体异常	特发性
	Turner综合征及其嵌合型	免疫性
	染色体正常	损伤性(炎症、化疗、放疗、手术)
	46,XX单纯型性腺发育不全	
	46,XY单纯型性腺发育不全	
	酶缺陷	
	17α-羟化酶缺陷	
	芳香化酶缺陷	
	卵巢抵抗综合征	
	卵巢早衰	
	多囊卵巢综合征及卵巢功能	
	性肿瘤所致闭经	
子宫性闭经及下生殖	子宫性闭经	子宫性闭经
道发育异常性闭经	MRKH综合征	宫腔或宫腔粘连
	雄激素不敏感综合征	感染性,多见于结核性感染
	下生殖道发育异常性闭经	创伤性,多次人工流产术后及反复刮宫
	宫颈闭锁	
	阴道闭锁	手术切除子宫或放疗破坏子宫内膜
	阴道横隔	
	处女膜闭锁	
其他	甲状腺功能异常	
	甲状腺功能亢进	
	甲状腺功能减退	
	肾上腺功能异常	
	肾上腺皮质功能亢进	
	肾上腺皮质肿瘤	

四、诊断与鉴别诊断

（一）诊断——辨病与辨证要点

1. 辨病要点

（1）病史：包括月经史、婚育史、服药史、子宫手术史、家族史及发病的可能起因和伴随症状，如环境变化、精神心理创伤、情感应激、运动性职业或过强运动、营养状况及有无头痛、溢乳等；对原发性闭经者应了解青春期生长和发育过程。

（2）体格检查：检查全身发育情况，包括智力、身高、体质量、第二性征发育情况、有无发育畸形，有无甲状腺肿大，有无乳房溢乳，皮肤色泽及毛发分布。对原发性闭经、性征幼稚者还应检查嗅觉有无缺失等。

（3）妇科检查：注意内外生殖器发育情况，有无先天性缺陷、畸形等。已婚妇女可通过检查阴道及宫颈黏液了解体内雌激素水平。

（4）辅助检查：有性生活史的妇女出现闭经，必须首先排除妊娠及其相关疾病。

1）药物撤退试验：了解内源性雌激素水平和子宫内膜功能，以确定闭经程度。包括孕激素试验和雌孕激素序贯试验。①孕激素试验：评估体内雌激素水平和下生殖道发育是否正常。若停用孕激素后2周内（一般7天左右）出现撤药性出血为孕激素试验阳性，提示体内有一定水平的内源性雌激素影响；若孕激素撤退后无出血为孕激素试验阴性，则可能是由于内源性雌激素水平低下或子宫病变所致闭经，需进一步作雌孕激素序贯试验。②雌孕激素序贯试验：服用雌激素如戊酸雌二醇或17β-雌二醇2~4mg/d，连续21~28天，后7~10天同时加服孕激素。停药后如有撤药性出血者可排除子宫性闭经；停药后无撤退性出血者，可诊断为子宫性闭经。但如病史及妇科检查已经明确子宫性闭经及下生殖道异常性闭经，此步骤可省略。

2）垂体兴奋试验：又称GnRH刺激试验，用于了解垂体对GnRH的反应性，鉴别低Gn闭经的病因在垂体或下丘脑。应用GnRH 25~50μg溶于2ml生理盐水，一次性静脉注射。在注射前及注射后25、45、90、120分钟分别取血查FSH和LH，若25分钟时LH值较基础值上升3~5倍，FSH值在45分钟时上升2~5倍，为正常反应，提示垂体功能正常。若LH值上升倍数<3，FSH反应倍数<2或无反应，提示垂体功能低下。

3）激素水平测定：对闭经的定位诊断有决定性价值。建议停用雌、孕激素类药物至少2周后行FSH、LH、PRL、促甲状腺激素（TSH）等激素水平测定，以协助诊断。①PRL及TSH的测定：血PRL>1.1nmol/L（25μg/L）诊断为高PRL血症；若PRL>4.6nmol/L（100μg/L），应行垂体MRI检测，除外垂体肿瘤；PRL、TSH水平同时升高提示甲状腺功能减退引起的闭经；②FSH、LH的测定：FSH>40U/L（相隔1个月，2次以上测定），提示卵巢功能衰竭；FSH>10U/L，提示卵巢功能减退；若LH/FSH≥2.5~3时，应高度怀疑多囊卵巢综合征；若FSH、LH均<5U/L，提示病变可能在垂体或下丘脑。③其他激素测定：肥胖或临床上存在多毛、痤疮等高雄激素血症体征时，需检测胰岛素、雄激素（睾酮、硫酸脱氢表雄酮）、孕酮和17-羟孕酮，以确定是否存在胰岛素抵抗、高雄激素血症或先天性21羟化酶缺陷等疾病。

4）染色体检查：高Gn性闭经及性分化异常者应进行染色体检查。

（5）其他辅助检查

1）超声检查：观察盆腔内有无子宫，子宫形态、大小、子宫内膜厚度及有无占位性病变，卵巢形态、大小、卵泡数目及有无卵巢肿瘤等。

2）基础体温测定：了解卵巢排卵情况。

3）宫腔镜检查：了解有无宫腔病变及宫腔粘连等。

4）影像学检查：头痛、溢乳或高PRL血症患者应进行头颅和（或）蝶鞍的MRI或CT检查，以确定是否存在颅内肿瘤及空蝶鞍综合征等；有明显男性化体征者，还应进行卵巢和肾上腺超声或MRI检查，以排除肿瘤。

2. 辨证要点 一般来说月经初潮较迟或原发性闭经，多属先天禀赋不足；月经逐渐稀发以至经闭，并伴有其他虚象者，多属后天虚损；月经以往基本正常而骤然停经又伴有实证表现的多属实证。实证闭经如失治或误治，也可转化成虚证，出现虚实夹杂之复杂证候，更需结合四诊辨析。年逾15岁尚未行经，或月经初潮晚，月经后期，量少色淡，逐渐至闭经，伴尿频，四肢不温，为肾气亏损；伴头晕耳鸣，两目干涩，腰膝酸软，带下量少，为肝肾不足；伴面色苍白或微黄，头晕心悸，为气血虚弱；伴身体瘦削，颧红盗汗，五心烦热，为阴虚血燥；伴精神抑郁，胸胁、乳房胀痛，为气滞血瘀；月经突然停闭，小腹疼痛拒按，得热痛减，为寒凝血瘀；伴形体肥胖，胸胁胀满，带下量多者，为痰湿阻滞。

（二）诊断流程及鉴别诊断

原发性闭经与继发性闭经的诊断流程及鉴别诊断见图5-6、图5-7。

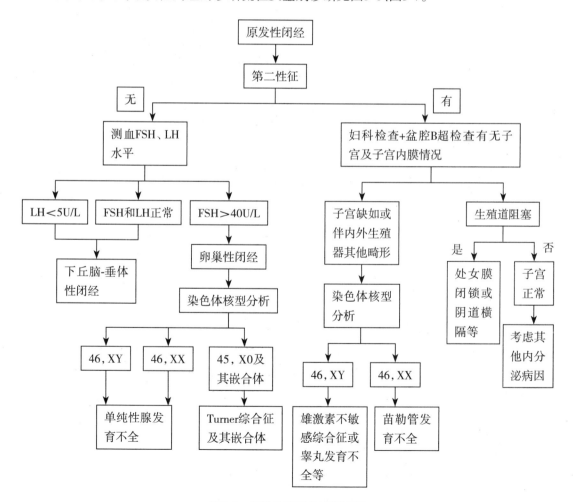

图5-6 原发性闭经的诊断流程

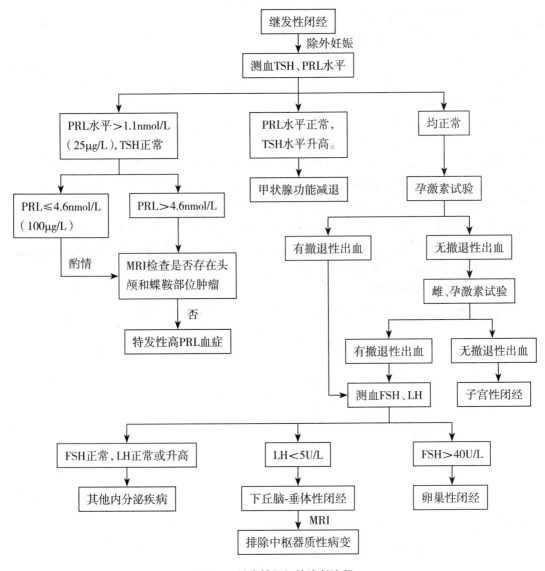

图5-7　继发性闭经的诊断流程

五、治疗

（一）辨证治疗

虚则"补而通之"；实则"泻而通之"；虚实夹杂者，则补中有通，攻中有养，灵活化裁。常用的治疗药物种类为补虚药、活血化瘀药、化痰药、化湿药组合而成治疗方药。本教材综合各家论述，简述如下：

1. 中草药

（1）肾气亏损证

治疗法则：补肾益气，调理冲任。

方药举例：加减苁蓉菟丝子丸（《中医妇科治疗学》）加淫羊藿、紫河车

熟地　肉苁蓉　覆盆子　当归　枸杞子　桑寄生　菟丝子　艾叶

（2）肝肾不足证

治疗法则: 滋补肝肾,养血调经。

方药举例: 归肾丸(《景岳全书》)加何首乌、女贞子

熟地　山药　山茱萸　茯苓　当归　枸杞　杜仲　菟丝子

（3）气血虚弱证

治疗法则: 益气健脾,养血调经。

方药举例: 人参养荣汤(《太平惠民和剂局方》)

当归　白芍　熟地　人参　黄芪　陈皮　茯苓　白术　远志　肉桂　五味子　甘草

（4）阴虚血燥证

治疗法则: 滋阴清热,养血调经。

方药举例: 加减一阴煎(《景岳全书》)加丹参、黄精、女贞子、制香附

生地　白芍　麦冬　熟地　知母　地骨皮　甘草

（5）气滞血瘀证

治疗法则: 理气活血,祛瘀通经。

方药举例: 血府逐瘀汤(《医林改错》)

桃仁　红花　当归　生地　川芎　赤芍　牛膝　桔梗　柴胡　枳壳　甘草

（6）痰湿阻滞证

治疗法则: 健脾燥湿化痰,活血通经。

方药举例: 苍附导痰丸(《叶天士女科诊治秘方》)加当归、川芎

茯苓　法半夏　陈皮　甘草　苍术　香附　胆南星　枳壳　生姜　神曲

（7）寒凝血瘀证

治疗法则: 温经散寒,活血调经。

方药举例: 温经汤(《妇人大全良方》)

当归　川芎　白芍　肉桂　牡丹皮　莪术　人参　甘草　牛膝

2. 中成药

（1）肾气丸: 适用于肾气亏损证。

（2）杞菊地黄丸: 适用于肝肾阴虚证。

（3）人参养荣丸: 适用于气血虚弱证。

（4）血府逐瘀胶囊: 适用于气滞血瘀证。

（5）礞石滚痰丸: 适用于痰湿阻滞证。

3. 针灸

（1）体针: 取关元、足三里、归来等穴,虚证用补法,实证用泻法。

（2）耳针: 取内分泌、内生殖器、肾、皮质下、神门等穴。

（3）艾灸: 取中极、地机、三阴交、关元、足三里等穴。

（二）辨病治疗

1. 全身治疗　积极治疗全身性疾病,提高机体质,供给足够营养,保持标准体重。

2. 激素治疗

（1）性激素替代治疗

1）雌激素补充治疗: 适用于无子宫者。戊酸雌二醇或微粒化17β-雌二醇1mg/d,连用21

日,停药1周后重复给药。

2)雌、孕激素人工周期疗法:适用于有子宫者。雌激素连服21日,最后10日同时给予地屈孕酮20mg/d或黄体酮胶囊200mg/d。

3)孕激素疗法:适用于体内有一定内源性雌激素水平的闭经患者,可于月经周期后半期(或撤药性出血第16~25日)口服地屈孕酮20mg/d或黄体酮胶囊200mg/d,共10日。

(2)溴隐亭:为多巴胺受体激动剂。通过与垂体多巴胺受体结合,直接抑制垂体PRL分泌,恢复排卵;溴隐亭还可以直接抑制垂体分泌PRL肿瘤细胞生长。单纯高PRL血症患者,每日2.5~5mg,一般在服药的第5~6周能使月经恢复。垂体催乳素瘤患者,每日5~7.5mg,敏感者在服药3个月后肿瘤明显缩小。

(3)其他激素治疗

1)肾上腺皮质激素:适用于先天性肾上腺皮质增生引起的闭经,一般用泼尼松或地塞米松。

2)甲状腺素:用于治疗甲状腺功能减退引起的闭经。

3. 促排卵   适用于有生育要求的患者。对于低Gn性闭经者,在采用雌激素治疗促进生殖器官发育,子宫内膜已获得对雌、孕激素的反应后,可采用尿促性素(HMG)联合HCG治疗,促进卵泡发育及诱发排卵;对于FSH和PRL水平正常的闭经患者,由于患者体内有一定水平的内源性雌激素,可首选枸橼酸氯米芬作为促排卵药物;对于FSH>40U/L的闭经患者,由于其卵巢功能衰竭,不建议采用促排卵药物治疗。

4. 辅助生育治疗   对于有生育要求,诱发排卵后未成功妊娠,或合并输卵管问题的闭经患者,或男方生殖功能障碍不孕者可采用辅助生殖技术治疗。

5. 手术治疗

(1)生殖道畸形:如处女膜闭锁、阴道横隔或阴道闭锁者,应进行手术切开或成形,使经血流畅。

(2)Asherman综合征:多采用宫腔镜直视下分离粘连,随后加用大剂量雌激素和放置宫腔内支撑的治疗方法。术后宫腔内支撑放置7~10日,每日口服戊酸雌二醇或17β-雌二醇2~4mg,第3周始用醋酸甲羟孕酮每日10mg,或地屈孕酮每日20mg,共7日,根据撤药出血量,重复上述用药3~6个月。宫颈狭窄和粘连可通过宫颈扩张治疗。

(3)肿瘤:对于下丘脑(颅咽管肿瘤)、垂体肿瘤(不包括分泌PRL的肿瘤)及卵巢肿瘤引起的闭经,应手术去除肿瘤;含Y染色体的高Gn性闭经,其性腺具有恶性潜能,应尽快行性腺切除术。

六、诊疗思路

原发性闭经与继发性闭经的诊疗思路同诊断流程

七、典型医案

患者傅某,于2012年12月20日,因"月经停闭半年,未避孕未孕1年"首次就诊。

病史概要:患者既往月经规律,1个月一行,自2010年起月经逐渐后延,经量减少,渐至闭经,伴双眼视物模糊,2012年1月诊断为鞍区垂体细胞瘤并于当月行"鞍区垂体细胞瘤切除术",术后月经仍停闭不行,外院查催乳素偏高,服用溴隐亭治疗。LMP: 2012年7月,至今未潮。夫妇同居3年,性生活正常,未避孕未孕1年。平素烦躁易怒,腰膝酸软,舌黯红,苔白,脉弦细。

辅助检查:2012年11月外院查PRL:73ng/ml。B超示:子宫前位,3.2cm×3.1cm×2.5cm,Em:0.2cm,左卵巢大小2.7cm×1.7cm,最大卵泡0.8cm×0.4cm;右卵巢大小2.6cm×1.4cm,最大卵泡0.6cm×0.4cm。子宫输卵管造影未见明显异常。男方精液检查大致正常。

辨病:①闭经;②原发性不孕症;③高催乳素血症。

辨证:肾虚肝郁证。

治疗过程:就诊当日给予西药人工周期治疗:戊酸雌二醇(补佳乐)1mg口服,每日1次×21天,黄体酮胶囊100mg口服,每日2次×10天(服用补佳乐的后10天开始服用);溴隐亭原量继服。于月经来潮第二天完善基础内分泌检查,示:FSH:4.69U/L,LH:2.61U/L,E_2:16pg/ml,T:0.29ng/ml,PRL:1.03ng/ml,FT_4:6.2μg/dl,T_3:1.12ng/ml,TSH:3.30mIU/L。2013年2月6日予归肾丸+逍遥散加减(熟地20g,菟丝子30g,山茱萸10g,山药15g,川断15g,柴胡10g,郁金10g,当归10g,川芎10g,白芍15g,茯苓15g,白术15g,丹皮10g,炙甘草6g)14剂,月经来潮第5天继续人工周期治疗,溴隐亭改为1/4片口服,每日1次。西药人工周期+归肾丸加减治疗4个月经周期后,2013年6月12日开始使用氯米芬(克罗米芬)+尿促性素(HMG)+归肾丸加减促排卵治疗,并监测卵泡指导同房,排卵后给予地屈孕酮10mg口服,每日2次+口服中药寿胎丸加味(菟丝子30g,寄生15g,川断10g,阿胶10g,覆盆子15g,山药10g,白术10g,黄芩10g,茯苓20g,生黄芪15g,苏梗10g),于2013年8月第二个促排卵周期受孕,于2014年5月8日足月剖宫产一男婴,体健。

按语:该患者因月经停闭及不孕就诊,催乳素偏高,辨病为闭经、不孕症、高催乳素血症;平素患者烦躁易怒,腰膝酸软。舌黯红,苔白,脉弦细,辨为肾虚肝郁证。

高催乳素血症使垂体抑制卵巢分泌性激素而导致闭经,采用中西医结合治疗,使用西药人工周期联合中药,模拟卵巢所分泌的雌孕激素促进子宫及内膜发育;中医辨证为肾虚肝郁,肾精亏虚,经血化生无源;肝郁气滞,血失所运而发为闭经,用归肾丸与逍遥散加减补肾固本,疏肝益气。待时机成熟再给予促排卵治疗,指导性生活受孕。

八、研究难点、进展和展望

(一)难点

1. 闭经是妇科疾病中最常见的症状之一,病因复杂,涉及病种繁多,因此,准确辨别病位及鉴别诊断是临床工作中的重点与难点。

2. 某些闭经,经中、西医治疗,不能短时间内治愈,如有生育要求,应及时治疗,选择合适的促排卵方案助其妊娠,必要时可选择辅助生殖技术。分娩后再调整月经周期。

3. 应严格掌握雌孕激素序贯疗法禁忌证及慎用情况,应用期间需定期检查肝肾功能、乳腺及盆腔B超等。

(二)进展

1. 染色体异常引起的闭经已备受关注,有报道称闭经患者中染色体异常率达42.12%,其中含Y染色体者占8.15%。临床上对于所有<30岁的原发性闭经及高Gn性闭经患者,即使表型正常,也应常规进行染色体核型分析。

2. 对子宫腔完全粘连且有生育要求的闭经患者,目前有子宫内膜体外培养后植入在宫腔创面上,应用雌孕激素序贯疗法及中药调周治疗支持其生长,以恢复月经和生殖功能的研究。

(三)展望

1. 基于中医辨证论治理论,研究闭经的证型分布,解决现代人在复杂病因下引起的寒热错杂,虚实错杂的非单一证型的治疗。

2. 中医药治疗对于激素疗法禁忌和(或)慎用患者有治疗优势,可弥补西医治疗的不足,且中医治疗具有副作用少、治疗方法多样的特色,中西医结合治疗将成为未来治疗闭经的主要趋势。

第四节　多囊卵巢综合征

一、概述

多囊卵巢综合征(polycystic ovary syndrome, PCOS)是影响育龄妇女生殖功能的一种常见的内分泌疾病。临床表现为月经异常、不孕、高雄激素血症或体征、卵巢呈多囊样表现等,同时可伴有肥胖、胰岛素抵抗、血脂异常等代谢异常,成为2型糖尿病、心脑血管病和子宫内膜癌的高危因素,严重影响患者的生活质量。PCOS是中西医妇科临床上面临的一个重要疾病,也是中西医学的研究热点。

二、历史沿革

多囊卵巢综合征,中医无此病名,在中医古籍中,类似该综合征的记载,散见于闭经、不孕、崩漏、癥瘕等篇章中。如《素问·阴阳别论》曰:"二阳之病发心脾,有不得隐曲,女子不月。"《素问·骨空论》曰:"其女子不孕……督脉生病治督脉。"《素问·阴阳别论》曰:"阴虚阳搏谓之崩。"《素问·骨空论》曰:"任脉为病……女子带下瘕聚。"元代朱震亨《丹溪心法·子嗣》中指出:"若是肥盛妇人,禀受甚厚,恣于酒食之人,经水不调,不能成胎,谓之躯脂满溢,闭塞子宫。宜行湿燥痰"。痰积久聚多,随脾胃之气以四溢,则流溢于肠胃之外,躯壳之中,经络为之壅塞,皮肉为之麻木,甚至结成窠囊,牢不可破,其患因不一矣。其提出了"痰夹瘀血,遂成窠囊"之"窠囊"如同多囊卵巢改变。据多囊卵巢综合征的临床表现与中医的闭经、崩漏、不孕症、瘕病某些证型有相似之处,可作为病因及诊治的参考。

西医学对多囊卵巢综合征研究: 1721年, Vallisneri曾描述:"年轻的已婚农村妇女中度肥胖,不孕,其卵巢较正常的稍大,表面凹凸不平,白色,鸽卵样大小。"1935年Stein和Leventhal报道了7例双侧卵巢多囊性增大病例和卵巢的病理学改变。被称为Stein-Leventhal综合征。1962年Goldzicher和Green提出将病名改为多囊卵巢综合征。2003年鹿特丹(Rotterdam)会议美国生殖医学会和欧洲人类生殖医学会提出PCOS的诊断标准,基于此标准,2011年中国卫生部发布中国PCOS的诊断标准,由此奠定了PCOS规范化、标准化诊疗的基础。

中西医结合对多囊卵巢综合征较为系统的研究报道始于20世纪80年代,近年来许多学者在深入研究垂体激素的作用及其相互关系的基础上,把握中医辨证论治的精髓,从宏观辨证入手,运用现代诊疗技术,采用辨病与辨证相结合的方法,在很大程度上提高了中医药治疗多囊卵巢综合征的疗效。例如,研究发现穿山甲、皂角刺、胆南星等化痰软坚药物能改善多囊卵巢综合征患者多毛的症状;白芍、当归、熟地、皂角刺能降低患者胰岛素及雄激素水平,改善卵巢微循环,促进卵泡发育和排卵;地龙、三七、泽泻、泽兰能使卵子得以顺利排出,具有促排卵作用;紫石英具有雌激素样作用,能提高子宫内膜对胚胎的容受性,改善宫颈黏液的分泌,有利于精子的顺利通过。中药在西医促排卵治疗中配合应用可起到提高卵子质量、调整子宫内膜容受性从而起提高妊娠率、降低流产率的作用。针灸在治疗多囊卵巢综合征的过程中也具有不可忽视的作用。

三、病因病机

(一)中医病因病机研究进展

中医学者结合西医学理论认为:PCOS属月经后期、崩漏、闭经、不孕等范畴,病因病机涉及肾、脾、肝三脏功能失调,并有痰湿、瘀血等病理产物,使肾-天癸-冲任-胞宫轴功能紊乱。其中肾虚为本病发病的关键,痰湿、瘀血内阻为其常见病机。辨证常见肾虚、痰湿、气滞血瘀、肝经郁热等证候,也可多种证候相兼而见。病性多属虚实夹杂,病位主要在冲任、胞宫以及肾、肝、脾。

近年来,"痰瘀胞宫"的PCOS病机学研究取得了可喜的进展。该学说基于PCOS的病理基础是胰岛素抵抗这一观点,认为胰岛素抵抗也可以累及卵巢组织,是构成不孕症"痰湿型"患者代谢异常和卵巢功能障碍的关键病机。该学说还提出"痰瘀胞宫"的重要病机内涵是"卵巢胰岛素抵抗"的新理论,为中医临床从痰论治PCOS开辟了新的途径。

(二)西医病因病理研究进展

PCOS的病理生理变化包括下丘脑垂体功能异常、卵巢和肾上腺17α-羟化酶活性过高、胰岛素抵抗等,可因不同患者的不同遗传背景、生活方式(体重)而不同。

近年来对胰岛素抵抗和代偿性高胰岛素血症在本症发病和演变中作用的认识日益深化,高胰岛素血症在非肥胖患者中占30%~40%,在肥胖患者中占70%~80%。不仅如此,国际回顾性研究还显示PCOS患者中,非酒精性脂肪肝患病率高达55%,而肝酶异常者为15%。肝内脂肪或游离脂肪酸堆积会影响胰岛素信号传递系统,加重胰岛素抵抗。PCOS患者脂肪分泌的促炎症细胞因子(TNF-α、IL-6)也有升高,与胰岛素抵抗、心血管疾病发病风险有关。

1. 病因 PCOS确切病因迄今尚不清楚。目前对PCOS的病因研究有非遗传理论和遗传理论两种,PCOS呈家族群居现象,提示该病存在遗传基础。而另一些研究则认为,孕期子宫内激素环境影响成年后个体的内分泌状态,孕期暴露于高浓度雄激素环境下,如母亲PCOS史、母亲为先天性肾上腺皮质增生症、高雄激素控制不良等,青春期后易发生排卵功能障碍。

2. 病理

(1)卵巢变化

1)大体观:单侧或双侧卵巢较正常增大,饱满,灰白色,平滑,有少量血管分布,可见多个突出的囊状卵泡;切面质韧,可有沙砾感,白膜增厚纤维化,皮质变宽。

2)镜下观:卵巢白膜明显胶原化,形成胶原纤维束宽带,呈板状包绕卵巢(文末彩图1)。

(2)子宫内膜变化:子宫内膜因雌激素水平不同而异。卵泡发育不良时,内膜呈增殖期表现,当卵泡持续分泌少量或较大量雌激素时,可刺激内膜使其增生过长。更重要的是长期持续无排卵,仅有单一的雌激素作用,是子宫内膜癌的好发因素。

四、诊断与鉴别诊断

(一)诊断——辨病与辨证要点

1. 辨病要点

(1)临床表现:月经失调或闭经,不孕,多毛,痤疮,黑棘皮症,腹部肥胖。

(2)实验室及其他检查:①激素测定:血清FSH偏低,LH升高,LH/FSH≥2.5~3。血清睾酮、雄烯二酮水平增高。血雄二醇正常或稍增高,雌酮水平升高,$E_1/E_2>1$。部分患者血清催乳素轻度升高。空腹胰岛素增高。②B型超声检查(图5-8):双侧卵巢均匀性增大,包膜回声增强,一侧或双侧卵巢内直径为2~9mm的卵泡数≥12个,围绕卵巢边缘,呈车轮状排列,称为"项链征"。连续监测未见主导卵泡及排卵迹象。③基础体温测定:多呈现单相型。④诊断性刮宫:经前或经潮6小时内诊刮,子宫内膜呈增生期或增长过长,无分泌期变化。⑤腹腔镜检查:卵巢增大,包膜增厚呈珍珠白色,表面光滑,有新生血管,包膜下有多个卵泡散在,无排卵征象。

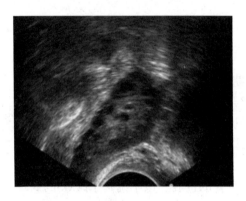

图5-8　多囊卵巢的超声图像(项链征)

2. 诊断标准(2011年中国卫生部发布) 月经稀发或闭经或不规则阴道出血是诊断的必要条件,另外再符合下列2项中的1项:①高雄激素的临床表现或高雄激素血症;②超声表现为PCO,此为疑似PCOS诊断。经逐一排除其他可能引起高雄激素血症的疾病和引起排卵异常的疾病才能确诊PCOS。

3. 辨证要点 中医学辨证此病以虚实为纲。虚者以肾虚为主,表现为月经后期、稀发,量少,渐至闭经,伴有腰膝酸软,头晕耳鸣,多毛,乳房发育差,舌淡,苔薄,脉沉细等症状。实者以肝郁化火、痰湿阻滞、气滞血瘀为多见。肝郁化火者,以胸胁、乳房胀满或伴溢乳,毛发浓密,面部痤疮,口干喜冷饮,舌红,苔黄厚,脉沉弦或弦数为特点;痰湿阻滞者多以胸闷泛恶,肢倦乏力,或喉间多痰,形体肥胖,多毛,舌体胖大,色淡,苔厚腻,脉沉滑为特征;气滞血瘀者则以精神抑郁,胸胁胀满,或经行腹痛拒按,舌质紫黯,或边有瘀点,脉沉弦涩为特征。

(二)鉴别诊断

1. 柯兴氏综合征　根据测定皮质醇浓度的昼夜节律,24小时尿游离皮质醇,小剂量地塞米松抑制试验确诊。

2. 卵巢或肾上腺皮质肿瘤　根据临床有男性化表现,进展迅速,血睾酮水平达0.432~0.576nmol/L以上,以及影像学检查显示卵巢或肾上腺存在占位病变鉴别。

3. 甲状腺功能异常　根据甲状腺功能测定可以鉴别。

4. 高催乳激素血症　根据血清催乳激素测定升高诊断,垂体磁共振成像检查有无占位性病变,同时要排除药物性、甲状腺功能低下等引起的高催乳激素血症。

5. 功能性下丘脑性闭经　根据血清FSH、LH正常或低下,雌二醇相当于或低于早卵泡期水平,无高雄激素血症进行鉴别诊断。

五、治疗

现代研究证实,中医能够调控神经系统下丘脑-垂体-卵巢轴支配调节,降低异常过高激素水平,实现卵巢对促性腺激素的正常反应,从而促进过多小卵泡的正常闭锁和优势卵泡的成熟与排卵过程,远期疗效巩固。

中西医结合治疗的优势在于既能够保证西医治疗的直接效果,也能够在整体上进行多系统、多靶点的调节,增加西医治疗的效果,降低其副作用,即起到"增效减毒"的作用。

(一)辨证治疗

以补肾、活血化瘀、化痰、调肝法为主,而补肾法居诸法之冠。常用的治疗药物种类为补虚药、清热药、活血化瘀药和化痰药。最常用的(包括使用频率和总剂量)药物是菟丝子、淫羊藿、熟地黄、山茱萸、山药、枸杞子、当归、白芍、茯苓、牡丹皮、香附、桃仁、半夏、白术。本教材综合各家论述,简述如下:

1. 中草药

(1)肾阴虚证

治疗法则: 滋阴清热,补肾调经。

方药举例: 左归丸(《景岳全书》)

熟地黄 山药 山茱萸 枸杞子 菟丝子 鹿角胶 龟板胶 川牛膝

(2)肾阳虚证

治疗法则: 温肾助阳调经。

方药举例: 右归丸(《景岳全书》)

熟地黄 山药 山茱萸 枸杞子 菟丝子 鹿角胶 盐炒杜仲 肉桂 当归 附子

(3)痰湿证

治疗法则: 燥湿除痰,理气行滞。

方药举例: 苍附导痰丸(《叶天士女科诊治秘方》)

苍术 胆星 香附 枳壳 半夏 陈皮 茯苓 甘草 生姜 神曲

(4)肝经郁火证

治疗法则: 疏肝解郁,泻火调经。

方药举例: 丹栀逍遥散(《女科撮要》)

丹皮 炒栀子 当归 白芍 柴胡 白术 茯苓 甘草 煨姜 薄荷

上方用于肝经郁火,热重于湿或湿象不显之证。若湿重于热者,治当清肝解郁,除湿调经。方选龙胆泻肝汤(《医宗金鉴》)。

龙胆草 栀子 黄芩 车前子 木通 泽泻 生地 当归 柴胡 甘草

(5)气滞血瘀证

治疗法则: 行气导滞,活血化瘀。

方药举例: 膈下逐瘀汤(《医林改错》)

当归 赤芍 川芎 桃仁 红花 枳壳 延胡索 五灵脂 丹皮 香附 甘草 乌药

2. 中成药

(1)知柏地黄丸: 适用于肾阴虚证。

(2)金匮肾气丸: 适用于肾阳虚证。

（3）血府逐瘀胶囊：适用于气滞血瘀重证。

（4）桂枝茯苓胶囊：适用于气滞血瘀轻证。

3.针灸

（1）体针：取关元、中极、子宫、三阴交等穴。平补平泻法。

（2）艾灸：取关元、中极、足三里、三阴交等穴。

（3）耳针：取肾、肾上腺、内分泌、卵巢、神门等穴。

（二）辨病治疗

1.药物治疗

（1）调整月经周期，预防子宫内膜增生：适用于青春期、育龄期无生育要求、因排卵障碍引起月经紊乱的患者。

1）周期性孕激素治疗：周期性应用孕激素可对抗雌激素的作用，诱导人工月经，预防内膜增生。用药的时间和剂量应根据患者月经紊乱的类型、体内雌激素水平的高低、子宫内膜的厚度决定。若为长期用药，每周期应至少用药10天。

2）低剂量短效口服避孕药：短效口服避孕药不仅可调整月经周期，预防子宫内膜增生，还可使高雄激素症状减轻。用药方法为孕激素撤退性出血第5天起服用，每天1片，共服21天；停药撤血的第5天或第8天起重复。

3）雌孕激素周期序贯治疗：少数PCOS患者血总睾酮水平升高较重，往往伴有严重的胰岛素抵抗，且雌激素水平较低，使子宫内膜对单一孕激素无撤药出血反应。对此类患者为诱导人工月经，应选用雌孕激素周期序贯治疗。

（2）缓解高雄激素症状

1）短效口服避孕药：用药方法同常规避孕方法。治疗痤疮，一般用药3~6个月可见效；治疗体毛过多，服药至少需6个月后才显效，这是由于体毛的生长有其固有的周期。停药后可能复发。

2）螺内酯：为醛固酮拮抗剂，通过保钾排钠而起利尿作用；同时抑制5α-还原酶而阻断双氢睾酮的合成，在皮肤毛囊竞争结合雄激素受体而阻断雄激素的外周作用。用法：50~100mg/日，治疗多毛用药6~9个月。出现月经不规则，可与短效口服避孕药联合应用。

3）糖皮质激素：用于治疗肾上腺合成雄激素过多的高雄激素血症，以地塞米松和泼尼松的疗效较好，因为它们与受体亲和力较大，可抑制垂体ACTH分泌，使依赖ACTH的肾上腺雄激素分泌减少。地塞米松0.5~0.75mg/d，泼尼松5~7.5mg/d，睡前服用。长期应用注意下丘脑-垂体-肾上腺轴抑制的可能性。

（3）提高胰岛素敏感性：常用药物为二甲双胍。适应证：PCOS伴胰岛素抵抗的临床特征者；PCOS不育、氯米芬抵抗患者促性腺激素促排卵前的预治疗。现在二甲双胍被FDA认为在孕期应用是安全的（B类），尚无致畸证据。应特别指出的是该药应该与改善个人生活方式联合应用，而不是作为取代增加运动和改变饮食的方法。用法：每次口服500mg，每日2~3次。

（4）诱发排卵，促成生育：对有生育要求的患者在生活方式调整、降雄激素和提高胰岛素敏感性等基础治疗后，进行促排卵治疗。氯米芬为PCOS促排卵的第一线药物。

目前来曲唑也成为了一种新的PCOS促排卵药物，但该药作为促排卵使用是一种适应证外用药，需要向患者进行特殊说明。其作用机制是抑制芳香化酶，进而抑制雌激素合成的限速过程,解除或降低雌激素对下丘脑-垂体的负反馈,提高促卵泡激素水平,达到诱发排卵的治疗目的。

PCOS患者在经过常规药物治疗(氯米芬、促性腺激素等)无效的情况下可以采用辅助生殖技术治疗(包括宫腔内人工授精、体外受精-胚胎移植及其衍生技术)。

2.手术治疗　适用于严重PCOS促排卵药物治疗无效者。

(1)腹腔镜下卵巢打孔术:适用于严重PCOS对促排卵药物治疗无效者。但是,由于手术存在引起盆腔粘连、导致卵巢功能衰退甚至衰竭的风险,临床上已较少使用。

(2)卵巢楔形切除术:因术后卵巢周围粘连发生率较高,临床已不常用。

六、诊疗思路

多囊卵巢综合征诊疗思路见图5-9。

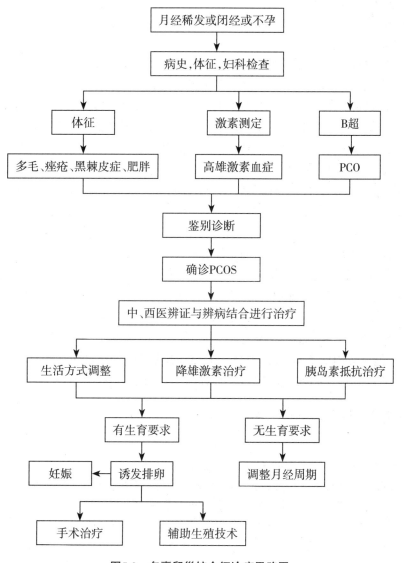

图5-9　多囊卵巢综合征诊疗思路图

七、典型医案

患者季某,于2007年11月28日,因"未避孕未孕2年,停经62天"首次就诊。

病史概要:夫妇同居2年,性生活正常,男方精液检查大致正常,未避孕未孕2年。18岁初潮,自月经初潮后即月经后延,5~6/40~60天,量少,色淡红,无血块,无痛经。20岁后靠药物(黄体酮+中药)维持月经。平素倦怠乏力,肢重嗜卧,腰膝酸软,腹胀便溏。舌淡胖,苔滑腻,脉滑。

妇科检查:外阴:阴毛浓密,布及脐下肛周;宫颈:光滑;宫体:前位,略小,质中,活动可,无压痛;附件:无异常。

辅助检查:基础内分泌示:FSH: 7.09mIU/ml, LH: 15mIU/ml, E_2: 50pg/ml, T: 0.48ng/ml, PRL: 21μIU/ml, DHEA-S: 251μg/dl, FT_4: 0.87ng/dl, TSH: 3.5mIU/L。B超示:双侧卵巢呈多囊样改变。子宫输卵管造影未见明显异常。

辨病:①原发性不孕症;②多囊卵巢综合征(PCOS)。

辨证:肾虚痰湿证。

治疗过程:就诊当日给予苍附导痰丸方加味(苍术6g,香附12g,陈皮6g,南星12g,枳壳12g,半夏12g,川芎12g,滑石(水飞)30g,茯苓15g,神曲12g,女贞子15g,墨旱莲15g,枸杞子15g,菟丝子15g)9剂,同时服雌、孕激素(戊酸雌二醇1mg口服,每日1次×7天;地屈孕酮20mg口服,每日2次×7天)。2008年1月予上方苍附导痰丸加味+尿促性素(HMG)促排卵治疗,未见优势卵泡。改上方苍附导痰丸加味连服3个月。2008年5月至8月予上方苍附导痰丸方加减+氯米芬+戊酸雌二醇+尿促性素(HMG)促排卵治疗,排卵后给予常规黄体支持及参芪寿胎丸方加味(党参15g,黄芪15g,杜仲15g,菟丝子15g,盐续断15g,桑寄生15g,白术12g,白芍12g,香附12g,甘草6g)治疗3个周期,均可见优势卵泡并排卵,指导同房,于2008年8月第三个周期促排受孕,于2009年5月16日足月剖宫产一女婴,体健。

按语:该患者因不孕就诊,稀发排卵,多毛,LH/FSH>2,卵巢呈多囊样改变,辨病当为多囊卵巢综合征;平素患者倦怠乏力,肢重嗜卧,腹胀便溏,舌淡胖,苔滑腻,脉滑,属痰湿之证,加之患者腰膝酸软,兼有肾虚征象,因此辨证为肾虚痰湿证。

在临床治疗上中西医结合,在中药调理的同时联合促排卵西药,第一次促排卵未见优势卵泡,考虑主要原因在于痰湿内盛,肾气虚弱,致冲任失调,胞脉不利,湿邪致病,缠绵难愈。再结合西医学卵泡发育周期规律(卵泡发育约需85日),给予患者苍附导痰丸方加味连服3个月,3个月后患者痰湿肾虚症状改善,再给予中西医结合促排卵治疗,诱发排卵,指导同房受孕。

八、研究难点、进展和展望

(一)难点

1. PCOS不仅涉及内分泌功能紊乱和代谢异常的范畴,也涉及皮肤科、儿科范畴。另外,PCOS妇女心理障碍的患病率增加,心理问题较多,但目前还不清楚,是否因疾病本身或其表现(如肥胖、多毛、月经不调、不孕不育)增加心理问题发病率。

2. PCOS的临床表现主要体现在内分泌功能紊乱和代谢异常两方面,内分泌功能紊乱包括高雄激素血症(HA)、促黄体生成素(LH)升高以及促卵泡激素(FSH)正常或降低,具体表现为月经不调、多毛、痤疮、皮肤粗糙和黑棘皮症等;代谢异常表现有肥胖、胰岛素抵抗

（IR）或高胰岛素血症、糖耐量受损、血脂紊乱甚至糖尿病等。

3. PCOS临床表现高度异质性。

4. 由于PCOS是一种复杂、多系统的内分泌代谢疾病，病因多元，至今尚未阐明，在治疗上目前尚未发现一种确切的方法或药物能够治愈此病。

5. 由于PCOS患者在进行体外受精-胚胎移植治疗时易发生促性腺激素（Gn）高反应，导致卵泡数过多、血雌二醇过高，进而增加卵巢过度刺激综合征（OHSS）的发生率；过高的LH水平使卵细胞质量下降，受精率降低，这些使PCOS成为辅助生育治疗中的相对难点问题。

6. 多囊卵巢综合征动物模式建立及评价　研究PCOS的发展机制，建立一个良好的动物模型是至关重要的。迄今为止国内外报道已建立了多个PCO的动物模型，但由于对PCOS本身的发病原因未完全了解，要将PCOS所有的病理表现引入到动物模型是困难的。但是这些模型均是以卵巢多囊样变为主要特点，目前这些模型统称为多囊卵巢（PCO）动物模型。

（二）进展

1. 最新研究发现，PCOS患者血清中炎症因子IL-1Ra、TNF-α、US-CRP明显升高，提示慢性亚临床炎症可能与PCOS发病有关。慢性炎症可能参与PCOS的发病，并且与胰岛素抵抗及肥胖有关。

2. 应用必要的辅助治疗方法（如短效口服避孕药）或使用GnRH-a超长方案可能改善PCOS患者的自然妊娠或IVF结局。

3. 未成熟卵母细胞体外培养技术（IVM）未来可能成为PCOS患者治疗的新途径。该技术是将卵巢中的未成熟卵取出，采用特殊的培养液模拟体内的卵泡微环境，将卵子在体外培养至成熟。然后采取卵母细胞质内单精子注射（ICSI）的方式获得受精的目的。我国近期的报道显示，在PCOS患者应用小剂量FSH后进行IVM，移植后临床妊娠率约29%，接近IVF-ET的成功率。但因其应用于临床时间较短，婴儿后天发育是否会有障碍尚无肯定结论。

（三）展望

1. 基于中医体质学说，研究PCOS的易感体质，从调理体质入手，达到"上工治未病"的目的；在PCOS治疗中，结合体质分类，采取因"体质"而异的治疗方案，达到事半功倍的疗效。

2. 从卵巢藏泻失司的角度研究PCOS的排卵障碍性原因，实现中医学关于卵巢藏泻失司理论的升华。

3. 疗效确切的中药作用机制研究中、西药配伍方案的研究，将是今后该领域的主要研究方向。

第五节 痛 经

一、概述

痛经（dysmenorrhea）是指经前经后或月经期出现周期性下腹部疼痛、坠胀，伴有腰痛或其他不适，症状严重者可影响生活质量。痛经分为原发性和继发性两类，原发性痛经指生殖器官无器质性病变的痛经，占痛经90%以上；继发性痛经指由盆腔器质性疾病引起的痛经。本节只讨论原发性痛经。

二、历史沿革

痛经最早见于《金匮要略·妇人杂病脉证并治》:"带下经水不利,少腹满痛,经一月再见。"《诸病源候论·妇人杂病诸候》则对痛经的病因病机首次进行了论述,曰:"妇人月水来腹痛者,由劳伤血气,以致体虚,受风冷之气客于胞络,损冲任之脉。"《格致余论·经水或紫或黑论》曰:"将行而痛者,气之滞也;来后作痛者,气血俱虚也。"《丹溪心法》曰:"经水将来作痛者,血实也,四物加桃仁、黄连、香附。临行时腰腹疼痛,乃是郁滞,有瘀血,宜四物加红花、桃仁、莪术、元胡、香附、木香,发热加黄芩、柴胡。"《景岳全书·妇人规·经脉类》中将痛经分为虚实两类,指出:"经行腹痛,证有虚实……实痛者多痛于未行之前,经通而痛自减;虚痛者于既行之后,血去而痛未止,或血去而痛益甚。大都可按可揉者为虚,拒按拒揉者为实。""凡妇人经行作痛,挟虚多,全实者少。即如以可按拒按及经前经后辨虚实,固其大法也"。其所提出的按疼痛性质和时间分虚实的观点,至今仍有指导意义。《傅青主女科·调经》论痛经又有所发展,认为肝郁、寒湿、肾虚是痛经的病因,如:"妇人有经前腹疼数日,而后经水行者,其经来多是紫黑块。人以为寒极而然也,谁知是热极而火不化乎!夫肝属木,其中有火,舒则通畅,郁则不扬,经欲行而肝不应,则抑拂其气而疼生……治法似宜大泄肝中之火,然泄肝之火,而不解肝之郁,则热之标可去,而热之本未除也,其何能益!方用宣郁通经汤。"古代医家们对痛经论述颇丰,至今仍是我们临证时可以借鉴和参考的重要宝库。

针灸在痛经的治疗上有明显的特色和优势,主要表现在即刻镇痛方面。有学者对近些年单纯针灸治疗原发性痛经的文献进行了系统性分析,认为单纯针灸即能有效的缓解痛经患者的症状,且在总有效率方面也有显著优势。但纳入的研究文献存在数量及质量上不足,其结论有待大样本、多中心的研究验证。

现代医家对原发性痛经有不少研究,但仍未充分明确其发病机制,除对痛经患者前列腺素(PG)升高的机制研究较详尽外,对于其他的病因研究不多也不深。目前,治疗上仍以镇痛为主。

三、病因病机

(一)中医病因病机研究进展

中医认为痛经的发生与生活所伤、情志失和或六淫为害等不同原因有关,同时与素体及经期、经期前后等特殊生理变化有关。因此,痛经的病机为:妇女由于经期受到某种致病因素影响,致冲任、胞宫气血阻滞,"不通则痛";或冲任胞宫失于濡养,"不荣则痛"。其病位在冲任、胞宫,变化在气血,表现在痛证。

近些年,痛经的中医病因病机研究,主要运用流行病学等方法,对患者的易感体质及主要证候进行研究。研究发现痛经患者的病理体质以瘀血质、阳虚质、气虚质、气郁质为主。现代女性或因学习、工作紧张,缺乏运动,阳气不振,气机不畅,或夏日久居空调室、贪凉喜冷饮,或冬日保暖防寒不足使阳气受损,阳虚则气血不足,运行不畅,均易导致"不通则痛"或"不荣则痛"。证候仍以虚实分类,实者多,虚者少,实者多见气滞血瘀、寒凝血瘀;虚者多见气血虚弱、阳虚内寒、肝肾虚损。

(二)西医病因病理研究进展

原发性痛经的发病率较高,我国1980年的抽样调查,痛经的发生率33.19%,而原发性痛经占36.06%,有13.55%严重影响工作。其中少女在原发性痛经中占75%。痛经的主要表现为子宫平滑肌的病理性收缩,即痉挛性收缩,子宫肌张力增高,收缩幅度增加等。由于这种不协调的剧烈收缩,使收缩间歇期间子宫无法得到适当的放松,如此,子宫血流受限,血氧供应不足,导致厌氧代谢产物贮积,刺激疼痛神经元发生疼痛。大量试验证实,痛经患者内膜及经血中PGE_2和$PGF_{2\alpha}$的浓度显著高于非痛经患者,而且经血中$PGF_{2\alpha}$水平与痛经严重程度成正相关,由于$PGF_{2\alpha}$和PGE_2对非妊娠子宫的作用机制不同,一旦内膜产生和释放$PGF_{2\alpha}$增多,两者比值就会升高,$PGF_{2\alpha}$作用于螺旋小动脉壁上的$PGF_{2\alpha}$受体,引起子宫平滑肌收缩,其收缩幅度及张力均增加,从而子宫血流减少,子宫缺血,骨盆神经末梢对化学、物理刺激痛阈减低等,由于这种不正常的子宫收缩,导致缺血、缺氧,酸性代谢产物聚集肌层而发生痛经。目前对痛经的发生机制并未完全清楚,除PG参与外,缩宫素(OT)、雌二醇(E_2)、孕酮(P)、内皮素(ET)、一氧化氮(NO)、钙离子(Ca^{2+})、加压素(AVP)、β-内啡肽(β-EP)、白三烯(LT_3)等均参与了痛经的发生,并且各物质间又相互作用,但很多具体机制有待进一步研究。精神、心理、营养因素也是不可忽视的重要因素。

四、诊断与鉴别诊断

(一)诊断——辨病与辨证要点

1. 辨病要点

(1)临床表现

1)主要在青春期多见,常在初潮后1~2年内发病。

2)疼痛多自月经来潮后开始,最早出现在经前12小时,以行经第1日疼痛最剧烈,持续2~3日后缓解,呈痉挛性疼痛,疼痛一般位于下腹部耻骨上,可放射至腰骶部和大腿内侧。

3)可伴恶心、呕吐、腹泻、头晕、乏力等症状,严重时面色苍白、出冷汗。

(2)妇科检查:盆腔生殖器一般无异常病变。

2. 诊断 根据月经期下腹坠痛,妇科检查无阳性体征,临床即可诊断。

3. 辨证要点 本病的主要症状为经行腹痛,故其辨证要点主要根据其疼痛的时间、性质、部位、程度,结合月经的期、量、色、质及伴随症状、舌脉、查体情况、病史综合分析。临证时本病实证多而虚证少,但也有病情复杂者,即实中有虚、虚中有实、虚实夹杂者,这都是我们要注意的。

(二)鉴别诊断

主要与子宫内膜异位症、子宫腺肌病、盆腔炎性疾病引起的继发性痛经相鉴别。继发性痛经常在初潮数年后才出现症状,多有妇科器质性疾病史或宫内节育器放置史,妇科检查或影像学检查有异常发现,必要时行腹腔镜检查可加以鉴别。

五、治疗

本病的治疗原则:"急则治其标,缓则治其本"。经痛时主要以止痛为主,可应用中医针灸、中药止痛剂,西药非甾体类抗炎药等;平时,根据患者体质以求因治本。

(一)辨证治疗

本病的治疗以调理冲任、胞宫气血为主。同时,应根据患者证候的不同而有所侧重,或行气、或散寒、或清热、或补虚、或泻实。月经周期的不同时期治疗也有所不同,经期以调血止痛治标为主,平时以辨证求因治本为主。一般而言,实证者应重在经前1周治疗,用药以疏通气血为主;虚证者重在行经末期和经后1周治疗,以养血益精为主。

1. 中草药

（1）气滞血瘀证

治疗法则:理气行滞,化瘀止痛。

方药举例:膈下逐瘀汤(《医林改错》)

当归　川芎　赤芍　桃仁　红花　枳壳　元胡　五灵脂　丹皮　乌药　香附　甘草

（2）寒凝血瘀证

治疗法则:温经散寒,化瘀止痛。

方药举例:少腹逐瘀汤(《医林改错》)

肉桂　小茴香　干姜　当归　川芎　赤芍　元胡　五灵脂　蒲黄　没药

（3）湿热瘀阻证

治疗法则:清热除湿,化瘀止痛。

方药举例:清热调血汤(《古今医鉴》)

丹皮　生地　黄连　当归　白芍　红花　桃仁　莪术　香附　延胡索　川芎

（4）阳虚内寒证

治疗法则:温经扶阳,暖宫止痛。

方药举例:温经汤(《金匮要略》)

吴茱萸　当归　芍药　川芎　人参　生姜　麦冬　半夏　丹皮　阿胶　桂枝　甘草

（5）气血虚弱证

治疗法则:益气养血,调经止痛。

方药举例:圣愈汤(《兰室秘藏》)

人参　黄芪　当归　川芎　熟地　白芍

（6）肝肾亏损证

治疗法则:益肾养肝,缓急止痛。

方药举例:调肝汤(《傅青主女科》)

当归　白芍　山茱萸　巴戟天　阿胶　山药　甘草

2. 中成药

（1）复方益母草胶囊:适用于气滞血瘀证。

（2）艾附暖宫丸:适用于寒凝血瘀证。

（3）八珍颗粒:适用于气血虚弱证。

3. 针灸

（1）体针:实证用泻法,虚证用补法,留针15~20分钟。

1）气滞血瘀证:取气海、关元、三阴交、太冲穴;

2）寒湿凝滞证:取关元、水道、地机、三阴交、肾俞穴;

3）气血虚弱证:取气海、足三里、膈俞穴;

4）肝肾亏损证:取命门、肾俞、关元、肝俞、太溪穴。

（2）灸法

1）将吴茱萸、乳香、延胡索、冰片等超微粉碎混匀,将面圈绕脐1周,取上药末注入脐孔,满为止,用艾炷置于药末上,连续施灸6~9壮,约2小时,以脐周局部皮肤红润为度。

2)取关元、神阙、中极。施灸方式:艾炷灸或艾条灸。治疗多从经前7天开始,月经来潮时结束。

3)耳穴:取神门、子宫、内分泌、皮质下、交感、肾,于痛经发生当日开始,直至痛经缓解后3天,行耳穴贴压。下周期无论痛经是否发生,继续贴压耳穴。

(二)辨病治疗

1. 一般治疗 经期发生轻度不适时,应告知是生理反应,消除其紧张和焦虑心理可缓解疼痛。足够的休息和睡眠、规律而适度的锻炼,对缓解痛经有一定作用。疼痛难以忍受时可辅以药物治疗。

2. 药物治疗

(1)前列腺素合成酶抑制剂:通过抑制前列腺素合成酶活性,减少前列腺素产生,防止过强子宫收缩和痉挛。布洛芬(ibuprofen)200~400mg,每日3~4次,或酮洛芬(ketoprofen)50mg,每日3次。

(2)口服避孕药:通过抑制排卵减少月经血前列腺素含量。适用于要求避孕的痛经女性。

六、诊疗思路

痛经诊疗思路见图5-10。

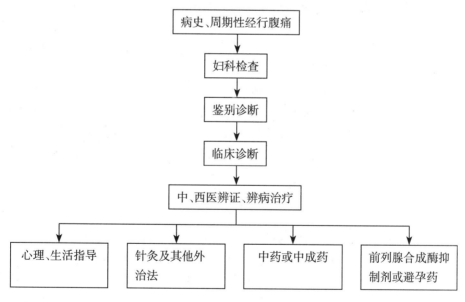

图5-10 痛经诊疗思路图

七、典型医案

患者李某,19岁,于2012年9月11日,因"经行腹痛3年,加重1年"首次就诊。

病史概要:14岁初潮,月经周期推后7~10天,1年后月经周期28~32天,规律至今,经期6~7天,量中等,色黯红,夹血块,经行腹痛,遇暖则舒,瘀块排出则疼痛减轻。患者诉初潮1年后经行腹痛,近1年无明显诱因出现经行腹痛加剧,甚至需服用"止痛片"缓解症状,久用无效,遂来院就诊。末次月经2012年8月16日,经行第1~2日感小腹坠胀,难以忍受,甚则全身冷汗、恶心呕吐,经期畏寒肢冷,腰骶酸痛,易腹泻,经前急躁易怒,无乳房胀痛。平素怕冷,手足冰凉,易疲倦,睡眠、饮食正常,偶有便溏,小便正常。舌质淡红,苔薄白,边有齿痕,脉弦细,尺脉弱。

妇科检查: 外阴: 阴毛分布均匀; 子宫附件未见异常。

辅助检查: B超示子宫双附件区未见明显异常。

辨病: 原发性痛经。

辨证: 脾肾阳虚兼血瘀证。

治疗过程: 就诊当日给予温经汤加味(菟丝子20g、续断10g、桂枝10g、丹皮6g、茯苓10g、柴胡6g、郁金10g、巴戟天10g、紫石英(先煎)15g、五灵脂10g、生蒲黄(包煎)6g、延胡索10g、黄芪10g、甘草6g)7剂,同时予以足浴方(桂枝10g、艾叶30g、吴茱萸10g、丁香10g,日1剂×7天)。2012年9月17日月经来潮,此次症状明显减轻,经期第1天感下腹坠痛,遇暖则舒,恶心呕吐及便溏症状消失,血块减少,舌质淡红,边有齿痕,苔薄白,脉细无力。处以上方温经汤加味连服3个月。经期结合针灸治疗缓急止痛(穴位: 三阴交、中极、关元、太冲、神阙)。治疗3个周期后,患者痊愈,电话随访3个月,疾病未复发。

按语: 该患者因痛经就诊,为青春期少女,先天肾气不足,温煦功能失职,加之后天调养不慎,致脾肾阳虚,不荣则痛; 气为血帅,血行脉中,赖气之推动、阳之温煦,阳气不足,易气血壅滞,又经期冲任气血变化急骤,不通则痛。患者平素怕冷,手足冰凉,易疲倦,经期腹冷痛,夹血块,腰骶酸痛,易腹泻。舌质淡红,苔薄白,边有齿痕,脉弦细,尺脉弱均为脾肾阳虚兼血瘀之证。本案例中: 菟丝子、续断、巴戟天、紫石英温肾阳,通冲任,以其温润助祛瘀之功; 肝木性升散,不受遏郁,郁则经气滞。柴胡、郁金疏肝郁,顺肝木之性使不抑郁,木冲之气得以平之,则冲血和; 延胡索温通,既入肝经走血分,又能入脾经走气分,活血行气,气行血活,通则不痛; 丹皮、五灵脂、生蒲黄攻冲任血瘀,开下行之路,活血而不峻不破; 桂枝走四肢,温脾肾; 气机不畅,生化乏源,易致正虚,以黄芪、甘草、茯苓补气健脾培其本。全篇遣方用药精当,力有所专,配伍严谨,息息与病机相符。脏腑经络气血安其故宅,任通冲盛,气血畅通,通则不痛。

八、研究难点、进展和展望

(一)难点

痛经为功能性疾病,其主要表现为经期周期性小腹疼痛,严重者影响女性的生活和工作质量,甚至出现晕厥。就镇痛、止痛而言,非甾体类抗炎药治疗效果还是明确的。但对于重度原发性痛经者,有时被迫注射吗啡、哌替啶等剂,不但效果不明显反而出现阿片类药物的副作用。且多数患者在经前数日即有焦虑、失眠、精神紧张等,如此,严重影响患者的身心健康及生活质量。

(二)进展

Woolf于1983年提出"中枢敏感化(central sensitization)"的概念后,内脏痛的中枢机制的研究已取得了相当程度的进展。所谓中枢敏感化是指来自外周组织的持续伤害性信息引发中枢信号神经元的反应性增强,包括下丘脑和皮层等。基于近年来对疼痛信号的神经传导通路与疼痛相关分子的研究,中枢敏感化已成为疼痛发生的重要机制之一。TuCH等研究发现原发性痛经伴随着脑代谢异常。我国学者研究发现艾灸关元穴治疗痛经时可引起多个疼痛相关脑区的局部一致性改变。研究表明,青春期少女心理发育不成熟,认知能力不足,常常抑郁、焦虑,这些负面情绪使子宫局部张力增加从而导致痛经,或者负面情绪引起心理失衡,神经内分泌紊乱从而诱发痛经或加重痛经。说明痛经与神经系统及精神因素密切相关。

（三）展望

1. 遵循中医体质等理论,身心同治,使患者能够保持身心健康,提高生活质量,达到标本同治的目的。

2. 在进一步提高临床疗效的基础上,研究出更加便捷的剂型或方法,也是我们应该努力的方向。

第六节　子宫内膜异位症及子宫腺肌病

子宫内膜异位症

一、概述

子宫内膜异位症（endometriosis, EMs）是指有生长功能的子宫内膜组织出现在子宫腔被覆内膜及子宫肌层以外的部位而形成的一种常见妇科疾病,简称内异症。异位子宫内膜可以侵袭全身任何部位,但绝大部分位于盆腔内。流行病学研究发现生育少、生育晚的女性发病率明显高于多生育者,且发病与社会经济状况有相关性。近年来,其发病呈明显上升趋势,成为妇科常见病之一。本病的病变细胞在病理上呈良性形态学表现,而临床上呈现侵蚀性的"恶性"生物学行为。由于本病导致患者出现呈持续加重的盆腔粘连、痛经,甚则不孕,故成为目前妇科的难题之一。

二、历史沿革

中医学古文献中无"子宫内膜异位症"病名记载,但据本病的主要临床表现,可归属在痛经、癥瘕、月经不调及不孕等疾病范畴中。

汉代《金匮要略·妇人杂病脉证并治》曰:"经水不利,少腹满痛。"《丹溪心法》曰"经水将来作痛者,血实也,一云气滞……临行时腰疼腹痛,乃是郁滞,有瘀血。"《诸病源候论·妇人杂病诸候》云:"妇人月水不调,由劳伤气血,致体虚受风冷,风冷之气客于胞内,伤冲脉、任脉。"《景岳全书·妇人规·瘕类》云:"瘀血留滞作症,惟妇人有之。其证则或由经期,或由产后,凡内伤生冷……气弱而不行。总由血动之时,余血未净,而一有所逆,则留滞日积而渐以形成症矣。"说明寒湿凝滞、肝郁气滞、冲任损伤以及脾肾亏虚等都与子宫内膜异位症密切相关。《济阴纲目》曰:"经事将行,脐腹绞痛者,气滞血涩故也。"《女科证治准绳》曰:"血瘕之痕,令人腰痛不可俯仰……少腹里急苦痛……此病令人无子。"《景岳全书·妇人规·瘕类》曰:"妇人久癥宿疾,脾肾必亏,邪正相搏,牢固不动,气联子脏则不孕,气联冲任则月水不通。"清代《古方汇精》记载:"凡闺女在室行经,并无疼痛,及出嫁后,忽遇痛经渐至增多,服药无效。此乃少年新娘男女不知禁忌,以致瘀血凝滞,每至行经,断难流畅,是以作痛,名曰'逆经痛',患此难以受孕。"此"逆经痛"可能是古文献中最早、最全面关于"子宫内膜异位症"

临床特点的记录。

西医学对内异症的研究始于1860年Carl von Rokitansky首次对其描述。Sampson于1921年提出了经血逆流种植学说,成为本病主导理论。1952年Javcrt提出了淋巴静脉播散学说。此后Mayer提出了体腔上皮化生学说。由于各种学说均未臻完善,学者们相继又提出了遗传、炎症、免疫、激素等因素在本病发病中的作用,但各种争议一直存在。近年来我国学者提出了该病致病的关键系子宫在位内膜本身,即"干/祖细胞或其微环境的改变可能是根本原因"的学术观点。2007年中华医学会妇产科分会子宫内膜异位症协作组制定了"子宫内膜异位症的诊断与治疗规范",由此,开启了我国子宫内膜异位症的规范化、标准化诊断治疗进程。

20世纪70年代我国学者开始从中西医结合角度研究本病。1990年中国中西医结合学会妇产科分会第三届学术会议将本病确定为血瘀证。由此,本病与血瘀的关系得到了公认。同时,围绕本病的具体成因及病机,又有肝郁气滞血瘀、寒凝血瘀、瘀热内结、肾虚血瘀等不同机制。有学者提出,血瘀日久,蕴久化毒、瘀毒伤络、血瘀蕴毒是本病的病理基础。另有学者根据本病与月经周期关联密切的临床特点,提出了"冲气上逆,瘀血阻络"的新病机。

目前有较多研究显示活血化瘀类中药在抗黏附、侵袭及血管生成方面有一定的作用,而凋亡是子宫内膜细胞保持周期性结构和功能稳定的关键因素。有研究表示,中药有提高异位内膜凋亡的功效。也有研究表明活血化瘀中药可对CD8$^+$T细胞及CD8$^+$/CD4$^+$比例做出有益改变,从而改善免疫失调、抑制异位内膜的发展。针刺对子宫内膜异位症引起的痛经亦有较好疗效,且能改善内异症盆腔痛患者的抑郁症状。

三、病因病机

(一)中医病因病机研究进展

内异症以痛经为主要表现,"血瘀"是其基本病机。有学者对近10年来中医药治疗内异症痛经的文献进行总结,对其用药规律进行分析,以方测证,认为血瘀是其根本病机,导致血瘀的原因包括气虚、寒凝、湿热、痰瘀、气滞、肾虚等。因此,子宫内膜异位症的病机为外邪入侵、情志或素体因素等导致机体脏腑功能失调,冲任损伤,气血不和,则经血不能循常道而逆行,阻滞冲任、胞宫、胞络,日久聚以成癥而发病。

"血瘀"为内异症基本病机已达共识,但近些年业界对"瘀血"的病因病机不断探索,认为"肾阳不足"是重要因素。下焦瘀滞日久,阳气无以宣通,可致肾阳虚衰,两者交互为病,互为因果,使疾病进一步发展。研究表明温肾化瘀药可使异位内膜组织的细胞黏附分子-1(ICAM-1)、核转录因子κB(NF-κB)的表达增强;使模型鼠血液IgM含量、CD4$^+$/CD8$^+$比例降低。针对内异症疾病的临床特点,有学者提出了"冲气上逆、瘀血阻络"的病机学说,认为引起冲气上逆的病因有肾虚、寒凝、肝郁等。由于内异症病程长、病情缠绵难愈、复发率高,亦有学者提出内异症病机为"血瘀日久蕴毒,转化为瘀毒,瘀毒伤络,共同构成对机体的损害",并发现祛瘀解毒方能下调血瘀蕴毒型内异症患者血清IL-6、ICAM-1表达,在位内膜ICAM-1表达上调。这些均为进一步探索内异症病因病机提供了新思路。

(二)西医病因病理研究进展

1. 病因　内异症的发病机制尚未完全明了。以经血逆流种植、体腔上皮化生及诱导学说为主导理论,我国学者提出"在位内膜决定论",认为子宫内膜在宫腔外需经黏附、侵袭、血管形成过程,才得以种植、生长、发生病变,而在位内膜的特质可能起决定作用。近几年"内异症起源的干细胞学说"对内异症发病机制的阐明及治疗靶点的选择提供了新的视角及研究思路,认为不同来源的干细胞在某种因素及合适的环境下可形成异位病灶。此学说可以解释传统的经血逆流学说、体腔上皮学说、胚胎残余学说和淋巴静脉播散学说。研究表明,内异症有家族聚集性,外界环境污染也可能对其产生相关影响。

2. 病理 内异症的基本病理变化为异位子宫内膜随卵巢激素变化而发生周期性脱落,引起出血,从而导致周围纤维组织增生和囊肿粘连形成。

(1)腹膜型内异症或腹膜内异症(peritoneal endometriosis):指盆腔腹膜的各种内异症种植病灶,主要分为色素沉着型和无色素沉着型两种。前者为典型的病灶,呈紫色、蓝色或黑色结节;后者为早期病灶,较前者更具活性,并有多种外观:红色火焰样、息肉样、白色透明病变等。不典型的病变在术中进行热色试验(heat color test, HCT)时,病变部位被加热后,因其内的含铁血黄素变成棕褐色而易于辨认。无色素沉着的内膜异位病灶发展成典型的病灶约需6~24个月。

(2)卵巢型内异症或卵巢子宫内膜异位囊肿(ovarian endometriosis):又根据子宫内膜异位囊肿的大小和异位病灶浸润的程度分为两型。Ⅰ型:囊肿直径多<2cm,囊壁有粘连,层次不清,手术不易剥离。Ⅱ型又分为A、B、C 3种。ⅡA:内膜种植灶表浅,仅累及卵巢皮质,未达囊肿壁,常合并生理性囊肿,手术易剥离;ⅡB:卵巢囊肿壁有轻度浸润,层次较清楚,手术较易剥离;ⅡC:囊肿有明显浸润或多房,体积较大,手术不易剥离。

(3)深部浸润型子宫内膜异位症:指病灶浸润深度≥5mm,常见于宫骶韧带、子宫直肠窝、阴道穹窿、阴道直肠隔等。

(4)其他部位的内异症:包括消化、泌尿、呼吸、瘢痕等部位的内异病灶。

四、诊断与鉴别诊断

(一)诊断——辨病与辨证要点

1. 辨病要点

(1)临床表现:最典型的临床症状是盆腔疼痛,约占70%~80%,包括痛经、慢性盆腔痛、性交痛、肛门坠痛等。痛经常呈继发性、进行性加重,也可伴有月经异常;40%~50%的患者合并不孕;17%~44%的患者合并盆腔包块(子宫内膜异位囊肿)。

(2)妇科检查:妇科检查典型的体征是宫骶韧带痛性结节以及附件粘连包块。

(3)实验室及其他检查

1)影像学检查:超声扫描主要对卵巢内异症囊肿诊断有意义。典型的超声影像为附件区无回声包块,内有强光点;MRI对卵巢内异囊肿、盆腔外内异症以及深部浸润病变的诊断和评估有意义;经阴道或直肠超声、CT及MRI检查对浸润直肠或阴道直肠隔的深部病变的诊断及评估有一定意义。

2)腹腔镜检查:目前,内异症诊断的通行手段是腹腔镜下对病灶形态的观察,确诊需要病理检查,但临床上仍有少数病例的确诊未能找到组织学病理证据。病理诊断标准:病灶中可见子宫内膜腺体和间质,伴有炎症反应及纤维化。

3)血清CA125水平检测:内异症早期CA125诊断意义不大。CA125水平升高主要见于重度内异症、盆腔有明显炎症反应、合并子宫内膜异位囊肿破裂或子宫腺肌病者。

4)对于可疑膀胱内异症或肠道内异症者,应行膀胱镜或肠镜检查并行活检,以除外器官本身的病变,特别是恶性肿瘤。活检诊断内异症的准确率为10%~15%。

（4）子宫内膜异位症分期（表5-3）

表5-3　ASRM修正子宫内膜异位症分期法（1997年）

患者姓名_____　日期_____

Ⅰ期（微型）：1~5分　腹腔镜_____　剖腹手术_____　病理_____

Ⅱ期（轻型）：6~15分　推荐治疗_____

Ⅲ期（中型）：16~40分

Ⅳ期（重型）：>40分

总分_____　　预后_____

异位病灶		病灶大小			粘连范围			
		<1cm	1~3cm	>3cm		<1/3包裹	1/3~2/3包裹	>2/3包裹
腹膜	浅	1	2	4				
	深	2	4	6				
卵巢	右浅	1	2	4	薄膜	1	2	4
	右深	4	16	20	致密	4	8	16
	左浅	1	2	4	薄膜	1	2	4
	左深	4	16	20	致密	4	8	16
输卵管	右				薄膜	1	2	4
					致密	4	8	16
	左				薄膜	1	2	4
					致密	4	8	16
直肠子宫陷凹部分消失4					完全消失	40		

注：若输卵管全部被包裹,应为16分

其他子宫内膜异位灶_____　　相关病理_____

_____

2. 辨证要点　内异症多以痛经为主要表现,故对本病的辨证也主要依据其疼痛的时间、性质、部位、程度,结合月经的期、量、色、质及全身症状、舌脉等综合分析。对于无痛经,仅以盆腔内"囊块"为主要表现者,一般依据"囊块"的性质、兼症及舌脉辨其在气在血、属痰湿还是湿热夹瘀。内异症多以瘀血论治,临床一般以虚寒、偏肾阳不足者为多见。常见证型为寒凝血瘀、气滞血瘀、肾虚血瘀、气虚血瘀、湿热瘀阻。一般依据患者主症、伴随症状,结合舌脉不难辨证,但本病往往虚实夹杂,在临证时,虚实孰多孰少,有时难以掌握。由于本病病机复杂,病程往往较长,故证候常非单一,易出兼证;同时久病、久痛易伤正气,这些均是临床辨证难点。

（二）鉴别诊断

1. 卵巢恶性肿瘤　早期无症状,有症状时主要表现为持续性腹痛、腹胀;病情发展快,一般情况差。B超显示包块为混合性或实性,血清CA125值多大于100IU/ml。腹腔镜检查或剖腹探查可鉴别。

2. 盆腔炎性包块　多有急性或反复发作的盆腔感染病史;盆腔痛无周期性,平时可有下腹疼痛,可伴发热或白细胞增高等,抗生素治疗有效。

3. 子宫腺肌病　其主症痛经与内异症相似,但部位多见于下腹正中且程度更剧,子宫多显均匀性增大、质硬,经期触痛明显。此病常与内异症并存。

五、治疗

目前由于内异症病因及发病机制尚未明了,故临床上治疗本病有一定困惑。各种治疗方法均有其局限性。中医治疗本病的特色在于整体调理患者体质,同时在止痛、助孕等方面有一定优势。西医手术治疗对病灶消除能起到一定作用,但仍有一定复发比例,同时又增加卵巢功能损伤的风险。中西医结合在提高患者生活质量、减少术后复发、助孕等方面可明显提高临床疗效。

(一)辨证治疗

内异症中医治疗原则,遵《素问·至真要大论》"疏其血气,令其调达,以致和平"的原则。治疗总以活血化瘀为法,依据不同成因,或散寒、或化痰、或行气、或通络、补虚。补虚者以温补肾阳为主,兼有气虚者补气;同时应根据月经的不同时期,治疗各有所侧重。根据患者具体情况又可适当选用化瘀消癥、软坚散结的三棱、莪术、皂角刺等,或选用通络止痛的虫类药如全蝎、蜈蚣、水蛭、土鳖虫等。

1. 中草药

(1)寒凝血瘀证

治疗法则:温经散寒,祛瘀止痛。

方药举例:少腹逐瘀汤(《医林改错》)

肉桂　小茴香　干姜　当归　川芎　赤芍　延胡索　五灵脂　蒲黄　没药

(2)气滞血瘀证

治疗法则:理气行滞,化瘀止痛。

方药举例:膈下逐瘀汤(《医林改错》)

当归　川芎　赤芍　桃仁　红花　枳壳　延胡索　五灵脂　牡丹皮　乌药　香附　甘草

(3)肾虚血瘀证

治疗法则:益肾化瘀。

方药举例:归肾丸(《景岳全书》)合失笑散(《太平惠民和剂局方》)

熟地黄　山药　山茱萸　茯苓　当归　枸杞子　杜仲　菟丝子

蒲黄　五灵脂

(4)气虚血瘀证

治疗法则:益气活血,祛瘀消癥。

方药举例:举元煎(《景岳全书》)合失笑散(《太平惠民和剂局方》)

人参　黄芪　白术　升麻　炙甘草

五灵脂　蒲黄

(5)痰瘀互结证

治疗法则:化痰散瘀。

方药举例:桂枝茯苓丸(《金匮要略》)合橘核丸(《济生方》)

桂枝 茯苓 赤芍 牡丹皮 桃仁

橘核 海藻 昆布 川楝子 厚朴 木通 枳实 延胡索 肉桂 木香 桃仁 海带

（6）湿热瘀阻证

治疗法则：清热除湿，祛瘀止痛。

方药举例：清热调血汤（《古今医鉴》）

牡丹皮 生地 黄连 当归 白芍 红花 桃仁 莪术 香附 延胡索 川芎

2. 中成药

（1）少腹逐瘀颗粒：适用于寒凝血瘀证。

（2）定坤丹：适用于气虚血瘀证。

（3）散结镇痛胶囊：适用于痰瘀互结兼气滞证。

（4）丹莪妇康煎膏：适用于气滞血瘀证。

3. 针灸及其他

（1）体针：取关元、气海、气穴（双）、大赫（双）等穴位，平补平泻法。

（2）艾灸：取关元、中极等穴。

（3）耳针：取子宫、卵巢、神门等穴。

（二）辨病治疗

本病治疗目的：减轻和消除病灶，促进生育，减少或避免复发。具体方案制订要考虑患者的年龄、生育要求、症状的严重性、病变范围及既往治疗史。同时对盆腔疼痛、不孕及明显包块治疗要分别对待，结合患者的意愿，制订个性化的治疗方案。

1. **手术治疗** 目的是切除病灶，恢复解剖。手术的种类及选择原则：

（1）保守性手术：即病灶切除术，适用于年龄较轻或需要保留生育功能者。

（2）子宫附件切除术：切除全子宫、双侧附件以及所有肉眼可见的病灶，适用年龄较大、无生育要求、症状重或者复发后经保守性手术或药物治疗无效者。

（3）子宫切除术：切除全子宫保留卵巢，主要适用于无生育要求、症状重或者复发后经保守性手术或药物治疗无效，但年龄较轻希望保留卵巢等内分泌功能者。

（4）神经阻断手术：如宫骶韧带切除术（LONA）、骶前神经切除术（PSN）。由于手术疗效不理想以及手术风险较大，目前已不再是治疗内异症相关疼痛的主要术式。

2. **药物治疗** 目的是抑制卵巢功能，控制内异症的发展，降低内异症病灶的活性，减少粘连的形成。药物治疗各种方案的疗效基本相同，但副作用不同，因此，选择药物时应重点考虑药物的副作用、患者的意愿及经济能力。

（1）非甾体类抗炎药（NSAID）：①作用机制：抑制前列腺素的合成；抑制淋巴细胞活性和活化的T淋巴细胞的分化；减少对传入神经末梢的刺激，直接作用于伤害性感受器，阻止致痛物质的形成和释放。②用法：根据需要应用，间隔时间不少于6小时。③副作用：主要为胃肠道反应，偶有肝肾功能异常，长期应用需警惕胃溃疡的可能。

（2）口服避孕药：①作用机制：抑制排卵。②用法：连续或周期用药，连用6个月及以上。③副作用：较少，偶有消化道症状或肝功能异常，40岁以上或有高危因素（如高血压、糖尿病、血栓史及吸烟）的患者，要警惕血栓的风险。

（3）高效孕激素：①作用机制：通过引起子宫内膜蜕膜样改变，最终导致子宫内膜萎缩；同时，可负反馈抑制下丘脑-垂体-卵巢轴。②用法：连用6个月。③副作用：主要有突破性出血、乳房胀痛、体重增加、消化道及肝功能异常。

（4）孕三烯酮：①作用机制：合成的19-去甲睾酮衍生物是抗孕激素的甾体激素，可减少雌激素受体（ER）、孕激素受体（PR）水平，降低血中雌激素水平及性激素结合球蛋白水平。②用法：2.5mg，2~3次/周，共6个月。③副作用：雄激素样作用，如毛发增加、情绪改变、声音变粗。有些可影响脂蛋白代谢，可能导致肝功能损害及体重增加等。

（5）GnRH-a：①作用机制：主要为下调垂体功能，造成暂时性药物去势及体内低雌激素状态；也可在外周与GnRH-a受体结合抑制在位和异位内膜的活性。②用法：依不同制剂有皮下或肌内注射，每28天1次，共用3~6个月或更长时间。③副作用：主要有低雌激素血症引起的围绝经期症状，如潮热、阴道干燥、性欲下降、失眠及抑郁等。长期应用有骨质丢失的可能。

（6）GnRH-a+反向添加方案：依据"雌激素窗口剂量理论"学说，不同组织对雌激素的敏感性不同，若雌二醇水平维持在40~50pg/ml，既不刺激异位内膜生长，又不引起围绝经期症状及骨质丢失。反向添加（add-back）方案：①雌孕激素方案：戊酸雌二醇0.5~1.5mg/d，或结合雌激素0.3~0.45mg/d，或每日释放25~50μg的雌二醇贴片，或雌二醇凝胶1.25g/d经皮涂抹；孕激素多采用地屈孕酮5mg/d或醋酸甲羟孕酮2~4mg/d；也可用复方制剂雌二醇屈螺酮片，1片/日。②单用孕激素方案：醋酸炔诺酮1.25~2.5mg/d。③连续应用替勃龙，推荐1.25~2.5mg/d。至于何时开始应用反向添加，目前尚无定论。应用了反向添加者可以延长GnRH-a使用时间。GnRH-a+反向添加方案的使用应个体化，有条件者应监测雌激素水平。

3. 痛经及不孕处理原则

（1）痛经的治疗原则：合并不孕或附件包块者，首选手术治疗；未合并不孕及无附件包块者，首选药物治疗；药物治疗无效可考虑手术治疗。

（2）不孕的治疗原则：①对于内异症合并不孕患者首先按照不孕的治疗路径进行全面检查，排除其他不孕因素；②单纯西药治疗对自然妊娠无效；③腹腔镜是首选的手术治疗方式；④年轻、轻中度内异症患者，术后6个月可期待自然妊娠，并给予生育指导；有高危因素者（35岁以上、不孕年限超过3年尤其是原发性不孕者、重度内异症、盆腔粘连、病灶切除不彻底、输卵管不通），应积极应用辅助生殖技术助孕。

（3）辅助生殖技术治疗：包括控制性超促排卵（COH）、宫腔内人工授精（IUI）、体外受精-胚胎移植术（IVF-ET），根据患者的具体情况选择。①COH及IUI指征：轻度或中度内异症，轻度的男性因素不孕（轻度少弱精症等），子宫颈因素及原因不明不孕，输卵管通畅。单周期妊娠率约为15%，3~4个周期不成功，应调整辅助生殖技术治疗方式。②IVF-ET指征：重度内异症、高龄不孕患者及输卵管不通者，首选IVF-ET；其他方式失败（包括自然妊娠、诱导排卵、人工授精、手术治疗后）者，应考虑IVF-ET。IVF-ET前应用GnRH-a预处理3~6个月，有助于提高妊娠成功率。用药时间长短依据患者内异症的严重程度、卵巢储备功能进行调整。

4. 内异症复发的处理　经手术和规范的药物治疗，病灶缩小或消失以及症状缓解后，再次出现临床症状且恢复至治疗前水平或加重，或再次出现内异症病灶均为内异症的复发。内异症复发的治疗原则一般遵循初治原则，但应个体化。对卵巢内异囊肿可进行手术或超声引导下穿刺，术后给予药物治疗；如药物治疗后盆腔痛复发，可手术治疗；术后复发，可先用药物治疗，若仍无效，可考虑再次手术；如年龄较大、无生育要求且症状重者，可考虑根治性手术。不孕患者如合并卵巢内异囊肿，可手术治疗或超声引导下穿刺，术后给予GnRH-a3个月后进行IVF-ET；未合并卵巢内异囊肿者，直接给予GnRH-a3个月后进行IVF-ET。

5. 内异症的恶变 内异症恶变的发生率为1%左右。有以下情况时应警惕恶变：①囊肿直径>10cm或短期内明显增大；②绝经后复发；③疼痛节律改变；④包块呈实性或乳头状结构，彩色多普勒超声示病灶血流丰富，阻力指数低；⑤血清CA125水平过高>200IU/L（除外感染或子宫腺肌病）。

Sampson于1925年提出了内异症恶变的诊断标准：①癌组织与内异症组织并存于同一病变中；②两者有组织学的相关性，有类似于子宫内膜间质的组织围绕于特征性的内膜腺体，或有陈旧性出血；③排除其他原发性肿瘤的存在，或癌组织发生于内异症病灶而不是从其他部位浸润转移而来；④1953年，Scott又补充了第4条诊断标准：有内异症向恶性移行的形态学证据，或良性内异症组织与恶性肿瘤组织相连接。

不典型内异症：属于组织病理学诊断，可能是癌前病变。不典型内异症指异位内膜腺上皮的不典型或核异型性改变，但未突破基底膜。诊断标准：异位内膜腺上皮细胞核深染或淡染、苍白，伴有中至重度异型性；核/质比例增大；细胞密集、复层或簇状突。

内异症恶变的部位主要在卵巢，其他部位如阴道直肠隔、腹部或会阴切口等也可见，但较少。内异症恶变的治疗，遵循卵巢癌的治疗原则。

六、诊疗思路

子宫内膜异位症诊疗思路见图5-11。

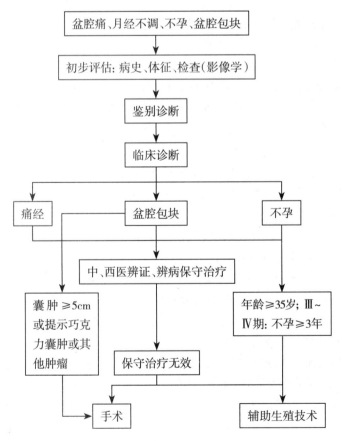

图5-11 子宫内膜异位症诊疗思路图

七、典型医案

患者刘某,于2010年4月24日,因"未避孕而未再孕1年余"首次就诊。

病史概要:夫妇同居1年,性生活正常,男方精液检查大致正常,未避孕未再孕1年。14岁初潮,5~7/26~30天,经前点滴出血4~7天,经量中,色黯红,夹少许血块,经行感腹痛,遇暖则舒。2008年5月因停经60天发现胚胎停育行药物流产+刮宫术,术后月经如常。2009年3月B超发现右侧卵巢巧克力囊肿,于当地医院行腹腔镜下右侧卵巢囊肿剥除+盆腔内膜异位病灶电灼术,术后病理诊断为子宫内膜异位症。平素腰酸,形寒肢冷,小腹冷甚,多思善虑,纳可,小便清长,大便平。舌淡黯,苔薄白,脉沉细。

妇科检查:外阴:阴毛分布均匀;宫颈:光滑;宫体:前位,常大,质中,活动可,无压痛;附件:无异常。

辅助检查:月经第5天彩超示:子宫大小正常,肌层回声均匀,内膜4mm,左卵巢内窦卵泡数为6个,右卵巢内窦卵泡数为7个。肿瘤系列示:CA125:88.6IU/ml,AFP:1.5ng/ml,CEA:1.02ng/ml。基础内分泌示:FSH:9.4mIU/ml,LH:7.6mIU/ml,E_2:65pg/ml,T:0.35ng/ml,PRL:45μIU/ml(多次复查均高于正常值),FT_4:0.75ng/dl,TSH:2.85mIU/L。子宫输卵管造影未见明显异常。

辨病:①子宫内膜异位症(EMs);②继发性不孕症;③高催乳素血症。

辨证:肾虚血瘀证。

治疗过程:就诊后给予归肾丸合桂枝茯苓丸加味(菟丝子20g、川断10g、白术10g、桂枝10g、赤芍15g、川芎10g、熟地10g、巴戟天10g、紫石英15g、血竭3g、白芍10g、麦芽10g、甘草6g)7剂。LMP:2010年5月2日,予上方归肾丸合桂枝茯苓丸加味,循经各期,遣方用药。经期兼以理气活血调经,如泽兰、柴胡、郁金等;经后补肾填精,养血通络,如黄精、紫河车等;经间期补益肾气,兼以活血,如鳖甲、水蛭、桃仁等;经前期补肾固冲,活血通络,如鹿角霜、当归等。此后同法治疗3个月经周期后,患者诸症既平,复查PRL:13.2ng/ml。2010年8月开始B超监测卵泡发育,并指导同房,于2010年11月20日测尿妊娠试验阳性。次年顺产一男婴,母子平安。

按语:患者既往有不良妊娠史,身心受创。求子不得,心情抑郁,肝木不疏;肾主生殖,肾虚则冲任不固,血海不足。冲任受损是妇科疾病的核心,《妇人大全良方》云:"妇人病有三十六种,皆由冲任劳损所致。"子宫内膜异位症的发生虽与冲脉受损有关,但内异症性不孕症的关键在肾虚。"肾为冲之根",肾虚则冲气逆乱,瘀血阻滞,久则入络成癥。两精不能相搏而致不孕。故临证常以补肾调经之法,同时兼用化瘀通络之品。

内异症易伴高催乳素血症,此与冲脉气血未下注胞宫,反上逆化为乳汁有关。《女科撮要·经闭不行》曰:"夫经水阴血也,属冲任二脉主,上为乳汁,下为月水。"临证加以麦芽、白芍之品。本例患者表现肾阳不足等症,故在临证时加入温补之品以加强补肾之效。随着患者对本病的负面了解增加,容易导致焦躁不安、多思善虑,《类证治裁·肝气肝火肝风论治》云:"肝木……不受遏郁,郁则经气逆",故在治疗中加以郁金、柴胡之属以疏肝理气,气顺则冲安,同时配合心理疏导。调理数月后患者终于试孕成功。

八、研究难点、进展和展望

(一)难点

1.内异症顽固性痛经问题 内异症的疼痛包括性交痛、慢性盆腔痛、痛经与排便痛。其疼痛有以下特点：首先，内异症病灶与患者内脏器官有着交叉疼痛的关联，内异症常会累及其他器官；其次，并非所有的内异症患者都有相关疼痛症状；再次，内异症患者疼痛程度与病变位置、病变类型关联不大，但浸润型内异症的疼痛程度较为严重，且疼痛的类型及严重程度与病灶浸及的部位及范围有关。中医药虽在治疗内异症盆腔痛方面有特色及优势，但对于顽固性疼痛临床疗效仍不理想。西医学主要以非甾体类抗炎药及手术治疗为主，但临床疗效也不理想。反复发作的盆腔疼痛极易引发患者的抑郁、焦虑情绪，现已成为影响患者身心健康的主要因素。

2. 内异症并不孕问题　不孕是内异症的常见临床表现。目前研究显示，25%~50%的不孕症患者被证实患有内异症，30%~50%的内异症有不孕表现。其相关机制目前尚无定论，可能包括卵泡生长受损、激素环境变化、颗粒细胞功能受损、卵泡液免疫功能异常、腹腔液免疫功能异常、输卵管功能受损以及疼痛导致的盆腔解剖结构异常等。目前卵巢子宫内膜异位囊肿并不孕者往往首先进行腹腔镜手术治疗。越来越多的资料显示，此手术会不可避免地损伤卵巢皮质，不但会减少卵泡储备的数量，还可能造成不可预知的卵巢功能损伤。尽管一些研究结果提示外科治疗可改善轻度到中度内异症相关不孕症患者的妊娠率，但临床上无论是否接受治疗，其妊娠率都很低。

3. 内异症术后复发问题　目前内异症的首选治疗仍是手术，但术后复发仍是困扰临床的棘手问题。研究显示，内异症5年复发率高达36%，保留生育功能保守性手术复发率高达50%。复发后再次手术难度大、出血增多、且仍有复发可能。目前临床研究资料表明，中医药抑制内异症术后复发的总有效率、痛经缓解率与西药相比疗效相当，而妊娠率高于西药治疗。但根据方法学质量评估，当前就所能获得的中药抑制内异症术后复发的RCT证据不足，多数研究存在一定局限性。

（二）进展

1. 很多学者认为内异症其实是具有多种不同表现形式的一种疾病，也应有一种学说解释所有多类型内异症的发病机制，而干细胞学说即可以从"一元论"的角度，对所有类型内异症的发病机制做出解释。虽然干细胞学说可以很好地解释各种类型内异症的发生，但只有寻找到异位子宫内膜中的干细胞才能证明其成立。2010年Kao等最先从卵巢子宫内膜异位囊肿中分离出了纯化的间质异位子宫内膜干细胞，并通过体外实验证实其具有较强的增殖和克隆形成能力，具有干细胞特性。随后，Chan等亦通过体外实验证实了卵巢子宫内膜异位囊肿中存在具有克隆形成能力、自然更新能力及多向分化潜能的间质干细胞，同时还以同样的方法分离出了上皮干细胞。但是目前尚缺乏体内实验的证实。

2. 内异症临床常用的非侵入性诊断有妇科查体、超声检查、血清CA125测定等，均存在敏感性和特异性差的问题。目前腹腔镜仍是诊治内异症的金标准，但腹腔镜为有创检查，费用也较高，很难用于临床常规诊断方法。近些年蛋白质组学技术成为研究蛋白质功能最重要的工具，其通过发现各种疾病特异性的差异蛋白，为疾病的早期诊断和个体化治疗提供依据。Fasshender等用MALDI-TOF-MS技术研究发现内异症妇女月经期血清β纤维蛋白表达最高，故在超声诊断内异症阴性的患者中，于月经期检测血清蛋白，其诊断内异症的敏感度和特异度均较高。但也有研究认为，对血清蛋白组的分析具有低敏感度和低特异度，尚不能作为一项快速有效的非侵入性诊断方法。由于蛋白质组成和结构的复杂性，高丰度蛋白的处理技术、蛋白分离技术存在局限及复杂性。蛋白组学技术的发展将有助于形成一项非侵入性的早期诊断方法。

（三）展望

1. 基于"源头诊断,源头治疗"的理念,对于"瘀血"论形成的病因病机学说做进一步探究,以期达到提高临床疗效或根治本病的目的。

2. 基于"整合医学思想",充分发挥中、西医各自治疗优势,如何将两者整合形成疗效最佳、成本最低、最为便捷的治疗方案,是今后的主要临床研究方向。

子宫腺肌病

一、概述

当子宫内膜腺体及间质侵入子宫肌层时,称子宫腺肌病(adenomyosis)。在尸检和因病切除的子宫中做连续切片检查,发现10%~47%子宫肌层中有子宫内膜组织。本病多发于30~50岁经产妇,发病率为25%~40%,近年来有明显上升趋势,已成为妇科常见疾病之一。

二、病因病机

（一）中医病因病机

本病的病因病机与子宫内膜异位症相似,可参见子宫内膜异位症。

（二）西医病因病理

1. 病因 子宫腺肌病病因多样,多数研究认为本病是由于子宫内膜与肌层之间缺乏黏膜下层,内膜腺体及间质侵入肌层。一般内膜腺体侵入子宫肌层厚度的1/4(约2.5mm)即视为子宫腺肌病。多次妊娠及分娩、人工流产、慢性子宫内膜炎等造成子宫内膜基底层损伤,与腺肌病发病密切相关。本病约15%同时合并子宫内膜异位症,约半数合并子宫肌瘤,提示高水平雌孕激素刺激也可能是促进内膜向肌层生长的原因之一。

2. 病理

（1）妇检子宫呈均匀性增大,前后径增大明显,呈球形,一般不超过12周妊娠子宫大小。剖面见子宫肌壁显著增厚且硬,无旋涡状结构,于肌壁中见粗厚肌纤维带和微囊腔,腔内偶有陈旧血液。部分腺肌病病灶呈局限性生长,形成结节或团块,似肌壁间肌瘤,称为子宫腺肌瘤(adenomyoma),为局部反复出血使病灶周围纤维组织增生所致。因与周围肌层无明显界限,手术时难以剥出。

（2）镜检特征为肌层内有呈岛状分布的异位内膜腺体及间质,特征性的小岛由典型的子宫内膜腺体与间质组成,且为不成熟的内膜,属基底层内膜,对雌激素有反应性改变,但对孕激素无反应或不敏感,故异位腺体一般呈增生期改变,偶可见到局部区域有分泌期改变。

三、诊断与鉴别诊断

1. 辨病与辨证要点

（1）辨病要点: 临床表现主要为经量过多、经期延长和进行性加重的痛经。疼痛位于下腹正中,常于经前一周开始,直至月经结束。有35%患者无典型症状,月经过多的发生率为40%~50%,痛经的发生率为15%~30%。妇科检查子宫呈均匀性增大或有局限性结节隆起,质硬且有压痛,经期压痛更甚。

（2）辨证要点:本病辨证可参照子宫内膜异位症。

2.诊断与鉴别诊断:根据典型的进行性加重的痛经和月经过多病史,妇科检查子宫均匀增大或局限性隆起、质硬且有压痛做出初步临床诊断。影像学检查有一定帮助,可酌情选择。确诊有赖于术后的病理学检查。本病应与子宫肌瘤和子宫内膜异位症相鉴别。

四、治疗

目前无根治性的有效药物,应根据患者的症状、年龄和生育要求选择治疗方法。

中医辨证治疗参照"子宫内膜异位症",并可着重使用消癥散结药物。

对于症状轻、有生育要求或绝经期的患者可使用达那唑、孕三烯酮或GnRH-a治疗,均可缓解症状。有研究表明,子宫腔内放置左炔诺孕酮宫内节育器(LNG-IUS),局部高效孕激素使宫腔内膜产生蜕膜样变化,致月经量减少,并可直接影响异位病灶而使病灶缩小、缓解疼痛。

对于症状严重、无生育要求,或药物治疗无效者,可行全子宫切除术。选择性子宫动脉栓塞术可作为治疗子宫腺肌病的方法之一。

第七节　经行前后诸证

一、概述

经行前后诸证是指女性每值经行前后或行经期间周期性出现的全身或局部不适为主要症状的一种疾病。好发于育龄期女性,经前7~14天开始出现,经前2~3天及经期症状明显,经行过后症状明显减轻,甚则消失。临床表现为:①躯体症状:头痛、身痛、乳房胀痛、腹胀、二便异常、水肿、发热、口舌糜烂、吐血、衄血等;②精神症状:烦躁易怒、焦虑、抑郁、情绪不稳定、纳眠异常等,尤以烦躁易怒多见;③行为改变:注意力不集中、工作效率低下、记忆力减退、易激动等。据统计该病的发病率为30%~40%,城市女性及脑力工作者多见,严重影响患者及家人的生活工作质量。相当于西医学"经前期综合征(PMS)",伴有严重情绪不稳定者称经前焦虑障碍(PMDD)。

二、历史沿革

经行前后诸证,中医学原无此病名,根据其主证的不同,中医古籍中散在记载为"经行头痛""经行乳房胀痛""经行泄泻""经行身痛""经行浮肿""经行情志异常""经行吐衄"等。东汉张仲景《金匮要略·妇人杂病脉证并治》载"妇人伤寒发热,经水适来,昼日明了,暮则谵语,如见鬼状者,此为热入血室",此为最早的关于妇人经行期间兼见发热及精神异常的记载,为后世医家研究经行前后诸证奠定了理论基础。此后《陈素庵妇科补解·调经门》系统列举了本病的诸多症状,并对各证的病因、病机及治疗进行了论述。如认为"经行遍身作痛"乃"外邪乘虚而入","内伤冲任"所致,治宜"散风寒、温经血";"经行发热"之因有"客热乘虚所伤","潮热有时,或溅溅汗出,四肢倦怠,属内伤",外感者宜退热凉血,内伤者宜补血清热。其后,各医家对本病的主证、病因、病机及治疗在不同程度上进行了完善补充。《医宗金鉴》提出经前发热为血热,经后发热为血虚,发热无时多因外感,午后潮热多里热。《叶氏女科证治秘方》中提出从肾论治经行泄泻。《傅青主女科》中新增了经前泄水、经前大便下血,指出为脾气虚、心肾不交所致。《妙一斋医学正印种子编》中首次提出"经行感冒"。自20世纪70年代中医学对本病的认识有了进一步的发展,并在《中医妇科学(第4版)》中首以"月经前后诸证"冠名。

西医学对"经前期综合征(PMS)"的研究:对PMS的首篇历史性记载是希腊医生希波克拉底(Hippocrates)的著作中:"妇女经前易发生焦虑不安,这种焦虑不安通过血液从头脑经子宫排出。"1931年纽约Mt.Sinai医院妇产科主任Frank最早定义了PMS,并对其进行了生动形象的描述,当时一度认为PMS是由于女性激素排泄问题引起,因而提出"放血"和药物促进女性激素排泄的治疗方法,但未能奏效。Frank提出采用放射破坏卵巢功能引起闭经的方法治疗严重的PMS,获得成功。1953年Dalton首先提出了PMS的命名并提出PMS的病因是由于黄体黄素化不足、孕酮减少或雌、孕激素比例失调的理论,这种理论统治了20年。近年有关PMS病因的基础和临床研究基本否定了其孕酮减少理论,发展了新的医学推测,促进了治疗的进展。1999年美国精神病协会对PMS的严重类型称为经前焦虑障碍(PMDD)。为此2008年9月国际间多个学科的专家成立了国际经前障碍协会(ISPMD),讨论并得出临床指导标准,将其分为Core PMD和Variant PMD。在国内,目前本病诊断标准主要参照国家中医药管理局2012年颁布的《中医病证诊断疗效标准》及《中药新药治疗经前期紧张综合征的临床研究指导原则》所制定的诊断标准。

三、病因病机

(一)中医病因病机研究进展

女子以血为本,经行前后体内气血的盈亏变化以及个人体质的差异,与经行前后诸证的发生有着密切的联系,而经、孕、产、乳所致女性阴血不足、阳气偏亢的状态,是本病发病的内在基础。行经前及经行时,血海藏泻变化剧烈,使机体阴血易显不足,肝脾肾诸脏功能失调,气血、经络失和,而致本病的发生。经后冲任二脉调和,阴血渐复,气血调顺,脏腑功能恢复,诸证消失。临床常以肝的功能失调为主,可累及脾、心、肾等脏,表现出气血、阴阳、虚实的盛衰变化。辨证常见有肝郁气滞、肝肾阴虚、脾肾阳虚、心脾两虚、气滞血瘀、心肝火旺、痰火上扰等,亦可兼夹出现。

20世纪90年代末期,通过流行病学的调查发现,多以肝失疏泄为主因,肝气郁滞、肝气上逆、肝火上炎以及心脾两虚覆盖了本病发生的95%,从肝论治已被公认为治疗本病的主要方法。另有学者通过对肝气上逆证患者的研究发现本病的发生与内分泌激素和神经递质的变化相关。

(二)西医病因病理研究进展

目前西医学对PMS发病的确切病因尚无统一说法,关于其病因和病理生理的研究涉及环境、激素、神经系统之间的相互作用,常见的有以下几种学说:

1. 卵巢激素学说 PMS的发生与月经周期中黄体期孕激素的撤退变化呈平行变化关系,故而有学者认为月经后期孕激素的撤退是诱发本病的因素之一。

2. 神经递质学说 系列研究发现如5-羟色胺、阿片肽、单胺类等一些参与应激反应和控制情感的神经递质,在月经周期中对性激素的变化敏感。雌、孕激素可通过影响神经递质水平在易感人群中诱发本病。

3. 维生素B₆缺陷　维生素B₆是合成多巴胺、5-羟色胺的辅酶,对于缓解抑郁症状有效,因此其缺乏被认为可能导致本病。

4. 前列腺素作用　前列腺素可影响体内水钠潴留、精神行为、体温调节以及诸多与PMS相关的症状,其合成抑制剂可改善本病的躯体症状,但对精神症状改善不肯定。

5. 精神社会因素　临床研究发现安慰剂对治疗本病的有效率达30%~50%,心理治疗亦对本病的治疗有效,提示患者的精神心理状态与本病的发生有关。此外,性格及社会环境因素对PMS症状的发生也很重要。

四、诊断与鉴别诊断

(一)诊断——辨病与辨证要点

1. 辨病要点

(1)临床表现:好发于30~40岁的女性,典型PMS症状出现于经前7~14天,逐渐加重,经前2~3天最为严重,经行后迅速减轻甚则消失;某些患者症状消退缓慢,经行后3~4日才消失。根据年龄以及临床症状的周期性出现,以及加重、缓解特点,诊断基本可确定。

(2)实验室及其他检查:①内分泌检查:血中雌二醇、孕酮比例失调,PRL可能升高;②基础体温测定:多为双相型,但多显示黄体功能不足,排卵后体温上升缓慢或不规律。

2. 诊断标准　根据PMS的临床表现,诊断多无困难。PMDD的诊断可参考美国精神病协会推荐的标准(表5-4):

表5-4　PMDD的诊断标准

对患者2~3个月经周期所记录的症状作前瞻性评估。在黄体期的最后一个星期存在5个或更多个下述症状,并且在经后消失,其中至少有1种症状必须是(1)、(2)、(3)或(4):

(1)明显的抑郁情绪,自我否定意识,感到失望

(2)明显焦虑、紧张,感到"激动"或"不安"

(3)情绪不稳定,比如突然伤感、哭泣或对被拒绝增加敏感性

(4)持续和明显易怒或发怒,或与他人的争吵增加

(5)对平时活动(如工作、学习、友谊、嗜好)的兴趣降低

(6)主观感觉注意力集中困难

(7)嗜睡、易疲劳或能量明显缺乏

(8)食欲明显改变,有过度摄食或产生特殊嗜食渴望

(9)失眠

(10)主观感觉不安或失控

(11)其他身体症状,如乳房触痛或肿胀,头痛、关节或肌肉痛、肿胀感,体重增加

以上失调明显干扰工作、学习或日常的社会活动及与他人的关系(如逃避社会活动,生产、工作及学习效率降低)

以上失调不是其他类疾病加重的表现(如重型抑郁症、恐慌症、恶劣心境或人格障碍)

3. 辨证要点　全面详细采集四诊资料,包括年龄、月经情况、带下情况、婚育史、性生活及避孕情况,并综合分析,重点审脏腑、冲任、胞宫之病位;查气血、寒热、虚实之变化;辨病理因素之痰湿、血瘀。

本病见证多端,临床可根据各症状的不同辨别寒热虚实,且其症状的出现均与月经周期有关,故应根据月经周期气血阴阳的不同变化,综合分析。

(二)鉴别诊断

1. 乳腺疾病 如乳腺囊性增生病、乳腺癌等,虽可有乳胀或疼痛等表现,但均有乳房肿块存在,发作无周期性,经后包块不消退,活检可明确诊断。

2. 精神病 临床表现多样,但均有神志异常,发作与月经周期无相关性。

3. 水肿相关疾病 可有心脏疾病病史、肾脏疾病病史或低蛋白血症,但发作无周期性。

五、治疗

(一)辨证治疗

根据经行前后诸证的病机特点,本病的治疗以调肝为基本大法,并根据辨证,兼顾心、脾、肾诸脏的功能,并应同时注意月经的调节,使脏腑功能平衡,阴阳气血相济,则诸证自消。

1. 中草药

(1)肝郁气滞

治疗法则:疏肝理气,和血调经。

方药举例:柴胡疏肝散(《景岳全书》)

柴胡 白芍 川芎 香附 陈皮 枳壳 甘草

(2)肝肾阴虚

治疗法则:滋肾养肝,育阴调经。

方药举例:杞菊地黄丸(《医级》)

熟地黄 山药 山茱萸 枸杞子 菊花 泽泻 茯苓 丹皮

(3)脾肾阳虚

治疗法则:健脾温肾,化湿调经。

方药举例:健固汤(《傅青主女科》)合四神丸(《校注妇人大全良方》)

党参 白术 茯苓 薏苡仁 巴戟天

补骨脂 吴茱萸 肉豆蔻 五味子

(4)心脾两虚

治疗法则:健脾养心,补血调经。

方药举例:归脾汤(《济生方》)

人参 白术 当归 茯神 黄芪 龙眼肉 远志 酸枣仁 木香 炙甘草 生姜 大枣

(5)气滞血瘀

治疗法则:理气活血,化瘀通络。

方药举例:血府逐瘀汤(《医林改错》)

生地 当归 桃仁 红花 枳壳 甘草 赤芍 柴胡 川芎 桔梗 牛膝

(6)心肝火旺

治疗法则:清心调肝,安神定志。

方药举例:清热镇惊汤(《医宗金鉴》)

柴胡 薄荷 麦冬 栀子 黄连 龙胆草 茯神 钩藤 木通 甘草 灯芯草 竹叶

（7）痰火上扰

治疗法则：清热化痰，宁心安神。

方药举例：生铁落饮（《医学心悟》）

天冬 麦冬 贝母 胆南星 橘红 远志 连翘 茯苓 茯神 玄参 钩藤 丹参 辰砂 石菖蒲 生铁落

2. 中成药

（1）逍遥丸：适用于肝郁气滞证。

（2）血府逐瘀胶囊：适用于气滞血瘀证。

（3）坤月安颗粒：适用于肝肾阴虚证。

（4）舒尔经颗粒：适用于肝郁气滞兼血瘀证。

（5）赤坤散结胶囊：适用于气滞血瘀证。

（6）六味地黄丸：适用于肝肾阴虚证。

（7）归脾丸：适用于心脾两虚证。

3. 针灸及其他

（1）体针

1）经行乳胀：取乳根、屋翳、太冲、膻中、三阴交等，虚证用补法，实证用泻法。

2）经行感冒：取风池、风门、尺泽、外关等。偏热者可点刺放血，偏寒者可用灸法。

3）经行泄泻：取脾俞、章门、中脘、天枢、足三里等；脾肾阳虚加肾俞、命门、关元等用补法。

4）经行失眠：取神门、足三里、三阴交、内关等。

5）经行头痛：取头维、百会、风池、太阳、合谷、足三里、三阴交等。

（2）耳针：取心、肾、内分泌、神门、内生殖器、交感、皮质下等穴，伴精神症状加肝，水肿明显加脾，腹胀便秘加大肠，发热者配合耳尖放血等。

（二）辨病治疗

1. 支持治疗

（1）心理治疗：PMS的治疗首先是情感支持，帮助患者调整心理状态，认识疾病，树立信心。

（2）饮食：尚无证据证明营养缺陷可引起本病，但饮食结构异常可加重本病，故应建立合理的饮食结构。高碳水化合物低蛋白饮食，限制盐、咖啡，补充维生素E、B_6及微量元素（如镁等）。

（3）运动、认知行为治疗、放松训练、光疗等，调节睡眠周期等。

2. 药物治疗 适用于前者无效者，目前发现有效的药物有5-羟色胺能抗抑郁剂、促性腺激素释放激素类似物、抗焦虑剂三类。

（1）抗焦虑药：适用于明显焦虑及易怒患者。阿普唑仑经前用药，用至经行第2~3天。

（2）抗抑郁药：适用于明显抑郁症状者。氟西汀可选择性抑制中枢神经系统5-羟色胺的再摄取，黄体期用药，对缓解精神、行为异常有效，但对躯体症状效果欠佳；是治疗PMS的一线用药。三环类抗抑郁剂，如氯丙咪嗪对控制本病亦有效。

（3）促性腺激素释放激素类似物：通过降调节抑制垂体促性腺激素分泌，造成低促性腺激素、低雌激素状态，改善症状。不宜长期使用，有一定的副作用，且费用较高。

（4）前列腺素抑制剂：如吲哚美辛缓解头痛、躯体疼痛症状。

（5）达那唑：减轻乳房疼痛，对情感、行为改变有效。但存在雄激素特性及肝功损害。

仅用于其他治疗无效,且症状严重者。

(6)溴隐亭:经前2周开始服用,经行停药。主要缓解经行乳胀症状。

(7)醛固酮受体拮抗剂:如螺内酯缓解水肿及精神症状。

(8)维生素B$_6$:调节自主神经与生殖轴的作用,抑制催乳素合成。

3.手术或放射治疗 有建议采用手术切除卵巢或放射破坏卵巢功能治疗严重的PMS。虽已确定此法对顽固性PMS治疗的有效性,但应在其他方法均无效时,尤其是药物消除卵巢功能亦无效时的最后手段,对中青年女性施用不妥。

六、诊疗思路

经行前后诸证诊疗思路见图5-12。

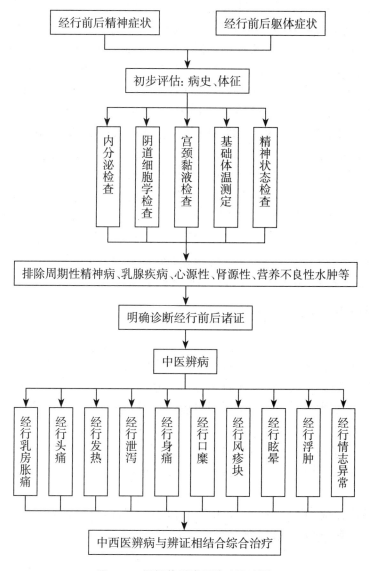

图5-12 经行前后诸证诊疗思路图

七、典型医案

患者孙某,于1983年4月10月因"月经来潮时肌肉关节疼痛半年余"首次就诊。

病史概要:婚后生一子,2年前曾行人工流产2次。半年多来月经量少,经色紫黯有小血块,经期2天,近2个月经期不足1天,有时点滴即净,经期全身刺痛、憋胀难忍,心烦焦躁,手足心热,口干喜冷饮,小便淡黄,大便干结,而经后诸症渐平。舌质黯,舌边有瘀斑,苔薄,脉弦细数,左关弦数有力。

辨病:经行前后诸证(经行身痛)。

辨证:气滞血瘀证。

治疗过程:就诊当日予生地、丹皮、丹参、桃仁、红花、赤芍、泽兰、醋香附、羌活、秦艽、柴胡、怀牛膝。并令患者每日以天门冬30g煎汤代茶,频频服之。二诊:正逢月经前1周用此汤药6剂后,月经来潮,经量较前明显增多,有小血块,全身肌肉疼痛减轻,但关节仍疼痛,手足热轻、口干减,二便渐趋正常。舌象同前,脉缓,左关弦细。脉证相参,为厥阴气滞。血分瘀热之象大减,但病情仍未控制,需坚持治疗。嘱其经后暂不服用汤药,改用生山楂、天冬各90g,研细粉,每次6g,每日3次,水冲服。经前1周始服中药至经净,约10剂汤药。连续治疗3个月,于1983年10月15日随访,近数月经量增多,经期3天,未见全身肌肉关节疼痛。

按:经行血瘀身痛证多属寒湿之邪,乘经期或产后留滞经络关节,寒凝血瘀而发病。本案在人流后,气滞血瘀,瘀久化热,热滞血瘀而发病,并伴口干喜冷饮,溲干便赤之症,自拟汤药以凉血化瘀,通经行滞,经调痛止。然临床用药又先使用天门冬代茶饮,频服,后用生山楂、天门冬粉剂冲服。遵原方服用3个月而愈。天冬味甘微辛,性凉,津液浓厚滑润,色黄兼白,入肺清燥热,入胃清实热,有生津止渴之效;而津液浓滑之性,又可通利二便,流通血脉,通达经络。张锡纯最推崇天冬,其咀服天冬品尝,口得人参气味,其气夹其浓滑之津液以流行于周身,而痹之偏于半身者可除,周身之骨得涵养而骨髓可健。本案治疗经行热瘀身痛一证反复使用天门冬之道理尽在其中。(《中医妇科临床经验选》)

八、研究难点、进展和展望

(一)难点

1. 有关经行前后诸证的病因和病理生理的研究涉及环境、激素、神经系统之间的相互作用,目前学说众多,但对其病因的描述尚无明确定论。

2. PMS的临床表现主要在周期性出现的躯体症状、精神症状和行为症状方面,多以精神、躯体症状为主,表现纷繁复杂,可单一出现,亦可多种症状同时出现。

3. 经行前后诸证出现的症状并非其所特有,因而常需与其他疾病相鉴别,尤其是与精神疾患的鉴别,一般先需要精神科专家的诊断,排除精神疾病后方能按照经行前后诸证进行诊断治疗。

4. 经行前后诸证临床表现繁多,无明确诊断的特定症状及实验室检查指标,国际上尚无明确统一的PMS诊断、疗效评价标准。

(二)进展

1. 最新研究发现,体内维生素与微量元素紊乱、脑功能障碍、遗传基因、性格、情绪、生活方式(吸烟、酗酒、肥胖)等均可影响PMS的发生及严重程度。

2. 目前研究认为，在心理疏导、饮食运动控制不理想的状况下，抑制卵巢排卵及神经递质抑制药物是治疗本病的有效方法。

（三）展望

1. 基于中医体质学说，研究经行前后诸证的易感体质，从调理体质入手，达到"上工治未病"的目的。在经行前后诸证治疗中，结合体质分类，采取因"体质"而异的治疗方案，达到事半功倍的疗效。

2. 疗效确切的中药作用机制研究、中西药配伍方案的研究，将是今后该领域的主要研究方向。

第八节　经断前后诸证

一、概述

经断前后诸证是女性在绝经前后由于体内性激素的减少而出现的一系列躯体和精神心理症状的一种女性内分泌疾病。临床表现为月经改变、血管舒缩症状、精神神经症状、泌尿生殖道症状等，同时可伴有体重增加、糖脂代谢异常等代谢异常以及心血管疾病增加、骨质改变、骨关节退行性变等，成为心脑血管病和骨质疏松、骨折的高危因素，严重影响患者的生活质量。它是中西医妇科临床上面临的一个重要疾病，也是中西医学的研究热点。

二、历史沿革

在中医古籍中，并无经断前后诸证病名的记载，但诸多关于围绝经期女性的生理病理、临床症状的记载论述，散见于百合病、脏躁、崩漏、心悸、不寐、眩晕、郁证等中。如《素问·上古天真论》中就有关于女子七七之年生理变化的记载，"七七，任脉虚，太冲脉衰少，天癸竭，地道不通，故形坏而无子也。"明确指出了肾与女性月经、生殖和衰老的密切关系，是关于本病病机的最早论述。张仲景在《金匮要略》中有关于"妇人年五十所""妇人脏躁""百合病"的论治。《女科百问·妇人卦数已尽经水当止而复行》中载"七七则卦数以终，终则经水绝止，内经云，七七任脉虚，太冲脉衰少，天癸竭。"《妇人大全良方》云"女子四十九岁而断精"。以上论述均明确指出女性四十九岁是肾气渐至衰竭，天癸断竭的分界线。明代张介宾《景岳全书·妇人规·经脉类》指出"妇人于四旬外经期将断之年，多有渐见阻隔，经期不至者……否则恐其郁久而决，则为患滋大也。"指出女子围绝经期肾气渐衰，冲任脉虚，天癸将竭，若禀赋不足或情志失畅，不能耐受此阶段，终将导致疾病的发生，故应慎之。《傅青主女科》专立"年老血崩"一节，指出女子七七之后应节房事，固肾气。1964年中医名家卓雨农提出了"绝经前后诸证"病名，此后众多医家对此病进行了论述。夏桂成认为肾及心肝之阴虚火旺为主要病机。罗元恺认为肾虚乃本病之本，以肾阴虚为主。哈荔田指出经断前后诸证存在心理方面的因素。亦有学者提出本病的发生与气血失调，脉络固涩，滞而不畅，出现不同程度的血瘀有关，有"老年多瘀""百病皆瘀"之说。

西医学对绝经综合征（climacteric syndrome或menopausal syndrome, MPS）方面的研究：绝经是一种疾病的观点曾在西方医学界占优势，20世纪60年代Robert Wilson提出"绝经是一种雌激素不足性疾病,给予雌激素可预防绝经后所有疾病,甚至还能预防乳腺癌和子宫内膜癌。"导致一时普遍使用雌激素。20世纪70年代发现雌激素不能预防绝经综合征,并可能是引起子宫内膜癌的因素。1998年Speroff认为,绝经是中年女性经历的众多消极事件中的一种,是生命过程中的正常事件,并非意味着疾病,这提示医生绝经是进行健康教育的时机。性激素补充是一种特殊处理,短期为缓解症状,长期为防病。长期以来人们习惯用更年期一次形容绝经综合征这一渐进的变更过程。为统一认识,促进研究工作的进展,WHO于1994年6月在日内瓦召开的有关90年代绝经研究进展工作会议时提出废除更年期此术语,改名为围绝经期综合征,并规范了绝经有关的术语定义。现比较常用的是绝经综合征。

三、病因病机

(一)中医病因病机研究进展

目前认为本病由肾虚所致。妇女绝经前后,肾气渐衰,冲任亏虚,天癸将竭,精血不足,阴阳平衡失调,出现肾阴不足、阳失潜藏,或肾阳虚衰、经脉失于温养等肾阴肾阳偏胜偏衰的现象,从而导致脏腑功能失常,故肾虚是致病之本。由于体质因素的差异,临床又有肾阳虚、肾阴虚或肾中阴阳俱虚之不同表现,而以肾阴虚最为多见。然而,肝肾同源,肾阴亏虚,常致肝阴不足、肝阳上亢;肾阳不足,命门火衰,脾阳失煦,可致脾肾阳虚;肾水不足,水火不济,心肾不交则可见心火独亢,耗伤气血。近年来,随着对"肾虚血瘀"病机的深入研究,发现瘀血作为继发性病理产物作用于肾,以致气血失调、脉络固涩、滞而不畅、脏腑功能失常。此外还有人认为,绝经综合征肾虚固然是原因之一,但奇经八脉的影响亦为不可忽视的因素。该病的各种异常表现多与奇经有关,故不论病机分析还是辨证论治,皆应注意奇经的作用。

(二)西医病因病理研究进展

MPS的发病机制尚不十分明确,目前认为主要与卵巢功能减退、性激素水平波动或下降有关。另外,精神因素与本病的严重程度亦有密切关系。

1. 卵巢老化　随着女性年龄的增长,卵巢功能逐渐退化。卵泡不可逆减少是绝经发生的原因,约在绝经开始前10年左右卵巢功能就开始发生退化。研究示卵巢内自由基的产生和抗氧化酶活性降低是卵巢老化的因素之一,此种变化能抑制卵巢内芳香化酶谷胱甘肽多氧化物酶的活性,导致黄体溶解,同时氧自由基还可引起卵泡闭锁。细胞凋亡亦被认为是卵巢老化的因素之一。卵巢颗粒细胞凋亡,触发卵泡闭锁,且颗粒细胞分泌雌激素下降,导致促性腺激素受体减少,诱发本病。卵巢老化,功能减退,导致雌孕激素分泌降低,破坏生殖轴平衡,导致自主神经功能紊乱的症状。

2. 神经递质　绝经期女性下丘脑肽类神经递质和单胺类神经递质的活性和含量明显改变。研究发现其体内雌激素水平下降,中枢神经递质P物质升高,β-内啡肽下降。5-羟色胺对GnRH的分泌有抑制作用,其缺乏时,可导致神经内分泌调节紊乱;另外其含量的多少与情绪的变化有关。

3. 免疫功能　有研究表明,正常绝经期女性与MPS患者机体免疫功能均有下降,即体内调高免疫应答细胞群减少,调低者增多。另外,MPS患者白细胞介素-2活性水平明显较正常绝经期女性偏低,并与雌二醇水平呈相关性。

4. 血管舒缩因子　研究证实MPS患者体内一氧化氮(NO)、内皮素(NE)异常,而此两者是目前发现的最强的血管舒缩因子,其异常导致血管舒缩功能改变,可能是潮热汗出的原因。

5. 其他　种族、性格、遗传、文化水平、家庭社会环境也是影响MPS发病和症状轻重的重要因素。

四、诊断与鉴别诊断

（一）诊断——辨病与辨证要点

1. 辨病要点

（1）临床表现：主要分为两大类，即自主神经功能紊乱伴神经心理症状的症候群和低雌激素水平的相关疾病。

1）与低雌激素水平相关的疾病：①月经紊乱：为围绝经期的常见症状，表现为月经周期紊乱、经期延长、经量增多或减少；②外阴阴道萎缩：表现为外阴瘙痒、性交痛、萎缩性阴道炎；③泌尿系统症状：表现为排尿困难、尿痛、尿急等反复发作的尿路感染；④子宫脱垂及阴道壁膨出：尤其是曾有过多次分娩时和会阴严重撕裂者，雌激素缺乏易发生盆底肌肉、筋膜松弛。

2）自主神经系统功能紊乱伴神经心理症状的症候群：①精神神经症状：临床特征为围绝经期首次发病，多伴性功能衰退，分兴奋型和抑郁型；②血管舒缩症状：主要表现为潮热、潮红，其发作与雌激素减少致血管舒缩平衡失调有关；③心血管症状：可有假性心绞痛、轻度高血压等表现。绝经后冠心病、动脉硬化较绝经前增加，可能与雌激素低下、雄激素作用增强有关。

（2）实验室及其他检查：①激素测定：检查血清FSH及雌二醇水平了解卵巢功能，绝经过渡期血清FSH大于10IU/L，提示卵巢储备功能下降；FSH大于40IU/L且雌二醇小于10~20pg/ml，提示卵巢功能衰竭；②氯米芬兴奋试验：月经第5天起口服氯米芬，50mg/d，连服5天，停药第一日测血清FSH大于12IU/L，提示卵巢储备功能下降；③妇科彩超：阴道不规则流血者应排除子宫、卵巢肿瘤，了解子宫内膜厚度；④分段诊刮：疑有子宫内膜病变者，行此检查，并对刮出物送病理检查；⑤阴道细胞学涂片显示底、中层细胞为主。

（3）病史：年龄在40岁以上，可有月经不调病史，或因手术切除双侧卵巢，或因放射治疗或化疗引起人工绝经者。

2. 绝经症状评分法　症状程度分四个等级：无症状0分；偶有症状1分；症状持续2分；影响生活3分。

目前国内常用改良Kuppermann评分法：症状分（具体如下）×症状程度（0~3）=得分；总分0~63分。

潮热汗出4分；感觉异常、失眠、易激动、性交痛、泌尿系症状各2分；抑郁、眩晕、疲乏、骨关节肌肉痛、头痛、心悸、皮肤蚁行感各1分。

3. 辨证要点　中医学辨证此病以肾虚为本，肾阴阳平衡失调，常影响到心、肝、脾等脏腑，从而出现多脏腑功能失调的复杂症候。肾阴虚者表现为腰膝酸软、头晕耳鸣、烘热汗出、潮热颧红等阴虚内热证；肾阳虚证表现为腰膝酸痛、畏寒肢冷、小便清长、大便稀溏等阳虚内寒证；肾阴阳两虚者，寒热错杂，阴阳两证同现，但亦可分偏于阳分或阴分。再者亦可见肾虚肝郁者，兼见精神抑郁、胸闷叹息、烦躁易怒等肝气郁滞证；以及心肾不交者，兼见心悸怔忡、心烦不宁、多梦易惊、失眠健忘、思维迟缓等表现。

（二）鉴别诊断

1. 原发性高血压病　收缩压和舒张压持续升高，常合并心、脑、肾等器官病变，而绝经综合征者血压不稳定,呈波动型,并多表现为收缩压升高。

2. 冠心病　心电图异常,心前区疼痛,服用硝酸甘油、速效救心丸等可缓解,而MPS者胸闷胸痛时服用无效。

3. 子宫内膜癌　阴道不规则流血,通过分段诊刮病理结果可鉴别。

4. 宫颈癌　阴道不规则流血,通过妇科检查、宫颈细胞学检查、阴道镜以及宫颈活组织检查可鉴别。

五、治疗

(一)中医辨证治疗

以补肾、调肝、养心法为主,而补肾法居诸法之冠。常用的治疗药物种类为补虚药、安神药、清热药、收涩药。本教材综合各家论述,简述如下:

1. 中草药

(1)肾阴虚证

治疗法则: 滋养肾阴,佐以潜阳。

方药举例: 左归丸(《景岳全书》)加制首乌、龟甲

熟地黄　山药　山茱萸　枸杞子　菟丝子　鹿角胶　龟板胶　川牛膝

(2)肾阳虚证

治疗法则: 温肾助阳。

方药举例: 右归丸(《景岳全书》)

熟地黄　山药　山茱萸　枸杞子　菟丝子　鹿角胶　盐炒杜仲　肉桂　当归　附子

(3)肾阴阳两虚证

治疗法则: 阴阳双补。

方药举例: 二仙汤(《中医方剂临床手册》)合二至丸(《医方集解》)

仙茅　淫羊藿　黄柏　知母　当归　巴戟天

墨旱莲　女贞子

(4)肾虚肝郁证

治疗法则: 滋肾养阴,疏肝解郁。

方药举例: 一贯煎(《柳州医话》)加女贞子、熟地黄、白芍、郁金

生地黄　沙参　当归　枸杞　麦冬　川楝子

(5)心肾不交证

治疗法则: 滋阴降火,补肾宁心。

方药举例: 天王补心丹(《摄生秘剖》)去桔梗、麦冬、柏子仁,加桑葚、何首乌

生地黄　麦冬　天冬　玄参　党参　茯苓　五味子　酸枣仁　柏子仁　远志　桔梗　当归　丹参　朱砂

2. 中成药

(1)紫参颗粒: 适用于肾阴阳两虚证。

(2)佳蓉片: 适用于肾阴阳两虚证。

(3)坤泰胶囊: 适用于肾阴虚证。

(4)右归丸: 适用于肾阳虚证。

（5）舒肝颗粒：适用于肾虚肝郁证。

3. 针灸及其他

（1）体针：取三阴交、气海、肝俞、肾俞、脾俞等穴。肾阴虚配太溪、照海；肾阳虚配关元、命门、腰阳关；心肾不交配通里、神门、心俞、百会。

（2）耳针：取肾、内生殖器、皮质下、内分泌、肝等穴。

（二）辨病治疗

大多数围绝经期女性可出现绝经症候群，但由于精神状态、生活环境、自身体质的差异，症候群的轻重程度亦有所差别。部分女性无需治疗，部分需要一般性干涉治疗，而有的女性则需要激素补充治疗。

1. 一般处理和对症治疗 心理治疗是MPS的重要组成部分，可辅助应用自主神经功能调节药物，如谷维素、艾司唑仑等。适当规律的体育锻炼，增加日晒，健康饮食，足量摄入蛋白质及含钙食物，限制盐、酒精的摄入，戒烟。并积极改进生活方式，增加社交活动和脑力活动。

2. 激素补充治疗（HRT）

（1）适应证：①绝经相关症状：月经紊乱、潮热、多汗、睡眠障碍、疲倦、情绪障碍如易激动、烦躁、焦虑、紧张或情绪低落等；②泌尿生殖道萎缩的相关症状：阴道干涩、疼痛、性交痛、反复发作的阴道炎、排尿困难、反复泌尿系统感染、夜尿多、尿频和尿急；③低骨量及骨质疏松症：包括有骨质疏松症的危险因素及绝经后骨质疏松症。

（2）禁忌证：①已知或可疑妊娠；②原因不明的阴道出血；③已知或可疑患有乳腺癌；④已知或可疑患有性激素依赖性恶性肿瘤；⑤患有活动性静脉或动脉血栓栓塞性疾病（最近6个月内）；⑥严重的肝、肾功能障碍；⑦血卟啉症、耳硬化症；⑧已知患有脑膜瘤（禁用孕激素）。

（3）慎用情况：子宫肌瘤、子宫内膜异位症、子宫内膜增生史、尚未控制的糖尿病及严重的高血压、有血栓形成倾向、胆囊疾病、癫痫、偏头痛、哮喘、高催乳素血症、系统性红斑狼疮、乳腺良性疾病、乳腺癌家族史。

（4）HRT的具体方案

1）单纯孕激素补充治疗：适用于绝经过渡期，调整卵巢功能衰退过程中出现的月经问题。地屈孕酮10~20mg/d或微粒化黄体酮胶丸或胶囊200~300mg/d或醋酸甲羟孕酮4~6mg/d，月经后半周期使用10~14天。

2）单纯雌激素补充治疗：适用于已切除子宫的女性。结合雌激素0.3~0.625mg/d或戊酸雌二醇片0.5~2.0mg/d或半水合雌二醇贴（1/2~1）贴/7天，连续应用。

3）雌、孕激素序贯用药：适用于有完整子宫、围绝经期或绝经后期仍希望有月经样出血的女性。即模拟生理周期，在用雌激素的基础上，每月加用孕激素10~14天。

4）雌、孕激素连续联合用药：适用于有完整子宫、绝经后期不希望有月经样出血的妇女。该法每日均联合应用雌、孕激素，连续给药。雌激素多采用：戊酸雌二醇0.5~1.5mg/d或结合雌激素0.30~0.45mg/d，孕激素多采用地屈孕酮5mg/d或微粒化黄体酮胶丸100mg/d或醋酸甲羟孕酮1~3mg/d。也可采用复方制剂如雌二醇屈螺酮片1片/日。

5）连续应用替勃龙：推荐1.25~2.50mg/d，适合于绝经后不希望来月经的妇女。

（5）阴道局部用药：为改善泌尿生殖道萎缩症状，雌激素阴道用药，每晚1次，连续14天，症状缓解后，2~3次/周。

（6）副作用及危险性：可有异常子宫出血等副作用，及应用雌孕激素后所产生的不良反应，以及罹患子宫内膜癌及乳腺癌的风险。

六、诊疗思路

经断前后诸证诊疗思路见图5-13。

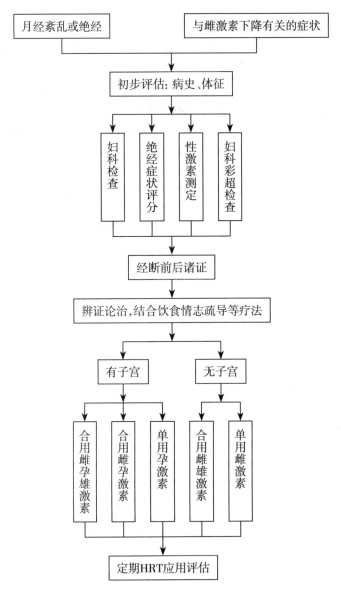

图5-13 经断前后诸证诊疗思路图

七、典型医案

患者张某，于1978年5月31日，因"经期紊乱3年"首次就诊。

病史概要：3年来月经紊乱。或3个月一潮，或5个月一至，经来如注，色红有块。血压偏高但不稳定,胸前时感闷痛憋气,心电图大致正常。头晕少寐,睡中多梦,腰酸乏力,下肢微肿,食思不振,脘痞不舒,大便或溏或软,小便偶有不畅,脉沉弦,时有间歇,舌尖红,苔薄腻。

辨病:经断前后诸证。

辨证:心脾不足,肝肾两虚。

治疗过程:予以云苓、炒白术、香佩兰、广陈皮、鸡血藤、首乌藤、合欢花、紫丹参、分心木、片姜黄、青橘叶、冬葵子、竹叶,6剂,水煎服。二诊(6月11日)头晕已减,血压140/80mmHg,寐和纳增,胸痛亦轻,小便畅下,肢肿已消,舌质略红,脉沉弦,未见间歇。已获效机,再步前法。处方:紫丹参、片姜黄、赤芍药、女贞子、墨旱莲、云苓、夜交藤、合欢花、广陈皮、川芎、神曲,6剂,水煎服。三诊(6月20日)头晕未作,血压稳定,余证亦继减轻。诊脉弦缓,舌苔薄白。再予和胃调中,通脉养心,滋补肝肾法。处方:夜交藤、合欢花、节菖蒲、紫丹参、片姜黄、川芎、延胡索、枳壳、神曲、干佛手、女贞子、墨旱莲,6剂,水煎服。四诊(6月27日)夜寐得酣,胸痛若失,知饥能纳,二便如常,腰酸偶有,血压稳定在140~150/80~90mmHg。处方:每日上午服妇科金丹一付,每晚服二至丸15粒,以资巩固。

按语:本案辨证心脾不足,肝肾两虚。心血不足,则神不内敛,故见心悸、少寐、多梦;脾运不健,水湿下注,因见纳少、腹胀、便溏溲短、下肢水肿;肝肾阴虚,上下失滋,遂见头晕目眩,腰背酸软。治以补脾胃、养心神,兼益肝肾为法。选茯苓、白术、佩兰、陈皮等芳香快气,健脾和中;鸡血藤、首乌藤、合欢花等养心安神兼能疏郁通络;丹参、赤芍、姜黄、菖蒲、橘叶等活血化瘀、通脉止痛;稍佐冬葵子利尿,使"浊阴出下窍";又加女贞子、墨旱莲补肝肾,调补冲任。心脾得补,冲任得调则本固病去。(《哈荔田妇科医案医话选》)

八、研究难点、进展和展望

(一)难点

1. MPS不仅涉及女性内分泌系统功能紊乱、神经递质异常、代谢改变,也涉及心脑血管科、骨科、精神科的范畴。并且心理及社会因素对本病的发生以及程度的轻重有较明显的影响。

2. MPS临床表现高度异质性,且远期并发症多。

3. 由于MPS是一种复杂、多系统的内分泌代谢疾病,病因多元,至今尚未阐明,在治疗上目前以激素补充治疗为主,需个体化治疗,但需定期评估其受益/风险,且需高度关注其副作用及危险性。

(二)进展

应用HRT治疗可明显改善围绝经期女性月经改变、血管舒缩症状等诸多不适,且在窗口期用药是安全的,会形成一个对骨骼、心血管、神经系统的长期保护作用,并且只要收益大于风险,可继续用药,没有必要对HRT持续时间进行限制。

(三)展望

1. 基于中医体质学说,研究经断前后诸证的易感体质,从调理体质入手,达到"上工治未病"的目的。在经断前后诸证治疗中,结合体质分类,采取因"体质"而异的治疗方案,达到事半功倍的疗效。

2. 疗效确切的中药作用机制研究、中西药配伍方案的研究,将是今后该领域的主要研究方向。

第九节　外阴鳞状上皮增生和硬化性苔藓

一、概述

外阴上皮非瘤样病变是女性外阴皮肤和黏膜组织发生色素改变和变性的常见慢性病变。这类病变曾被归类于外阴营养不良,1987年国际外阴疾病研究学会(ISSVD)与国际妇科病理家学会(ISGYP)提出新的分类系统与命名,建议采用本病名,包括鳞状上皮增生、外阴硬化性苔藓和其他皮肤病。

二、历史沿革

中医古籍无此病名,本病主症瘙痒可见于"阴痒"的描述中,而本病病变发展过程中出现的肿痛、溃烂等可参考"阴蚀""阴肿""阴痛"等疾病。《灵枢·刺节真邪》云:"虚邪之中人也……搏于皮肤之间……气往来行,则为痒";隋《诸病源候论·妇人杂病诸候》指出"虫食所为……微则痒,重者乃痛"。20世纪80年代,刘敏如教授首次将"女阴白色病变证"编写入《中医妇科学》中,全面阐述该病的理、法、方、药,填补了中医医籍无此病证的空白。

西医妇产科学关于本病的记载始于19世纪末。1885年Breisky首次报道了女性阴部有类似口腔白斑的病变,称为女阴白斑病。1975年国际外阴病研究会又将之改称为"慢性外阴营养不良"。1987年国际外阴疾病研究协会建议废止慢性外阴营养不良的术语,以"外阴上皮内非瘤样病变"来替代,并分为三类: ①硬化性苔藓; ②鳞状上皮细胞增生; ③其他皮肤病。

中西医结合治疗该病始于20世纪60年代,70年代已有散在报道,80年代以来中医中药治疗本病的报道日趋增多。治疗方式可分为辨证治疗与辨病治疗,给药途径有外治及内外同治两种,亦有采用针灸、电热针、激光等方法治疗者。

三、病因病机

(一)中医病因病机研究进展

本病病变部位在外阴,主要表现为瘙痒及外阴皮肤和黏膜色素减退。中医学认为,瘙痒是邪气在皮腠间往来流行所致。痒与痛形成机制相似,只是邪与气血搏结的程度及病位深浅不同而已。若肝肾不足,或脾虚化源不足,或心血不足,或脾肾阳虚,均可使阴部干萎、变白、粗糙、皲裂;若肝郁气滞,或湿热瘀阻,可令阴部增厚、疼痛。本虚,在肝脾肾不足,精血两亏或阳气不足;标实,在局部脉络瘀阻。本病具有虚实夹杂、虚多实少及缠绵难愈的特点。

(二)西医病因病理研究进展

1. 病因　外阴鳞状上皮增生病因不明,可能与外阴局部潮湿、阴道排出物或外来刺激物刺激出现外阴瘙痒而反复搔抓有关。外阴硬化性苔藓的病因尚不完全清楚,目前主要从以下方面研究: ①激素水平的影响; ②自身免疫性因素; ③遗传性因素; ④免疫细胞学因素;

⑤感染因素；⑥创伤；⑦结缔组织改变。

2.病理　外阴鳞状上皮增生（文末彩图2）：镜下可见病变区表皮层角化过度和角化不全，棘细胞层不规则增厚，上皮脚向下延伸，上皮脚之间的真皮层乳头明显，并有轻度水肿及淋巴细胞和少量浆细胞浸润。但上皮细胞层次排列整齐，极性保持，细胞的大小和核形态、染色均正常。

外阴硬化性苔藓（文末彩图3）：镜下可见表皮萎缩，过度角化，上皮增厚和上皮脚变钝，基底层细胞的胞质空泡化和毛囊栓塞。病变早期真皮乳头层水肿，晚期出现均质化，均质带下有淋巴细胞和浆细胞浸润，表皮过度角化及黑素细胞减少。

四、诊断与鉴别诊断

（一）诊断——辨病与辨证要点

1.辨病要点

（1）临床表现：①外阴鳞状上皮增生者，多难以耐受外阴瘙痒而搔抓，严重者坐卧不安，影响睡眠；②外阴硬化性苔藓主要表现为外阴病损区瘙痒及外阴烧灼感，瘙痒程度较外阴鳞状上皮增生者轻，也有个别患者无瘙痒不适。严重时可有性交痛，甚至性交困难。

（2）体征：①外阴鳞状上皮增生病变累及大阴唇、阴唇间沟、阴蒂包皮、阴唇后联合等处，可呈局灶性、多发性或对称性。病变早期皮肤黯红或粉红，角化过度部位呈白色；晚期则皮肤增厚、皮肤纹理明显，出现苔藓样变，似皮革样增厚，且粗糙、隆起；严重者有抓痕、皲裂、溃疡。②外阴硬化性苔藓病损区常位于大阴唇、小阴唇、阴蒂包皮、阴唇后联合及肛周，多呈对称性。早期表现为皮肤红肿，可出现粉红、象牙白色或有光泽的多角形小丘疹，丘疹融合成片后呈紫癜状；进一步发展则出现外阴萎缩，小阴唇变小甚至消失，大阴唇变薄，皮肤颜色变白、皱缩、弹性差，常伴有皲裂及脱皮；晚期则皮肤进一步萎缩呈"雪茄纸"或"羊皮样"改变，阴道口挛缩狭窄。幼女病变的过度角化通常不及成年妇女严重，至青春期多数病变可能自行消失。③外阴硬化性苔藓合并鳞状上皮增生的主要体征为外阴皮肤萎缩、变薄伴有局部隆起等。

2.诊断标准　外阴鳞状上皮增生和外阴硬化性苔藓均可根据症状和体征做出判断，确诊靠组织学检查。活检应在色素减退区，皲裂、溃疡、隆起、硬结和粗糙处进行，注意多点活检。

3.辨证要点　本病辨证，除根据患者主证、兼证、舌脉外，尚需结合局部体征及病理活组织检查以辨虚实。一般而言，外阴奇痒不堪，灼热疼痛，局部色白或黯红、增厚、粗糙，或周围红肿、溃破流黄水或带浊者，属实；若瘙痒不甚，外阴局部色白，干枯萎缩，或弹性减退者，属虚。

（二）鉴别诊断

外阴鳞状上皮增生应与外阴白癜风及外阴上皮内瘤变和癌相鉴别。若外阴皮肤出现界限分明的发白区，表面光滑润泽，质地完全正常，且无任何自觉症状者为白癜风；若有长期溃疡不愈，要尽早活检病理确诊以排除外阴上皮内瘤变和外阴癌。

外阴硬化性苔藓应与老年生理性萎缩、白癜风、白化病、外阴神经性皮炎和扁平苔藓相鉴别。

五、治疗

（一）辨证治疗

本病辨证,除根据患者主证、兼证、舌脉外,尚需结合局部体征及病理活组织检查以辨虚实。一般而言,外阴奇痒不堪,灼热疼痛,局部色白或黯红、增厚、粗糙,或周围红肿、溃破流黄水或带浊者,属实;若瘙痒不甚,外阴局部色白,干枯萎缩,或弹性减退者,属虚。

采用"虚者补之,实者泻之"的治则,以滋养肝肾、补益心脾、活血祛瘀、祛风止痒、利湿清热等为主,内服、外治相结合。

1. 中草药

（1）肝肾阴虚证

治疗法则:滋养肝肾,养营润燥。

方药举例:左归丸(《景岳全书》)合二至丸(《医方集解》)

熟地　山药　枸杞子　山茱萸　川牛膝　菟丝子　鹿角胶　龟甲胶

女贞子　旱莲草

（2）肝郁气滞证

治疗法则:疏肝解郁,养血通络。

方药举例:黑逍遥散(《医宗己任篇》)去生姜加川芎

熟地　柴胡　当归　白芍　白术　茯苓　甘草　薄荷　生姜

（3）心脾两虚证

治疗法则:健脾益气,养血润燥。

方药举例:归脾汤(《济生方》)

人参　白术　黄芪　茯神　当归　远志　酸枣仁　木香　炙甘草　龙眼肉　生姜

大枣

（4）脾肾阳虚证

治疗法则:温阳健脾,养血活血。

方药举例:右归丸(《景岳全书》)合佛手散(《普济本事方》)

熟地　山药　山茱萸　枸杞子　鹿角胶　菟丝子　杜仲　当归　肉桂　制附子　当归

川芎

（5）湿热下注证

治疗法则:清热利湿,通络止痒。

方药举例:龙胆泻肝汤(《医宗金鉴》)

龙胆草　山栀子　黄芩　车前子　木通　泽泻　生地　当归　甘草　柴胡

2. 中成药

（1）杞菊地黄丸:用于肝肾阴虚证。

（2）龙胆泻肝胶囊:用于湿热下注证。

3. 外治法

（1）外洗方(经验方):淫羊藿、白花蛇舌草各50g,蒺藜、当归、川断、白鲜皮各25g,硼砂

15g。水煎外洗。适用于肝肾阴虚证。

（2）外洗方（经验方）：茵陈、蒲公英各50g,地肤子、蛇床子各25g,黄连、黄柏、紫花地丁各15g。适用于湿热下注证。

4. 针灸及其他　取穴曲骨、横骨、阴阜、坐骨结节穴,各型均适用。奇痒者,加刺耳穴神门、外生殖区、皮质下区,根据病情或配三阴交、太冲等穴。

（二）辨病治疗

1. 一般治疗　外阴鳞状上皮增生及外阴硬化性苔藓均需保持外阴部皮肤清洁、干燥;忌食过敏、辛辣食物,少饮酒;不宜用刺激性肥皂或药物擦洗外阴。

2. 局部药物治疗　外阴鳞状上皮增生局部治疗常用0.025%氟轻松软膏,0.01%曲安奈德软膏或1%~2%氢化可的松软膏或霜剂等,每日涂擦局部3~4次。当瘙痒基本控制后,停用高效糖皮质激素类制剂,改用氢化可的松软膏每日1~2次继续治疗,连用6周。在瘙痒消失后,仍须用药物治疗较长时期,增生变厚的皮肤才会有明显改善,甚至有完全恢复正常的可能。因此,需要坚持长期用药。

外阴硬化性苔藓局部药物治疗可使用2%丙酸睾酮或苯酸睾酮油膏或水剂与1%~2.5%氢化可的松软膏混合,或0.3%黄体酮油膏,或0.05%氯倍他索软膏涂擦患部治疗至瘙痒缓解,然后减少用药频率。瘙痒顽固、局部用药无效者,可用曲安奈德混悬液皮下注射。对使用睾酮无效的患者也可用丙酸倍他米松每日2次,用1个月后改为每日1次,连用2个月。幼女硬化性苔藓至青春期时有自愈可能,一般不宜采用雄性激素局部治疗,多用1%氢化可的松软膏或用0.3%黄体酮油膏涂擦局部,症状多获缓解,但应长期定时随访。

外阴硬化性苔藓合并鳞状上皮增生的治疗应选用氟轻松软膏涂擦局部,每日3~4次,共用6周,继用2%丙酸睾酮软膏6~8周,之后每周2~3次,必要时长期使用。

3. 全身用药　外阴硬化性苔藓可用阿维A胶囊,20~30mg/d,口服,能缓解皮肤瘙痒症状。另外可口服多种维生素;局部感染者使用抗生素;精神紧张、瘙痒症状明显者使用镇静、安眠和抗过敏药物可显著缓解。

4. 物理治疗　物理治疗外阴鳞状上皮增生、外阴硬化性苔藓对缓解症状、改善病变有一定效果。常用方法:①聚焦超声治疗(HIFU);②CO_2激光或氦氖激光、冷冻(液氮)、波姆光等治疗,可以消灭异常上皮组织和破坏真皮层内神经末梢,从而阻断瘙痒和搔抓所引起的恶性循环。

5. 手术治疗　外阴鳞状上皮增生发生癌变的几率很低,手术后对外观及局部功能有一定影响,且约半数患者术后可能复发,故一般仅适用于:①局部病损组织出现不典型增生或有恶变可能者;②反复应用药物或物理治疗无效者。

外阴硬化性苔藓恶变机会很少,亦很少采用手术治疗。仅适用于:①局部病损组织出现不典型增生或有恶变可能者;②反复应用药物治疗或物理治疗无效者。可采用表浅的外阴病损区切除,但复发率较高。

六、诊疗思路

外阴鳞状上皮增生、外阴硬化性苔癣诊疗思路见图5-14。

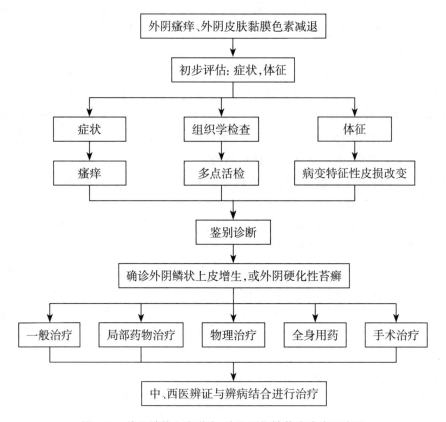

图5-14　外阴鳞状上皮增生、外阴硬化性苔癣诊疗思路图

七、典型医案

患者李某,女性,54岁,于2014年10月19日,因"外阴反复瘙痒2年"就诊。

病史概要:2012年10月以来,反复出现外阴瘙痒。曾多次在当地医院就诊,白带常规正常、血糖正常。予"克痒舒洗液"外洗后瘙痒减轻,但停药数日后又再明显瘙痒。49岁绝经。头晕,腰酸,心烦口渴,二便调。舌红,苔薄白,脉沉细。

妇科检查:外阴萎缩,大小阴唇变薄,皮肤颜色变白、弹性差;阴道畅,分泌物量少;宫颈萎缩、光滑;宫体前位、质中、无压痛;附件区未及明显异常。

辅助检查:病损区多点活检,提示外阴硬化性苔癣。

辨病:外阴硬化性苔癣。

辨证:肝肾亏虚。

治疗过程:予滋水清肝饮加味(生、熟地各15g,山药15g,山茱萸15g,丹参15g,姜黄15g,丹皮15g,茯苓15g,泽泻12g,枸杞子15g,当归15g,白芍15g,柴胡10g,酸枣仁15g,白蒺藜12g)14剂,每日1剂,水煎服;同时配合外洗药(白鲜皮25g,地骨皮25g,补骨脂25g,丹参20g,苦参

25g,黄柏25g,蛇床子30g)14剂,每晚睡前熏洗坐浴1次。坐浴结束后丙酸睾酮制剂涂擦患处(200mg丙酸睾酮加入10g凡士林油膏配制成2%制剂)。1个月后瘙痒缓解,停用丙酸睾酮制剂。继前口服中药及外洗又1个月,停药。患者瘙痒未再发作。

按语:该患者外阴反复瘙痒就诊,外阴萎缩,大小阴唇变薄,皮肤颜色变白、弹性差,病损区多点活检提示外阴硬化性苔癣,辨病为外阴硬化性苔癣;肾藏精,主五液,开窍于二阴;肝藏血,肝脉绕阴器;乙癸同源,精血互生。肝肾亏损,外阴失于濡养,而致外阴干萎枯白、薄脆。阴血亏虚,生风化燥,风燥阻于阴部脉络则致阴痒。头晕、腰酸、心烦口渴、舌红、苔薄白、脉沉细,均为一派肝肾亏虚之象。

在临床治疗上中西医结合,中药内服、外治,联合丙酸睾酮制剂,标本兼治。

八、研究难点、进展和展望

(一)难点

1. 外阴硬化性苔癣的确切病因及发病机制仍然不清楚。

2. 尽管最近的研究显示:有学者认为免疫调节剂他克莫司、吡美莫司治疗硬化性苔癣的疗效优于皮质激素,但需要注意使用此类药物后,近期和远期潜在的促进硬化性苔癣病变进展为外阴癌的风险。

(二)进展

目前认为硬化性苔癣是一种T淋巴细胞介导的慢性炎症性疾病,因此一些抑制T淋巴细胞、不影响胶原合成且能较好控制硬化性苔癣的药物备受关注,如免疫调节剂他克莫司、吡美莫司。

(三)展望

1. 外阴硬化性苔癣的确切病因及发病机制仍然不清楚,因此还需要进行深入研究,以揭示其病因及发病机制。

2. 目前关于免疫调节剂疗效的报道样本均较小、均不是前瞻性随机双盲对照研究,将来需要进行一些大样本的随机对照研究。

3. 是否每个外阴硬化性苔癣患者(尤其是无症状的患者)都应该接受治疗,还存在争议。

第十节　盆底功能障碍性疾病

一、概述

盆底功能障碍(PFD)是指因退化、创伤等因素导致女性盆底支持组织薄弱而发生的,以盆腔器官脱垂(POP)和压力性尿失禁(SUI)为主要表现的一种疾病。POP包括阴道前、后壁膨出和子宫脱垂,SUI指因腹压突然增加导致的尿液不自主流出。

中医对盆底功能障碍性疾病早有描述,有"阴挺""阴脱""阴菌"等名称,因其多发生在产后,故又称"产肠不收"。

二、历史沿革

本病始见于晋代皇甫谧《针灸甲乙经》:"妇人阴挺出,四肢淫泺,身闷,照海主之。"隋代巢元方《诸病源候论·妇人杂病诸候》认为阴挺的病因病机为"胞络伤损,子脏虚冷,气下冲则令阴挺出,谓之下脱。亦有因产而用力偃气而阴下脱者。"唐代孙思邈首载方药、阴道纳药、熏洗等法,创综合疗法之先河。明代张介宾《景岳全书》描述了阴挺的临床特征,并提出治疗以"升补元气,固涩真阴"为主,至今对临床有指导意义。

西医学研究始于公元前400年,希波克拉底使用石榴为子宫托置于阴道内以减轻脱垂。1861年美国新奥尔良Choppins施行了第一例经阴道子宫切除术。19世纪后半叶子宫托得到广泛应用。20世纪以后,有关尿失禁的理论和手术方式不断发展,近20年发展尤其迅速。建立在整体理论基础上的盆底重建手术以恢复盆腔组织器官正常解剖位置而达到恢复其功能的目的。2004年法国的Cosson提出了全盆底重建术(total prolift)。

近几年随着盆底康复治疗的兴起,中医药促进盆底肌张力恢复也收到了良好效果。

三、病因病机

(一)中医病因病机研究进展

中医学者认为PFD属"阴挺"范畴,病因病机主要涉及脾、肾两脏。肾为先天之本,主封藏,脾为后天之本,主升提,故肾虚不固与气虚下陷导致胞络受损,不能提摄胞宫为其主要病机。辨证常见气虚、肾虚等证候,亦有胞宫脱出日久,摩擦损伤,邪气内侵,而见湿热证候。病性多属虚;病位主要在胞宫以及脾、肾。

(二)西医病因病理研究进展

盆腔脏器发挥正常功能有赖于盆底肌肉群、结缔组织和韧带对其正常解剖位置的支持,任何因素导致盆底支持组织损伤、退化,都能引起PFD。

1. 病因 PFD的主要病因为妊娠分娩损伤,盆底支持组织受到过度牵拉而削弱其支撑力量,若加之产后过早参加重体力劳动,将会影响盆底支持组织的恢复而发病。其次,慢性咳嗽、便秘、频繁举重物等而导致腹腔压力增加也是病因之一。另外,医源性损伤、绝经后生理性盆底组织萎缩也与PFD的发病相关。

2. 病理 暴露在外的宫颈和阴道黏膜长期与衣物摩擦,可致宫颈和阴道壁发生溃疡而出血,若继发感染则有脓性分泌物。

四、诊断与鉴别诊断

(一)诊断——辨病与辨证要点

1. 辨病要点 临床表现:①盆腔器官脱垂:阴道前壁膨出,多伴膀胱和尿道膨出,轻者尿频,重者引起压力性尿失禁或尿潴留;阴道后壁膨出,多伴陈旧性会阴裂伤,严重者可致便秘;子宫脱垂重症常伴有排便、排尿困难。②压力性尿失禁:最典型的症状是腹压增加时不自主溢尿。

2. 临床分度 我国将子宫脱垂分为3度(1981年"两病"科研协作组意见)。

目前国外多采用Bump提出的盆腔器官脱垂定量分度法(POP-Q)(表5-5、表5-6,图5-15)。

表5-5 盆腔器官脱垂评估指示点（POP-Q分度）

指示点	内容描述	范围
Aa	阴道前壁中线距处女膜3cm处，相当于尿道膀胱沟处	-3至+3cm之间
Ba	阴道顶端或前穹窿到Aa点之间阴道前壁上段中的最远点	在无阴道脱垂时，此点位于-3cm，在子宫切除术后阴道完全外翻时，此点将为+TVL
C	宫颈或子宫切除后阴道顶端所处的最远端	-TVL至+TVL之间
D	有宫颈时的后穹窿的位置，它提示了子宫骶骨韧带附着到近段宫颈后壁的水平	-TVL至+TVL之间或空缺（子宫切除后）
Ap	阴道后壁中线距处女膜3cm处，Ap与Aa点相对应	-3至+3cm之间
Bp	阴道顶端或后穹窿到Ap点之间阴道后壁上段中的最远点，Bp与Ap点相对应	在无阴道脱垂时，此点位于-3cm，在子宫切除术后阴道完全外翻时，此点将为+TVL

注：POP-Q分度应在向下用力屏气时，以脱垂最大限度出现时的最远端部位距离处女膜的正负值计算。

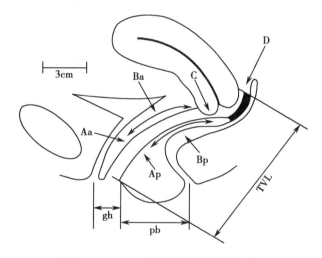

图5-15 POP-Q盆腔器官膨出分期图解

POP-Q通过3×3格表记录以上各测量值，客观地反映盆腔器官脱垂变化的各个部位的具体数值

表5-6 盆腔器官脱垂分度（POP-Q分类法）

分度	内容
0	无脱垂，Aa、Ap、Ba、Bp均在-3cm处，C、D两点在阴道总长度和阴道总长度-2cm之间，即C或D点量化值<（TVL-2cm）
I	脱垂最远端在处女膜平面上>1cm，即量化值<-1cm
II	脱垂最远端在处女膜平面上<1cm，即量化值>-1cm，但<+1cm
III	脱垂最远端超过处女膜平面>1cm，但<阴道总长度-2cm，即量化值>+1cm，但<（TVL-2cm）
IV	下生殖道呈全长外翻，脱垂最远端即宫颈或阴道残端脱垂超过或阴道总长度-2cm，即量化值>（TVL-2cm）

3. 辨证要点　中医辨证以虚为主,亦有虚中夹实者。虚者以气虚和肾虚多见,两者均可见阴道内肿物脱出,劳则加剧,伴腰酸、下腹坠胀感。气虚者多伴少气懒言,倦怠乏力,面色少华等症状;肾虚者多伴腰膝酸软,头晕耳鸣,夜尿频数等症状。若阴道肿物脱出日久,摩擦损伤,则可出现红肿溃烂,黄水淋沥,带下量多,色黄如脓,味臭,口渴发热,小便黄赤,大便干结等湿热症状。

(二)鉴别诊断

1. 子宫黏膜下肌瘤或宫颈肌瘤　临床多有月经过多的表现,妇科检查阴道内或宫颈外口可见红色、质硬的肿块堵塞,表面未见宫颈口,其周围或一侧可及宫颈。

2. 宫颈延长　宫体及阴道穹窿位置无明显下移,仅宫颈延长。

五、治疗

PFD的治疗分为非手术和手术治疗两大类。中医药治疗可缓解局部症状,促进盆底肌肉张力的恢复,适用于轻度患者,亦可用于中、重度患者的辅助治疗。

(一)辨证治疗

遵循《黄帝内经》"虚者补之,陷者举之,脱者固之"的治疗原则,以益气升提、补肾固脱为治疗大法,兼有湿热者,佐以清热利湿,并配合局部外治。

1. 中草药

(1)气虚证

治疗法则:补中益气,升阳举陷。

方药举例:补中益气汤(《脾胃论》)

人参　黄芪　白术　当归　橘皮　升麻　柴胡　炙甘草

(2)肾虚证

治疗法则:补肾固脱,益气升提。

方药举例:大补元煎(《景岳全书》)

人参　山药　熟地　杜仲　当归　山茱萸　枸杞　炙甘草

另湿热下注之急性期,可用龙胆泻肝汤,待湿去热清,再扶正固本,不可一味投以凉药,而损伤机体正气。

2. 中成药

(1)补中益气颗粒:适用于气虚证。

(2)金匮肾气丸:适用于肾虚证。

3. 针灸及其他

(1)针灸:取关元、百会、维胞、三阴交等穴。施以补法。

(2)外洗:蛇床子60g、乌梅60g,或枳壳50g,煎水熏洗。兼湿热者,可选用清热利湿类中药。

(二)辨病治疗

1. 非手术治疗

(1)生活方式干预:加强孕期和围产期保健,积极治疗引起长期腹压增加的疾病;进行盆底肌肉锻炼(Kegel exercise)增加盆底肌肉群的张力。

(2)子宫托:POP-Q Ⅱ~Ⅳ度脱垂患者均适用。

(3)盆底肌电刺激:通过对阴部神经和盆腔神经的反射性刺激或神经肌肉的直接刺激,加强盆底肌肉的强度。

2. 手术治疗

（1）压力性尿失禁：目前公认的金标准术式为耻骨后膀胱尿道悬吊术和阴道无张力尿道中段悬吊带术（TVT-O），后者已成为一线手术治疗方法。

（2）盆腔脏器脱垂：①经阴道子宫全切及阴道前后壁修补术：适用于Ⅱ度以上脱垂或合并轻度子宫病变者；②阴道部分或完全封闭术：多用于无性生活要求的老年女性；③盆底重建手术：通过网片等植入材料悬吊固定恢复盆腔正常解剖结构。

六、诊疗思路

盆底功能障碍性疾病诊疗思路见图5-16。

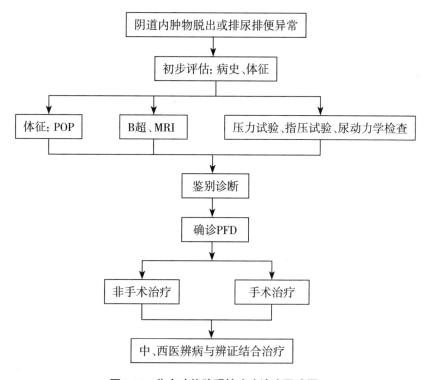

图5-16 盆底功能障碍性疾病诊疗思路图

七、典型医案

患者周某，女性，62岁，于2015年5月11日，因"劳累后阴道肿物脱出10余年"就诊。

病史概要：2005年起劳累后自觉阴道下坠，阴道口未扪及肿物，平卧休息后症状缓解。近10年阴道下坠感逐渐加重，并扪及肿物脱出阴道，活动后尤甚，无尿频、尿急，无便秘，无阴道不规则流血。足月顺产3个子女，绝经10年，配偶体健。平素倦怠乏力，面色少华，气短懒言，腰膝酸软，舌淡胖，苔薄白，脉沉弱。

妇科检查：外阴：老年式，阴道前壁完全膨出阴道口；阴道：后壁膨出未超出处女膜缘，子宫颈脱出阴道口；宫颈：光滑；宫体：萎缩，无压痛；附件：未触及明显异常。

辅助检查：压力试验：尿道口无尿液溢出；B超示：子宫及双附件未见明显异常。

辨病：①阴道前壁膨出Ⅲ度；②阴道后壁膨出Ⅰ度；③子宫脱垂Ⅱ度轻度。

辨证: 气虚证。

治疗过程: 就诊当日收住入院。完善术前相关检查,排除手术禁忌证,同时给予补中益气汤方加味(人参15g,黄芪15g,白术12g,当归10g,陈皮9g,升麻9g,柴胡9g,炙甘草6g,杜仲10g,菟丝子15g)3剂。日1剂,水煎服。5月14日在全身麻醉下行阴式子宫全切+前盆腔悬吊术。术后给予抗感染、止血等治疗,同时口服上方加忍冬藤15g,黄芩9g,泽泻9g,生薏仁15g,共5剂。日1剂,水煎服。术后恢复良好,于5月19日出院。

按语: 该患者辨病为盆腔器官脱垂; 平素患者倦怠乏力,面色少华,气短懒言,舌淡胖,苔薄白,脉沉弱,属气虚之证; 加之腰膝酸软,兼有肾虚征象,因此在补中益气汤基础上加补肾之品。

临床上中西医结合治疗,手术治疗后联合中药调理,益气升提,健脾补肾,加强手术疗效。因该患者主要为阴道前壁膨出及子宫脱垂,配偶体健,同时,为不影响术后性生活,故手术方案选择阴式子宫全切+前盆腔悬吊术。

八、研究难点、进展和展望

(一)难点

1. 正常分娩是绝大部分女性必经的生理阶段,在我国,许多女性产后由于各种因素过早地投入工作,影响盆底支持结构的恢复。

2. 由于医师从整体理论论治盆底功能障碍性疾病的经验有限,手术并发症和远期效果有待于观察和总结。

(二)进展

1. 里程碑理论 1994年,DeLancey提出的吊床假说、阴道支持结构的三水平理论以及Petros的整体理论,为PFD诊治的基础。

2. 有研究指出,盆底支持组织细胞外基质(如胶原蛋白、核心蛋白聚糖、弹性蛋白、血清松弛素等)成分发生改变会减弱盆底组织的支持能力,从而发生PFD。

(三)展望

1. 适当延长产假有利于产后恢复,产后积极锻炼,将Kegel锻炼作为行为学调整,融入日常生活的健康计划中。

2. 为盆底功能障碍性疾病患者制订个体化的治疗方案。

第十一节 性及女性性功能障碍

一、概述

性(sexuality)是人类对性别的确认、性感觉的表达及与此相关的人与人之间的亲密关系等的认知总和。性反应(sexual response)指人体受性刺激后身体上出现可感觉到、观察到并能测量到的变化。女性性功能障碍指女性性反应周期一个或多个环节发生障碍,或出现与性交有关的疼痛。

二、历史沿革

中医性学的发展起源可追溯到两千年前中医学的形成阶段,发展于秦汉,兴盛于晋唐,衰落于宋元,隐没于明清。《医心方》中将之称为"房中术"。宋元明清时期,程朱理学、心学风行,提倡"存天理,灭人欲",致使性学发展受到严重阻碍。

西医早在古希腊、古罗马时期就对有关人类生殖功能、避孕以及性功能障碍等方面进行了描述。1886年,德国克拉夫特·埃宾(Kraff Ebing)出版《性心理病》;1912年,德国布洛赫出版了《专论性科学全集》;1928年和1953年,美国金西分别出版了《人类男性性行为》和《人类女性性行为》两本书;1970年,美国马斯特斯(William Howell Masters)夫妇出版了《人类性功能障碍》。

1994年中国性学会正式成立,之后中医性医学研究者掌握现代性学研究成果,通过中医辨证论治优势,结合针灸、推拿、中药等方法,在性保健、性疾病治疗上取得了可喜的成果。

三、病因病机

(一)中医病因病机研究进展

女性性功能障碍多属"阴萎"范畴,病因既有素体阴阳平衡失调的内在因素,也有不洁性交、外感毒邪等外在因素。病因病机涉及肾、脾、肝三脏功能失调。肾虚为本病发病的关键,肝郁、脾虚为其常见病机。辨证常见肾虚、肝郁、脾虚、心脾两虚、肝肾阴虚、心肾不交、肝胆湿热等。病性多属虚证,也可见虚实夹杂。病位主要在冲任、胞宫以及肾、肝、脾。

(二)西医病因病理研究进展

女性性功能障碍有器质性因素和功能性因素,前者包括生殖系统的各种疾病。目前认为其原因90%以上为心理因素,故本节重点阐述功能性因素,概括为以下几个方面。

1. 既往的不良刺激遗留的不安与惧怕　婚前受到过意外的凌辱与摧残,频繁的人工流产或生产所造成的痛苦与后遗症等。

2. 情感与情绪因素　婚姻不愉快或厌恶、猜疑配偶,担心被对方的疾病传染而不敢接触等。

3. 配偶行为因素　丈夫的粗暴与不体贴,频繁的性生活使女方难以承受,不洁性交使女方感染疾病等。

4. 其他因素　如住房拥挤,老少同室等不良环境。

四、诊断与鉴别诊断

诊断——辨病与辨证要点

1. 辨病要点

(1)性欲障碍:包括低反应性欲障碍和性厌恶。

(2)性唤起障碍:指持续和反复发生不能获得或维持足够的性兴奋,并引起心理痛苦。

(3)性高潮障碍:在足够的性刺激和性兴奋后,持续或反复发生性高潮困难、延迟或缺如,并引起心理痛苦。

(4)性交疼痛:包括外阴、阴道及下腹部疼痛。

2. 诊断标准

(1)病史采集:采集病史时注意环境的舒适和保密性。

(2)性功能评估:可采用Kaplan等提出的女性性功能积分表进行性功能评估。

(3)情感及相关问题:评价对婚姻满意度或与性伴侣情感关系。

(4)心理检查:包括与性有关的各种心理社会状态的评定。

（5）盆腔及全身检查：明确生殖器官及其他系统有无器质性病变。

（6）实验室检查：包括性激素测定等。

3. 辨证要点　中医学对此病的辨证以虚实为纲。虚者以肾虚、脾虚为主，表现为性反应迟钝、淡漠，厌恶、恐惧性接触，性交疼痛，伴有腰膝酸软、神疲乏力等症状。实者多见肝郁气滞，可伴有情绪不稳定，烦躁易怒，胸胁、乳房胀痛等症状。

五、治疗

患有器质性病变应首先治疗器质性病变，功能性性功能障碍给予以下治疗。

（一）辨证治疗

1. 中草药

（1）肾阳虚衰证

治疗法则：补肾壮阳，温补命火。

方药举例：右归丸（《景岳全书》）

熟地　山药　山茱萸　枸杞子　菟丝子　鹿角胶　杜仲　肉桂　当归　附子

（2）肾阴虚证

治疗法则：滋肾填精，养阴降火。

方药举例：左归丸（《景岳全书》）

熟地　山药　山茱萸　枸杞子　菟丝子　鹿角胶　龟板胶　川牛膝

若为肝肾阴虚，出现性交疼痛，阴户干涩等症状，治以滋补肝肾，填精润燥，用知柏地黄丸（《医宗金鉴》）合二至丸（《医方集解》）。

知母　黄柏　熟地　山萸肉　怀山药　茯苓　泽泻　丹皮

女贞子　旱莲草

（3）肝气郁结证

治疗法则：疏肝解郁，调畅气血。

方药举例：逍遥散（《太平惠民和剂局方》）

当归　白芍　柴胡　白术　茯苓　甘草　煨姜　薄荷

郁久化热者，用丹栀逍遥散；若湿重于热者，肝胆湿热，治当清肝利湿除热。方选龙胆泻肝汤（《医宗金鉴》）。

龙胆草　栀子　黄芩　车前子　木通　泽泻　生地　当归　柴胡　甘草

（4）心脾两虚证

治疗法则：补益心脾，助思欲念。

方药举例：归脾汤（《济生方》）加味

党参　黄芪　白术　茯神　酸枣仁　龙眼肉　木香　远志　生姜　大枣　炙甘草　当归

2. 中成药

（1）右归丸：适用于肾阳虚证。

（2）左归丸：适用于肾阴虚证。

（3）逍遥丸：适用于肝气郁结证。

（4）归脾丸：适用于心脾两虚证。

3. 针灸及其他

（1）体针：取神门、肾俞、八髎、三阴交、中极、关元等穴。平补平泻法。

（2）艾灸：取关元、中极、足三里、三阴交、神阙等穴。

（3）耳针：取心、皮质下、脑、子宫、内分泌、交感、神门等穴。

（二）辨病治疗

1. 矫治病理因素，治疗各种影响性功能与性行为的疾病。

2. 药物治疗

（1）镇静剂的使用：对性生活恐惧与阴道痉挛者，于性交前1小时，可服安定1片，或其他镇静剂少量，并伴以其他相关疗法。

（2）激素的使用：经过详细检查，有内分泌功能不足者，服激素替代治疗，个别学者主张给予少量雄激素。

3. 诱发性欲与减少痛苦的具体措施

（1）夫妇共同阅读与提高性和谐有关的书籍、画册与视频，做好性生活前的亲昵及性生活进行中的阴蒂按摩，使夫妇之间的性欲冲动同步。

（2）自我治疗：性爱幻想及有次序、有节奏、由浅入深地自我按摩。

（3）G点的找寻：医生可先协助患者找寻，同时辅导配偶进行。

（4）润滑剂的使用：对老年夫妇与曾行手术治疗者，十分需要。

六、诊疗思路

女性性功能障碍诊疗思路见图5-17。

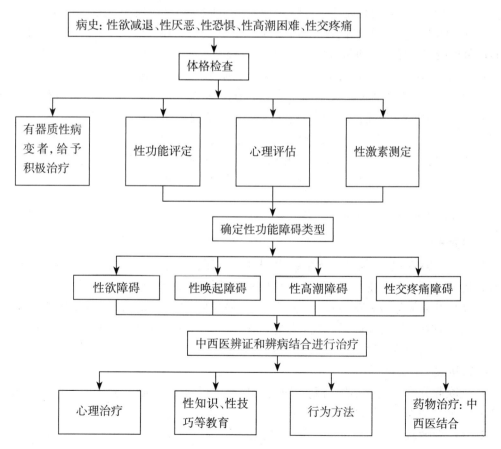

图5-17 女性性功能障碍诊疗思路图

七、典型医案

患者林某,38岁,于2014年4月9日,因"性欲减退2年余,阴道干涩伴性交疼痛1年"首次就诊。

病史概要:患者2003年结婚,既往性生活正常,G2P1L1A1,2007年6月足月顺产一子,2009年人工流产1次。既往月经周期30天左右,近2年为25~26天,经量较前略减少,3天净,末次月经(LMP):2014年4月1日,量中,色红,无血块,无痛经。自2年前性欲开始减退,性刺激后少有性冲动、性兴奋、性快感,1年前自觉阴道干涩不适,性交疼痛明显,抗拒正常性生活,性生活频率明显减少。平素腰酸、盗汗,倦怠乏力,头晕耳鸣,五心烦热。舌红,苔薄少,脉弦细数。

妇科检查:外阴已婚已产式,未见明显萎缩;阴道畅,有少量分泌物;宫颈光滑;宫体前位,正常大小,质中,活动可,无压痛;双附件未触及明显异常。

辅助检查:盆腔B超示:子宫体正常大小,双侧附件无明显异常。基础内分泌示:FSH:9.09mIU/ml,LH:6.23mIU/ml,E_2:30pg/ml,T:0.28ng/ml,PRL:17μIU/ml,FT_4:0.87ng/dl,TSH:2.8mIU/L。

辨病:女性性功能障碍-性欲障碍、性交疼痛。

辨证:肝肾阴虚证。

治疗过程:首先给予心理疏导及性知识介绍,继之给予知柏地黄丸合二至丸加减(知母9g,黄柏9g,熟地12g,山萸肉9g,怀山药15g,丹皮12g,女贞子18g,旱莲草12g,菟丝子12g,枸杞子12g,龟甲胶12g(烊化),鹿角胶12g(烊化)),日1剂,水煎服,同时给予雌三醇乳膏1支,每晚0.5g阴道局部应用。连续用药2个月,上述症状逐渐缓解,停药后未再复发。

按语:该患者因"性欲减退2年余,阴道干涩伴性交疼痛1年"就诊,结合专科检查及辅助检查,排除器质性病变后诊断为功能性性欲障碍;患者平素腰酸、盗汗,倦怠乏力,头晕耳鸣,五心烦热,舌红,苔薄少,脉弦细数,属肝肾阴虚之证。在治疗上采取中西医结合的方法,心理解压、性技巧指导为先,中药调理联合雌激素乳膏外用增加阴道分泌物量而减轻性交疼痛。在目前缺乏有效药物治疗手段的情况下可以推荐患者试用一些植物制剂保健品。

八、研究难点、进展和展望

(一)难点

1. 因传统观念桎梏,缺少正确的性生理、病理知识,不能正视自己的疾患或羞于到医院正规诊治,且临床心理问题较多,治疗依从性不高,影响治疗有效率。

2. 女性性功能障碍表现多样,诊治医生非专科医师,不能及时重视患者的诊治需求。

3. 目前对女性性反应尚无客观或量化的测定方法,治疗有效性也很难客观评价。

4. 女性性功能障碍原因复杂,需多学科协作诊治。

(二)进展

1. 性唤起异常是当前临床与基础研究的焦点。目前,对性唤起异常发生原因的假设为阴道润滑异常、阴蒂及阴唇局部充血、阴道感觉异常所引起。

2. 性高潮障碍可能与性欲冲动低落、阴道疼痛、阴道干燥、阴道感觉缺少有关,补充性激素是否可予以改善,尚待临床治疗后才能判断。当前,有使用治疗男性勃起异常的血管活性药物来治疗女性性功能障碍的报道,但效果如何,尚无定论。

3.女性性反应的神经递质对阴道及阴蒂平滑肌张力以及阴道血管平滑肌松弛的神经调节迄今不明。有关阴道松弛以及一氧化氮(NO)及血管活性肠多肽(VIP)调节阴道松弛及分泌的过程尚在研究中。

4.女性性功能障碍的治疗效果由于临床及基础研究的加强已逐渐在改进,除了内分泌补充疗法外,药物治疗尚在早期实验阶段。目前正在应用血管活性药物观察对女性性功能的反应。

(三)展望

1.加强医学工作者性医学知识普及,重视临床女性性功能障碍的诊治。

2.女性性功能障碍原因复杂,对女性性功能障碍患者的理想治疗应当是多学科协作诊治,应当有一个完整的医学及社会心理方面的评价,也应当让配偶双方了解治疗方案的内容。

3.研究制订适合我国女性性功能障碍患者的量化表,以及对目前引进量化表的本土化的进一步研究都需继续深入。

4.全社会普及性教育,包括性知识教育和性道德教育。

5.性治疗方面,应把现代的性治疗方法和中医药传统的性治疗方法有效结合起来,以发展具有中国特色的性治疗、性保健系统。

第十二节 宫 颈 肿 瘤

一、概述

宫颈肿瘤包括宫颈良性肿瘤、宫颈上皮内瘤变和宫颈癌。宫颈良性肿瘤按病理分为上皮性、间叶性和上皮间叶混合性。较常见的有鳞状上皮乳头状瘤、乳头状纤维腺瘤、绒毛状腺瘤、平滑肌瘤、腺肌瘤及血管瘤。罕见的有淋巴管瘤、神经纤维瘤、脂肪瘤、节细胞神经瘤以及横纹肌瘤等。宫颈上皮内瘤变(CIN)是与宫颈浸润癌密切相关的一组癌前病变,它反映宫颈癌发生发展中的连续过程,常发生于25~35岁妇女。CIN有两种结局:一是病变自然消退,二是病变具有恶变潜能,可发展为宫颈癌。宫颈癌是最常见的妇科恶性肿瘤,原位癌高发年龄为30~35岁,浸润癌高发年龄为50~55岁。

二、历史沿革

宫颈在中医学中被称为"子门""子户""胞门",最早记载于《素问·上古天真论》:"七七,任脉虚,太冲脉衰少,天癸竭,地道不通,故形坏而无子"。任冲二脉气血俱少,精气尽,子门闭,子宫坏,故无子。《灵枢·水胀》云:"石瘕生于胞中,寒气客于子门,子门闭塞。"此处子门即指子宫颈口。《诸病源候论·妇人杂病诸候》云:"肾为阴,主开闭,左为胞门,右为子户,主定月水,生子之道。"可知子户是分娩胎儿的通道,子户即指子宫颈。又云:"胞门、子户,主子精神气所出入。"指出胞门、子户是阴阳交合后男精通行之道。《中医名词术语选释》中也指出胞门即子宫口。

然而对于宫颈肿瘤,中医学没有专门的阐述,根据宫颈肿瘤可能产生的阴道分泌物增多、异味、宫颈肿块、接触出血、阴道不规则出血等症状散在描述于"带下病""癥瘕""交接出血""崩漏"等各个疾病中。孙思邈《备急千金要方·妇人方》曰:"崩中漏下,赤白青黑,腐臭不可近,令人面黑无颜色,皮骨相连,月经失度,往来无常",还指出"阴中肿如有疮之状",其描述与晚期子宫颈癌的临床表现相似。

三、病因病机

(一)中医病因病机研究进展

中医认为本病的发生,内因七情郁结,气滞血瘀;外因湿热、湿毒内侵,滞留胞中,邪毒积聚,损伤任带及五脏而发病。总之,本病以正虚冲任失调为本,湿热瘀毒凝聚为标,正虚邪实。

(二)西医病因病理研究进展

1. 高危因素

(1)首要病因:人乳头瘤病毒(HPV)感染是子宫颈癌及癌前病变的首要因素。1977年Laverty在电镜中观察到宫颈癌活检组织中存在HPV颗粒,1982年德国病毒学家Harald zur Hausen提出HPV与宫颈癌发病相关的假设,并进行大量研究证实其假设。WHO于1992年宣布HPV是引起宫颈癌变的首要因素。1995年国际癌症协会提出:HPV感染是宫颈癌的主要病因。

(2)相关高危因素

1)行为危险因素:性生活过早、多个性伴侣、多孕多产、社会经济地位低下、营养不良及性混乱等。

2)生物学因素:细菌、病毒和衣原体等各种微生物感染。

3)遗传因素:目前仅有少量研究表明宫颈癌可能存在着家族聚集现象。

2. CIN病理

(1)CIN可分为3级:①CINⅠ级:轻度不典型增生;②CINⅡ级:中度不典型增生;③CINⅢ级:重度不典型增生和原位癌。

(2)CIN累及腺体:指不典型增生的细胞沿宫颈腺体开口进入宫颈腺体,腺体原有的柱状上皮为多层不典型增生的鳞状上皮细胞所取代,但腺体基底膜完整,无浸润。

(3)CIN转归:自然消退、病变维持、癌变。各级CIN均有发展为宫颈浸润癌的可能,程度越重,恶性转化的几率越高。

3. 宫颈癌病理

(1)鳞状细胞浸润癌:占宫颈癌的80%~85%。

1)显微镜检:分为微小浸润癌和浸润癌。

2)巨检

外生型:癌灶向外生长呈乳头状或菜花样,组织脆,易出血。

内生型:癌灶向宫颈深部组织浸润,宫颈表面光滑或仅有柱状上皮异位,宫颈肥大呈桶状。

溃疡型:上两型组织发展合并感染坏死,脱落形成溃疡或空洞。

颈管型:癌灶发于颈管内,常侵入颈管及子宫峡部供血层及转移至盆腔淋巴结。

(2)腺癌:占宫颈癌的15%~20%,显微镜检可见黏液腺癌和恶性腺瘤两种组织类型。巨检见病变来自宫颈管内,浸润管壁,或子宫颈管内向宫颈外口生长,常侵犯宫旁组织。向宫颈管内生长时宫颈管膨大形如桶状。

（3）腺鳞癌：占宫颈癌的3%~5%。癌组织中含有腺癌和鳞癌两种成分。

四、诊断与鉴别诊断

（一）诊断——辨病与辨证要点

辨病要点 因宫颈肿瘤涉及良性肿瘤、癌前病变、宫颈癌等一系列疾病，所以临床要根据患者自身情况，分层次分阶梯式的检查以协助明确诊断。

宫颈病变三阶梯检查手段：由于早期宫颈癌前病变的症状体征无特异性，与宫颈炎症不易区分，所以宫颈肿瘤的诊断注重早筛查、早诊断，以便于早治疗。目前主张三阶梯的筛查手段。

（1）病毒学检测：即检测HPV。因为宫颈癌的发生与HPV感染密切相关，90%以上的宫颈癌都有HPV感染。病毒学检测，有多种方法，例如HC2法或PCR法，前者能检查病毒载量但不能分型，后者能分型，但是不能定量。目前较为公认的采取HC2方法，主要检查13种高危型HPV。

（2）细胞学检测：即液基薄层细胞学检查（TCT或LCT）。取宫颈脱落细胞，制片机程序化制片染色，镜下观察有无异常细胞的方法，结果采用TBS诊断系统报告。目前最新研究认为HPV的感染往往早于细胞发生异常，所以最新的筛查流程主张先检查HPV，阳性者检查TCT，两者均异常的再进一步检查阴道镜，取镜下可疑组织活检。

（3）阴道镜下活组织检查：镜下观察宫颈，通过醋酸试验、碘试验查找宫颈可疑病变区域做活组织病理学检查。病理学检查为诊断金标准，也是临床处理的依据。

（二）鉴别诊断

宫颈癌前病变及浸润癌主要依据上述筛查流程以明确诊断。以白带异常为主症就诊的要与宫颈炎症、阴道炎症、盆腔炎症等鉴别。以腹痛、腰痛、压迫症状就诊的要依据妇科检查等与子宫肌瘤、卵巢肿瘤等鉴别。以阴道不规则出血就诊，要注意与子宫内膜癌、卵巢癌、其他系统恶性肿瘤鉴别。

（三）辨证要点

中医认为本病病因有湿邪、热邪、毒邪等，还掺杂气滞、血瘀、痰湿等因素，涉及肝、脾、肾三脏功能失调，有虚实之不同，甚则虚实夹杂。宫颈肿瘤的患者表现较为多样，或表现为带下异常，或为腹痛腰痛，或为阴道异常出血，或为接触性出血，或为排便排尿困难。临床上要根据患者不同的主证辨明寒热虚实，在脏在腑，在气在血而分证诊断，进行相应治疗。

五、治疗

（一）中医辨证治疗

中医治疗采用标本兼治，攻补兼施，全身与局部治疗相结合的原则。全身治疗以辨证论治为主，根据分期及患者证候，以改善全身功能为主要目的，在配合手术及放、化疗时能起到独特的作用。局部治疗是中医治疗宫颈癌的主要特色。

1. 内治法

（1）肝郁化火证

治疗法则：疏肝理气，解毒散结。

方药举例：丹栀逍遥散（《女科撮要》）加味

丹皮　栀子　当归　白芍　柴胡　白术　茯苓　煨姜　薄荷　炙甘草

（2）肝肾阴虚证

治疗法则：滋补肝肾，解毒清热。

方药举例：知柏地黄丸（《医宗金鉴》）合二至丸（《医方集解》）加味

知母　黄柏　丹皮　熟地黄　山茱萸　怀山药　泽泻　茯苓

女贞子　旱莲草

（3）脾肾阳虚证

治疗法则：健脾温肾，化湿止带。

方药举例：真武汤（《伤寒论》）合完带汤（《傅青主女科》）加味

附子　生姜　茯苓　白术　白芍

人参　白术　白芍　怀山药　苍术　陈皮　柴胡　黑荆芥　车前子　甘草

（4）湿热瘀毒证

治疗法则：清热利湿，解毒化瘀散结。

方药举例：黄连解毒汤（《外台秘要》）加味

黄连　黄芩　黄柏　栀子

2. 局部用药

（1）三品方（《难治妇产科病的良方妙法》）：本药具有解毒，抗癌，消肿祛瘀功效。适用于宫颈鳞状上皮原位癌及宫颈鳞状上皮癌Ⅰa期。

（2）麝胆栓：本药具有清热解毒，软坚化腐，收敛生肌，止血止痛功效。适用于中、晚期宫颈癌。

3. 中医药治疗放化疗的副反应　中医认为放化疗应属火毒之邪。若伤及肠络，主要症见大便次数增多、里急后重，大便呈黏冻状，甚者便血，舌淡边尖略红或红，苔薄黄腻，脉细数，则治以清热凉血，敛阴止泻，药用生地榆、槐花、仙鹤草、马齿苋、败酱草、白头翁、椿根皮、乌梅、秦皮。可配合艾灸神阙穴、足三里穴。晚期直肠反应症见大便出血、色鲜红，但下而不爽，或夹黏冻，里急后重，肛门疼痛，口干舌燥，面色萎黄，神疲乏力，舌苔薄色滞，脉细弱，治以益气摄血，解毒祛瘀，药用黄芪、党参、升麻、柴胡、三七粉、桔梗、阿胶、茯苓、焦山楂、乌梅炭、山药、银花炭。

若白细胞下降，症见头晕目眩，神疲乏力，面色萎黄或灰滞，纳呆，小便清长，大便不实，舌淡不华，苔薄，脉细弱，治宜益气养血，药用生黄芪、太子参、北沙参、鸡血藤、阿胶、女贞子、枸杞子、菟丝子、升麻、当归、山萸肉等。若症见头晕目眩，腰膝酸软，心烦易怒，尿黄，便秘，夜寐不安，口干不欲饮，舌红，少苔或光剥，脉细数，治以滋阴清热，益气养血，方用六味地黄汤合当归养血汤。

（二）辨病治疗

1. CIN的治疗

（1）CINⅠ的处理：要结合细胞学检查结果进行临床决策。若细胞报告为ASC-US、LSIL和ASC-H，这部分妇女可以只随访，不治疗。可于随访第6个月和12个月复查细胞学，或于第12个月检测高危型HPV-DNA。如果是阴性结果，则恢复常规筛查周期。如果细胞学检查结果为ASC-US或以上，或HPV-DNA检测为阳性结果，应行阴道镜检查。若结果阴性则可继续随访；若诊断CINⅡ～Ⅲ，则按CINⅡ～Ⅲ处理；如果组织学诊断仍为CINⅠ，那么阴道镜图像满意者可继续随访,也可以行宫颈病变消融治疗;阴道镜图像不满意者可以进行诊断性宫颈锥切术,此类患者一般不建议行宫颈消融术。

(2)CINⅡ~Ⅲ的处理:以阴道镜检查结果作为制定临床治疗决策的基础。如果阴道镜图像不满意,建议行诊断性宫颈锥切术;阴道镜图像满意者,既可行移行带切除术也可行宫颈锥切或环切术。CINⅡ~Ⅲ手术治疗后仍应长期随访,一般需要20年。随访过程一般需要定期进行细胞学、高危型HPV-DNA以及阴道镜检查。细胞学检查应每6个月一次,连续两次阴性,可恢复常规筛查周期。细胞学检查结果为ASC-US及以上者,均应行阴道镜检查及宫颈管取样评估。高危型HPV-DNA检测可以每6~12个月一次,结果阴性者可恢复常规筛查周期,结果为阳性者应行阴道镜检查和宫颈管搔刮术。

2.宫颈原位腺癌(adenocarcinoma in situ, AIS) 以往对于AIS患者,多采用子宫切除术。近10年来,已经有大量的大样本、多中心的临床对照研究表明,部分AIS患者经宫颈锥形切除术不仅可以治愈疾病,还可保留生育能力。因此,对于年轻、有生育要求者可行宫颈锥形切除术。对于无生育要求的患者,仍建议行全子宫切除术。切除组织标本经组织病理学检查,若标本切缘阴性者可予长期密切随访。若切缘阳性者,建议择期再行宫颈锥形切除术,术后6个月进行细胞学检查、高危型HPV-DNA检测和阴道镜检查评估,根据复查结果决定进一步的诊疗方案。

(1)宫颈癌的治疗原则:主张个体化原则,强调首次治疗至关重要。根据患者的临床分期、年龄、全身状况、合并症及生育要求决定治疗方案。主要治疗方法仍为放射治疗和手术,还包括新辅助化疗如全身化疗及动脉化疗等。

(2)目前标准的宫颈癌根治性放射治疗方案:盆腔体外照射加腔内近距离照射,同时应用以铂类为基础的化疗。早期患者根治术后如存在手术切缘不净、淋巴结转移、宫旁浸润等高危因素需术后辅助同步放化疗。如有深层间质浸润、淋巴血管间隙受侵等应予辅助盆腔放疗。

(3)手术治疗:根据分期手术分为五种类型

Ⅰ型:扩大子宫切除即筋膜外子宫切除术。

Ⅱ型:扩大子宫切除即次广泛子宫切除术:切除1/2骶、主韧带和部分阴道。

Ⅲ型:扩大子宫切除即广泛子宫切除术:靠盆壁切除主、骶韧带和上1/3阴道。

Ⅳ型:扩大子宫切除即超广泛子宫切除术:从骶、主韧带根部切除,阴道1/2或2/3。

Ⅴ型:扩大子宫切除即盆腔脏器廓清术(前盆、后盆、全盆)。

(4)手术的发展:腹式手术—腹腔镜手术—阴式手术

1)Schauta手术加腹腔镜盆腔淋巴结清扫。

2)根治性宫颈切除术(保留生育),经阴道根治性宫颈切除术(Dargent)加腹腔镜盆腔淋巴结清扫术。

(三)临床几种特殊情况的诊疗建议

宫颈上皮内瘤样病变的诊疗决策也需要强调个性化诊疗原则

(1)青春期女性:青春期女性患浸润性宫颈癌的风险相对较低。由于年轻女性处于相对的性活跃期,高达80%性活跃的年轻妇女HPV-DNA呈阳性结果,宫颈细胞学检查可以出现异常改变,然而大多数年轻妇女感染的HPV可在2年内自然清除。所以对青春期女性的处理方案和观察随访指标有别于育龄妇女人群。

1)ASU-US:建议间隔12个月进行一次细胞学复查;如果细胞学检查出现HSIL及以上异

常结果或两次结果为ASU-US或以上,均应行阴道镜检查。在青春期女性,HPV-DNA检测不作为细胞学异常的分流管理方法。

2)LSIL:细胞学检查LSIL多提示HPV感染,而且在该年龄段女性LSIL的自然消退几率较高。

3)HSIL:细胞学检查出现HSIL结果积极建议行阴道镜检查。一般根据阴道镜检查结果作为进一步处理的重要考量。

(2)妊娠期妇女:宫颈癌是生育期最常发生的妇科癌症,但发生率仍在较低水平。细胞学异常和子宫颈上皮内瘤样病变流行病学的发病高峰是30岁左右的女性,发生率约为5%。

妊娠期检查的目的主要是排除浸润性疾病,争取进行保守性治疗直至分娩结束。大部分妊娠期宫颈病变为LSIL(CIN Ⅰ),仅约14%患者为HSIL(CIN Ⅱ~Ⅲ)。但对妊娠期妇女,阴道镜检查的同时一般不宜做宫颈管搔刮术。

妊娠期合并CIN者在完成分娩之后需要及时随访复查。宫颈微小浸润癌者可在产后6周进行处理。妊娠期诊断的CIN Ⅱ~Ⅲ者,除非考虑病情恶化,一般可以延迟到产后8~12周复查。产后宫颈病变病灶的自然消退率较低,宫颈病变的消退与否与分娩方式无关。

(3)绝经后妇女:ASC-US较少见,由于卵巢功能退化缺乏雌激素的作用,宫颈萎缩,移行带退缩至宫颈管内,给细胞涂片取样和阴道镜检查造成困难。

(4)免疫缺陷妇女:HPV不容易清除而导致持续感染状态,是宫颈病变的高危人群,应当引起更多的关注。

六、诊疗思路

子宫颈癌诊疗思路见图5-18。

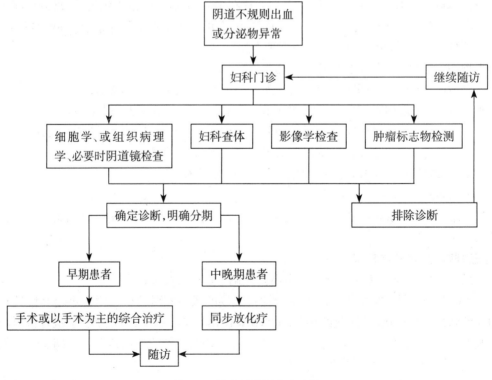

图5-18 子宫颈癌诊疗思路图

七、研究难点、进展和展望

（一）难点

1. 病因研究　宫颈癌前病变、宫颈癌的发病公认与HPV感染有关,HPV感染必要但不唯一,还有其他因素协同作用,目前尚不完全清楚,还需要进一步研究。

2. 阻断及治疗宫颈HPV感染　由于病毒独特的宿主选择性以及病毒的难以离体培养,使得抗病毒的研究模型很难建立,随着HPV疫苗相继在一些国家应用以及近期临床新药物的使用,清除HPV病毒感染有所创新和突破。

3. 中药复方研究　很多中药单体成分具有抗肿瘤作用,但不能代表复方。复方成分复杂,活体研究条件不具备,药物又难以作用于体外培养的细胞实验,阻碍了中药复方研究。

4. 疗效及评价标准有待提高　中西医结合的最佳方案研究不足,药效及靶点药效有待深入,中药单体研究成果与临床应用距离尚遥远。

（二）进展

1. 目前HPV感染与宫颈癌的关系已得到流行病学、分子生物学、临床研究资料的证实,其价值不亚于乙肝病毒与肝癌的关系,乙肝疫苗在全世界的推广已取得了成功,HPV疫苗的研制开发能否为防治宫颈癌带来突破性进展已成为近年的研究热点。预防性疫苗技术已趋于成熟。治疗性疫苗的研究也正在进行中。但能否大规模推广,还需要医生、社会的肯定,疫苗的安全性、副作用及价格等问题,仍需大范围实验证实。

2. 基于治未病的理论,在宫颈肿瘤的早筛查、早发现、早干预上,应用中医药阻断HPV感染有待深入研究。

3. 肿瘤患者放化疗或者术后的中药辨证调治有广大前景,值得进一步研究探讨。

4. 宫颈癌术后并发症的治疗　广泛性全子宫+双附件切除和盆腔淋巴结清除术是治疗早期宫颈浸润癌的标准术式。术后常会出现各种并发症,例如盆腔淋巴囊肿、尿潴留、输尿管损伤和腹壁切口感染等。严格掌握手术范围,充分认识和掌握并发症的发生发展规律及预防与处理措施,是提高宫颈癌手术治愈率和减少术后并发症的关键问题。

（三）展望

中医体质证候调查有助于预防及调理方案制订,中医及中西医优势互补体系及评价体系有待完善。

第十三节　子 宫 肌 瘤

一、概述

子宫肌瘤（uterine myoma）是女性生殖器最常见的一种良性肿瘤,亦有称为纤维肌瘤（fibromyoma）、子宫纤维瘤（fibroid）。但因主要由平滑肌纤维组成,故以称为子宫平滑肌瘤（uterine leiomyoma）较为确切,简称子宫肌瘤。好发于生育年龄,多见于30~50岁妇女,20岁以下少见。估计35岁以上妇女每4或5人中就有一名子宫肌瘤患者,许多子宫肌瘤患者并无症状而在普查中发现,或因其他疾病剖腹探查或尸检中发现。临床发病率远低于肌瘤真实发病率。中医药对要求保守治疗子宫肌瘤患者有一定的疗效。

二、历史沿革

子宫肌瘤在中医属于"癥瘕"的范畴。妇人下腹结块,伴有或胀、或痛、或满、或异常出血者,均称为癥瘕。一般癥属血病,瘕属气病,但临床常难以划分,故并称癥瘕。癥瘕病名见于《神农本草经》及《金匮要略·疟病脉证并治》。《诸病源候论》较全面阐述了癥瘕的病因病机及临床证候特点,病因多责于脏腑虚弱,气候变化,寒温不调,饮食生冷不洁,并依据病因、病形分别命名为七癥八瘕。《备急千金要方》《外台秘要》皆遵巢元方所论治疗癥瘕。现代中医学者大多认为在所有有形之邪中,瘀血是最常见、最基本的病因。正如王清任在《医林改错·膈下逐瘀汤所治之症目》中说:"气无形不能结块,结块者,必有形之血也。"然而,瘀血的形成又往往是因为先气病进而气血同病。

三、病因病机

(一)中医病因病机研究进展

癥瘕的发生,主要是由于正气不足,风寒湿热之邪内侵,或情志因素、房室所伤、饮食失宜,导致脏腑功能失常,气机阻滞,瘀血、痰饮、湿浊等有形之邪凝结不散,停聚下腹胞宫,日月相积,逐渐而成。由于病程日久,正气虚弱,气、血、痰、湿互相影响,故多互相兼夹而有所偏重,极少单纯的气滞、血瘀或痰湿。主要病因病机可归纳为气滞血瘀、痰湿瘀结、湿热瘀阻和肾虚血瘀。其病位在任脉、胞宫,变化在气血。治疗以调和气血、温经散寒、补肾活血通络、化痰消癥散结等为原则。

(二)西医病因病理研究进展

1. 病因 确切病因尚未明了,可能涉及正常肌层的体细胞突变,性激素及局部生长因子间的相互作用。因肌瘤好发于生育年龄,青春期前少见,在绝经后萎缩或消退,提示其发病可能与性激素有关。生物化学检测证实肌瘤中雌二醇的雌酮转化率明显低于正常组织,肌瘤中雌激素受体(ER)明显高于周边肌组织,故认为肌瘤组织局部对雌激素的高敏感性是肌瘤发生的重要因素之一。此外研究证实孕激素有促进肌瘤有丝分裂活动,刺激肌瘤生长的作用,肌瘤组织较周边组织中孕激素受体浓度升高,分泌期的子宫肌瘤标本中分裂象明显高于增殖期的子宫肌瘤。

2. 病理

(1)巨检肌瘤为实质性球形包块,表面光滑,质地较子宫肌层硬,压迫周围肌壁纤维形成假包膜,肌瘤与假包膜间有一层疏松网状间隙故易剥出。血管由外穿入假包膜供给肌瘤营养,肌瘤越大,血管越粗,假包膜中的血管呈放射状排列,壁缺乏外膜,受压后易引起循环障碍而使肌瘤发生各种退行性变。肌瘤长大或多个相融合时而呈不规则形状。肌瘤切面呈灰白色,可见旋涡状或编织状结构。肌瘤颜色和硬度与纤维组织多少有关。

(2)镜检肌瘤主要由梭形平滑肌细胞和不等量纤维结缔组织构成。肌细胞大小均匀,排列成旋涡状或栅状,核为杆状。

(3)特殊类型的子宫肌瘤:①富有细胞平滑肌瘤;②奇怪型平滑肌瘤;③血管平滑肌瘤;

④上皮样平滑肌瘤;⑤神经纤维样平滑肌瘤。

四、分类

1. 按肌瘤生长部位　分为宫体肌瘤(90%)和宫颈肌瘤(10%)。

2. 按肌瘤与子宫肌壁的关系　分为3类:①肌壁间肌瘤;②浆膜下肌瘤;③黏膜下肌瘤。

3. 子宫肌瘤常为多个,以上各类肌瘤可单独发生亦可同时发生,2个或2个以上肌瘤发生在同一子宫者,称为多发性子宫肌瘤。

此外,偶可见生长于圆韧带、阔韧带、宫骶韧带的肌瘤。

五、肌瘤变性

肌瘤变性是肌瘤失去了原有的典型结构。常见的变性有:

1. 玻璃样变　又称透明变性,最常见。肌瘤剖面旋涡状结构消失为均匀透明样物质取代。镜下见病变区肌细胞消失,为均匀透明无结构区。

2. 囊性变　继发于玻璃样变,肌瘤细胞坏死液化即可发生囊性变,镜下见囊腔壁由玻璃样变的肌瘤组织构成,内壁无上皮覆盖。此时子宫肌瘤变软,很难与妊娠子宫或卵巢囊肿区别。

3. 红色变性　多见于妊娠期或产褥期,为肌瘤的一种特殊类型坏死,发生机制不清,可能与肌瘤内小血管退行性变引起血栓与溶血,血红蛋白深入肌瘤内有关。肌瘤剖面呈黯红色,旋涡状结构消失。

4. 肉瘤样变　恶性肌瘤表现为肉瘤变,少见,仅为0.4%~0.8%,多见于年龄较大妇女。肌瘤恶变后,组织变脆变软,切面灰黄色,似生鱼肉状,与周围组织界限不清。镜下见平滑肌细胞增生,排列紊乱,旋涡状结构消失,细胞有异型性。

5. 钙化　多见于蒂部细小、血供不足的浆膜下肌瘤以及绝经后妇女的肌瘤。

六、诊断与鉴别诊断

(一)诊断——辨病与辨证要点

1. 辨病要点

(1)临床表现:多无明显症状,仅在体检时偶然发现。症状与肌瘤部位、有无变性相关,而与肌瘤大小、数目关系不大。常见的症状有:①经量增多及经期延长;②下腹包块;③白带增多;④压迫症状:如尿频、尿急、排尿困难、尿潴留甚至肾盂积水、下腹坠胀不适、便秘等症状;⑤其他非典型症状。

(2)体征与肌瘤大小、位置、数目及有无变性相关。

2. 诊断　根据病史、临床表现及体征,诊断多无困难。B超是常用的辅助检查,能区分子宫肌瘤与其他盆腔肿块。MRI可准确判断肌瘤大小、数目和位置。如有需要,还可选择宫腔镜、腹腔镜、子宫输卵管造影等协助诊断。

(二)辨证要点

中医学辨证此病为虚实夹杂,气、血、痰、湿相互影响,故多互相兼夹而有所偏重,极少单纯的气滞、血瘀或痰湿。气滞血瘀表现为素性忧郁或情志内伤,肝气郁结,冲任阻滞,血行受阻,气聚血凝,积而成块;或经行产后,血室正开,风寒侵袭,血脉凝涩不行,邪气与余血相搏结,积聚成块,逐日增大而成癥瘕。痰湿瘀结表现为素体脾虚,脾阳不振,或饮食不节,脾失健运,水湿不化,凝聚为痰,痰浊与气血相搏,凝滞气血,痰湿瘀结冲任、胞宫,积聚不散,日久渐生癥瘕。湿热瘀阻表现为经行产后,血室正开,胞脉空虚,正气不足,湿热之邪内侵,与余血相结,滞留于冲任胞宫,湿热瘀阻不化,久而渐生癥瘕。肾虚血瘀表现为先天肾气不足或后天伤肾,肾虚则气血瘀滞而为癥瘕;或瘀血久积,化精乏源,亦可为肾虚血瘀,阻滞冲任胞宫,日久渐成癥瘕。

(三)鉴别诊断

1. **子宫肌瘤囊性变** 多质地较软,应注意与妊娠子宫相鉴别。妊娠者有停经史、早孕反应,子宫随停经月份增大变软,借助尿或血HCG测定,B超可确诊。

2. **卵巢肿瘤** 多无月经改变,肿块呈囊性,位于子宫一侧,注意实质性卵巢肿瘤与带蒂浆膜下肌瘤鉴别,肌瘤囊性变与卵巢囊肿鉴别。注意肿块与子宫的关系,可借助B超协助诊断,必要时腹腔镜检查可明确诊断。

3. **子宫腺肌病** 可有子宫增大、月经增多等,局限型子宫腺肌病类似子宫肌壁间肌瘤,质硬。但子宫腺肌病继发性、渐进性痛经明显,子宫多均匀增大,很少超过3个月妊娠子宫大小。B超有助于诊断,但有时两者可并存。

4. **子宫内膜息肉** 主要表现为月经量多、经期延长及不规则阴道流血等症状,这些症状与子宫黏膜下肌瘤有相似之处,特别是B超均显示有宫腔内占位,一般可通过经阴道彩色多普勒超声检查或阴道宫腔声学造影来进行区别。最为可靠鉴别子宫内膜息肉及子宫黏膜下肌瘤的方法是进行宫腔镜检查。不论诊断或治疗,宫腔镜均是最好选择。

5. **功能失调性子宫出血** 主要表现为阴道不规则出血,临床症状与子宫肌瘤有相似之处。较大的肌瘤,子宫明显增大;多发性肌瘤,子宫增大不规则;浆膜下肌瘤,子宫表面有结节突出,一般不会与功血相混淆。鉴别较困难者为子宫肌瘤小,而出血症状又比较明显的病例。一方面是症状相似,均可出现月经过多或不规则出血。另一方面,功血患者有时子宫亦略大于正常。通过B超、诊断性刮宫或宫腔镜检查可以对两者进行鉴别诊断。

6. **子宫恶性肿瘤**

(1)子宫肉瘤:好发于老年妇女,生长迅速,侵犯周围组织时出现腰腿痛等压迫症状,有时从宫颈外口有息肉样赘生物脱出,触之易出血,肿瘤的活检有助于鉴别。

(2)宫颈癌:有不规则阴道出血及白带增多或不正常排液等症状,外生型较易鉴别,内生型宫颈癌应与宫颈黏膜下肌瘤鉴别。可借助于B超、宫颈细胞学刮片检查、宫颈活组织检查、宫颈管搔刮及分段诊刮等鉴别。

(3)子宫内膜癌:以绝经后阴道流血为主要症状,好发于老年女性,子宫呈均匀增大或正常,质软。应注意围绝经期妇女肌瘤可合并子宫内膜癌。诊刮或宫腔镜有助于鉴别。

7. **其他** 卵巢子宫内膜异位囊肿、盆腔炎性包块、子宫畸形等,可根据病史、体征及B超鉴别。

七、治疗

中医遵循整体观念,从患者全身特点加以考虑,不局限于子宫肌瘤本身。中医调理能纠正机体的某些失调,去除肿瘤的复发因素,减少转移的机会。在选择非手术治疗的适应范围后进行辨证论治,其有效率相对较高,特别是对于要求保守治疗的育龄期妇女及围绝经期妇女,可缩小瘤体,避免手术,尤其对直径小于3cm的肌瘤疗效显著,体积过大的肌瘤在治疗过程中缩小到一定程度后对药物就不再有反应,这是由于目前对中医药治疗子宫肌瘤的机制缺乏更深入系统的研究。另外中药也可以在减少术后再次复发及转移方面发挥特长。

(一)辨证治疗

气滞血瘀者,行气活血,化瘀消癥;痰湿瘀结者,化痰除湿,散瘀消癥;湿热瘀阻者,清热利湿,化瘀消癥;肾虚血瘀者,补肾活血,消癥散结。临证新病多实,宜攻宜破;久病不愈,或术后,以补益气血为主,恢复机体的正气。若正气已复,肿块未除,复以攻破为主。术后若有瘀滞,可于补益气血之时,辅以行气活血之品,注重调其饮食,增进食欲,改善脾胃功能。正如《医学入门·妇人门》指出:"善治癥瘕者,调其气而破其血,消其食而豁其痰,衰其大半而止,不可猛攻峻施,以伤元气。宁扶脾正气,待其自化。"

1. 中草药

(1)气滞血瘀证

治疗法则:行气活血,化瘀消癥。

方药举例:香棱丸(《济生方》)或大黄䗪虫丸(《金匮要略》)

木香　丁香　京三棱　枳壳　青皮　川楝子　茴香　莪术

大黄　黄芩　甘草　桃仁　杏仁　芍药　干地黄　干漆　虻虫　水蛭　蛴螬　䗪虫

(2)痰湿瘀结证

治疗法则:化痰除湿,散瘀消癥。

方药举例:苍附导痰丸(《叶天士女科诊治秘方》)合桂枝茯苓丸(《金匮要略》)

茯苓　半夏　陈皮　甘草　苍术　香附　南星　枳壳　生姜　神曲

桂枝　茯苓　赤芍　丹皮　桃仁

(3)湿热瘀阻证

治疗法则:清热利湿,化瘀消癥。

方药举例:大黄牡丹皮汤(《金匮要略》)加木通、茯苓

大黄　丹皮　桃仁　冬瓜仁　芒硝

(4)肾虚血瘀证

治疗法则:补肾活血,消癥散结。

方药举例:补肾祛瘀方(《李祥云经验方》)或益肾调经汤(《中医妇科治疗学》)

淫羊藿　仙茅　熟地　山药　香附　三棱　莪术　鸡血藤　丹参

巴戟天　熟地　续断　杜仲　当归　白芍　台乌药　焦艾叶　益母草

2. 中成药

(1)桂枝茯苓胶囊:用于气滞血瘀证。

(2)宫瘤清胶囊:湿热瘀阻证。

(3)止痛化癥胶囊:用于气虚血瘀证。

（4）宫瘤宁片：用于气滞血瘀证。

3. 针灸及其他

（1）体针及按摩：根据患者不同时期，选取不同部位治疗，排卵期、黄体期采取针刺治疗，选取关元、子宫、足三里、三阴交穴为主，肝郁血瘀型加蠡沟，气虚血瘀型加阴陵泉；经期、卵泡期则予手法治疗，取穴以关元、八髎为主，按摩小腹，揉关元，擦八髎以热为度，肝郁血瘀型加按揉蠡沟、太冲，气虚血瘀型加揉气海、血海。或者取大赫、气海、子宫、气穴为主穴，足三里、阴陵泉、三阴交、太冲、血海为辅穴。也有学者从经络的奇经八脉辨证，冲任失调为病之本，故不少医者大多选取与冲任关系密切的腧穴，辅之以肿块局部穴位，以补、泻、平补平泻手法相结合来进行治疗。

（2）耳针：选取子宫、内分泌、交感、三焦。起针后，在穴位压丸（王不留籽1粒），嘱患者自行按摩穴位压丸，强度以有得气感为宜。两耳轮流或同时进行。经期停用，每月重复针灸1次并重新压丸。

（3）贴敷法：三品一条枪（《医宗金鉴·外科心法要诀》）：白矾、砒石、雄黄、乳香，加工制成药饼及酊剂，消毒备用。贴敷宫颈外口或插入宫颈管。

（二）辨病治疗

1. 药物治疗　肌瘤直径小于3cm，症状轻，近绝经年龄或全身情况不宜手术者或在手术前控制肌瘤的大小以减少手术难度，可给予药物对症治疗。但为非根治性治疗，停药后一般肌瘤会重新增大。

（1）雄激素：对抗雌激素，使子宫内膜萎缩，也可直接作用于子宫，使肌层和血管平滑肌收缩，从而减少子宫出血。近绝经期应用可提前绝经。常用药物：丙酸睾酮25mg肌内注射，每5日一次，经期25mg/d，共3次，每月总量不超过300mg，可用3~6个月；甲睾酮10mg/d，舌下含服，连用3个月。

（2）促性腺激素释放激素类似物（GnRH-a）：采用大剂量连续或长期非脉冲式给药可产生抑制FSH和LH分泌作用，降低雌激素到绝经水平，以缓解症状并抑制肌瘤生长使其萎缩。但停药后又逐渐长大到原来大小。一般应用长效制剂，间隔4周注射一次。常用药物有亮丙瑞林每次3.75mg，或戈舍瑞林每次3.6mg。目前多用于：①术前辅助治疗3~6个月，待控制症状、纠正贫血、肌瘤缩小后手术，降低手术难度，减少术中出血，避免输血；②对近绝经期患者有提前过渡到自然绝经的作用；③因子宫肌瘤引起不孕的患者，孕前用药使肌瘤缩小以利于自然妊娠。用药6个月以上可产生绝经综合征、骨质疏松等副作用，故长期用药受限。有学者指出，在GnRH-a用药3个月加用小剂量雌孕激素，即反向添加治疗（add-back therapy），能有效减少症状且可减少上述副作用。

（3）其他药物：米非司酮具有强抗孕酮作用，一般从月经周期第2天开始，10~25mg/d口服，连续服用6个月，作为术前用药或提前绝经使用。但停药后肌瘤会重新长大，且不宜长期使用，以防其拮抗糖皮质激素的副作用。

2. 手术治疗　适应证：月经过多继发贫血、肌瘤体积大有膀胱直肠压迫症状或肌瘤生长较快疑有恶变者、保守治疗失败、严重腹痛、性交痛或慢性腹痛、不孕或反复流产排除其他原因，与卵巢肿瘤不能相鉴别者。手术可经腹、经阴道或经宫腔镜及腹腔镜进行，手术方式有：

（1）肌瘤切除术（myomectomy）：适用于希望保留生育功能的患者。黏膜下肌瘤或大部分突向宫腔的肌壁间肌瘤可宫腔镜下切除。突入阴道的黏膜下肌瘤经阴道摘除。术后有

50%复发几率,约1/3患者需再次手术。

（2）子宫切除术（hysterectomy）：不要求保留生育功能或疑有恶变者,可行子宫切除术,包括全子宫切除和次全子宫切除,术前应行宫颈细胞学检查,排除宫颈上皮内瘤变或子宫颈癌。发生于围绝经期的子宫肌瘤要注意排除子宫内膜癌。

（3）子宫动脉栓塞术（uterine artery embolization, UAE）：通过阻断子宫动脉及其分支,减少肌瘤的血供,从而延缓肌瘤的生长,缓解症状。但该方法可能引起卵巢功能减退并增加潜在的妊娠并发症风险,对有生育要求的妇女一般不建议使用。

八、诊疗思路

子宫肌瘤诊疗思路见图5-19。

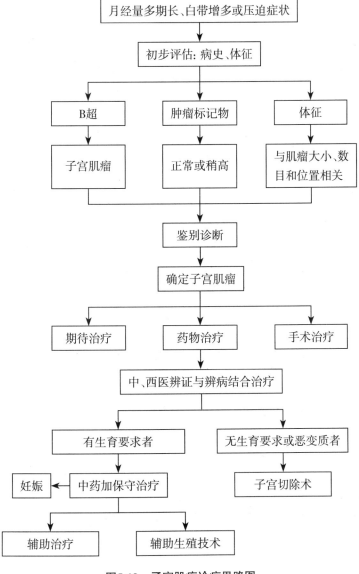

图5-19 子宫肌瘤诊疗思路图

九、典型医案

患者王某,女,45岁,于2000年5月18日,因"体检发现子宫肌瘤5年"首次就诊。

病史概要:患者近5年月经不规律,7~8/25~38天,因月经量多就诊外院B超发现子宫肌瘤大小直径约5cm,每次月经出血时间长约7~8天,有时10余天方能净,末次月经:2000年4月10日,月经12天尚未干净,前4天量少,色黯红有血块。现感腰酸下坠,下腹隐痛,面浮肢肿,便溏溲频,舌苔白腻,舌紫黯且有瘀点瘀斑。

妇科检查:外阴:已婚已产型;阴道:畅,分泌物量中色白无异味;宫颈:光滑,常大;子宫:前位,增大如孕8周大小,质硬,活动欠佳,有压痛,后壁可扪及一直径约5cm向外突出结节,质硬。附件:无异常。

辅助检查:B超提示子宫肌瘤,盆腔积液。

辨病:①子宫肌瘤;②盆腔炎性疾病后遗症。

辨证:脾肾两虚,气虚血瘀证。

治疗过程:当健脾益肾,补气活血。就诊当日给予补肾祛瘀方加减(党参12g,茯苓12g,山药12g,制香附6g,三棱10g,莪术10g,生牡蛎15g,炒川断12g,白芍12g,桑寄生12g,女贞子12g,枸杞子12g,莲肉12g,生龙骨15g)7剂,经净后加土茯苓、乌贼骨、昆布、海藻等化痰软坚之药,继续治疗,用上法治疗4个月,子宫肌瘤未明显增大,月经周期为25~30天,5天净,月经量减少2/3,临床症状明显缓解。

十、研究难点、进展和展望

(一)难点

1.中药治疗体积过大的肌瘤在治疗过程中缩小到一定程度对药物就不再有反应,因此对治疗体积较大的肌瘤有一定的局限性。

2.子宫肌瘤虽然是一种良性肿瘤,但药物治疗时肌瘤多停止增长,停药后肌瘤多会复发或者逐渐长大,长期用药会有不同程度的副作用和并发症。

3.子宫肌瘤即使手术后仍有50%的复发机会,对于生育年龄的妇女而言子宫肌瘤是影响受孕的最大因素,因此子宫肌瘤合并妊娠是临床治疗的难点。

4.IVF-ET过程中高龄妇女合并肌瘤或低龄多发肌瘤的处理;黏膜下肌瘤合并妊娠与先兆流产的鉴别诊断;黏膜下肌瘤异常出血的中医药治疗等。

(二)进展

1.细胞遗传学研究显示25%~50%子宫肌瘤存在细胞遗传学的异常,包括从点突变到染色体丢失和增多的多种染色体畸变,首先是单克隆起源的体细胞突变,并对突变肌细胞提供一种选择性生长优势;其次是多种与肌瘤有关的染色体重排。常见的有12号和14号染色体长臂片段易位、12号染色体长臂重排、7号染色体长臂部分缺失等。

2.分子生物学研究提示子宫肌瘤由单克隆平滑肌细胞增殖而成,多发性子宫肌瘤由不同克隆细胞形成。还有研究认为,一些生长因子在子宫肌瘤的生长过程中可能起着重要作用,如胰岛素样生长因子(IGF)Ⅰ和Ⅱ、表皮生长因子(EGF)、血小板衍生生长因子(PDGF)A和B等。

（三）展望

1. 基于辨病与辨证结合,研究子宫肌瘤人群的易感体质,抓住形成血瘀这一核心机制,应用活血祛瘀法结合体质分类治疗在临床上预防子宫肌瘤或阻止肌瘤的进一步发展,发挥中医"治未病"的思想。

2. 对于子宫肌瘤经方、验方应进行更深入的分子生物学机制研究与临床研究相结合,设计并开展随机、对照、双盲的RCT研究,并结合B超、MRI等辅助检查的客观指标,使子宫肌瘤的中医药治疗获得真正的客观评价标准。

3. 对于妊娠合并子宫肌瘤的患者,应按照"有故无殒,亦无殒也"的治疗原则,发挥中医药治疗子宫肌瘤的特长。

第十四节　子宫内膜癌

一、概述

子宫内膜癌(endometrial carcinoma)是指发生于子宫内膜的一组上皮性恶性肿瘤。80%~90%为子宫内膜样腺癌。以50~69岁为发病高峰年龄,绝经后女性占70%~75%,为女性生殖道三大恶性肿瘤之一。本病属中医的"癥瘕""带下病""经断复来""崩漏"等范畴。

二、历史沿革

中医无此病名,在中医古籍中,有关论述散见于"年老经水复行""月经不调""崩漏""五色带""癥瘕"等病症中。隋代《诸病源候论》曰:"劳伤血气,损动冲脉、任脉,致令其血与秽液兼带而下……伤损经血,或冷或热,而五脏俱虚损者,故其色随秽液而下,为带五色俱下。"又曰:"癥者,由寒温失节,致腑脏之气虚弱,而食饮不消,聚结在内,染渐生长,块盘牢不移动者,是癥也,言其形状,可征验也。若积引岁月,人皆柴瘦,腹转大,遂致死。""其病不动者,直名为癥;若病虽有结瘕,而可推移者,名为瘕。"可作为病因及诊治的参考。

西医学对子宫内膜癌的研究:1900年Cullen提出子宫内膜癌发生的"连续概念(continue concept)",即从正常子宫内膜发展为腺囊型增生过长、腺瘤型增生过长、不典型增生过长、原位癌、浸润癌。Cullen首次描述了子宫内膜癌患者的治疗选择是经腹行子宫切除加双侧附件切除术。自1898年居里夫妇发现了镭并用于临床肿瘤治疗以来,单独放疗及手术加放疗均应用于子宫内膜癌的治疗中。1988年国际妇产科联盟(FIGO)在1971年临床分期的基础上进行了子宫内膜癌的手术-病理分期,制定了子宫内膜癌的诊治规范。2009年又对这一规范进行了修订。

子宫内膜癌的中西医结合研究报道始见于20世纪90年代,随着肿瘤细胞学与分子生物学技术的发展,中药抗子宫内膜癌的研究日益引起关注,并取得了颇多可喜的成果。研究发现黄芪既可抗肿瘤又具有增强自身免疫力及减轻化疗不良反应的作用;雷公藤甲素既能抑制子宫内膜癌细胞增殖,又可诱导子宫内膜癌细胞凋亡,还具有抑制肿瘤血管生成的作用;甘草、华蟾素、莪术油能抑制子宫内膜癌细胞增殖;金雀黄素、熊果酸、香菇多糖、芦荟、姜黄素能诱导子宫内膜癌细胞凋亡;苦参碱、青蒿琥酯、姜黄素能抑制肿瘤血管生成;香菇多糖能调节机体免疫功能;昆布、槲皮素、补骨脂素能逆转多药耐药。运用现代诊疗技术,采用辨病与辨证相结合的方法,把握中药高效低毒的优点,日渐显现了中医药治疗子宫内膜癌在控制患者病情发展、改善症状体征及提高生存质量等方面的优势,弥补了手术、放疗、化疗的不足。

三、病因病机

(一)中医病因病机研究进展

癌毒致病理论的提出和发展,为中医临床辨证治疗子宫内膜癌提供了新的理论依据。癌毒属毒邪,是在脏腑功能失调基础上产生的一种导致肿瘤发生发展的特异性致病因子,具有增生性、浸润性、复发性、流注性等特性。癌毒致病具有性多偏热,易于痰瘀胶结;久易耗伤正气,损伤脏腑气血;热毒走窜,易于扩散等特点。子宫内膜癌的发生是一个渐变的过程,存在着火热之邪—热毒—癌毒的病机发展进程。

(二)西医病因病理研究进展

子宫内膜癌的发病机制极为复杂,其本质是失去控制的细胞异常增殖,是癌基因突变、抑癌基因失活、细胞信号转导途径异常的结果。约10%的子宫内膜癌患者有家族遗传倾向。现代分子生物水平研究发现,几种基因变化,如原癌基因(*c-myc*、*c-erbB2*和*K-ras*)、抑癌基因(*PTEN*、*p53*、*p16*)、雌激素代谢酶的相关基因(*CYP1A1*、*CYP1B1*、*COMT*)和甾体激素受体基因(*ER*和*PR*基因)等的突变对子宫内膜癌的发生、发展、转移以及预后有重要影响。近年来胰岛素抵抗、高胰岛素血症与子宫内膜癌的病变关系已被重视。胰岛素、胰岛素样生长因子在子宫内膜癌发生中的作用日益得到肯定,其通过促有丝分裂作用、抗凋亡作用及改变性激素环境,介导子宫内膜癌的形成。

1. 病因　子宫内膜癌的病因尚不完全明确。目前根据其发病机制可分为激素依赖型(Ⅰ型)和非激素依赖型(Ⅱ型)。

2. 病理

(1)巨检:大体可分为弥散型和局灶型。

(2)镜检及病理类型:①内膜样腺癌;②腺癌伴鳞状上皮分化;③浆液性腺癌;④黏液性腺癌;⑤透明细胞癌。

四、诊断与鉴别诊断

(一)诊断——辨病与辨证要点

1. 辨病要点

(1)病史:有以下高危因素者应密切随诊:肥胖、不育、绝经延迟、糖尿病、高血压;有长期应用雌激素、他莫昔芬或雌激素增高疾病史;有乳腺癌、子宫内膜癌家族史者。

(2)临床表现:①阴道流血;②阴道排液;③下腹疼痛及其他。

(3)体征:早期妇科检查多无异常。晚期可有子宫增大、宫旁肿物等。

(4)实验室及其他检查:①B超检查;②病理组织学检查:是子宫内膜癌的确诊依据;③宫腔镜:可直接观察宫腔及宫颈管内有无癌灶,癌灶大小及部位,直视下取材活检,避免早期子宫内膜癌的漏诊;④其他:MRI、CT、PET-CT等检查及血清CA125测定。

2. 辨证要点　中医学辨证此病以虚实为纲。本病以不规则阴道流血,特别是绝经后阴道流血为主症。伴带下色黄如脓,口干口苦,舌红,苔黄腻,脉滑数者,为湿热瘀毒;伴带下量多,质稀,形体肥胖,舌略胖,脉濡滑者,为痰湿结聚;伴眩晕耳鸣,五心烦热,舌红,少苔,脉细数者,为肝肾阴虚;伴形寒畏冷,腰膝酸软,倦怠乏力,舌胖,脉沉细无力者,为脾肾阳虚。

（二）鉴别诊断

该病当与功能失调性子宫出血、萎缩性阴道炎、子宫黏膜下肌瘤或子宫内膜息肉、宫颈管癌相鉴别。

五、治疗

目前,子宫内膜癌的治疗仍以手术为主。20世纪80年代以来,综合治疗提高了子宫内膜癌的治疗效果和远期生存率。采用中西医结合治疗子宫内膜癌可以弥补手术治疗及放化疗的不足,加速患者恢复进程、预防复发和转移、减轻放化疗副作用、调节机体免疫,起到"减毒增效"的作用。对于晚期内膜癌患者或不能耐受手术和放疗、化疗的患者,通过中医药治疗,可以稳定瘤体并改善患者的局部症状和全身状况,提高生存质量。

（一）辨证治疗

1. 中草药

（1）湿热瘀毒证

治疗法则:清热解毒,活血化瘀。

方药举例:黄连解毒汤(《外台秘要》)

黄连　黄芩　黄柏　栀子

（2）痰湿结聚证

治疗法则:化湿涤痰,软坚散结。

方药举例:苍附导痰丸(《叶天士女科诊治秘方》)

苍术　胆星　香附　枳壳　半夏　陈皮　茯苓　甘草　生姜　神曲

（3）肝肾阴虚证

治疗法则:滋养肝肾,清热解毒。

方药举例:知柏地黄丸(《医宗金鉴》)

熟地黄　山药　山茱萸　茯苓　泽泻　丹皮　黄柏　知母

（4）脾肾阳虚证

治疗法则:健脾补肾,益气化瘀。

方药举例:固冲汤(《医学衷中参西录》)合肾气丸(《金匮要略》)

黄芪　白术　煅龙骨　煅牡蛎　山茱萸　白芍　海螵蛸　茜草根　棕榈炭　五倍子
熟地黄　山药　山茱萸　茯苓　泽泻　丹皮　附子　桂枝

2. 中成药

（1）平消胶囊:适用于湿热瘀毒证。

（2）西黄丸:适用于湿热瘀毒证。

（3）陈夏六君子丸:适用于痰湿结聚证。

（4）知柏地黄丸:适用于肝肾阴虚证。

（5）桂附地黄丸:适用于脾肾阳虚证。

3. 针灸及其他 针灸治疗主要用于晚期子宫内膜癌疼痛的辅助治疗。体针取关元、中极、足三里、三阴交等穴,平补平泻法,或配合灸法。

(二)辨病治疗

1. 手术治疗 可进行手术-病理分期,确定病变范围及与预后相关因素,同时切除癌变的子宫及其他可能存在的转移病灶。术中首先留取盆、腹腔冲洗液进行细胞学检查,然后全面检查腹腔内脏器。切除子宫及双侧附件,根据术中发现及冰冻切片结果,判断有无肌层浸润。有高危因素者,切除腹膜后淋巴结。切除的标本应常规送病理学检查,癌组织还应行雌、孕激素受体检测,作为术后选用辅助治疗的依据。

2. 放疗 是治疗子宫内膜癌有效方法之一,分腔内照射及体外照射两种。腔内照射多用后装治疗机腔内照射,高能放射源为^{60}钴或^{137}铯或^{192}铱。体外照射常用^{60}钴或直线加速器。

3. 化疗 为晚期或复发子宫内膜癌综合治疗措施之一。也用于术后有复发高危因素患者以期减少盆腔外的远处转移。常用化疗药物有顺铂、阿霉素、紫杉醇、环磷酰胺、氟尿嘧啶、丝裂霉素、依托泊苷等。可单独或联合应用,也可与孕激素合并应用。

4. 药物治疗

(1)孕激素治疗: 用于晚期或复发癌、不能接受手术或年轻及早期要求保留生育功能者。

(2)抗雌激素治疗: 他莫昔芬、托瑞米芬为非甾体类抗雌激素药物,亦有类雌激素作用。常用剂量为每日20~40mg,可先用他莫昔芬2周使PR含量上升后再用孕激素,或两者同时应用可望提高疗效。第三代选择性雌激素受体调节剂(SERM)阿洛昔芬(aroxifene)有拮抗雌激素对乳腺和子宫内膜的作用,对复发和转移子宫内膜癌有较好的疗效。

(3)芳香化酶抑制剂: 常用来曲唑,在内膜癌的发病机制上起着重要的作用,它可以通过阻断雌激素的合成而对内膜癌起到治疗作用。

(4)促性腺激素释放激素激动剂: 曲普瑞林、戈舍瑞林通过ER和PR非依赖途径治疗子宫内膜癌。

(5)其他: 米非司酮治疗子宫内膜癌的研究报道不多,有待进一步的临床观察。

六、诊疗思路

子宫内膜癌诊疗思路见图5-20。

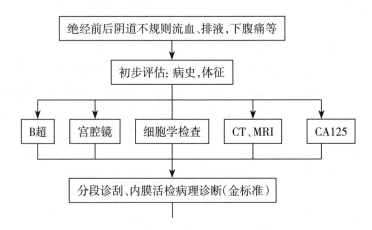

图5-20 子宫内膜癌诊疗思路图

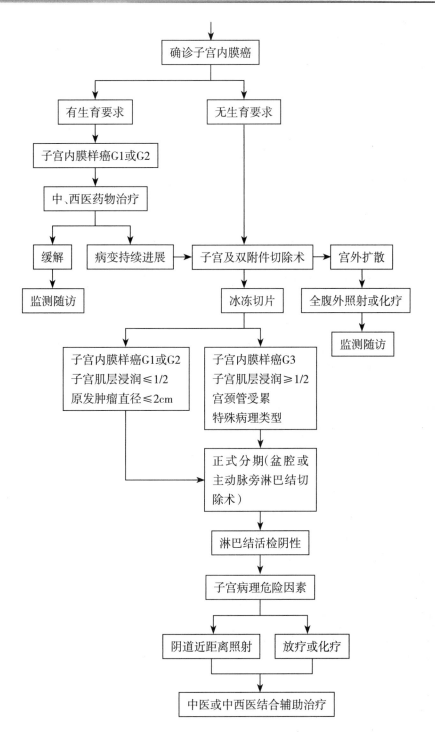

图5-20 子宫内膜癌诊疗思路图(续)

七、研究难点、进展和展望

(一)难点

1. 虽然关于子宫内膜癌的治疗,国内外均有相应的诊疗指南,但在子宫切除范围、淋巴结是否有必要切除、内分泌治疗的适应证、保留生育功能以及辅助治疗介入时机问题方面存在一定争议。目前缺乏循证医学证据。

2. 随着子宫内膜癌的发病率呈上升趋势且趋于年轻化,子宫内膜癌的预防和筛查以及早期诊断、复发与转移预测策略成为热点问题。目前尚未发现高度特异性和敏感性的预测标记物。

3. 由于子宫内膜癌是一种多因素、多阶段、多步骤发展的疾病,某些子宫内膜癌很难病因分型;临床上某些组织学分型、分期相同的子宫内膜癌存在分子水平上高度异质性。这就影响了诊断准确性和临床治疗决策。

4. 子宫内膜癌的中医药临床治疗作用多方位、多靶点,中药成分复杂,中、西药配伍综合治疗多样性,这些使子宫内膜癌的中医药研究颇具难度。

(二)进展

1. 随着子宫内膜癌肿瘤细胞增殖、侵袭及转移等胞内信号传导通路的分子生物学研究进展,分子靶向药物如曲妥珠单抗(trastuzumab)、哺乳动物雷帕霉素靶位(mammalian target of the rapamycin, mTOR)抑制剂等不断涌现,针对肿瘤分子标记物给予治疗即分子靶向治疗有望成为子宫内膜癌个体化治疗的新方法。

2. 研究证实,子宫内膜细胞学(endometrial cytologic test, ECT)的取材满意率、性价比和患者耐受性均高于子宫内膜活检术。随着ECT诊断标准和目标人群的确定,ECT值得推广应用作为子宫内膜癌筛查工具。

3. 子宫内膜癌的中医病机及证型研究遵循辨证论治的思路,指导临床诊治。如有学者结合络病理论和女性特殊的生理病理特点,提出子宫内膜癌的发病机制为胞络虚滞、毒损胞络、络息成积。子宫内膜增生到癌的转变中,胞络虚的状态下毒邪逐渐占据了更为重要的地位,这与现代肿瘤的微观研究结果相符。

(三)展望

1. 改进和完善分子标志物和形态学相融合的分类方法,优化子宫内膜癌分型系统,为改善诊断准确性和指导治疗选择提供参考。

2. 发掘有效的抗子宫内膜癌药物并阐明其作用机制、综合治疗方案研究,将是今后研究的重点内容。

第十五节 卵 巢 肿 瘤

一、概述

卵巢肿瘤是指发生于卵巢的肿瘤,是女性生殖系统常见肿瘤之一。卵巢肿瘤大小不一,有良性、恶性和交界性肿瘤之分,临床以良性多见;可发生于任何年龄,以育龄期妇女和更年期妇女多见;其中,卵巢恶性肿瘤是妇科恶性肿瘤中死亡率最高的一类,其5年生存率仅为30%~40%。

二、历史沿革

中医古代并没有"卵巢肿瘤"的病名,本病散见于中医的"癥瘕""肠覃"范畴。妇科癥瘕是指女性生殖器肿瘤,包括子宫肌瘤、卵巢肿瘤、子宫颈癌等。隋代《诸病源候论》指出:"若积引岁月,人皆柴瘦,腹转大,遂致死。"这与晚期卵巢癌患者的恶病质腹水、肿物和预后极其相似,所以卵巢肿瘤亦包括在癥瘕之中。

《灵枢·水胀》曰:"寒气客于肠外,与卫气相搏,气不得营,因有所系,癖而内著,恶气乃起,瘜肉乃生。其始生也,大如鸡卵,稍以益大,至其成也,如怀子之状,久者离岁,按之则坚,推之则移,月事以时下,此其候也。""肠覃"的这些症状描述与卵巢肿瘤相类似。

中西医结合对卵巢肿瘤的研究多集中在良性卵巢肿瘤的治疗,卵巢癌的放、化疗副反应的处理等方面。沈仲理等认为,卵巢囊肿如仅使用汤剂攻伐,一时难以奏效,且长期服用汤剂亦很难为患者所接受。故仿仲景鳖甲煎丸、抵当丸、大黄䗪虫丸和吴瑭化癥回生丹立意,自制"卵巢囊肿丸"配合汤剂服用,临床证明对消散卵巢囊肿具有良好的疗效。根据历代本草文献和现代中药药理研究成果,选用抗肿瘤药物作为治疗卵巢囊肿的主药,是临床用药的又一特点。

三、病因病机

(一)中医病因病机研究进展

1.气血凝滞 经期或产后受寒,寒凝血滞。或内伤情志,抑郁伤肝,气机不畅,气血瘀凝,瘀积日久转变为癥瘕。

2.痰瘀凝结 忧思伤脾,脾虚生痰,痰饮停聚而阻滞气机,引起气滞血瘀,痰饮与血瘀搏结成块,日久渐成癥瘕。

综上所述,气血失调、痰瘀互结为本病基本病机。

(二)西医病因病理研究进展

1.病因 卵巢肿瘤的确切病因未明。多认为涉及遗传因素及家族史:如乳腺癌、结肠癌或子宫内膜癌及卵巢癌家族史,乳腺癌1号基因(BRCA1)和乳腺癌2号基因(BRCA2)基因表达阳性。另外还有"不断排卵"致癌学说:月经初潮早、绝经晚、未产的妇女发病率高,而分娩次数多,哺乳和口服避孕药的妇女发病危险减少。认为排卵造成卵巢上皮细胞的损伤,反复损伤和修复过程促发癌变。青少年时期感染风疹;滑石粉、离子辐射接触以及吸烟、饮酒等均可能与卵巢癌的发生相关。最近研究数据提示部分卵巢癌起源于输卵管部位病变。

2.病理 按照世界卫生组织(WHO)卵巢肿瘤组织学分类法,卵巢肿瘤包括:①体腔上皮来源50%~70%;②生殖细胞肿瘤20%~40%;③转移性肿瘤5%~10%;④性索间质肿瘤5%;⑤其他:脂质细胞瘤、性腺母细胞瘤、非卵巢特异性软组织肿瘤、未分类肿瘤、瘤样病变。

四、诊断与鉴别诊断

（一）诊断——辨病与辨证要点：

1. 辨病要点

（1）临床表现

1）卵巢良性肿瘤：早期多无症状，常在妇科检查时被发现，肿瘤增大，可出现压迫症状。

2）卵巢恶性肿瘤：早期常无症状，可在妇科检查时被发现，晚期主要临床表现为腹胀、疼痛、饱腹感、进食困难、尿路刺激症状、腹部肿块及腹水，某些肿瘤分泌的激素可产生内分泌症状。卵巢交界性浆液性囊腺瘤见文末彩图4。

（2）实验室及其他检查

1）细胞学诊断：①阴道、颈管及宫腔；②腹水或腹腔灌洗液；③子宫直肠陷凹穿刺吸取。

2）肿瘤标志物的测定：①癌抗原125（CA125）；②癌胚抗原（CEA）；③甲胎蛋白（AFP）；④人绒毛膜促性腺激素（HCG）；⑤性激素。

3）影像学检查：①B超检查；②CT检查及MRI；③胸部、腹部X线摄片；④必要时选择以下检查：静脉肾盂造影、钡剂胃肠造影、肝脏扫描或γ照相，放射免疫显像技术或PET检查。

4）腹腔镜检查：主要作为一种治疗的方式。

（3）术中冰冻、术后病理作为最后诊断依据。

（4）细针穿刺吸取法检查：临床拟诊为卵巢癌、盆腔炎性肿块或盆腔子宫内膜异位症，而在鉴别诊断上有困难者，可经阴道、直肠、腹部进行穿刺吸取细胞检查，并可从浅表淋巴结如锁骨上和（或）腹股沟淋巴结获取细胞检查。不适合手术的大块肿瘤型Ⅲ/Ⅳ期患者经细针穿刺等方法取得活组织病理学诊断。

2. 辨证要点

（1）气血凝滞型：卵巢良性肿瘤，除有下腹部肿块外，可无明显症状或仅见舌有瘀点。如为恶性肿瘤者，下腹部肿块坚硬固定，疼痛拒按，皮肤不润，面色紫黯，舌有瘀点。晚期恶性肿瘤，患者可有腹水、形瘦枯槁、神疲乏力等症。

（2）痰瘀凝结型：除有气血凝滞的症状外，患者常有胃脘满闷、呕恶、筋惕肉瞤、形体肥胖等症。

（二）鉴别诊断

卵巢良、恶性肿瘤的鉴别见表5-7。

表5-7　卵巢良、恶性肿瘤的鉴别

鉴别内容	良性肿瘤	恶性肿瘤
年龄	多为生育期	可发生于任何年龄
病史	病程长，逐渐增大	病程短，迅速增大
体征	单侧多，活动，囊性，表面光滑，通常无腹水	双侧多，固定，实性或囊实性，表面结节、不平、常伴腹水，多为血性，腹水中可查到癌细胞
一般情况	良好	逐渐出现恶病质

续表

鉴别内容	良性肿瘤	恶性肿瘤
B超	为液性暗区,可有间隔光带,边缘清晰	液性暗区内有杂乱光斑、光点,肿块界限不清
CA125	<35U/ml	>35U/ml或更高
腹腔镜	囊性包块,多为单侧,表面光滑,与周围无粘连,活动可,无腹水	实性或囊实性包块,多为双侧,表面结节状不平,与周围有粘连,固定,晚期者可见腹腔内散在癌灶,常伴血性腹水

卵巢良性肿瘤需与卵巢瘤样病变(如滤泡囊肿和黄体囊肿)、输卵管积水和输卵管卵巢囊肿、子宫肌瘤、妊娠子宫等鉴别。卵巢恶性肿瘤需与子宫内膜异位症、结核性腹膜炎、生殖道以外的肿瘤、转移性卵巢肿瘤、慢性盆腔炎等相鉴别。

五、治疗

卵巢肿瘤的治疗强调以手术为主,良性肿瘤可以手术治愈,恶性肿瘤在手术病理分期的基础上,结合肿瘤的病理类型,考虑是否需要化疗。

卵巢肿瘤的中西医结合治疗主要集中在减轻卵巢癌放、化疗的副作用和改善胃肠道症状两方面。

(一)辨证治疗

理气活血、软坚散结为基本治法。

1. 中草药

(1)气血凝滞型

治疗法则: 理气化瘀消瘤。

方药举例: 莪术丸(《证治准绳》)

莪术 当归 桂心 赤芍 槟榔 昆布 琥珀粉 枳壳 木香 桃仁 鳖甲 大黄

(2)痰瘀凝结型

治疗法则: 活血软坚消瘤。

方药举例: 三棱煎加减(经验方)

三棱 莪术 青皮 半夏 麦芽 夏枯草 海藻 昆布 牡蛎 苍术 制南星

2. 中成药

(1)舟车丸: 用于消退腹水。

(2)鳖甲煎丸: 用于消瘤。

(二)辨病治疗

1. 良性肿瘤 一经确诊为卵巢良性肿瘤,应手术治疗。根据年龄、生育要求和对侧卵巢情况决定手术范围,行肿瘤剥除或患侧附件切除,绝经期妇女可根据患者意愿同时切除子宫及对侧附件。术中须送冰冻切片检查。

若肿瘤直径<5cm,疑为卵巢瘤样病变,可短期(3~6个月)随访。可给予桂枝茯苓丸或避孕药口服。

2. 恶性肿瘤 治疗原则是手术为主,辅以放、化疗及中药辅助治疗。

（1）手术：卵巢恶性肿瘤的手术方式如下：

1）全面的确定分期的剖腹手术。

2）肿瘤细胞减灭术：晚期卵巢癌应行肿瘤细胞减灭术，尽最大努力切除原发灶及一切转移灶，对于手术无法切除或不能耐受手术者，在取得病理确诊后，先行1~2个疗程化疗后再手术。为了达到满意的细胞减灭术效果，必要时请外科医生协助手术，切除受累的部分脏器。

3）保留生育功能手术：对上皮性卵巢癌行保留生育功能手术必须慎重，严格选择病例。必须符合以下条件方可施行：①年轻，未育，要求保留生育功能；② I a期；③细胞分化好（G1）；④对侧卵巢正常，剖视检查阴性；⑤患者充分知情，有条件随访。

（2）化疗：强调及时、足量、规范。上皮性卵巢癌多采用以铂类为基础的联合化疗，其中铂类联合紫杉醇为"金标准"一线化疗方案。

（3）根据病情，可选择静脉化疗或腹腔化疗。

（4）放疗：作为卵巢癌手术和化疗的辅助治疗。

卵巢恶性肿瘤分期见表5-8。

表5-8　原发性卵巢恶性肿瘤的手术病理分期

（surgical-pathological staging）（FIGO，2000）

期别	肿瘤范围
I 期	肿瘤局限于卵巢
I a	肿瘤局限于一侧卵巢，包膜完整，表面无肿瘤，腹水或腹腔冲洗液中不含恶性细胞
I b	肿瘤局限于两侧卵巢，包膜完整，表面无肿瘤，腹水或腹腔冲洗液中不含恶性细胞
I c	I a或 I b肿瘤伴以下任何一种情况：包膜破裂，卵巢表面有肿瘤，腹水或腹腔冲洗液中含恶性细胞
II 期	累及一侧或双侧卵巢，伴盆腔内转移
II a	蔓延和（或）转移到子宫和（或）输卵管
II b	蔓延到其他盆腔组织
II c	II a或 II b病变，腹水或腹腔冲洗液中查见恶性细胞
III 期	一侧或双侧卵巢肿瘤，盆腔外有腹膜转移和（或）区域淋巴结转移。肝表面转移为 III 期
III a	显微镜下证实的盆腔外的腹腔转移
III b	腹腔转移灶直径≤2cm
III c	腹腔转移灶直径>2cm和（或）区域淋巴结阳性
IV 期	远处转移（胸水有癌细胞，肝实质转移）

注： I c及 II c如细胞学阳性，应注明是腹水还是腹腔冲洗液，如包膜破裂，应注明是自然破裂或手术操作时破裂。

六、诊疗思路

卵巢肿瘤的诊疗思路见图5-21。

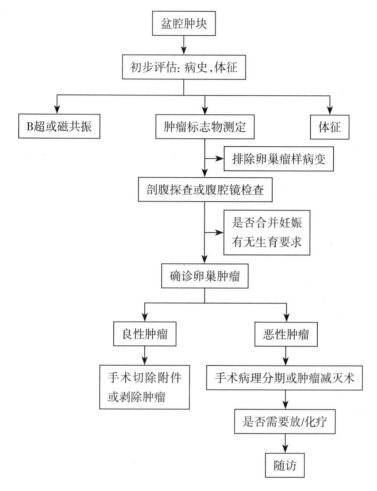

图5-21 卵巢肿瘤的诊疗思路图

七、典型医案

患者黄某,女,77岁,于2014年4月1日,因"腹泻伴下腹痛10天,加重2天"入院。

病情概要:患者绝经20余年,外院B超提示:盆腔囊实性占位146mm×85mm,边界欠清,左右髂窝见无回声区16mm,考虑肿块局部破裂可能。入院后完善各项检查,CT提示:右侧盆腔巨大囊实性占位,考虑卵巢囊腺癌,子宫受累可能;腹膜后淋巴结轻度肿大;前腹壁下多枚小结节影,考虑转移;盆腔少量积液。CA125:304.5U/ml。患者皮肤不润,面色紫黯,舌有瘀点,有腹水、形瘦、乏力等症。剖腹探查术中见:右侧卵巢见囊实性包块,直径约15cm,实性为主,灰白红棕色,破碎、质地糟脆伴出血,包块与卵巢组织界限不清,包块与周围肠管及阑尾粘连,膀胱表面左侧上缘见一赘生物,直径约0.5cm。探查肝、脾、胃、肾未扪及明显转移病灶,肠系膜及盆腔淋巴结未触及明显肿大。大网膜饼状改变,大网膜前下方见两处病灶,直径约2~3cm。冰冻切片诊断:"右附件"恶性肿瘤,分化差。术中家属谈话后行全子宫+双侧附件+盆腔肿块切除+大网膜切除术。术后病理:右输卵管癌肉瘤伴肉瘤过度生长,右卵巢表面、子宫后壁浆膜及大网膜均见肿瘤组织,脉管内见瘤栓。左卵巢无特殊病变,左输卵管萎缩,子宫内膜萎缩。

辨病:卵巢、输卵管癌肉瘤Ⅲc期。

辨证:气血凝滞型。

治疗过程:术后治疗:TP方案(安素泰210mg+卡铂400mg)化疗7次。期间因为乏力、白细胞降低,给予三校煎(经验方)加四君子汤,并长期口服鳖甲煎丸。术后13个月,CA125正常,盆腔B超及磁共振随访未见异常。

按语:该患者因腹痛,发现盆腔肿块(恶性不能除外)就诊,首选手术探查,病理分期为卵巢、输卵管癌肉瘤Ⅲc期。术后常规给予TP方案化疗(卵巢与输卵管恶性肿瘤的化疗方案相同),同时给予健脾理气、活血化瘀中药,疗效尚满意。

八、研究难点、进展和展望

(一)难点

1.卵巢肿瘤的早期诊断决定了治疗效果,但是多数卵巢肿瘤的诊断是在晚期。如何早期筛查和诊断卵巢肿瘤具有重要意义。

2.妊娠合并卵巢恶性肿瘤的处理。

3.恶性卵巢肿瘤保留生育功能的处理。

4.恶性卵巢肿瘤化疗耐药的问题。

(二)进展

1.卵巢肿瘤基因突变的检测。

2.卵巢恶性肿瘤的靶向化疗。

3.卵巢恶性肿瘤的发生学说。

(三)展望

1.基于中医体质学说,研究卵巢肿瘤的易感体质及特殊肿瘤基因的突变,能否达到"上工治未病"的目的需要进一步的研究;比如*BRACA1*基因的突变,可使患乳腺癌和卵巢癌的风险均增加。

2.从疗效确切的中药中提取有效成分,或者加以修饰,也是中药抗卵巢肿瘤研究有意义的方向。比如卵巢癌化疗常用的紫杉醇,就是红豆杉属植物中的一种复杂的次生代谢产物。

第十六节　妊娠滋养细胞疾病

一、概述

妊娠滋养细胞疾病(gestational trophoblastic disease,GTD)是一组来源于胎盘绒毛膜滋养细胞的疾病,根据组织学将其分为葡萄胎、侵蚀性葡萄胎、绒毛膜癌(简称绒癌)和胎盘部位滋养细胞肿瘤,后三者又统称为妊娠滋养细胞肿瘤(gestational trophoblastic neoplasia,GTN)。

本病属中医"鬼胎"及"癥瘕"范畴。葡萄胎属"鬼胎",又称"伪胎";妊娠滋养细胞肿瘤属中医"鬼胎"或"癥瘕"。

二、历史沿革

"鬼胎"一词最早见于《诸病源候论》。《胎产心法》称之为"伪胎"。《竹林寺女科·鬼胎》描述:"月经不来二三月或七八月,腹大如孕,一日血崩下血泡,内有物如虾蟆子,昏迷不省人事",符合葡萄胎临床表现。

1893年Sanger提出第一个形态学分类,1895年Marchand、1910年Ewing等都对妊娠滋养细胞疾病的命名提出许多建议,1975年、1983年、1994年、2002年WHO对GTD分类进行了更新修改。1982年国际妇产科联盟(FIGO)纳入预后因素建立FIGO分期。2000年FIGO将原FIGO分期和WHO预后因素结合,并推荐GTN临床诊断格式为: GTN(期别:预后评分)。1955年Maryland Bethesda开始使用甲氨蝶呤(MTX)治疗转移性GTN,改变了GTN的主要治疗手段。随着化疗药物的应用,妊娠滋养细胞肿瘤治愈率达80%~90%,使其成为少数可治愈的恶性肿瘤之一。

中西医结合对妊娠滋养细胞疾病的研究较少,本病目前仍以西医手术、化疗为主,中医药配合治疗可减少其化疗后反应。

三、病因病机

(一)中医病因病机研究进展

葡萄胎病机为血瘀胞宫。主要发病机制多由先天禀赋异常,或素体虚弱、七情郁结、湿浊凝滞致冲任失调,或孕后感染毒邪,损伤胎元,以致精血虽凝而终不成形,化为瘀血,留滞胞宫,遂为鬼胎。常见证型:气血虚弱、气滞血瘀、寒湿瘀滞、痰浊凝滞。

妊娠滋养细胞肿瘤是鬼胎排出后,瘀毒未尽,蕴结胞宫,损伤冲任;或日久成积,侵蚀脏腑,腐肉败血而成。常见证型:瘀毒蕴结、邪毒蕴肺、气血两亏、肝肾阴虚。

(二)西医病因病理研究进展

1. 病因　葡萄胎确切原因尚不清楚,营养状况和社会经济因素(饮食中维生素A、前体胡萝卜素、动物脂肪缺乏)、年龄因素(>35岁,<20岁)、既往葡萄胎史、流产史、不孕都是可能的高危因素。完全性葡萄胎染色体为二倍体,均来源于父系;部分性葡萄胎则90%为三倍体,多余的一套染色体也来源于父系。父源基因物质变异是滋养细胞增生的主要原因。

2. 病理

(1)完全性葡萄胎:宫腔内被大小不等的水泡状物充满,直径数毫米至数厘米,以纤细的纤维素相连。

(2)部分性葡萄胎:仅部分绒毛呈水泡状,合并发育不良的胚胎或胎儿组织。

(3)侵蚀性葡萄胎:子宫肌壁内有大小不等的水泡状组织,子宫表面、阔韧带可见紫蓝结节。

(4)绒毛膜癌:肿瘤侵入子宫肌层内,无固定形态,与周围组织分界清,质软脆,黯红色,海绵状,有明显出血坏死。

四、诊断与鉴别诊断

(一)诊断——辨病与辨证要点

1. 辨病要点

（1）葡萄胎诊断：依据临床表现：停经、阴道流血、子宫异常增大变软、妊娠呕吐、子痫前期征象、甲状腺功能亢进、腹痛、卵巢黄素化囊肿等，结合B超、血HCG测定、病理检查等辅助检查进行诊断，必要时可借助妊娠物DNA倍体分析、母源表达印迹检测进行完全性葡萄胎和部分性葡萄胎鉴别。

（2）滋养细胞肿瘤诊断标准及临床分期（表5-9~表5-12）

表5-9　葡萄胎妊娠后滋养细胞肿瘤诊断标准（FIGO，2000年）

1. 葡萄胎排空后每周监测1次血清HCG水平，4次或4次以上呈平台
2. 葡萄胎排空后每周监测1次血清HCG水平，连续3次或3次以上呈上升
3. 绒癌的组织学证据
4. 葡萄胎排空后血清HCG水平6个月或超过6个月未降至正常*

注：*对于存在不可解释的无GTN的临床及影像学证据的低水平血清HCG患者，这项诊断标准并不适用。

表5-10　用于诊断滋养细胞肿瘤转移的方法学标准（FIGO，2002年）

1. 胸X线片可用于诊断肺转移，并可用于计数肺转移个数以进行危险因素的评分；而肺CT则可用于肺转移的诊断，却不能用于评分
2. CT扫描或超声可用于肝转移的诊断
3. MRI或CT扫描可用于脑转移的诊断
4. CT扫描可用于腹部转移的诊断

表5-11　GTN的分期（FIGO，2002年）

Ⅰ期　病变局限于子宫
Ⅱ期　病变范围超过子宫但限于生殖系统（附件、阴道、阔韧带）
Ⅲ期　出现肺转移，可有或无生殖系统病变
Ⅳ期　出现任何其他部位的转移

表5-12　FIGO/WHO预后评分系统（2000年）

预后因素	0分	1分	2分	4分
年龄（岁）	<40	≥40		
前次妊娠	葡萄胎	流产	足月产	
距前次妊娠时间（月）	<4	4~7	7~12	>12
治疗前血HCG（IU/L）	≤10^3	10^3~10^4	10^4~10^5	>10^5
最大肿瘤大小（包括子宫）	–	3~5cm	≥5cm	–
转移部位	肺	脾、肾	胃肠道	肝、脑
转移个数	–	1~4	5~8	>8
先前化疗失败	–	–	单药	2或2种以上药物

注：低危≤6分，高危≥7分

2. 辨证要点 葡萄胎以妊娠后腹部异常增大,阴道反复流血或夹有水泡状胎块为主症。临床要以阴道出血的量、色、质,结合全身症状和舌脉作为辨证依据。本病由血瘀胞宫所致,其瘀可因气滞、寒湿、痰浊等而致,出血量多、日久又可致气血两虚。

妊娠滋养细胞肿瘤是以鬼胎排出后,阴道出血不止为主症。或伴小腹疼痛拒按,或腹部可扪及包块,舌黯红,苔薄,脉弦涩者,为瘀毒蕴结;咳嗽,咯血,胸闷作痛,舌红苔黄,脉数者,为邪毒蕴肺;心悸怔忡,疲乏无力,面色菱黄无华,形体消瘦,舌淡,脉细弱者,为气血两亏;腰膝酸软,五心烦热,舌红少苔,脉细数者,为肝肾阴虚。

(二)鉴别诊断

1. 葡萄胎应注意与流产、异位妊娠等妊娠出血性疾病和双胎妊娠、羊水过多等子宫异常增大的疾病鉴别。

2. 妊娠滋养细胞肿瘤应注意与葡萄胎清宫后残留鉴别,肺、脑转移病灶应与肺、脑原发肿瘤鉴别。

五、治疗

葡 萄 胎

葡萄胎的处理包括葡萄胎组织的清除,并发症的处理,恶变的预防及术后调理、随访等。葡萄胎一经诊断,应及时清除宫腔内容物。但若有严重并发症时,如重度贫血、大出血、甲亢、子痫前期、心力衰竭等,则应先处理并发症,待病情稳定后再处理葡萄胎。

(一)辨证治疗

中医治疗以下胎祛瘀益母为原则,佐以调补气血,以善其后。

1. 中草药

(1)气血虚弱

治疗法则:益气养血,活血下胎。

方药举例:救母丹(《傅青主女科》)加枳壳、牛膝

人参 当归 川芎 益母草 赤石脂 荆芥(炒黑)

(2)气滞血瘀

治疗法则:理气活血,祛瘀下胎。

方药举例:荡鬼汤(《傅青主女科》)

人参 当归 大黄 川牛膝 雷丸 红花 丹皮 枳壳 厚朴 桃仁

(3)寒湿瘀结

治疗法则:散寒除湿,逐水下胎。

方药举例:脱花煎(《景岳全书》)加吴茱萸、芫花

当归 肉桂 川芎 牛膝 红花 车前子

(4)痰浊凝滞

治疗法则:化痰除湿,行气下胎。

方药举例:平胃散(《太平惠民和剂局方》)加芒硝、枳壳

苍术 厚朴 陈皮 甘草

2. 中成药 益母流浸膏:适用于血瘀胞宫或清宫术后。

（二）辨病治疗

1. 清宫　葡萄胎一经确诊应及时清宫。若有休克、子痫前期、甲亢、贫血等合并症,应先予对症处理,稳定病情。一般采用吸宫术,由高年资医师进行操作。充分扩张宫颈和开始吸宫后,静滴缩宫素以减少出血、预防子宫穿孔。12周之内一次刮净,大于12周或刮净有难度时,1周后行二次刮宫。

2. 卵巢黄素化囊肿处理　清宫后一般不需处理,会自行消退。若发生急性蒂扭转,B超或腹腔镜下穿刺吸液,扭转坏死则需行患侧附件切除术。

3. 预防性化疗　不常规推荐。有高危因素或随访困难者可酌情选择,部分性葡萄胎不选用。

4. 子宫切除　不作常规处理。近绝经、无生育要求者,可行全子宫切除;子宫小于孕14周者,可直接切除子宫。术后仍需定期随访。

5. 输血　对贫血较重者给予少量多次输血,待情况改善后再行清宫术。

（三）随访

清宫后必须定期随访。内容:①血HCG测定。②询问月经情况及有无阴道流血、咳嗽、咯血。③妇科检查,必要时做B超、胸片、CT等检查。随访时间:清宫后每周1次至连续3次血HCG阴性;后每月1次,共6次;后每2个月1次至HCG转阴后1年。注意事项:①用避孕套或口服避孕药可靠避孕1年;②妊娠后尽早查B超及HCG,明确是否为正常妊娠。

<h2 style="text-align:center">妊娠滋养细胞肿瘤</h2>

妊娠滋养细胞肿瘤治疗采用化学治疗为主,手术、放疗为辅的治疗原则,配合中医药辨证论治,可增强疗效,减轻化疗副反应。

（一）辨证治疗

1. 中草药

（1）瘀毒蕴结

治疗法则: 清热解毒,活血化瘀。

方药举例: 解毒散结汤(经验方)

野菊花　蒲公英　马齿苋　丹皮　紫草　三棱　莪术　大黄　半枝莲　山慈菇　七叶一枝花

（2）邪毒蕴肺

治疗法则: 清热解毒,凉血散结,润肺止咳。

方药举例: 清肺解毒散结汤(经验方)(《中医妇科临床手册》)

金银花　连翘　鱼腥草　薏苡仁　瓜蒌仁　川贝母　沙参　生地　麦冬　丹皮　桃仁　山慈菇　白茅根　生甘草

（3）气血两亏

治疗法则: 益气养血,扶正祛邪。

方药举例: 圣愈汤(《兰室秘藏》)加阿胶、白术、半枝莲、白花蛇舌草

人参　黄芪　当归　川芎　熟地　白芍

（4）肝肾亏虚

治疗法则: 滋肾养肝,清热解毒。

方药举例: 六味地黄丸(《小儿药证直诀》)加生地、紫草、白花蛇舌草

熟地　山茱萸　山药　丹皮　茯苓　泽泻

2. 中成药

（1）西黄丸：用于瘀毒蕴结、邪毒蕴肺证。

（2）肝肾康糖浆：用于肝肾阴虚证。

（二）辨病治疗

诊断成立后，正确临床分期、判定预后评分，结合骨髓功能、肝肾功能、全身情况，制定合适的治疗方案，分层治疗。

1. 化疗　低危患者选用单一药物化疗；高危患者联合化疗。

2. 手术　辅助治疗。在控制大出血等并发症、切除耐药病灶、减少肿瘤负荷、缩短化疗疗程等方面有作用。可酌情选择全子宫切除术、子宫病灶切除术加子宫修补术、子宫外病灶剜出术。

3. 放射治疗　较少用，主要用于肝、脑、肺等转移病灶。

（三）随访

治疗结束后严密随访，出院后3个月第一次，以后每6个月一次至3年，此后每年1次至5年，以后2年1次。或Ⅰ～Ⅲ期低危者随访1年，Ⅳ期及高危者2年。随访期间严格避孕，停止化疗≥12个月后方可妊娠。

六、诊疗思路

葡萄胎诊疗思路见图5-22，妊娠滋养细胞肿瘤诊疗思路见图5-23。

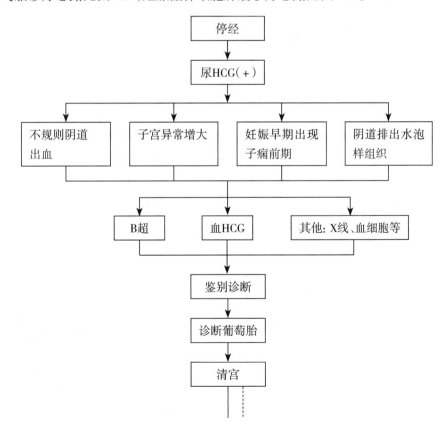

图5-22　葡萄胎诊疗思路图

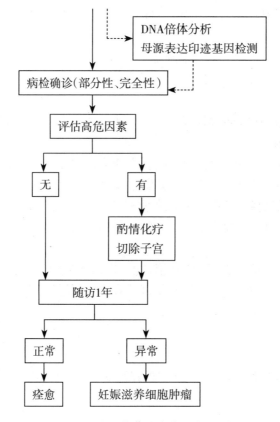

图5-22 葡萄胎诊疗思路图(续)

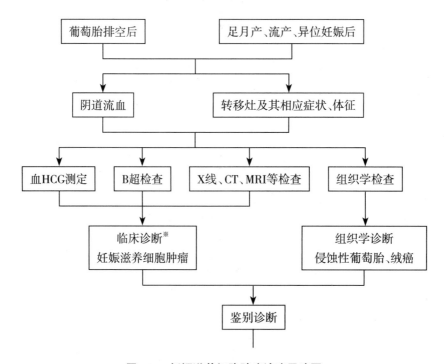

图5-23 妊娠滋养细胞肿瘤诊疗思路图

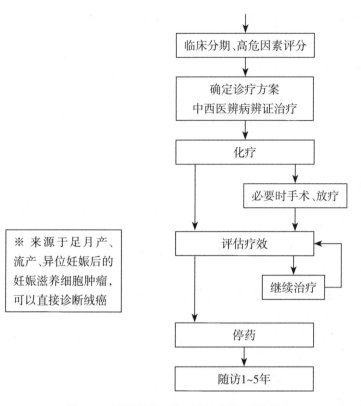

图5-23 妊娠滋养细胞肿瘤诊疗思路图(续)

七、研究难点、进展和展望

(一)难点

葡萄胎的诊断治疗已有明确的规范与指南,有严格的清宫术后随访时间与内容。妊娠滋养细胞肿瘤,也有明确的诊断标准,随着化疗药物的发展与有效应用,治疗效果也达到了非常满意的程度,其治愈率达80%~90%,成为最早可经化疗治愈的恶性肿瘤之一。但目前临床仍有部分滋养细胞肿瘤存在治疗失败,误诊、误治常为不良治疗结果的直接或间接原因。如何能够更早识别葡萄胎恶变可能,更早明确妊娠滋养细胞肿瘤的诊断,仍是医学界需要关注的问题。

(二)进展

1. 阴道超声的介入、彩色多普勒血流显像(CDFI)、脉冲多普勒(PD)的应用与发展,对早期确定滋养细胞疾病的性质、判断化疗效果及预测病变转归均有十分重要的价值。

2. 近年来在分子水平预测葡萄胎恶变及早期诊断恶变方面取得了进展,研究表明侵蚀性葡萄胎及绒癌组织的端粒酶RNA基因表达及端粒酶活性显著高于正常妊娠绒毛及葡萄胎组织,被认为是葡萄胎恶变早期诊断的重要生物参数。

(三)展望

1. *NALP7*(或*NLRP7*)基因是目前第一个与家族性复发性葡萄胎相关的基因,有望成为靶向治疗的靶点。*NALP7*基因突变不仅见于复发性葡萄胎,还见于复发性自然流产、死产、胎儿生长受限等妊娠异常。

2.近年来的研究表明,在滋养细胞肿瘤发病过程中存在免疫因素的影响,采用父源性抗原成分对该肿瘤进行主动或被动免疫治疗还处于实验研究阶段,尚无临床应用成功的报道。但相信随着该疾病免疫方面的研究进展,免疫治疗将发挥重要作用。

第十七节　肿瘤术后辨证治疗

一、概述

恶性肿瘤是人体在内因和外因的综合作用下,机体免疫监视和(或)反应低下引起细胞恶变并不断增殖的结果。其影响因素包括遗传、内分泌、化学、物理、生物、精神、心理因素、环境及生活习惯和方式等。20世纪80年代之后,人们发现综合治疗能有效提高恶性肿瘤患者的生存率和生存质量。

综合治疗是根据肿瘤的种类、生物学特性、病期,以及患者的病情,适当、合理、有计划地结合应用多种治疗方法,序贯或合并进行治疗,能较大幅度地提高肿瘤的治疗效果,改善患者的生存质量,提高远期生存率。

中医治疗妇科恶性肿瘤的主要适应证包括:

1.作为综合治疗的一部分,与手术、放疗、化疗等治疗手段协同运用,对各期恶性肿瘤的患者进行抗肿瘤治疗(祛邪治疗)。

2.对放疗、化疗的患者进行增效、减毒治疗,提高疗效,减少毒副反应。

3.对手术、放疗、化疗的患者进行扶正治疗。

4.对不适宜手术、放疗、化疗的患者,尤其是晚期患者,中医药可作为主要的治疗方法,目的在于尽可能控制癌肿,同时改善症状,提高生存质量。

5.对伴随症状进行对症治疗。

本节主要讨论妇科恶性肿瘤术后的辨证治疗。

二、历史沿革

3500多年前的殷墟甲骨文上已记有"瘤"的病名,2000多年前的《周礼》一书已载有专治肿瘤一类病的医生,当时称为"疡医"。在日本、朝鲜现仍称肿瘤为"肿疡"。宋代《卫济宝书》中第一次使用"癌"字,癌源自"嵒"字,且与岩字通用,明代以后才开始用"癌"字来统称恶性肿瘤。

历代中医文献中有关肿瘤的病名有癥瘕、积聚等。隋代《诸病源候论》中说:"癥者,由寒温失节,致脏腑之气虚弱,而食饮不消,聚结在内,染渐生长,块盘牢不移动者,是癥也。言其形状,可征验也。若积引岁月,人即柴瘦,腹转大,遂致死。"又说:"其病不动者,直名为癥;若病虽有结瘕,而可推移者,名为瘕……"古人认为癥瘕是有形可及的肿块,坚硬而不能活动,病久后期患者见腹大,不能纳食,消瘦,最终导致死亡。

妇科恶性肿瘤的病名中医古籍中并无记载,而对其症状的相关论述散见于"崩漏""年老经水复行""五色带下""癥瘕"等病证中,对恶性肿瘤的治法记载有许多,如金代医家张从正以攻下著称,对肿瘤治疗主张以攻法祛邪,认为"岂有病积之人,大邪不去而可以补之乎"。元代医家朱震亨以滋阴著称,认为"壮人无积,虚人则有之,脾胃怯弱,血气两衰,四时有感,皆能成积,若遂以磨坚破结之药治之,疾须去而人已衰矣。"所以他主张"养正气,积自除"的治疗思想。明代医家张介宾治疗肿瘤善于运用攻补兼施。《景岳全书·杂证谟·积聚》中有云:"攻补之宜,当于孰缓孰急中辨之。凡积聚未久而元气未损者,治不宜缓,盖缓之则养成其势,反以难制,此其所急在积,速攻可也。若积聚渐久,元气日虚,此而攻之,则积气本远,攻不易及,胃气切近,先受其伤,愈攻愈虚,则不死于积而死于攻矣……"明代医家李中梓强调肿瘤治疗要注意分期立法,他说:"初、中、末之三法不可不讲也。初者病邪初起,正气尚强,邪气尚浅,则任受攻;中者受病渐久,邪气较深,正气较弱,任受且攻且补;末者病势经久,邪气侵凌,正气消残,则任受补。"

三、病因病机

1. 围术期的病因病机　妇科恶性肿瘤手术时的麻醉等可影响脾胃运化功能,手术创伤等可加重耗气伤血,导致患者术后多表现有脾胃失调,气血亏损,或气阴两亏,或营卫失和等证。

2. 围放、化疗期的病因病机　放、化疗同时作用于肿瘤细胞及正常组织细胞,中医学认为放射线、化疗药属热毒,易伤阴耗气,损伤脾胃,影响气血生化之源。放、化疗早期多引起患者气阴两虚,后期患者以热毒伤阴为主。

四、治疗

对妇科恶性肿瘤术后的中医治疗,主要包括围术期治疗和围放化疗期治疗两个部分。围术期的中医治疗主要以改善患者脾胃功能,促进患者术后快速康复,为后续放化疗打好基础为目的。围放、化疗期的中医治疗则主要以减轻放化疗毒副反应和巩固放化疗的疗效、提高患者生存质量为目的。另外,对于妇科恶性肿瘤术后肿瘤复发而不宜再次手术,放疗、化疗的患者,尤其是晚期患者,中医药可作为主要的治疗方法,其目的是尽可能控制癌肿,同时改善伴随症状,从而达到提高生存质量的目的。

(一)围术期的中医辨证治疗

主要讨论术后的中医辨证治疗。妇科恶性肿瘤手术时间较长、范围广,手术耗伤气血,影响脾胃功能,故术后配合中医药治疗可以促进患者机体的快速康复,并为后续的放疗、化疗打好基础。

1. 脾胃虚弱证

治疗法则: 健脾理气。

方药举例: 平胃散(《太平惠民和剂局方》)合六君子汤(《太平惠民和剂局方》)

苍术　陈皮　厚朴　甘草

党参　白术　茯苓　半夏　陈皮　甘草

腹胀明显者,可加用大腹皮、枳壳、莱菔子行气消胀;大便秘结者,可酌加大黄泻下通腑。同时可配合中药封包外敷胃脘或下腹温中行气消胀。

中药封包处方: 大腹皮　莱菔子　吴茱萸　小茴香　厚朴

2. 表虚不固证

治疗法则: 益气固表,调和营卫。

方药举例: 玉屏风散(《医方类聚》)

黄芪　白术　防风

汗多者,可加浮小麦、糯稻根;气虚乏力,纳差便溏者,可加党参、茯苓、白扁豆;阳虚畏寒者,可加淫羊藿、巴戟天。

3. 气阴两亏证

治疗法则: 健脾益气,滋阴生津。

方药举例: 生脉散(《内外伤辨惑论》)合增液汤(《温病条辨》)

人参　麦冬　五味子

生地　玄参　麦冬

4. 气血亏损证

治疗法则: 健脾益气,滋阴养血。

方药举例: 八珍汤(《正体类要》)

党参　白术　茯苓　甘草　熟地　当归　川芎　白芍

由于手术损伤血脉,瘀血阻络,术后术区疼痛,可给予中药沐足行气化瘀止痛。中药沐足处方: 枳壳　厚朴　当归　川芎　香附　乌药　丹参。

(二)围放化疗的中医辨证治疗

放、化疗是治疗妇科恶性肿瘤的重要手段,但会同时作用于肿瘤细胞及正常组织细胞,因会引起一系列的毒副反应,既可表现在局部,也可引起全身系列变化。局部反应主要表现为局部组织充血、水肿、色素沉着、溃疡坏死及纤维化等,全身反应主要表现为乏力、食欲缺乏、恶心呕吐、腹泻、骨髓造血功能抑制等。

1. 脾胃虚弱证

治疗法则: 健脾益气,和胃止呕。

方药举例: 香砂六君子汤(《古今名医方论》)

木香　砂仁　陈皮　法半夏　党参　白术　茯苓　甘草

若恶心呕吐明显,亦可选旋覆代赭汤(《伤寒论》)降逆止呕。

旋覆花　代赭石　生姜　制半夏　党参　炙甘草　红枣

若呕吐清涎,属脾胃虚寒、胃失和降者,可用六君汤(《医学正传》)合丁香柿蒂散(《卫生宝鉴》)加减。

人参　白术　茯苓　甘草　陈皮　半夏　生姜　大枣

丁香　柿蒂　青皮　陈皮

若呕吐酸水、苦水属胃热者,宜用橘皮竹茹汤(《金匮要略》)。如呕吐伤阴者,加用芦根、知母、花粉、麦冬、石斛、竹茹等。

橘皮　竹茹　大枣　党参　甘草　生姜

若症见腹痛、腹泻者,可用芍药甘草汤(《伤寒论》)加减。

芍药　甘草

2. 肝胃不和证

治疗法则: 健脾疏肝,和胃止呕。

方药举例: 柴胡疏肝散(《景岳全书》)合金铃子散(《素问病机气宜保命集》)加减或逍遥散(《太平惠民和剂局方》)加减

柴胡　白芍　枳壳　香附　川芎　甘草　陈皮

川楝子　元胡

柴胡　当归　白芍　白术　茯苓　生姜　薄荷　炙甘草

3.气血两虚证

治疗法则:健脾补气,滋阴养血。

方药举例:八珍汤(《正体类要》)

熟地　当归　川芎　白芍　党参　白术　茯苓　甘草

若症见头晕耳鸣、失眠健忘、腰膝酸软等肝肾不足表现,可酌加枸杞子、女贞子、制首乌、菟丝子、杜仲、补骨脂、旱莲草、五味子、阿胶、黄精、紫河车等滋补肝肾养血。

4.气阴不足证

治疗法则:健脾益气,滋阴生津。

方药举例:生脉散(《内外伤辨惑论》)合增液汤(《温病条辨》)

人参　麦冬　五味子　生地　玄参　麦冬

口干渴明显者,可加沙参、玉竹、石斛,阴虚内热明显者,可加地骨皮、女贞子、旱莲草、知母、鳖甲,汗多者,可加浮小麦、糯稻根。

5.热毒内侵证

治疗法则:清热解毒。

方药举例:五味消毒饮(《医宗金鉴》)

金银花　野菊花　紫花地丁　蒲公英　紫背天葵

若症见下腹部疼痛、里急后重、腹泻常夹便血等放射性肠炎者,可用白头翁汤(《伤寒论》)加减。

白头翁　秦皮　黄连　黄柏

若症见尿急、尿痛、尿频和血尿等放射性膀胱炎者,可用五苓散(《伤寒论》)合小蓟饮子(《重订严氏济生方》)加减。

茯苓　猪苓　白术　泽泻　桂枝

生地黄　小蓟　藕节　蒲黄　滑石　木通　竹叶　当归　炙甘草　山栀子

五、诊疗思路

妇科恶性肿瘤诊疗思路见图5-24。

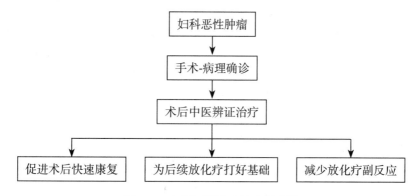

图5-24　妇科恶性肿瘤诊疗思路图

六、研究难点、进展和展望

(一)难点

妇科恶性肿瘤术后中医辨证治疗的主要难点是,如何处理好扶正治疗与祛邪治疗的关系。

妇科恶性肿瘤术后病情多变,病机错综复杂,中医辨证治疗的侧重点各有不同。需根据患者疾病发展的具体阶段,结合患者体质等情况因病、因人制宜。

(二)进展

中药治疗妇科恶性肿瘤的研究已经取得了一定的成绩。现代中药药理研究已证实扶正治疗的中药在治疗恶性肿瘤中有多方位的作用:①提高机体免疫力,提高淋巴细胞增殖和网状内皮系统活力,从而增强机体对外界恶性刺激的抵抗力;②能保护和改善骨髓造血功能,提高血液细胞成分;③提高内分泌的调节功能,促进垂体-肾上腺皮质功能;④调整患癌机体内环腺苷酸和环鸟苷酸的比值(CAMP/CGMP),有利于抑制癌细胞的生长;⑤提高机体的物质代谢;⑥减轻放、化疗毒副反应,增强放、化疗的效果;⑦部分扶正中药能直接控制癌细胞浸润和转移,有可能预防肿瘤的发生和发展。

放化疗对机体的免疫功能有不同程度的抑制作用。中药药理研究发现能提高免疫功能的中药有:①含多糖类的香菇、猪苓、茯苓、灵芝、木耳等;②补气类的人参、黄芪、刺五加、灵芝等;③滋阴类的女贞子、山萸肉、沙参、生地、鳖甲等;④活血化瘀类的莪术、三七、麝香等;⑤清热解毒类的白花蛇舌草、白毛藤、蒲公英、山豆根、青黛、水牛角、黄柏、黄芩、黄连等。

(三)展望

随着对妇科恶性肿瘤术后,放化疗期间患者体质、证候特点以及中药药理、药物配伍的深入研究,能够进一步提高中医辨证治疗的针对性和有效性,有助于提高患者生存质量。

第十八节　不孕症(附:X线下输卵管介入技术简介)

一、概述

女性未避孕且正常规律性生活至少12个月未孕,称为不孕症(infertility)。不孕症分为原发性和继发性两类。原发性不孕指既往未避孕而从未妊娠者;继发性不孕指曾有过妊娠史,以后未避孕连续12个月未再妊娠者。也有分为绝对不孕和相对不孕,绝对不孕则是经治疗疾病后不能改善而不能受孕者,相对不孕指通过治疗可以改善病态得以孕育者。不孕症的发生根据国家、地域、民族的不同而有所差别,我国不孕的发生率为7%~10%。

二、历史沿革

原发性不孕症,中医古籍称为"全不产""绝产""绝嗣""绝子"等,继发性不孕称为"断绪"。最早在公元前11世纪的《周易集解·卷十一》中,就有"妇三岁不孕"之记载。战国时代成书的《黄帝内经》中对女性的解剖、冲任督带、子宫、胞脉胞络的生殖生理功能已经叙述的较为详尽。古代医家对本病进行了深入的研究，在很多医著中设有求嗣、求子、种子等门类。

不孕因素可能在女方、男方或男女双方存在。女方因素约占40%，男方因素占30%~40%，男女双方因素占10%~20%。不孕症发病率近年有逐渐升高的趋势。近30年来由于辅助生殖技术的开展，以往一些认为不可治愈的不孕症可以通过这项技术得以治疗。中西医结合治疗不孕症更加具有特色。

三、病因病机

中医理论认为，肾主生殖。先天肾气不足，或房事不节、久病大病、反复流产损伤肾气，或高龄，肾气渐虚，肾气虚，则冲任虚衰，不能摄精成孕；或素体肾阳虚或寒湿伤肾，肾阳亏虚，命门火衰，阳虚气弱，则生化失期，有碍子宫发育或不能触发氤氲乐育之气，令不能摄精成孕；或素体肾阴亏虚，或房劳多产、久病失血，耗损真阴，天癸乏源，冲任血海空虚；或阴虚生内热，热扰冲任血海，均不能摄精成孕，发为不孕症。

若素性忧郁，或七情内伤，情怀不畅，或因久不受孕，继发肝气不舒，以致情绪低落，忧郁寡欢，气机不畅，两者互为因果，肝气郁结益甚，以致冲任不能相资，不能摄精成孕。又肝郁克脾，脾伤不能通任脉而达带脉，任、带失调，难以摄精成孕。

瘀血既是病理产物，又是致病因素。寒、热、虚、实、外伤均可致瘀滞冲任，胞宫、胞脉阻滞不通导致不孕。或经期、产后余血未净，房事不节亦可致瘀，瘀积日久成癥。

素体脾肾阳虚，或劳倦思虑过度，饮食不节伤脾，或肝木犯脾，或肾阳虚不能温脾，脾虚则健运失司，水湿内停，肾阳虚则不能化气行水，湿聚成痰；或嗜食膏粱厚味，痰湿内生，躯脂满溢，遮隔子宫，不能摄精成孕；或痰阻气机，气滞血瘀，痰瘀互结，不能启动氤氲乐育之气而致不孕。

四、西医病理生理

西医认为受孕是一个复杂而又协调的生理过程，必须具备下列条件：卵巢排出正常卵子；精液正常，有正常性生活；卵子和精子能在输卵管内相遇并结合成为受精卵，并能顺利地输入子宫腔内；子宫内膜已准备充分，适合于受精卵着床。此环节中任何一个异常，便可导致不孕症。

1. 排卵功能障碍　主要表现为无排卵或黄体功能不全。先天卵巢发育不良，卵巢早衰，希恩综合征，多囊卵巢综合征，卵巢子宫内膜异位症，功能性卵巢肿瘤，下丘脑-垂体-卵巢轴的功能失调引起无排卵性月经、闭经等；全身性的疾病如重度营养不良、甲状腺功能异常等影响卵巢排卵功能。黄体功能不全则可引起分泌期子宫内膜发育不良而致孕卵不易着床而不孕。

2. 解剖结构异常及盆腔因素　①输卵管因素：输卵管有运送精子、捡拾卵子及将受精卵及时运送到宫腔的功能。任何导致输卵管阻塞的因素，都可导致精卵不能结合而致不孕。②子宫因素：子宫先天畸形、子宫肌瘤、子宫内膜炎、内膜结核、内膜息肉、宫腔粘连或子宫内膜分泌反应不良等影响受精卵着床。宫颈黏液量和性状与精子能否进入宫腔关系密切，雌激素不足或宫颈管感染、宫颈息肉、子宫肌瘤、宫颈口过小均可影响精子穿过而致不孕。

③阴道因素: 外阴阴道发育异常、外阴阴道炎症以及外阴阴道瘢痕等。

3. 男性因素 主要是生精障碍和输精障碍: ①精液异常: 少精、弱精、精子发育停滞、畸形率高, 精液液化不全等; ②性功能异常: 外生殖器发育不良或阳痿、早泄不能进行正常性生活, 不射精、逆行射精使精子不能正常进入阴道内等。

4. 免疫因素 一般是指患者排卵及生殖道功能正常, 无致病因素发现, 配偶精液常规检查在正常范围, 但有抗生育免疫证据存在, 从而造成的不孕症。多是由于生殖系统抗原的自身免疫或同种免疫引起。精子、精浆、透明带和卵巢这些生殖系统抗原在特定的情况下均可产生自身免疫或同种免疫, 产生相应的抗体, 阻碍精子与卵子的结合导致不孕。主要分为同种免疫和自身免疫。①同种免疫: 指男方的精子、精浆作为抗原, 在女方体内产生抗体, 使精子凝集或使精子失去活动力。在一般情况下, 女性并不产生免疫反应, 只有15%~18%的不孕妇女体内有抗精子抗体存在。②自身免疫: 男性精子、精浆或女性卵子、生殖道分泌物、激素等溢出生殖道进入自身的周围组织, 造成自己身体的免疫反应, 在体内产生相应的抗体物质, 影响精子的活力或卵泡成熟和排卵等。

5. 不明原因 是男女双方均可能同时存在的不孕因素。占不孕病因的10%~20%, 是一种生育力低下的状态, 可能的病因包括免疫的因素、潜在的卵母细胞质量异常、受精障碍、隐形输卵管因素、植入失败、遗传缺陷、精神心理因素等多方原因有关。限于检查条件有些难以确诊。

五、诊断与鉴别诊断

(一)诊断——辨病与辨证要点

1. 辨病要点

(1)临床表现: 夫妇同居12个月以上, 有正常规律性生活, 男方生殖功能正常, 未避孕而未受孕。或曾有孕产史, 继又12个月以上未避孕而未再孕。不同原因引起的不孕者伴有不同的症状。如排卵功能障碍引起者, 常伴有月经紊乱、闭经, 或多毛, 或肥胖等。生殖器官病变引起不孕症者, 又因病变部位不同而症状不一。如输卵管炎引起者, 有些伴有下腹痛、白带增多等; 子宫内膜异位症引起者, 常伴有痛经, 经量过多, 或经期延长, 性交痛; 宫腔粘连引起者常伴有周期性下腹痛, 闭经或经量少。

体格检查: 第二性征发育, 内外生殖器发育, 有无畸形炎症、包块及溢乳等。盆腔双合诊和三合诊检查: 重点触诊子宫质地及活动度, 以及有无子宫骶韧带的触痛结节。对有阳性体征患者, 酌情建议进行进一步检查(如宫腹腔镜等)。

(2)实验室及其他检查

1)女方不孕特殊检查: 基础体温(BBT)测定, 周期性连续测定作为监测卵巢功能的辅助检查; 基础激素水平测定; 周期第2~4天的基础内分泌检查如E_2、P、FSH、LH、AMH、PRL、TSH、T、DHEA、SHBG等; 经阴道超声监测卵泡发育、排卵及内膜的发育, 子宫的大小形态、肌层回声等; 输卵管通畅度检查, 可用子宫输卵管造影, 分析子宫形态和输卵管的通畅度及功能。亦可以行子宫输卵管超声造影等。CT或者MRI检查对疑有垂体病变者可作蝶鞍分层摄片; 宫腔镜、腹腔镜检查观察子宫、盆腔内情况。染色体核型分析等。

2)男方不育特殊检查: 精液常规分析: 按照WHO第五版的标准进行各项指标检测。结果异常者,遂进行2~3次的复查确认。继发性不育者亦需要检查。精液检查可以帮助确定或者排除大部分男方的原因。

3)免疫因素检查:如抗精子抗体、抗子宫内膜抗体、抗心磷脂抗体等。

4)若以上四步均未发现阳性结果,则初步诊断为不明原因不孕。

2. 诊断标准　不孕症诊断步骤评估:

(1)一级评估(高危患者识别):符合不孕(育)定义的夫妇建议同时就诊,分别进行主要病史采集及体格检查,以识别对病因分类有提示意义的病史、症状和体征。

(2)二级评估(病因分类):通过男方精液常规分析、女方盆腔超声、基础内分泌和输卵管通畅度检查,初步评估就诊夫妇的生育能力,明确病因分类,包括:女性不孕症(排卵障碍、盆腔因素)、男性不育症和不明原因不孕症。

(3)三级评估(病因诊断):在一、二级评估基础上,结合不孕(育)夫妇特异性病史和(或)临床表现,进一步行有针对性的辅助检查,完成病因诊断。涉及各单病种的诊断详见相应疾病诊断标准。

3. 辨证要求　不孕的辨证重点,是审脏腑、冲任、胞宫之病位;辨气血、寒热、虚实之变化;还要辨病理产物之痰湿,瘀血与湿热的不同。若月经初潮推迟,月经后期量少,常有腰痛,膝软者,多属肾虚气弱;伴有畏寒肢冷,量少或多,色淡质稀者,属肾阳虚;若伴见月经先期量少,色红偶夹小血块,烦躁口渴,心烦热,多属肾阴不足;若见胸胁乳房痛,情志郁郁不乐者,多属肝郁。形体肥胖,带下量多,质稠黏,伴胸闷泛恶者,多属痰湿;继发不孕,经期延长,赤白带下,低热起伏,苔黄腻者,多属湿热;经行腹痛,量少不畅,夹血块,舌黯瘀滞,多属血瘀;月经后期,量少色淡,伴头晕目眩耳鸣,心悸失眠者多属血虚。

本病病因复杂,常以多种因素综合考虑进行治疗。不仅需要结合辨病,认清内在的病变所在,还需辨证中贯穿辨病。但是这类患者经常也是无证可辨,结合对其病因分类的认识确立调治方案。如功能性不孕需用补肾调周法,慢性炎症阻塞性不孕需用补肾通络法,免疫性不孕不育抗体呈阳性反应者,滋阴清热才能达到抑制抗体的作用,如此针对具体情况进行治疗。

(二)鉴别诊断

与暗产鉴别:暗产指胚胎初结而自然流产者,类似于西医学的生化妊娠。《叶氏女科证治·安胎下·暗产须知》说:"惟一月堕胎,人皆不知有胎,但谓不孕,不知其已受孕而堕也。"

六、治疗

不孕症的治疗,主要分为两方面:一是辨证论治,二是辨病治疗。

初诊的综合情况评估:常规采集不孕夫妇的病史、症状体征,综合舌诊、脉诊的情况,四诊合参,结合西医的理化检查,进行鉴别诊断、归纳病机、根据证候进行辨证论治。

(一)辨证治疗

一般辨证者,是指以妇科特征为主,结合全身症状、舌苔、脉象等四诊所得,相互一致,没有复杂矛盾的变化,基本就可做出初步的辨证与诊断。中医的诊断以辨证为主,而不孕症的辨证,包括月经病的"期、量、色、质"和带下病的"量、色、质、气味"。

诊治中将期、量、色、质四者分析归纳,再与全身症状、脉象、舌苔结合分析,以判断是否相应,是否一致,有无矛盾,完成初步诊断要求。

因此首先抓住对妇科特异性症状的分析,然后以此为基础,结合全身症状和脉象、舌苔进行辨证,若不符合,则表示证情复杂,需采用复杂证候的辨证方法。不孕症辨证重点,是审脏腑、冲任、胞宫之病位;辨气血、寒热、虚实之变化,还要辨病理产物之痰湿、瘀血与湿热的不同。

1. 中草药

(1)肾虚证

①肾气虚弱证

治疗法则:补肾益气,温养冲任。

方药举例:毓麟珠(《景岳全书》)

人参　白术　茯苓　芍药(酒炒)　川芎　炙甘草　当归　熟地　菟丝子(制)　鹿角霜　杜仲(酒炒)　川椒

②肾阴虚证

治疗法则:滋阴养血,调冲益精。

方药举例:养精种玉汤(《傅青主女科》)或清骨滋肾汤(《傅青主女科》)

当归　白芍　熟地　山萸肉

五味子　地骨皮　丹皮　沙参　麦冬　玄参　白术　石斛

③肾阳虚证

治疗法则:温肾养血益气,调补冲任。

方药举例:温肾丸(《妇科玉尺》)

熟地　山萸肉　巴戟天　当归　菟丝子　益智仁　生地　杜仲　茯神　鹿茸　山药　远志　续断　蛇床子

(2)肝郁证

治疗法则:疏肝解郁,养血理脾。

方药举例:开郁种玉汤(《傅青主女科》)

当归　白芍　白术　茯苓　丹皮　香附　天花粉

(3)痰湿证

治疗法则:燥湿化痰,调理冲任。

方药举例:启宫丸(经验方)或加味补中益气丸(《傅青主女科》)

制半夏　苍术　香附　神曲　茯苓　陈皮　川芎

甘草　当归　白术　人参　黄芪　柴胡　升麻　半夏　茯苓

(4)血瘀证

治疗法则:活血化瘀,调理冲任。

方药举例:少腹逐瘀汤或膈下逐瘀汤(《医林改错》)

肉桂　小茴香　干姜　当归　川芎　赤芍　元胡　五灵脂　蒲黄　没药

当归　赤芍　川芎　桃仁　红花　枳壳　延胡索　五灵脂　丹皮　香附　甘草　乌药

(5)湿热证

治疗法则:清热燥湿,活血调经。

方药举例: 仙方活命饮(《校注妇人良方》或红藤败酱散(《夏桂成实用中医妇科学》)合四妙丸(《成方便读》)

当归尾 赤芍 穿山甲 皂角 天花粉 贝母 白芷 乳香 没药 金银花 陈皮 炙甘草 防风

红藤 败酱草 乳香 没药 元胡 木香 当归 赤芍 薏苡仁 山楂 苍术 黄柏 怀牛膝 薏苡仁

（6）血虚证

治疗法则: 养血滋肾调经。

方药举例: 加味四物汤(《济阴纲目》)

当归 川芎 白芍 生地 阿胶(烊化) 白术 茯苓 续断 香附 橘红 炙甘草

2. 中成药

（1）六味地黄丸: 适用于肾阴虚证。

（2）麒麟丸: 适用于肾阴阳两虚证。

（3）乌鸡白凤丸: 适用于气血亏虚,阴精不足证。

（4）定坤丹: 适用于气血两虚兼郁滞证。

（5）逍遥丸: 适用于肝气郁滞证。

3. 外用法　保留灌肠法: 丹参30g,三棱、莪术、枳实、皂角刺、当归、透骨草各15g,乳香、没药、赤芍各10g。上药加水浓煎100ml,温度37~39℃,外用保留灌肠。每10日为一个疗程,休息3~4日,行气活血,散结通络,用于气滞血瘀证及湿热瘀结证的不孕,经期停用。

4. 针灸　针刺子宫、三阴交、血海、足三里,平补平泻法。

（二）辨病治疗

不孕症病因复杂,常以多种因素综合考虑进行治疗。不仅需要结合辨病,弄清内在的病变所在,此属辨证中贯穿辨病。但这类患者往往无证可辨,应结合对其病因分类的认识确立调治方案。主要有卵巢功能障碍性不孕、黄体功能不足性不孕、盆腔炎性不孕、免疫因素不孕及不明原因性不孕。

1. 排卵障碍性不孕　常用促排卵药物及方案

（1）枸橼酸氯米芬(clomifene citrate, CC): CC是最基本的促排卵药物。它具有抗雌激素作用,主要作用部位在下丘脑,与内源性雌激素竞争受体,使下丘脑对雌激素的正反馈作用敏感,促使下丘脑GnRH释放,刺激垂体分泌FSH、LH,促进卵泡发育及排卵。使用CC的条件是体内要有一定的雌激素水平,垂体功能良好。基本用法: 月经周期第3~5天开始,每天口服CC 50~100mg,连用5天,每天最多不超过150mg。现在也有许多变法运用,具体依据临床实际情况。

（2）来曲唑(letrozole, LE): LE是非甾体激素,属于芳香化酶抑制剂,抑制雄激素向雌激素的转化,原本用于绝经后妇女乳腺癌的治疗,现可用于二线促排卵药物,多用于多囊卵巢综合征患者,来曲唑剂量2.5~5mg/d,从周期第3天开始运用,连服5天,几乎没有副作用,不会抑制雌激素受体,对宫颈黏液和子宫内膜没有损害,不会引起多个卵泡发育。

常用方案:

1）CC+E+HCG: 于月经周期的第3~5天口服氯米芬,每日1次,每次50~100mg,接着服小剂量雌激素,如补佳乐1mg/d,连用7~15天。在月经周期的第11天开始监测卵泡发育,卵泡直径达到18mm以上时,肌内注射HCG 2000~5000IU。此方案用于月经稀发、卵泡期过长、无排卵患者。

2)CC+HMG+HCG:月经周期第3~7天口服氯米芬,每日1次,每次50mg,月经周期第8天、第10天每天肌内注射HMG150IU,第11天开始监测卵泡发育,根据卵泡发育情况,隔日肌内注射HMG75~150IU,至卵泡成熟,肌内注射HCG 2000~50001U。

(3)促性腺激素:促性腺激素包括垂体前叶分泌的FSH、LH以及胎盘合体滋养层细胞分泌的人绒毛膜促性腺激素(HCG)。常用的促性腺激素制剂有人绝经期促性腺激素(HMG)、纯化的FSH、高纯度FSH(FSH-HP)、基因重组FSH(r-FSH)、HCG。FSH、LH的作用是促进卵泡的发育和成熟,HCG具有类似LH作用,可以激发成熟卵泡排卵和促进黄体形成。促性腺激素应用的适应证为下丘脑-垂体功能障碍所导致的闭经或排卵障碍、CC治疗无效的排卵障碍、辅助生殖技术中的超促排卵、不明原因性不孕。基本用药方法:于月经周期或撤退性出血的第3~5天开始用药,每天肌内注射HMG或FSH 75~150IU,月经周期第10天开始B超监测卵泡发育情况,如卵泡发育良好则维持原剂量,如无优势卵泡发育,可每隔5~7天增加75IU,至卵泡成熟。制剂的选择及起始剂量根据患者的具体情况而定。对低促性腺激素的闭经患者可用HMG,起始剂量为150IU/d;促性腺激素水平基本正常的闭经患者,一般采用HMG 75IU/d开始。PCOS患者宜用FSH制剂,且应从小剂量起步,每天用FSH 52.5~75IU。用促性腺激素促排卵的过程中,应严密监测,防止OHSS的发生。

(4)促性腺激素释放激素及其类似物:促性腺激素释放激素(GnRH)是由下丘脑分泌的多肽类激素,它呈脉冲式分泌,每90~120分钟释放1次,促进垂体FSH、LH的分泌。因为GnRH促进LH分泌的作用强于促进FSH分泌的作用,所以又称为黄体生成素释放激素(LHRH)。GnRH已经人工合成,化学名为戈那瑞林(gonadorelin)。促性腺激素释放激素类似物(GnRH-a)是GnRH的高效类似物,它的作用比GnRH强10~20倍,给药初期促进垂体的促性腺激素分泌,持续给药可造成垂体降调节,即抑制垂体促性腺激素的分泌,由此可治疗一些雌激素依赖性疾病。常用的制剂有布舍瑞林(buserelin)、组氨瑞林(Histrelin)、亮丙瑞林(leuprorelin)、那法瑞林(nafarelin)、戈舍瑞林(goserelin)。可以滴鼻、皮下或静脉给药。GnRH治疗的适应证是下丘脑功能障碍所致的闭经或排卵障碍。

2. 黄体功能不全性不孕症

(1)补充黄体功能:外源性给予孕激素支持子宫内膜的发育,以利于受精卵的种植和发育,排卵后每日肌内注射黄体酮10~20mg,或采用黄体酮阴道栓剂,使用更方便,每日200~300mg,至妊娠8周后逐渐减量。

(2)促进黄体功能:HCG能促进和维持黄体功能,排卵后每日肌内注射HCG1000IU或隔日肌内注射2000IU。

(3)促进卵泡发育和黄体功能:因为卵泡发育不良可导致黄体功能不足,因此对于卵泡发育不良者用促排卵治疗效果好,可用CC+E+HCG或HMG/FSH+HCG方案。

3. 盆腔炎性不孕症(主要指输卵管病变)　应根据输卵管病变的病因、部位、程度选择恰当的治疗方案。

（1）双侧输卵管梗阻的治疗：间质部梗阻可行输卵管介入（导管扩通术，）治疗，复通困难者，直接行IVF-ET等辅助生殖方案，伞部阻塞可以行腹腔镜下伞部成形术，单纯峡部阻塞可行梗阻部位切除和断端吻合术。经过输卵管和盆腔手术后6~12个月未能自然受孕可行辅助生殖技术助孕。

（2）双侧输卵管通而不畅的治疗：行腹腔镜检查，确定部位，结合上述方法进行。

（3）输卵管慢性炎症的治疗：中药内服益气活血、清利湿热之品，中药保留灌肠、物理疗法（离子透入）等。输卵管通液治疗时间在月经干净后3~7天之内，用通液器将药液注入子宫、输卵管，可适当加压注射。药液为生理盐水20~30ml，加入抗生素、地塞米松、透明质酸酶等。可以连续2~3个周期。若疑有输卵管痉挛者，术前20分钟予以阿托品0.5mg肌内注射，使平滑肌松弛解除痉挛。但临床已不常使用。

4. 免疫因素不孕症的治疗

（1）女方体液免疫异常：抗心磷脂抗体阳性综合征的患者可以运用小剂量的阿司匹林口服，每天25~50mg。

（2）精子的自身免疫异常：进行病因治疗，应用皮质类固醇免疫抑制剂，以上无效可以行宫腔内人工授精。

（3）精子的同种自身免疫异常：可以用避孕套局部隔绝法，免疫抑制剂治疗，抗炎药物的宫颈封闭治疗，以上无效可以行宫腔内人工授精。

5. 不明原因不孕症的治疗　不明原因不孕症的治疗经详细理化检查未发现有异常者，进一步行宫腔镜、腹腔镜和输卵管镜检查。

宫腔粘连和黏膜息肉堵塞输卵管子宫开口，可以在宫腔镜下松解粘连和摘除息肉。宫腔镜下输卵管插管行通液治疗对输卵管狭窄和伞端轻度粘连有治疗作用。也可以在X线透视监测下行输卵管插管，注入造影剂，对输卵管进行疏通。

腹腔镜手术是有效的治疗手段，可以清除盆腔子宫内膜异位病灶，松解输卵管周围和伞端的粘连，恢复输卵管和卵巢的正常解剖关系，腹腔镜下可以行输卵管造口术。

输卵管镜可以在输卵管镜下去除管腔内碎片、松解管腔粘连、扩张狭窄部位，根据输卵管镜检查结果，选择合适的助孕方法。

6. 男性不育症的治疗　因少弱精的患者用药物治疗无效，或是输精管阻塞无精症，经活检证实睾丸和附睾有成熟精子的，可以行辅助生殖技术助孕治疗。

7. 子宫内膜异位症的治疗　不孕症对于轻度子宫内膜异位症合并输卵管阻塞的患者，可行输卵管通液术或行腹腔镜手术，清除盆腔子宫内膜异位病灶，松解输卵管周围粘连，恢复输卵管正常功能。有较大的盆腔或卵巢子宫内膜异位囊肿，主张行腹腔镜治疗，剥除囊肿，尽量保存正常卵巢组织，并保持输卵管的正常走行和位置。

8. 辅助生殖技术　近年来辅助生殖技术不断发展，日益成熟。对于输卵管梗阻其他治疗无效的患者可以行IVF-ET。目前IVF-ET治疗周期妊娠率已达到30%~50%。

七、诊疗思路

不孕症诊疗思路见图5-25。

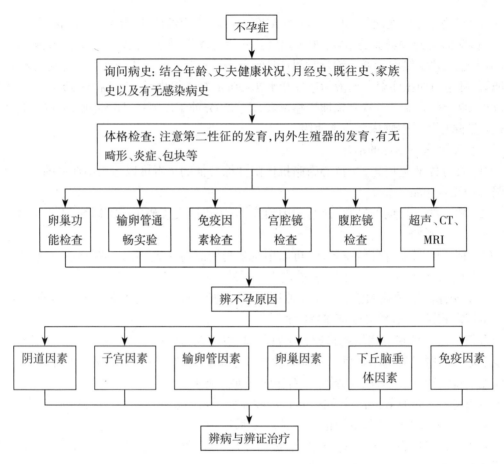

图5-25 不孕症诊疗思路图

八、典型医案

患者朱某,30岁,职员,于2011年12月19日,因"未避孕5年未孕,月经后期4年"首次就诊。

病史概要:既往月经规律,2007年人工流产后月经后期,现未避孕5年未孕。月经史:初潮14岁,平素月经4~5/32天,近四年内4~5/30~60天,经量渐少,时有血块,痛经时作。LMP:2011年10月9日。月经73天未潮,白带略有,偶夹血丝,寐欠安,便软。婚育史:G1P0A1L0。

辅助检查:B超提示:双侧卵巢多囊样改变;胰岛素抵抗;封闭抗体阴性。本院查血T:53.25ng/dl,E_2:263ng/L,LH:27.20mIU/ml,FSH:5.88mIU/ml,P:0.7ng/ml,PRL:16.13ng/ml,HCG:0.2IU/L。

治疗过程:以经后中期论治,仿滋肾生肝饮加木香六君汤意化裁,处方:丹参10g,赤芍10g,白芍10g,怀山药10g,山萸肉9g,丹皮10g,茯苓10g,川断10g,菟丝子10g,柴胡6g,广木香6g,砂仁(后入)3g,炒白术10g,陈皮6g,7剂,每日1剂,常法煎服。二诊:2011年12月26日:LMP:

2011年10月9日,刻下:闭经3个月,见拉丝白带3~4天,BBT高温相,药后腹胀矢气频,大便偏稀,纳寐可,易疲劳,舌红苔腻,脉细滑。经前期予以健脾补肾,疏肝化痰论治,仿健固汤合越鞠丸意加减。处方:党参15g,白术10g,茯苓10g,广木香6g,砂仁(后下)3g,白芍10g,川断10g,菟丝子10g,杜仲10g,补骨脂10g,制苍术10g,香附10g,炮姜3g,玫瑰花6g,7剂每日1剂,常法煎服。经期仿五味调经散合越鞠丸加减,处方:苍术10g,香附10g,生山楂10g,丹参10g,赤芍10g,泽兰叶10g,益母草15g,五灵脂10g,川断10g,茯苓10g,川牛膝10g,肉桂(后入)5g,5剂,每日1剂,常法煎服。三诊:2012年1月9日:LMP:2012年1月4日,经量中等,有血块,无痛经,刻下:周期第6天,腰酸,寐安,略疲劳,脉弦弦,舌偏红苔腻。从经后期论治,宜健脾滋阴,仿参苓白术散加减,处方:党参15g,白术10g,茯苓10g,广木香9g,砂仁(后入)5g,白芍10g,山萸肉10g,川断10g,桑寄生10g,苍术10g,陈皮6g,合欢皮10g,黄连5g,干姜3g,15剂,每日1剂,常法煎服。四诊:2012年1月30日:刻下:周期第27天,BBT上升2天,有拉丝样白带,夜寐安,大便偏干,手凉,脉弦细,舌红苔腻。经间期论治:补肾促排卵汤加疏肝和胃之品,处方:丹参10g,赤芍10g,白芍10g,怀山药10g,山萸肉9g,丹皮10g,茯苓10g,川断10g,菟丝子10g,杜仲15g,紫石英(先煎)15g,五灵脂10g,荆芥6g,陈皮6g,广木香9g,红藤15g,11剂。经期处方:五味调经散加越鞠丸,苍术10g,香附10g,生山楂10g,丹参10g,赤芍10g,泽兰叶10g,益母草15g,五灵脂10g,川断10g,茯苓10g,川牛膝10g,肉桂(后入)5g,5剂,每日1剂,常法煎服。五诊:2012年2月17日:LMP:2012年2月11日,经量中等,色红,无血块,痛经不著,周期第2天小腹坠胀痛。刻下:周期第7天,腰酸,寐安,舌红苔黄腻,脉弦。经后期论治:仿归芍地黄汤治疗,处方:丹参10g,赤芍10g,白芍10g,怀山药10g,山萸肉9g,莲子心5g,茯苓10g,川断10g,桑寄生10g,怀牛膝10g,苍术10g,广郁金10g,合欢皮10g,炙龟板(先煎)10g,陈皮6g,14剂。其后按此法调治2年,终得一子,体健。

九、研究难点、进展和展望

(一)难点

不孕症是由男女双方因素组成以妊娠和(或)生育困难为特征的一组临床综合征。随着社会的发展、妇女婚育年龄的延迟,受孕时间、体重、感染、心理因素、男方原因等威胁人类生殖健康,不孕症成为常见疾患。由于疾病谱的改变,不孕症作为涉及多学科的疑难病症,需要积极探求更为快捷、有效的处理手段和系统方案来满足社会的需求,所以一直是医学界高度关注的问题之一。

不孕症这种临床多症状的综合病症,按照病因学分类可以分成:①排卵障碍;②黄体功能不全;③输卵管因素;④免疫性不孕;⑤不明原因性不孕。对久治不孕患者,须做进一步检查,以明确诊断,判明病因,针对性治疗。但由于科技发展的限制,有些尚不能明确诊断。

不孕症属多因性疾病。阴虚、阳虚是其本,气滞、血瘀、痰湿、湿热是其标,故其治疗原则为:滋阴养血是根本,理气疏肝、清热化湿、活血化瘀是治不孕症之变法,需分清前因后果,认真对待。

社会、家庭、亲情之间,和谐为要,创造良好的人文氛围,营造友爱的互助环境,树立治疗信心,克服心理障碍,避免精神刺激,对疾病治疗十分重要。另外,改善生活方式,合理膳食,适量运动,也应引起重视。

总之,不孕症在临床病因错综复杂,多种疾病皆致不孕,治疗上分清病理生理的不同,区分导致不孕症的根本原因,才能把握第一手资料分析病因,寻找其治疗方法,中医药对于功能性因素调治有方法,内外治疗配合运用,采用多种治疗方法可以收到理想的疗效。

(二)进展及其展望

由于辅助生殖医学的开展,人们不再像以往那样长周期治疗,而是更有目的地采取积极措施,以人工授精、体外受精-胚胎移植等方法治疗输卵管性不孕、男性不育症等。辅助生殖技术在提高卵细胞及胚胎质量、改善子宫内膜容受性、改善男性不育等方面效果显著。随着这项技术的开展,其并发症和医源性疾患也随之增多,人们又开始回归追求自然妊娠要求。目前中西医结合生殖医疗的开展,为此项工作开拓了新的理念和前景,也是中国有别于其他国度的最有利因素。随着科学的发展,干细胞及子宫移植等新兴研究为不孕症患者提供了更多可能。

附:

X线下输卵管介入技术简介

X线下输卵管介入治疗是将放射诊断与放射介入治疗合二为一的一种微创性治疗输卵管阻塞的方法,包括选择性输卵管造影(selective salpingography, SSG)和输卵管再通术(fallopian tube recanalization, FTR)。SSG是使用数字减影血管造影机,在X线下应用输卵管介入再通装置,直接将导管置入输卵管开口,注入造影剂,若输卵管远端未显影,即可证实为输卵管近端阻塞,则进一步行FTR。FTR是在X线下将输卵管导管置于阻塞输卵管开口,根据输卵管阻塞部位及具体情况,经导管插入输卵管导丝,通过导管丝对阻塞的输卵管进行复通分离的治疗过程。这种方法安全,操作简单,准确率较高,不仅可以客观观察输卵管形态及通畅情况、输卵管阻塞部位及阻塞程度,而且能对阻塞的部位进行直接介入再通和药物灌注治疗,疗效可靠,并发症少,已成为治疗输卵管近端阻塞的广泛应用的治疗方法。

(一)X线下输卵管介入治疗的适应证

1. HSG已证实宫腔形态正常,双侧或单侧输卵管间质部、峡部近端阻塞。

2. 常规HSG因宫颈口太松而未完成者。

3. 内生殖器结核非活动期。

(二)X线下输卵管介入治疗的禁忌证

1. 内、外生殖器急性或亚急性炎症、生殖道性传播性疾病。

2. 严重的全身性疾病,不能耐受手术。

3. 妊娠期、月经期、内生殖器出血期间。

4. 产后、流产、刮宫术后6周内。

5. 输卵管峡部、壶腹部远端、伞端阻塞者。

(三)X线下输卵管介入治疗的检查方法

1. 手术时间　月经干净3~7天。

2. 术前准备

（1）术前3日禁性生活。

（2）术前行血尿常规、凝血检查、阴道分泌物检查无明显异常者。

（3）排空二便,使子宫保持正常位置。

（4）术前半小时肌注阿托品0.5mg解痉。

3. 常用器械 阴道窥器、宫颈钳、卵圆钳、宫颈导管、输卵管导管、COOK导丝、注射器等。

4. 操作要点

（1）患者取膀胱截石位,常规消毒外阴及阴道,铺无菌巾,双合诊检查子宫位置及大小。

（2）以阴道窥器扩张阴道,充分暴露宫颈,再次消毒阴道穹窿及宫颈,用宫颈钳钳夹宫颈前唇,探查宫腔。

（3）进行选择性输卵管造影,证实输卵管近端阻塞,并确定输卵管在子宫开口的位置。

（4）自导管内依次插入9F导管、5.5F导管,透视下将5.5F导管置于子宫角部输卵管口处,放入3F导管和0.015inch同轴导丝,并用导丝对阻塞的输卵管进行扩张。扩张成功,撤出导丝,向导管内注入造影剂,在X线下判断输卵管通畅情况。

（四）X线下输卵管介入治疗的结果评定

术后根据推注造影剂的阻力大小,造影剂经输卵管流入盆腔内弥散程度来判断术后输卵管的通畅情况。

1. 输卵管通畅 推注造影剂时无阻力,造影剂经输卵管内注入,经伞端流入盆腔并广泛弥散。

2. 输卵管通而不畅 推注造影剂时有一定阻力,造影剂经伞端流入盆腔弥散慢。

3. 输卵管未疏通 推注造影剂时阻力较大,造影剂未经伞端流入盆腔。

介入治疗前后输卵管通畅程度对比见图5-26~图5-29。

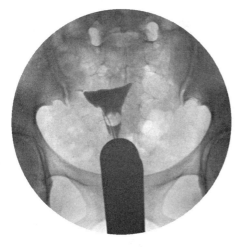

图5-26 介入治疗前子宫输卵管造影

注:双侧输卵管间质部阻塞,峡部未显影

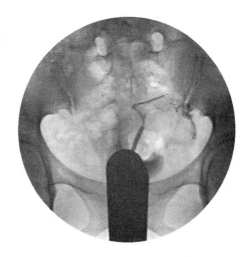

图5-27 疏通左侧输卵管

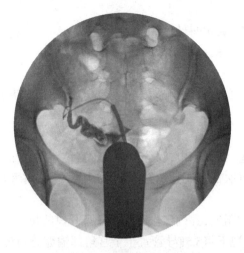

图5-28　疏通右侧输卵管

注: 双侧输卵管阻塞处经导丝疏通后,输卵
管完全显影。

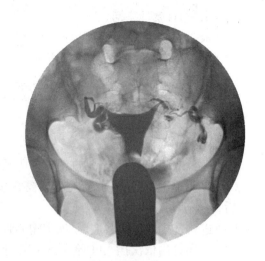

图5-29　造影剂进入盆腔

(五)X线下输卵管介入治疗的注意事项

1. 疏通成功后,可经导管缓慢推注抗粘连药、抗炎组合及适量生理盐水,经导管缓慢持续灌注再通液(含庆大霉素、糜蛋白酶、地塞米松、等渗盐水等)或可经导管缓慢推注丹参注射液或香丹注射液,以活血化瘀,防止再粘连,巩固治疗效果。

2. 术后酌情给予抗生素预防感染。

3. 术后2周禁性生活、盆浴、阴道冲洗。

第十九节　辅助生殖技术

一、概述

辅助生殖技术(assisted reproductive technology, ART)包括人工授精(artificial insemination, AI)、体外受精-胚胎移植(in vitro fertilization-embryo transfer, IVF-ET)、卵胞浆内单精子显微注射(intracytoplasmic sperm injection, ICSI)、胚胎植入前遗传学诊断(preimplantation genetic diagnosis, PGD)/筛查(preimplantation genetic screen, PGS)等。

二、历史沿革

1978年7月25日,世界首例试管婴儿Louise Brown在英国剑桥诞生,成为20世纪医学史上的里程碑。1985年4月和1986年12月,我国台湾、香港先后诞生了两地的首例试管婴儿。1988年3月10日,大陆首例试管婴儿在北京医科大学第三医院生殖中心诞生。在世界首例试管婴儿诞生30年之后,2010年Robert C. Edwards获得了诺贝尔医学或生理学奖,按照当年诺贝尔颁奖时间估计,全世界已经有约300万个家庭通过IVF-ET技术获得了自己的后代,试管婴儿数量也达到了400万个以上。

三、常见辅助生殖技术简介

人工授精是指通过非性交的方式将精子置入女性生殖道内使其受孕的一种方法。包括使用丈夫精液人工授精（artificial insemination with husband semen，AIH）和供者精液人工授精（artificial insemination with donor semen，AID）。按照国家法规，目前AID精子来源一律由卫生部认定的人类精子库提供和管理。

目前临床上常用的人工授精方法为宫腔内人工授精（intrauterine insemination，IUI），其操作大致为：将精液洗涤处理后去除精浆，取0.3~0.5ml精子悬液，在女方排卵期间，用导管将精液经过宫颈管注入宫腔内，助其受孕。另外还有阴道内、宫颈管内、输卵管内人工授精等方式。

IVF-ET是指从女方卵巢内取出卵子，在体外与精子受精后，培养2~5天，再将发育到一定程度的胚胎（桑椹胚或者囊胚）移植到宫腔内，使其着床发育成胎儿的过程，俗称"试管婴儿"技术。该技术的适应证包括输卵管性不孕、子宫内膜异位症、排卵障碍、免疫因素、原因不明的不孕症及男方因素等。

ICSI是体外受精-胚胎移植技术的衍生技术，是指将精子直接注射到卵胞浆内使精卵结合的一种方法。1992年，Palermo首先采取这项技术，由此而诞生了首例卵胞浆内单精子注射婴儿。该项技术主要用于治疗男性不育以及前次IVF-ET精卵结合障碍的患者等。

PGD/PGS是指从体外受精的胚胎内取出部分细胞进行遗传学检测，选取正常的胚胎做宫腔内移植帮助受孕的一种技术。这种方法的适应人群是反复自然流产、带有严重遗传性疾病基因不孕不育症的夫妇或者欲优生优育者。

体外受精-胚胎移植、卵细胞质内单精子注射、胚胎植入前遗传学诊断的基本步骤为：①药物诱发排卵；②监测卵泡发育及激素水平；③经阴道超声引导下取卵；④配子体外受精及胚胎体外培养；⑤胚胎移植及黄体支持。其中，体外受精-胚胎移植技术受精方式为精子与卵母细胞自由结合；卵细胞质内单精子注射技术受精方式为人为选择精子并注射到卵胞浆内使精卵结合；胚胎植入前遗传学诊断与筛查是在卵胞浆内单精子注射技术基础上选取胚胎的1~2个细胞做遗传学检测，选取正常胚胎移植。

四、辅助生殖技术的常见并发症

1. 多胎妊娠　在辅助生殖技术中，尤其是"试管婴儿"技术中，多胎妊娠率可达22%~25%，其原因主要是促排卵药物应用导致的多卵泡发育及多个胚胎移植。多胎妊娠对母儿都不利，可增加流产、早产及母体孕产期各种并发症的发生率，围生儿死亡率也显著增高。因此，若发生多胎妊娠，应行选择性胚胎减灭术。

2. 卵巢过度刺激综合征（ovarian hyperstimulation syndrome，OHSS）　是一种医源性疾病，在接受促排卵治疗的患者中，卵巢过度刺激综合征的发病率约为20%。发病多与超排卵治疗，使多个卵泡同时发育，血清雌激素过高，导致的毛细血管通透性增加有关。轻症表现为腹部胀满、少量腹水、卵巢增大。重症表现为腹胀、腹痛、腹水、胸腔积液、呼吸困难、全身水肿、血液浓缩、重要脏器血栓形成、低蛋白血症、肝肾功能损害、电解质紊乱等。

3. 流产和异位妊娠　"试管婴儿"助孕成功后的流产率约为25%，多发生在年龄较大的患者中,可能与染色体畸变率增加有关。异位妊娠的发生率约为2.1%~9.4%。

五、中医药在辅助生殖技术中的应用

中医在辅助生殖技术过程中,可参与整个助孕过程,将西医生殖内分泌和传统中医理论相结合,在辨证论治的基础上,因不同时期可设计不同的用药思路。

(一)助孕前,补肾调周法整体调节

一般在助孕前3个月开始调理,主要使用补肾调周法,按照"月经八期"理论给予相应药物治疗,如月经不规律的患者,用药物控制周期,仍可按照此思路进行。具体如下:

1. 卵泡期　中医学称为经后期,可细分为经后早期、经后中期、经后晚期3期。经后期以养血而养阴,养阴而养精(卵),助卵泡发育,作为贯穿整个经后期的治疗方法。

经后早期是阴血的恢复时期,这一时期尚无白带出现,其治疗当滋阴养血扶阴,重在恢复。此期常用药:女贞子、旱莲草、当归、白芍、山药、生地黄各15g,菟丝子12g等。

经后中期其间可见少量或一定量的带下,表示阴长阳消运动已逐渐明显起来,此时应滋阴助阳,促进阴长。此期常用药:女贞子、旱莲草、当归、白芍、山药、生地黄、菟丝子各15g,制香附12g等。

经后晚期与经间期相连,此期生理病理特点非常明显,阴长已近高水平,卵泡发育接近成熟,此时当滋阴助阳,阴阳并重。此期常用药:女贞子、旱莲草、当归、白芍、山药、生地黄、菟丝子各15g,紫河车3g等。

2. 排卵期　中医学称之为经间期,重在补肾活血通络,药用:仙茅、淫羊藿、续断、赤芍、丹参、红花各12g,泽兰、紫石英各15g等,促进排卵。

3. 黄体期　中医学称之为经前期,此以温肾助阳为主兼以理气,补充黄体功能为主。经前期又可细分为经前初期、经前中期、经前末期3期。

经前初期是阴消阳长缓冲期,治疗补肾助阳,激发阳气。此期常用药:紫石英、覆盆子各15g,菟丝子、巴戟天、淫羊藿、杜仲、续断、桑寄生各12g等。

经前中期阳长旺盛阶段,故当补肾助阳,扶助阳长。此期常用药:紫石英30g,菟丝子、杜仲、续断、桑寄生、覆盆子各15g,巴戟天、淫羊藿各12g等。

经前末期在未孕期当助阳健脾,疏肝理气。此期常用药:鹿角胶、覆盆子、山药、菟丝子、杜仲、续断、桑寄生各15g,炒白芍、制香附、巴戟天、炙甘草各12g等。

4. 行经期　此期当活血调经,药用:柴胡、枳壳、陈皮、赤芍、白芍、川芎、香附各12g,丹参、当归、益母草各15g等,理气活血、疏肝调经、祛瘀生新,助内膜剥脱。

研究表明:补肾调周中药可改善卵巢储备,提高患者对促性腺激素的敏感性,增加获卵数,改善卵母细胞质量,提高辅助生殖技术的种植率和妊娠率,并能提高再次IVF-ET成功率。

(二)控制性超排卵周期中,因时而异,提高优质卵率及受精率

控制性超排卵是用药物在可控的范围内诱发多卵泡的发育和成熟。IVF/ICSI-ET成功的关键在于通过超排卵获得数量适中的优质卵子,但部分患者(尤其高龄不孕者)由于卵巢功能低下,不能募集足够数量的卵子,导致妊娠率低,甚至被迫取消周期。在超排卵周期给予中医药干预,可改善卵巢反应性,提高卵母细胞质量及临床妊娠率,减少并发症。

1. 垂体降调节时,滋肾助阳,改善低雌症状,提高卵巢敏感性 由于垂体降调节使卵巢的功能暂时受抑制,患者出现一派肾虚征象,可见性欲减退、五心烦热、阴中干涩等肾阴亏虚症状,尚可见腰膝酸软、眩晕耳鸣等肾气不足症状。为提高辅助生殖的成功率,在垂体降调节时,给予补肾滋阴助阳中药,以补养肾之阴精,改善肾虚症状,有助于卵泡的发育,可减少促性腺激素用量,提高卵母细胞质量,同时防止早发的黄体生成素峰值出现。超排卵时补肾滋阴、促卵泡发育超排卵的过程中,短时间内卵泡急速发育,天癸大量泌至,耗损肾之阴阳,造成肾中精血的相对不足,形成肾虚为本的证候。此时,适当运用女贞子、旱莲草、山茱萸、玉竹、天门冬、麦冬、肉苁蓉等滋养肾阴之药,可促使肾中阴阳平衡。正如张介宾所云:"善补阳者,必于阴中求阳,则阳得阴助而生化无穷;善补阴者,必于阳中求阴,则阴得阳助而泉源不竭。"

2. 绒毛膜促性腺激素(human chorionic gonadotrophin,HCG)日,温肾活血、促卵泡成熟 超排卵周期,一方面垂体降调节,血清黄体生成素处于低水平;另一方面多个卵泡同时发育,需要更高的黄体生成素峰值才能使卵子排出,故在卵泡成熟时,需常规给予HCG促卵泡成熟。但多个卵泡同时发育产生高水平的雌激素,HCG的使用增加了OHSS发生的几率。中医学认为肾之阳气充足,鼓动有力,冲任气血调畅,适时而泄,形成排卵。肾阳不足,鼓动无力,冲任气血瘀滞,可阻碍卵子排出,故在排卵期,应用温肾活血法可起到一种激发卵子顺利排出,种子育胎的"扳机"作用。临床上HCG日使用温阳活血的中药可促进卵细胞的成熟,颗粒细胞松散化,并能预防OHSS发生。

3. 黄体期,补肾固胎,维持黄体功能 辅助生殖技术中垂体降调节,容易出现黄体功能不全,妊娠率下降,流产率增加。黄体支持已成为多数辅助生殖技术的常规步骤之一,但长期的黄体酮注射治疗,患者依从性差。从中医理论分析垂体降调节可导致肾虚,同时在超排卵短时间内天癸大量泌至,耗损肾之阴阳。肾主生殖,胞脉系于肾,故有"肾以载胎"之说;脾为后天之本,气血生化之源,胎元之载养,全赖于先天之肾气与后天之脾气的相互协调,两者共同维系着正常的妊娠过程。故辅助生殖技术中,在常规应用黄体酮维持黄体基础上,辅以补肾健脾、固冲安胎中药,可提高胚胎的种植率及临床妊娠率。有研究提示从取卵当日起在HCG健黄体的基础上加服滋肾育胎丸,可提高血清黄体酮水平、胚胎种植率和临床妊娠率。

六、研究难点、进展和展望

(一)难点

中医药的辨证论治和辅助生殖技术助孕的方案都强调"个体化",临床上的个体化,不易产生较高级别的不同中西医结合治疗方案间的对比研究;中西医结合的辅助生殖技术现有的文献资料缺乏统一、客观的诊疗标准,缺乏多中心、大样本的研究。

(二)进展

目前中药治疗在辅助生育技术中的应用主要集中于纠正卵巢反应低下和子宫内膜发育不良。对于卵巢功能低下的患者,用补肾活血的方法可以增强激素的敏感性和改善微循环。通过补肾调周,改善卵巢储备功能,再配合超促排卵药的应用,往往能提高患者对药的敏感性,增加获卵数,改善卵子质量,提高种植率和妊娠率。对于子宫内膜发育不良者中药有助于子宫内膜细胞的蜕膜化,且随着胚泡着床的进展而协调进行,从而最终改善胚泡着床,为胚胎移植营造一个较理想的内环境,从而达到提高临床妊娠率的目的。值得注意的是有关针刺治疗对辅助生育技术妊娠结局影响的研究,一直是临床研究的热点。国内外有关中西医结合治疗对辅助生育技术妊娠结局影响的研究尽管结论不甚一致,但对其应用的安全性均持肯定态度,而且有证据表明针刺对辅助生育技术患者的心理具有很好的调整作用,例如耳穴按压特定穴位可以显著降低IVF患者状态-特质焦虑量表、阿姆斯特丹术前焦虑和信息评分量表积分,同时改善IVF患者的妊娠结局。

(三)展望

为了进一步阐明中医药在辅助生殖技术中的作用并指导临床,应在IVF/ICSI-ET中充分发挥中医药整体调节之优势,扬长避短,找准结合位点,努力提高临床治疗效果,有必要加强对辅助生殖技术中机体特殊生理、病理状态的病因病机和辨证研究,以形成公认的辨证论治标准及施治方案,这是中医提高临床疗效的关键。针对目前辅助生殖技术中的瓶颈问题,从分子、基因、蛋白质水平进行中医药的研究,一方面为中医药在辅助生殖技术中的应用提供依据,充分发挥中医药的优势,提高临床疗效;另一方面借助辅助生殖技术的研究平台,探讨中医药的自身作用机制,将中医药在不孕症方面的研究深入到分子、基因水平,使中医妇科理论研究进一步深化,做到中西医相互促进,提高辅助生殖技术的临床妊娠率。

第六章 妊娠病

妊娠期间，发生与妊娠相关的疾病，称为妊娠病，中医古医籍又称之"胎前病"。妊娠期疾病对孕妇和胎儿均有极大的影响，妨碍母体的健康，影响妊娠的继续、胎儿的发育，甚至可能碍及母儿生命，因此对于这类疾病应注意预防和发病后的积极治疗。

妊娠期临床上常见的疾病有：流产、早产、异位妊娠、妊娠剧吐、妊娠高血压综合征、多胎妊娠、胎儿生长受限、羊水量异常、前置胎盘、胎盘早剥、母儿血型不合、过期妊娠、妊娠期肝内胆汁淤积症、死胎、高危妊娠、妊娠合并症等。中医将本节疾病归纳为妊娠恶阻、妊娠腹痛、胎漏胎动不安、滑胎、堕胎小产、胎死不下、胎萎不长、子肿、子晕、子痫、子满、子悬、子喑、子淋、妊娠小便不通等。

妊娠病的发病原因较为复杂，与外在的六淫、内在的七情所伤，以及劳逸过度、房事不节、跌仆损伤等因素有关，其中最主要的是诸种致病因素影响到胎儿和母体，导致子病及母而发病。病机在于：其一，阴血下聚以养胎元，以致母体阴血亏虚，而阳亦亢盛；其二，胎儿渐长，阻遏气机，气机不畅，升降失常；其三，脾胃虚弱，生化之源不足，胎失所养，或肾气不足，胞失所系，胎元不固。总之母体多在于体虚，胎儿多属气火偏旺，冲气上逆的病理变化。

妊娠病的诊断首先要根据停经、早孕反应、脉象等明确妊娠诊断，结合检查与激经、闭经、癥瘕等区别，再根据性激素、超声影像学等，结合舌苔、脉象综合分析本章疾病的诊断和鉴别诊断，处理好妊娠期的危重急症。

妊娠病的治疗原则，是治病与安胎并举，但亦有因胎死腹中，或胎堕难留等胎元不良，安之无益，反损母体健康者，尤当从速促其流产，以保护母体。俗有"胎前宜凉"之说，是针对妊娠病气火偏旺者而言，但母体虚弱，脾肾不足，又当培补脾肾，温固胎元，不可偏执。

孕妇用药，时时注意顾护胎元，既要注意发汗、催吐、泻下药物的慎用或禁用，又要注意对攻逐滑利、祛瘀破血、耗气散气以及一切有毒之品的使用，防止损害胎元或致畸的副作用，确属病情需要时，亦可选用，但须严格掌握剂量，"衰其大半而止"，以免动胎、伤胎，造成不良结局。

妊娠期的胎养胎教，极为重要。胎养，主要指食养疗法，它不仅有助于胎儿的生长发育，而且可增强母体健康，防止流产、滑胎以及孕期并发症的产生。北齐徐之才的逐月养胎说，按照孕期脏腑所属以养的方法，区别妊娠期间的宜忌以养胎，选择相适应的食物。胎教，主要心理调护，要求孕妇妊娠期保持良好的心态，情绪稳定，生活规律，起居适当，劳逸适宜，保持孕期健康，以达到优生优育的目的。

第一节 妊 娠 恶 阻

一、概述

孕妇在妊娠早期有择食、轻度恶心呕吐、头晕、倦怠等症状,称早孕反应。一般不需特殊处理,12周左右自行消失。但少数孕妇呕吐频繁,不能进食,以致影响身体健康,甚至危及生命者,称妊娠恶阻。又称为"妊娠呕吐""子病""阻病"。本病属于西医"妊娠剧吐"的范畴。

二、历史沿革

恶阻病名,最早见于《诸病源候论》,但对恶阻的认识,在《金匮要略·妇人妊娠病脉证并治》就有干姜人参半夏丸主治妊娠呕吐不止的记载。对恶阻病理的认识,则始于《诸病源候论·妇人妊娠病诸候·妊娠恶阻候》。自宋代陈自明以后,则认为停痰积饮为恶阻之主因。明代朱震亨认为因情志内伤、怒气伤肝而致,为恶阻病机增添了新意。而李梴根据妊娠期特定的生理特点,从胞宫的络脉与脏腑的关系角度来认识本病。其后《医宗金鉴·妇科心法要诀》比较全面地概括了恶阻的病因证治,对临床具有指导意义。

三、病因病机

(一)中医病因病机研究进展

本病的主要机理为"冲气上逆,胃失和降"。其发生与妊娠初期生理上的特殊改变及体质因素相互作用有关。孕后血聚养胎,冲脉之血不足,而冲脉之气偏盛,冲气上逆,循经犯胃,胃失和降则引起恶心呕吐;若素体脾胃虚弱,肝胃不和或痰湿阻滞,则症状更为明显。若未及时治疗可发展为气阴两虚重证,甚则导致胎动不安、堕胎等。具体有以下几种病因:

1. 脾胃虚弱 妇人在妊娠之后,经血停闭,胎元初凝,血聚胞宫以养胎元,冲脉气盛,而冲脉起于胞宫隶于阳明,冲脉气壅则循经上逆。若胃气素虚,失于和降,冲气夹胃气上逆,故致恶心呕吐。宋代《妇人大全良方·妊娠门》记有:"妊娠呕吐恶食,体倦嗜卧,此胃气虚而恶阻也"。张介宾云:"凡恶阻多由胃虚气滞"。近代哈荔田教授亦认为恶阻的发生,总属胃气虚弱,失于和降,若胃气强盛,能控制上逆之气则不易发病。

2. 肝胃不和 肝脉布胸胁夹胃贯膈,故不论是肝气郁遏还是相火偏旺,均可横逆犯胃,夹胃气上逆而作呕。朱震亨指出怒气伤肝可引起胃失和降而致孕妇呕吐:"有妊二月,呕吐眩晕,脉之,左弦而弱,此恶阻,因怒气所激,肝气伤,又挟胎气上逆于胃所致"。赵献可认为:"恶阻多在三个月之时,相火化胎之候,壮火食气,上冲胃口,食之即呕",此属少阳之火上冲胃口所致呕吐。罗知悌曰:"有孕妇三月,呕吐痰并饮食,每寅卯时作,作时,觉少腹有气上冲,然后膈满而吐,此肝脉挟冲脉之火冲上也",此属肝火犯胃之呕吐。何时希认为恶阻发病乃因妊娠后血以养胎元,肝木失于滋养,以致肝体不足,肝用有余,犯于胃则见呕吐厌食。

3. 痰湿阻滞 妇人或痰湿之体,或脾虚饮停,因孕后经血壅闭,冲脉气盛,冲气挟痰饮上泛,清阳不能上出清窍,故呕吐痰涎。隋代巢元方在《诸病源候论·妇人妊娠病诸候·妊娠恶阻候》中指出:"妇人元本虚羸,血气不足,肾气又弱,兼当风饮冷太过,心下有痰水,挟之有娠"而致呕。戴复庵亦云:"恶阻者,妇人有孕,恶心阻其饮食是也。盖其人宿有痰饮,血壅遏而不行,故饮随气上致呕"。

4.气阴两虚 此类型实为以上三型恶阻持续发展的结果。呕易伤气,吐易伤阴,呕吐过频过久,会导致气阴两虚,并可能伤及胎儿。《医学入门·妇人门》记述此病时便提到"全不入食者","日久水浆不入,口吐清水"及"三四个月病恶阻者,多胎动不安"等相关症状。

5.冲脉气血暂时相对过盛 冲脉被称为"十二经之海""血海",是全身气血运行之要冲,对十二经脉的气血具有蓄溢和调节的作用。妊娠之初,月经停闭,经脉之气血下聚胞宫以养胎元。此时,胚胎尚小,所需气血较少,而经血又不能按时排泄,因此形成冲脉气血暂时相对旺盛之势。一旦冲脉的气血活动发生变化,那么全身气血的运行必然会随之发生改变,又加之孕妇平素禀赋、体质各有差异,从而出现胃虚、肝热、痰滞等各种类型的恶阻反应。随着胎儿渐长,所需气血逐渐增多,虽然仍有经血不泻的妊娠生理,但此时冲脉之气血,因需要量的增加而由相对的旺盛达到新的平衡,全身气血运行又在新的基础上形成稳定协调的格局,故恶阻症状也随之消失。

(二)西医病因病理研究进展

1.病因 西医学目前对妊娠呕吐的病因尚未完全明确,但经过不断研究,认为可能存在以下几点因素:

(1)与体内激素作用有关:在怀孕6周以后,绒毛膜促性腺激素(human chorionic gonadotropin,HCG)的分泌开始增多,使胃酸及胃蛋白酶分泌减少,胃蠕动减弱,造成水和食物在胃内潴留,因而容易引起呕吐。再者,又发现HCG水平与呕吐发生率较一致,如葡萄胎、双胎孕妇的HCG水平较高,呕吐的发生率亦较高,而且呕吐的症状亦较重。当HCG水平下降后,呕吐也随之消失,但也有一部分孕妇其症状轻重不与HCG水平成正比。

此外,肾上腺皮质功能降低,则皮质激素分泌不足,也可致体内水及糖类代谢紊乱,出现恶心呕吐等消化道症状,而且应用促肾上腺皮质激素(adrenocorticotrophic hormone,ACTH)或皮质激素治疗时,症状可明显改善,故亦认为肾上腺皮质功能减弱也与妊娠呕吐有一定关系。

(2)与精神状态有关:根据调查研究,精神因素对妊娠早期出现呕吐有着较大的关系。此病亦多见于神经系统不稳定,精神紧张型妇女。诸多原因使孕妇产生了紧张焦虑情绪,这种消极的精神因素,可以改变中枢神经系统的功能状态,造成大脑皮层与皮质下中枢功能失调,从而使自主神经功能紊乱,发生呕吐。

(3)与幽门螺杆菌感染有关:研究显示妊娠剧吐与幽门螺杆菌感染有关。妊娠时由于孕妇体内甾体激素水平增加,使细胞内液和细胞外液增加,导致体液潴留,进而可导致体液pH的改变,而胃肠道内pH改变则可诱发幽门螺杆菌感染。

(4)其他因素:本病与社会经济、遗传和饮食因素等有关。另外妊娠呕吐的孕妇其肝脏储备能力较差,对雌激素或其他代谢产物过度敏感,类固醇物质与肝脏代谢相互作用引起不规则代谢产物出现而产生催吐效应。也有认为呕吐的发生可能与维生素B_6的缺乏有关。

2.病理生理 持续的恶心、呕吐所造成的体液、电解质和胃酸的丢失而导致脱水、血容量降低、血液浓缩、细胞外液容量减少、低钾血症、低钠血症、低氯血症、电解质紊乱及体重下降。营养摄入不足及摄入的营养素自呕吐物中丢失而导致营养不良,发生负氮平衡,以致血浆尿素氮及尿酸升高,出于应激机体动用脂肪组织供给能量,脂肪氧化不全,其代谢中间产物,如丙酮、乙酰乙酸等增多以及肠道碱性液的丢失。另外,钠离子丢失还或伴随HCO_3^-自肾脏丢失,出现代谢性酸中毒。肝脏受累,血浆转氨酶及胆红素升高,严重时发生黄疸。机体严重脱水使血液浓缩及血管通透性增加,加上钠盐丢失,不仅尿量减少而且出现蛋白尿及管型,肾脏继发性损害,肾功能受损。病情继续发展,患者可出现神经系统受累,表现为意识模糊、嗜睡或昏迷等。

四、诊断与鉴别诊断

(一)诊断——辨病与辨证要点

1. 辨病要点

(1)病史:有停经史及早期妊娠反应,多发生在妊娠3个月内。

(2)临床表现:妊娠早期频繁呕吐或食入即吐,甚则呕吐苦水或夹血丝,精神萎靡,身体消瘦,目眶下陷,严重者可出现血压降低,体温升高,黄疸,少尿,嗜睡和昏迷等危象。

(3)检查

1)妇科检查:为妊娠子宫。

2)实验室检查:①血液检查:血常规及血球比容有助于了解有无血液浓缩;血清钾、钠、氯、二氧化碳结合力可判定有无电解质紊乱及酸碱失衡;肝肾功能化验以确定有无肝肾受损。②尿液检查:记24小时尿量,以调整输液量。同时查尿酮体、尿比重、尿蛋白。③心电图检查:可发现有高血钾或低血钾所致心律变化及心肌损害。

2. 辨证要点 辨证应着重了解呕吐物的性状(色、质、味),结合全身症状、舌脉进行综合分析,辨别虚实寒热。一般而言,食入即吐,吐出物为所进食物或痰涎,多属脾胃虚弱;呕吐酸苦水,多为肝胃不和;呕吐痰涎,多为痰湿阻滞;而呕吐血样物者,则为气阴两虚之重症。

(二)鉴别诊断

本病应与妊娠合并其他原因引起的呕吐加以鉴别,如急性胃炎、急性传染性肝炎、急性阑尾炎等。

1. 急性胃炎 患病前常有饮食不洁,或进食生冷、刺激性食物,或暴饮暴食病史,起病急骤,突然恶心呕吐伴左下腹痛,呕吐物多为胃内发酵物或残渣。

2. 急性传染性肝炎 患病前有与肝炎患者密切接触史。表现为:恶心呕吐,乏力,食欲缺乏,厌油腻,腹胀,肝区痛,肝功能、HBSAg、血清胆红素等血清学检查有助鉴别。

3. 急性阑尾炎 转移性右下腹痛,伴有恶心呕吐,麦氏点压痛、反跳病及肌紧张,体温升高和白细胞增多。

五、治疗

中医对于妊娠恶阻的治疗优势在于根据患者不同体质辨证用药,并结合情志、饮食疗法,在患者不能进食时,配合针灸、中药外敷、中药熏蒸等多种方法综合治疗以改善症状,调节机体内环境,减轻患者痛苦,保证胎儿营养。但在治疗机制方面的研究较少,且缺少行之有效的中成药。

中西医结合可提高疗效,其模式为:①根据妊娠恶阻患者的临床表现应用补液、纠正酸中毒、平衡电解质的药物静脉滴注,改善机体内环境;同时根据辨证应用中药煎剂口服降逆止呕,从而使妊娠恶阻患者主证得以改善,达到正常妊娠的目的。②对于轻、中度妊娠剧吐的患者常用香砂六君子汤、苏叶黄连汤或小半夏汤等口服,或采用专方验方、名医方剂,专事调节脏腑,平冲降逆止呕之功能,辅以西药维生素类药物,或补液治疗,同时注意饮食及精神安慰。多数患者经此调理,均能达到治愈的目的。这种疗法对母儿均无任何副作用。

(一)辨证治疗

中医用药多以补益药为主,性味以辛,甘,苦为主。多入脾、胃经。以二陈汤、四君子汤的化裁方最具代表性。主要证型的常用药物为:①肝胃不和:陈皮、砂仁、半夏、白术、生姜、茯苓、竹茹、白芍、紫苏叶、黄连、木香、黄芩;②脾胃虚弱:白术、陈皮、半夏、砂仁、茯苓、党参、生姜、甘草、大枣、藿香、紫苏梗、木香;③胃阴亏虚:陈皮、竹茹、生姜、砂仁、半夏、大枣、白术、黄精、甘草、麦冬、党参、人参;④气阴两虚:竹茹、麦冬、太子参、半夏、石斛、芦根、生地黄、乌梅、黄精、五味子、紫苏梗、桑寄生。本教材综合各家论述,简述如下:

1. 中草药

(1)脾胃虚弱证

治疗法则:健胃和中,降逆止呕。

方药举例:香砂六君子汤(《古今名医方论》)

人参 白术 茯苓 甘草 半夏 陈皮 木香 砂仁 生姜 大枣

(2)肝胃不和证

治疗法则:清肝和胃,降逆止呕。

方药举例:加味温胆汤(《医宗金鉴》)

陈皮 制半夏 茯苓 甘草 枳实 竹茹 黄芩 黄连 麦冬 芦根 生姜

(3)痰湿阻滞证

治疗法则:化痰除湿,降逆止呕。

方药举例:青竹茹汤(《济阴纲目》)

鲜竹茹 橘皮 白茯苓 半夏 生姜

(4)气阴两虚证

治疗法则:益气养阴,和胃止呕。

方药举例:生脉散(《内外伤辨惑论》)合增液汤(《温病条辨》)加玉竹、芦根、天花粉

人参 麦冬 五味子

生地 玄参 麦冬

2. 中成药

(1)香砂养胃丸:适用于脾胃虚弱证。

(2)七制香附丸:适用于肝胃不和证。

(3)黄芪生脉饮口服液:适用于气阴两虚证。

3. 针灸及其他

(1)体针:取内关、足三里、中脘、公孙等穴。平补平泻法。

(2)耳针:取胃、脾、肝、三焦、神门等穴。

（3）梅花针：叩击双侧眼睑周围、眉弓上部、前额部、两颞部、耳廓前、后颈部以及骶部。

（4）拔火罐：取中脘穴。

（二）辨病治疗

治疗原则为镇静止吐，纠正电解质紊乱及酸中毒。

1. 一般治疗　安慰、稳定情绪，增强信心，消除顾虑，严重者入院治疗。

2. 补充能量　禁食2~3天，每日静滴葡萄糖液及葡萄糖盐水共3000ml，酌情加入氯化钾，维生素B$_6$、维生素C，合并有代谢酸中毒根据二氧化碳结合力值补充碳酸氢钠溶液，每日尿量至少达1000ml。

3. 终止妊娠　治疗后病情不见好转，体温升高至38℃以上，心率增至120次/分钟以上，出现黄疸者应考虑终止妊娠。

六、诊疗思路

妊娠恶阻诊疗思路见图6-1。

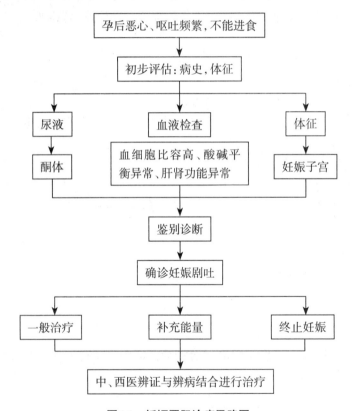

图6-1　妊娠恶阻诊疗思路图

七、典型医案

患者王某，女，24岁，干部，已婚，于2015年4月12日，因"停经71天，恶心呕吐半个月"首次就诊。

病史概要：患者孕1产0，平素脾气急躁，易怒，孕后更甚。末次月经2015年2月1日。停经后查尿妊娠试验阳性，半月前因情绪波动出现恶心，呕吐，饮食少进，曾在外院就诊予葡萄糖液、维生素B₆等治疗,但症状无明显改善。近几天来,每日呕吐十余次,为酸苦水,时带血丝,食入即吐,形体消瘦,双目无神,乏力,口干,发热37.9℃,尿少,大便少、3日未行,唇舌干燥,舌质红干、苔少,脉数无力。

妇科检查:外阴、阴道正常,宫颈光滑,宫体前位,如孕70天大小,活动好,无压痛,双附件正常。

辅助检查:B超示:宫内妊娠活胎。查血示:血钾3.0mmol/L,钠、氯正常。肝肾功能均正常。

辨病:妊娠恶阻。

辨证:肝胃不和,气阴两虚证。

治疗过程:就诊当日给予加味温胆汤、生脉散合增液汤(苏梗9g,竹茹10g,黄芩10g,云茯苓10g,白芍12g,太子参15g,麦冬15g,玉竹9g,桑寄生10g,干地黄20g,川厚朴9g)每日1剂,分2~3次服用。同时配合果味钾1包,3次/日,口服。服上方5天,并嘱患者暂禁食,呕吐明显减少。频服药液每日5次左右,大便已解。嘱患者可进食清淡之品,守上方再服7剂,患者呕吐基本停止,可进食,食后无呕吐。复查尿酮体(++),上方去川厚朴,再服5剂,诸症缓解,复查尿酮转阴性,血钾正常。

按语:该患者呕吐较剧烈,经西医常规处理后不能缓解,本病属肝胃不和、气阴两伤之证,治疗上除了益气养阴之外,尚需注意其原发病机,注意柔肝抑肝,同时注意腑气是否通畅的问题,腑气通畅,则胃气得降,从而取效。

八、研究难点、进展和展望

(一)难点

1. 发生妊娠恶阻患者的情况各不相同,应根据临床遇到的实际情况合理选择用药。

2. 常法之中注意变通,审证求因提高疗效。导致妊娠恶阻的原因较多,其发病机制复杂,这是临床治疗中的难点之一。治疗上应当分清主次因果,审因辨治。

(二)进展

1. 最新研究发现研究表明妊娠剧吐主要与幽门螺杆菌感染、激素、遗传等有关,其对围生期胎儿及出生后子女都有影响,严重者导致孕妇身体状况快速下降、营养失调和脱水,最终可对母婴产生不良影响。

2. 西医关于妊娠剧吐的治疗 抗幽门螺杆菌,甲氧氯普胺、昂丹司琼的中枢止吐作用,氟哌利多联合苯海拉明的镇静作用,锌硒片联合维生素B₆,类糖皮质激素,全胃肠外营养,普鲁卡因联合维生素B₆骶前神经封闭,胞二磷胆碱,补钾,间苯三酚等。

3. 研究表明中药内服联合补液治疗妊娠恶阻较单纯西医治疗有效率更高,亦可降低复发率。中药内服不仅疗效可靠,且能减少患者的痛苦及治疗费用。但仍需要大样本的随机双盲对照试验进一步验证。

(三)展望

1. 基于中医体质学说,研究妊娠恶阻的易感体质,从调理体质入手,达到"上工治未病"的目的;在妊娠恶阻治疗中,结合体质分类,采取因"体质"而异的治疗方案,达到事半功倍的疗效。

2. 疗效确切的中药作用机制研究,中、西药配伍方案的研究,将是今后该领域的主要研究方向。

第二节　自然流产

一、概述

妊娠不足28周、胎儿体重不足1000g而终止者,称为流产。流产发生于妊娠12周前者,称为早期流产;发生于12周至不足28周者,称为晚期流产。流产又分为自然流产和人工流产。自然流产的发病率占全部妊娠的10%~15%,其中多数为早期流产。自然流产疾病的发展过程有先兆流产、难免流产、不全流产、完全流产、稽留流产、复发性流产、流产合并感染等类型。

根据自然流产的类型和发生时间的不同,中医学有胎漏、胎动不安、堕胎、小产、胎动欲堕、胎死不下、滑胎等病名。

胎漏指妊娠期间出现阴道少量流血,时下时止,或淋漓不断,而无腹痛、腰酸、小腹坠胀者。胎动不安指妊娠期间出现腰酸、腹痛或下腹坠胀,或伴有少量阴道出血者。胎漏、胎动不安相当于先兆流产。堕胎指妊娠12周内,胚胎自然殒堕者,相当于早期流产。小产指妊娠12~28周内,胎儿已成形而自然殒堕者,称为"小产"或"半产",相当于晚期流产。胎动欲堕指胎漏、胎动不安出现腹痛加剧,阴道流血增多或有流液,腰酸下坠,势有难留者,相当于难免流产。胎死不下指胎死腹中,历时过久,不能自行产出者,相当于稽留流产。滑胎指堕胎或小产连续发生3次或以上者,既往称为习惯性流产。近年国际上常用复发性流产取代习惯性流产,是指自然流产连续发生2次或以上者。

二、历史沿革

关于胎漏病症,始见于《金匮要略方论·妇人妊娠病脉证并治》,其中有因癥病而致胎漏的记载。"胎漏"及"胎动不安"的病名最早见于晋代《脉经》及隋代的《诸病源候论》,其中《诸病源候论》列有"妊娠漏胞候""妊娠胎动候",对胎漏及胎动不安的病因病机做了简单的论述,指出"漏胞者……冲任气虚,则胞内泄漏","胎动不安者多因劳役气力,或触冒冷热,或饮食不适,或居住失宜"。历代医家重视对胎漏、胎动不安的研究,早在汉代《金匮要略·妇人妊娠脉证并治》就曾经提出安胎、养胎的当归散和白术散,分别代表了一寒一热的安胎方。又有胶艾汤治胞阻及妇人三种阴道出血的鉴别,是后世安胎理法方药之源。元代朱震亨将当归散加以发挥,提出"黄芩、白术乃安胎圣药"之说,影响后世。明代《景岳全书·妇人规》强调辨证论治安胎,首先提出动态观察"腹痛、下血、腰酸、下坠"胎动不安四大症状的轻重变化,预测胚胎存活与否,以决定安胎或下胎益母。张锡纯创制寿胎丸治疗滑胎和预防流产,现已成为经临床和实验研究公认的有效安全的安胎方。明代《医学正传》认为安胎"宜各按月依经,视其气血虚实而调之"。《景岳全书·妇人规》则认为"安胎之方不可执,亦不可泥其月数,但随证随经,因其病而药之,乃为至善"《胎产心法·胞漏并小产论》治胎漏,主张"三月以前,宜养脾胃。四月以后,宜壮腰肾补血顺气,佐以清热"。

中医学对堕胎和小产的认识也比较早,在汉代《金匮要略》即载有"半产"之名,"堕胎"则见于晋代《脉经》。隋代《诸病源候论》指出"堕胎损经脉,故血不止也,泻血多者,便致烦闷,乃致死也"。这说明当时古人已经认识到堕胎后流血不止的危害性。唐代《经效产宝》提出了应根据母病在前或胎病在先给予分别治疗,确立流产的治疗原则。明代《景岳全书》《女科撮要》指出腹痛、血多、腰酸、下坠是胎堕难留之势,"若胎已死,当速去胎,以救其母"。这些精辟的论述影响后世,指导临床,但由于历史条件所限,前人去胎法还仅限于口服药,对堕胎后阴道下血不止,尚缺少有效急救措施。

历代医家对滑胎论述诸多,早在隋代《诸病源候论》即列有"妊娠数堕胎候",为后世医家认识本病奠定了基础。宋代《女科百问》首次提出滑胎的临床特点为应期而下,并认识到补肾安胎是防治滑胎的关键。明代《景岳全书·妇人规》对滑胎的病因病机及辨证施治进行了较为全面的论述,指出"凡妊娠数堕胎者,必以气脉亏损而然,而亏损之由,有禀赋之素弱者;有年力至衰残者;有忧怒劳苦而困其精力者……而常人则未之有也。"并指出"屡见小产、堕胎者,多在三个月及五月、七月之间,而下次之堕必如期复然"的滑胎现象。治疗方面提出"预培其损"的原则,创制胎元饮及泰山磐石散。张锡纯创制寿胎丸治疗滑胎,王清任亦提出少腹逐瘀汤治疗血瘀曾有小产者,具有临床意义。

西医学中,自然流产是根据世界卫生组织1966年规定的流产期限而制定的,指妊娠在28周之前自行终止,胎儿体重小于1000g。目前对于流产的期限存在不少争议,有些发达国家将流产的时限定为25周,甚至20周,因为在发达国家,孕龄超过20周,体重600~700g的新生儿如果得到充分的治疗也可以有存活的机会,但我国目前仍然沿用世界卫生组织的定义,将流产期限定为28周。

很长时间以来西医对流产一直采取顺其自然的态度,然而随着科技的发展,人们发现了很多特殊现象。首先,随着基因技术研究的深入,在20世纪60年代,学者们发现某些染色体异常与复发性流产关系密切;其次,20世纪90年代随着宫腔镜技术的普及,人们发现宫腔粘连、子宫畸形及宫颈机能不全与复发性流产发生存在密切相关性;后来,在20世纪90年代初,随着辅助生殖技术的发展,进一步验证黄体功能不足是引起流产的重要原因之一,故而医学专家们提出雌二醇和黄体酮联合用药用于保胎治疗。对于免疫原因导致复发性流产的研究是近些年来研究的热点。1981年Taylor及Faulk对不明原因的复发性流产4例患者进行免疫治疗,其中3例成功,开创免疫治疗的先河;对于抗磷脂综合征与流产关系的研究始于对系统性红斑狼疮患者中复发性流产发生率明显高于正常人群这一现象的观察。在治疗方面,Lubbe等在1983年首先报道泼尼松及小剂量阿司匹林治疗获得成功,以后使用皮质醇、阿司匹林、肝素等治疗方案不断出现,成功率也不断提高。

中西医结合对复发性流产较为系统的研究报道始于20世纪80年代。诊疗方法常采用西医学的微观病因检测与中医学的宏观辨证相结合,取长补短,初步形成各类自然流产的中西医结合诊断及治疗规律,明显提高了临床疗效。例如研究发现菟丝子能刺激孕激素分泌,提高孕酮值,改善黄体功能,联合白术、续断等还能提高孕妇自身免疫能力,促进妊娠;桑寄生可镇静子宫,降低子宫收缩的敏感性;续断具有抑制妊娠子宫平滑肌的自发收缩活动、收缩幅度和降低张力的作用;阿胶对造血系统的作用较大,可提高红细胞数和血红蛋白含量,同时对钙代谢有影响,其所含甘氨酸能促进钙的吸收,其强大的补血和补充微量元素的作用,对胎儿生长发育有利。综上所述,中西医联合应用在保胎治疗中可起到协同作用,互补整合了中西医的"证""病"观,对促进胚胎发育,维持早孕的发展,较单一用药更有优越性。

三、病因病机

（一）中医病因病机研究进展

本病主要发病机制是冲任损伤,胎元不固。病因分为胎元及母体两个方面。胎元方面:因父母之精气不足,两精虽能相合,但禀赋薄弱,胎元不能成实;或孕后感受外邪,毒物所伤,胎元不健,胎多不能成实而易殒堕。母体方面常由禀赋虚弱,肾气不足,或房事不节,耗损肾精,冲任不固,胎失所系;素体虚弱,或饮食劳倦,损伤脾气,气血虚弱,气虚冲任不固,胎失所载,血虚则冲任血少,胎失所养;素体阳盛,或过食辛燥助阳之品,或阴虚生内热,或因邪热动胎,致令血热,热扰冲任,损伤胎气;孕后不慎,跌仆闪挫,或因癥瘕,干扰胎气,冲任气血失调,以致胎元不固。辨证常见肾虚、气血虚弱、血热、血瘀。病性多虚,病位在冲任、胞宫。

近年来随着现代医学对于免疫因素导致的复发性流产研究的日益深入,血栓前状态作为引起复发性流产的重要原因越来越引起人们的重视,而这一观点与中医学认为的血瘀可以引起流产的观点相吻合,这也进一步验证中医对于流产病因病机的认识是有科学依据的。

（二）西医病因病理研究进展

1. 病因　由于一部分流产是人类生殖自然淘汰的过程,因此如果仅发生一次流产,可以不认为是病理状态,但如果是复发性流产,就必须要详细查找原因。流产的原因复杂,主要分为胚胎及母体两个方面。

（1）胚胎因素

1）遗传因素:胚胎染色体异常往往导致早期流产。据统计,46%~54%的自然流产与胚胎染色体相关,流产发生时间越早,胚胎染色体异常的发生率越高。胚胎染色体异常包括染色体数目异常和结构异常,数目异常如染色体三体、X单体、常染色体单体或多倍体;染色体结构异常如易位、嵌合位、倒置缺失和重叠等。近年来,在动物研究中发现,一些单基因突变可以导致胚胎死亡,这些基因称为"致死基因"。

2）孕卵发育异常:由于配子(包括卵子和精子)缺陷,致使胚胎发育不良,或妊娠早期受化学、物理或生物因素影响,如某些药物、放射线、农药、重金属、噪声、高温等,直接或间接对胚胎或胎儿造成损害,导致流产。

（2）母体因素

1）夫妇染色体异常:正常人群染色体异常发生率为0.5%,而复发性流产患者染色体异常的发生率为2%~8%,其中女方染色体异常比率高于男方2倍。常见的夫妻双方染色体异常有平衡易位,其中相互易位最多,约占65%,其次为罗伯逊易位。据遗传学统计,若夫妻一方为平衡易位,下一次妊娠时,胚胎染色体正常者占1/18,携带者占1/18,其余均不正常。

2）子宫解剖结构异常:子宫解剖结构异常导致的复发性流产占12%~15%,包括各种子宫先天畸形、宫腔粘连、子宫肌瘤、子宫腺肌病、宫颈机能不全等。这些因素导致的流产多为晚期流产或早产,流产时胚胎组织比较新鲜。若相关的解剖结构异常没有得到纠正,流产的复发率较高。

①子宫畸形:与流产相关的子宫畸形主要有纵隔子宫、双角子宫、单角子宫及子宫发育不良。其中双角子宫妊娠结局较差,流产率较高。

②宫腔粘连:见于各种原因所致子宫内膜和肌层损伤。临床表现为月经量减少,甚至闭经、流产、不孕等。

③宫颈机能不全：主要是先天或后天宫颈内口形态、结构和功能异常引起的非分娩状态下宫颈病理性扩张现象，是引起晚期复发性流产、早产的最主要原因。妊娠妇女宫颈机能不全的发生率为0.05%~0.8%，多见于经产妇，主要原因有分娩损伤、人工流产时扩宫粗暴、宫颈锥形切除术后以及宫颈发育不良。

④子宫肌瘤：并不是所有的子宫肌瘤都会引起流产，主要受肌瘤的大小及位置的影响。肌瘤引起流产的主要机制有：瘤体使宫腔变形，刺激子宫异常收缩；肌壁间肌瘤影响内膜下血供，影响孕卵着床、发育等。

3）内分泌功能异常：内分泌异常所致的复发性流产占12%~15%，主要包括黄体功能不足、高催乳素血症、多囊卵巢综合征（PCOS）、甲状腺功能异常、肾上腺功能异常、严重的糖尿病等。

①黄体功能不足：发生率占20%~60%，黄体中期孕酮值低于28.62nmol/L即可诊断。孕酮不足可以引起妊娠蜕膜反应不良，影响孕卵着床发育，导致流产。

②多囊卵巢综合征：在内分泌原因导致的复发性流产中，多囊卵巢综合征发生率高达58%，其中56%患者呈黄体生成素（LH）高分泌状态。雄激素及黄体生成素高会导致卵子和子宫内膜异常，影响胚胎着床而导致流产。

③高催乳素血症：高水平的催乳素（PRL）直接抑制黄体颗粒细胞的增生及功能，使黄体期缩短，孕酮分泌不足；高催乳素血症还会影响子宫局部PRL水平，影响胚胎发育，造成流产。

④甲状腺功能紊乱：甲状腺功能亢进及低下均可诱发流产，被认为是流产风险增高的标记物。

⑤糖尿病：糖尿病可以引起微血管病变，导致子宫内膜血运不良，使胚胎发育受阻，有资料表明显性糖尿病自然流产率较正常人增加3倍。

4）血栓前状态：是指多种因素引起的止血、凝血、抗凝和纤溶系统功能失调或障碍的一种病理过程。根据病因不同，目前把血栓前状态分为遗传性及获得性两类。前者是由于凝血、抗凝和纤溶有关的基因突变造成；后者主要是抗磷脂综合征、获得性高同型半胱氨酸血症以及机体存在的各种引起血液高凝状态的疾病。

5）免疫因素：妊娠免疫调节是维持妊娠的重要因素，近年生殖免疫研究表明，复发性流产的病因中50%~60%与免疫紊乱有关。关于免疫性流产的分类，一般可分为自身免疫型和同种免疫型两类。

①自身免疫型复发性流产：自身免疫型复发性流产可以被看作是一种自身免疫性疾病，属于免疫亢进，产生自身或同种抗体，其主要依据为复发性流产患者体内可以检出自身抗体。主要见于抗磷脂综合征、系统性红斑狼疮、干燥综合征三种疾病，常见的自身抗体为与其相关的三种自身抗体：抗磷脂抗体（anticardiolipin antibodies，ACL）、抗核抗体（antinuclear antibody，ANA）、抗可提取性核抗原（extractable nuclear antigen，ENA）抗体。目前，对于抗磷脂抗体与复发性流产关系的研究最为深入。作为自身抗体，抗磷脂抗体也是导致血栓前状态从而引起复发性流产的主要原因。

另外，其他自身抗体的形成也与复发性流产相关。母儿血型不合时，穿越胎盘屏障的胎儿红细胞可使母体致敏，产生相应抗体。异常增高的血型抗体作用于滋养层细胞，或通过胎盘进入胎儿体内，导致胎儿、胎盘多器官组织细胞损伤，从而导致自然流产。抗透明带抗体是不孕症的重要原因之一，也可导致复发性流产。由于抗透明带抗体可损伤含透明带的孕卵,着床后的孕卵因前期损伤不能正常发育,从而导致自然流产;正常情况下,精浆及精子内都存在强有力的免疫抑制因子,当免疫抑制作用不足或缺陷时,母体产生抗精子抗体,后者可活化巨噬细胞等免疫活性细胞,破坏受精后的早期胚胎发育,导致早期自然流产。

②同种免疫型复发性流产:同种免疫型复发性流产指母体对胚胎的父系抗原识别发生异常,从而产生免疫低反应性,妊娠免疫应答能力低下,导致母体封闭抗体和(或)保护性抗体缺乏,产生细胞免疫及体液免疫异常,使得胚胎遭受免疫系统的攻击而造成流产。现代生殖免疫学认为,由于胎儿1/2基因来源于父系,故可认为正常妊娠是一种成功的半同种移植。母体免疫系统对胚胎之父系抗原(相对于母体来说是外来抗原)识别所产生的反应是免疫营养和免疫防护而非免疫攻击,表现为一种特殊类型的外周免疫耐受,即妊娠免疫耐受。孕期产生适当的封闭抗体和保护性抗体,可使胚胎免遭排斥,使妊娠可以继续。同种免疫型复发性流产主要呈现封闭抗体缺乏。正常孕产妇血清中的封闭抗体主要是针对胚胎表面人白细胞抗原(human leukocyte antigen, HLA)以及主要表达于滋养层细胞的滋养细胞淋巴细胞交叉反应抗原(trophoblast-lympholta crossreactivity, TLX)而产生的,可通过与相应抗原结合而防止胚胎父系抗原被母体免疫系统识别和杀伤,从而维持正常妊娠。正常妊娠时,合体滋养层细胞的TLX可进入母体,刺激母体产生针对TLX抗原的封闭抗体,后者可与滋养细胞表面TLX抗原结合,使胎儿、胎盘免受母体免疫系统攻击。如TLX在滋养细胞与母体相容性高,不足以刺激母体产生保护性封闭抗体,最终可导致自然流产。

6)感染因素:女性生殖道多种病原体感染均可引起流产,常见的病原体有支原体、衣原体、弓形虫、淋球菌、单纯疱疹病毒、风疹病毒、巨细胞病毒等。

7)其他:①环境中的不良因素:如有害化学物质的过多接触、放射线的过量暴露、严重的噪声和振动等;②不良心理因素:如妇女精神紧张,抑郁程度高,消极情绪严重,情感控制能力低,对再次妊娠产生恐惧感、紧张、悲伤等不良心理刺激,通过神经内分泌激素系统,使内环境改变,可影响胚胎的正常发育;③过重的体力劳动,酗酒、吸烟、吸毒等不良嗜好。

(3)男性因素:对于复发性流产的研究,目前主要集中在女性方面。由于男性配子基因内容占据胚胎的一半,复发性流产可能存在男性因素。主要包括:男性染色体因素、精子因素、男性年龄、外部暴露因素等方面。目前研究较多的是男性染色体核型的异常。

2. 病理 早期流产时,胚胎多数先死亡,随后发生底蜕膜出血,造成胚胎绒毛与蜕膜层分离,已分离的胚胎组织如同异物,引起子宫收缩而被排出。有时也可能是蜕膜海绵层先出血坏死或由于血栓形成,使胚胎死亡,然后排出。8周以内妊娠时,胎盘绒毛发育尚不成熟,与子宫蜕膜联系不牢固,此时发生流产,妊娠产物多数可以完整从子宫壁分离而排出,出血不多。妊娠8~12周时,胎盘绒毛发育茂盛,与子宫蜕膜联系牢固,此时发生流产,妊娠产物往往不易从子宫壁分离,常有部分组织残留宫腔内影响子宫收缩,出血较多。

妊娠12周后,胎盘已形成,流产往往先有腹痛,然后排出胎儿、胎盘。有时由于底蜕膜反复出血,凝固的血块包绕胎块,形成血样胎块稽留于宫腔内。

四、诊断与鉴别诊断

(一)诊断——辨病与辨证要点

1. 辨病要点 辨别自然流产一般并不困难,根据病史及临床表现多能确诊,仅少数需行辅助检查。确诊自然流产后,还需确定其临床类型,决定相应的处理方法。

（1）病史：询问患者有无停经史和反复流产史，有无早孕反应、阴道流血，应询问阴道流血量及持续时间，有无腹痛，腹痛部位、性质、程度，有无阴道排液及妊娠物排出。了解有无发热、阴道分泌物性状及有无臭味可协助诊断流产感染。

（2）临床表现：流产的主要临床表现为停经后出现阴道流血及腹痛。早期流产先出现阴道流血，而后出现腹痛；晚期流产多为先有腹痛，然后出现阴道流血。根据流产发展的不同阶段，将流产的7个主要临床类型分述如下。

1）先兆流产：指妊娠28周前，先出现少量阴道流血，无妊娠物排出，相继出现阵发性下腹痛或腰痛。妇科检查宫颈口未开，胎膜未破，妊娠物未排出，子宫大小与停经周数相符。

2）难免流产：多由先兆流产发展而来。此时阴道流血量增多，阵发性下腹痛加重或出现阴道流液（胎膜破裂）。妇科检查宫颈口已扩张，有时可见胚胎组织或胎囊堵塞于宫颈口内，子宫大小与停经周数相符或略小。

3）不全流产：多由难免流产发展而来。指妊娠产物已部分排出体外，尚有部分残留于宫腔内。由于宫腔内残留部分妊娠产物，影响子宫收缩，致使子宫出血持续不止，甚至因大量流血而发生失血性休克。妇科检查宫颈口已扩张，不断有血液自宫颈口内流出，有时尚可见胎盘组织堵塞于宫颈口或部分妊娠产物已排出于阴道内，而部分仍留在宫腔内，一般子宫小于停经周数。

4）完全流产：指妊娠产物已全部排出，阴道流血逐渐停止，腹痛逐渐消失。妇科检查宫颈口已关闭，子宫接近正常大小。

上述流产类型实际上是流产发生的过程，简示如图6-2：

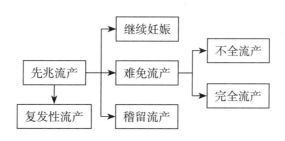

图6-2　流产发生过程

5）稽留流产：指胚胎或胎儿已死亡滞留在宫腔内尚未自然排出者。胚胎或胎儿死亡后子宫不再增大反而缩小，早孕反应消失，若已至中期妊娠，孕妇腹部不见增大，胎动消失。妇科检查宫颈口未开，子宫较停经周数小，质地不软，未闻及胎心或曾有胎心后胎心消失。

此外，还有两种特殊的流产类型：

1）习惯性流产：指自然流产连续发生3次或以上者。近年国际上常用复发性流产取代习惯性流产，是指自然流产连续发生2次或以上者。每次流产多发生于同一妊娠月份，其临床经过与一般流产相同。

2）流产合并感染：流产过程中，若阴道流血时间过长、有组织残留于宫腔内或非法堕胎等，有可能引起宫腔内感染，严重时感染可扩展到盆腔、腹腔乃至全身。患者出现发热，腹痛，阴道流血有异味，甚至阴道排脓，并发盆腔炎、腹膜炎、败血症及感染性休克等。

（3）实验室及其他检查

1）妊娠试验：临床多采用尿早早孕诊断试纸条法，对诊断妊娠有价值。为进一步了解流产的预后，多选用各种敏感方法连续测定血β-HCG的水平。正常妊娠6~8周时，其值每日应以66%的速度增长，若48小时增长速度＜66%，提示妊娠预后不良。

2）孕激素测定：测定血孕酮水平，能协助判断先兆流产的预后。

3）B型超声检查：对疑为先兆流产者，根据妊娠囊的形态，有无胎心搏动，确定胚胎或胎儿是否存活，以指导正确的治疗方法。若妊娠囊形态异常或位置下移，预后不良。不全流产及稽留流产均可借助B型超声检查协助确诊。

4）宫颈机能不全的诊断：①有不明原因晚期流产、早产，或未足月胎膜早破史，且分娩前或破膜前无明显宫缩，胎儿存活，应怀疑宫颈机能不全；②非孕期，妇科检查发现宫颈外口松弛明显，宫颈扩张器探查宫颈管时，宫颈内口可顺利通过8号扩张器；③妊娠期，无明显腹痛而宫颈内口开大2cm以上，宫颈管缩短并软化，此外B型超声测量宫颈内口宽度＞15mm均有助于诊断。

5）其他检查：对于复发性流产患者，还应进行系统的检查以明确流产原因。包括：①检测甲状腺功能、血糖、肾功能、血压，以除外内科并发症；②卵巢功能，主要是黄体功能的检测；③风疹病毒、衣原体、支原体、弓形虫、人类巨细胞病毒等病原体或抗体的检查；④免疫方面的有关抗体，如抗可提取性核抗原、抗磷脂抗体、抗核抗体、抗子宫内膜抗体、抗精子抗体、抗透明带抗体、封闭抗体等；⑤夫妇双方ABO和Rh血型、组织相容性抗原等；⑥染色体核型；⑦超声检查以了解生殖道情况；⑧子宫输卵管造影、宫腔镜，以了解有无生殖道畸形、黏膜下肌瘤和子宫颈内口松弛等。

2. 辨证要点　根据阴道流血、腹痛、腰酸、小腹下坠四大症状，结合全身情况及舌脉变化，辨别胎儿情况及寒热虚实。

阴道出血量少，色淡或淡黯，质稀，腰膝酸软，腹部坠痛者，属肾虚；阴道出血量少，色淡红，质稀薄，小腹下坠，神疲肢倦，心悸气短者，多为气血虚弱；阴道出血量少，色鲜红或深红，质稠，腹中灼热，烦躁口干者，属血热；阴道出血淋漓不止或时作时止，色紫黯或有血块者，属血瘀。

（二）鉴别诊断

1. 西医鉴别诊断

（1）鉴别流产类型（表6-1）

表6-1　流产鉴别诊断表

	临床类型	先兆流产	难免流产	完全流产	不全流产	稽留流产
临床表现	阴道流血血量	少量，淡红，黯红或鲜红	增多，鲜红	少或停止	少量淋漓或大出血	无或如咖啡
	下腹痛	无或轻	加剧	消失	加剧或减弱	无
	组织物排出	无	无	全部	部分	无
妇科检查	宫颈口	未扩张	已扩张或已破膜	已闭	已扩张或有组织物排出	闭或松
	子宫大小	与孕周相符	与孕周相符	正常可略大	较孕周小	较孕周小

（2）早期自然流产应与异位妊娠、葡萄胎、功能失调性子宫出血及子宫肌瘤相鉴别。

2. 中医鉴别诊断

（1）胎漏与胎动不安的鉴别：胎漏是妊娠期以阴道流血为主要症状的病证，没有腰酸腹痛、胎动下坠；而胎动不安是指妊娠期出现腰酸、腹痛、下坠，或伴有阴道少量出血者的病证。

（2）胎漏与激经的鉴别：胎漏是妊娠期以阴道流血为主要症状的病证，没有腰酸腹痛、胎动下坠，流血的特点是时下时止或淋漓不断，一般需要治疗；而激经是指妊娠早期按原来的月经周期少量行经，无损于胎儿，流血的特点是量少且能自行停止，一般不需要治疗。

五、治疗

一经确诊，应根据流产的类型，给予积极、恰当的中西医结合治疗。先兆流产（胎漏、胎动不安）应给予保胎治疗；难免流产（胎动欲堕）、不全流产（堕胎、小产）、稽留流产（胎死不下）者，当尽快去除宫腔内容物；对于复发性流产（滑胎）应本着预防为主、防治结合的原则，孕前针对病因给予治疗，预培其损，孕后积极保胎，用药应超过既往流产时间2周以上；流产合并感染者则应在控制感染的同时尽快清除宫内残留妊娠组织。

（一）辨证论治

流产，尤其是先兆流产和复发性流产是中医治疗的优势病种。应根据自然流产的不同类型进行相应处理。

1. 先兆流产 辨证应注意腰腹疼痛的性质、程度，阴道流血的量、色、质等症状，以及兼症、舌脉，进行综合分析，指导治疗。中医治疗以补肾固冲安胎为大法，根据不同证型辅以益气、养血、清热、活血等法。在治疗的过程中，需时时注意母体与胎元的变化。若发现胎元不健或胎殒难留，需及时下胎益母。

（1）中草药

1）肾虚证

治疗法则：补肾益气，固冲安胎。

方药举例：寿胎丸（《医学衷中参西录》）加党参、白术

菟丝子 桑寄生 续断 阿胶

2）气血虚弱证

治疗法则：补气养血，固肾安胎。

方药举例：胎元饮（《景岳全书》）去当归，加桑椹

人参 当归 杜仲 白芍 熟地 白术 陈皮 炙甘草

3）血热证

治疗法则：滋阴清热，养血安胎。

方药举例：保阴煎（《景岳全书》）加苎麻根

生地 熟地 黄芩 黄柏 白芍 续断 甘草 山药

4）血瘀证

治疗法则：活血化瘀，固冲安胎。

方药举例：桂枝茯苓丸（《金匮要略》）合寿胎丸（《医学衷中参西录》）（方见先兆流产）

桂枝　茯苓　赤芍药　牡丹皮　桃仁

（2）针灸及其他

1）体针：主穴：脾俞、肾俞、足三里。配穴：气血虚弱者加关元、气门；阴虚血热者加血海。

2）艾灸：关元、气门等穴。

3）穴位贴敷疗法：处方：神阙；操作方法：用白苎麻根内皮120g捣烂，敷于脐部，胎安后即去药。

2. 难免流产、不全流产、稽留流产　则急需下胎益母（见辨病治疗）。殒堕之胎，如离经之血，属于瘀滞之物，当祛瘀以生新。

（1）中草药

1）瘀血阻滞证

治疗法则：祛瘀下胎。

方药举例：脱花煎（《景岳全书》）加益母草

当归　川芎　红花　牛膝　车前子　肉桂

2）血虚气脱证

治疗法则：益气固脱，祛瘀止血。

方药举例：加参生化汤（《傅青主女科》）

人参　桃仁　当归　川芎　炮姜　甘草

（2）中成药：益母草膏：适用于血瘀证。

（3）针灸及其他

1）体针：合谷、三阴交、血海、关元、石门。合谷施捻转补法，三阴交施提插捻转泻法，血海、关元、石门施提插泻法。

2）穴位贴敷：三阴交。操作方法：取乌头18g，用黄酒浸24小时，捣烂敷三阴交（双）下，黄芪汤补之。适用于逐下死胎。

3. 完全流产　一般无需处理，可按产后调护（见第七章第八节产后调养）。

4. 复发性流产　孕期按自然流产辨证施治。非孕期以患者伴随的全身脉证作为辨证依据。结合有关检查，排除男方因素或女方非药物治疗所能奏效的因素，针对病因辨证论治。

（1）中草药

1）肾虚证

①肾气不足

治疗法则：补肾健脾，调理冲任。

方药举例：补肾固冲丸（《新编中医治疗学》）

菟丝子　川断　巴戟天　杜仲　鹿角霜　当归　熟地　枸杞子　阿胶　党参　白术　大枣　砂仁

②肾阳亏损

治疗法则：温肾补阳，固冲安胎。

方药举例：肾气丸（《金匮要略》）去泽泻，加菟丝子、杜仲、白术

干地黄　山药　山茱萸　丹皮　泽泻　茯苓　附子　桂枝

③肾精亏虚

治疗法则: 补肾填精,固冲安胎。

方药举例: 育阴汤(《百灵妇科》)

熟地 白芍 续断 桑寄生 杜仲 山萸肉 山药 海螵蛸 龟甲 牡蛎 阿胶

2)气血虚弱证

治疗法则: 益气养血,固冲安胎。

方药举例: 泰山磐石散(《景岳全书》)

人参 黄芪 白术 炙甘草 当归 白芍 川芎 熟地 砂仁 糯米 川断 黄芩

3)血瘀证

治疗法则: 祛瘀消癥,固冲安胎。

方药举例: 桂枝茯苓丸(《金匮要略》)(方见先兆流产)合寿胎丸(《医学衷中参西录》)(方见先兆流产)

(2)针灸及其他

1)体针: 取命门、肾俞、中极、交信、然谷等穴。

2)艾灸: 关元、气海、足三里、肾俞、命门、子宫等穴。

3)电针体穴疗法: 取公孙穴。

(二)辨病治疗

1. 先兆流产

(1)一般治疗: 卧床休息,禁止性生活,保持情绪稳定,营养均衡,避免不必要的阴道检查。

(2)药物治疗: 对于黄体功能不足的患者,可选用黄体酮10~20mg,每日1次,肌注; 或人绒毛膜促性腺激素(HCG)2000IU,每日或隔日肌注; 维生素E 50mg,每日2次口服。甲状腺功能减退者,可予甲状腺素片0.03~0.06g,每日1次,口服。

(3)用药期间需要监测血β-HCG及B超,若阴道流血停止,B超提示胚胎存活,可继续妊娠; 若临床症状加重,B超提示胚胎发育不良,血β-HCG持续不升或下降,需及时终止妊娠。

2. 难免流产 一旦确诊,应尽早使胚胎及妊娠组织物完全排出。

(1)早期流产: 应及时行刮宫术,对妊娠物应仔细检查,并送病理检查。

(2)晚期流产: 子宫较大,出血较多,可用缩宫素10~20U,加入5%葡萄糖500ml中静脉滴注,促进子宫收缩。当胎儿及胎盘组织排出后需检查是否完整,必要时采用刮宫以清除宫腔内残留的妊娠物。

(3)抗生素预防感染。

3. 不全流产

(1)一经确诊,应及时行刮宫术或钳刮术,以清除宫腔内残留妊娠组织。

(2)流血多而发生休克者应同时输血、输液,以补充血容量。

(3)给予抗生素预防感染。

4. 完全流产 症状消失,B超检查宫腔内无残留物,如无感染征象,一般不需特殊处理。

5. 稽留流产 晚期流产稽留时间过长可能发生凝血功能障碍,导致弥散性血管内凝血的发生,造成严重出血。因此稽留时间过长,应检查血常规、凝血功能,并做好输血准备。

（1）凝血功能正常者,予戊酸雌二醇2mg,每日2次,连用5日,以提高子宫肌对缩宫素的敏感性。

（2）凝血功能障碍者,应尽早使用肝素、纤维蛋白原及输新鲜血等,待凝血功能改善后,再行引产或刮宫。

（3）子宫小于12孕周者行刮宫术。术中肌注缩宫素以减少出血,若胎盘机化并与宫壁粘连较紧者,手术应小心操作,防止子宫穿孔,若一次不能刮净,可于5~7日后再次刮宫。

（4）子宫大于12孕周者,应静脉滴注缩宫素（5~10U加于5%葡萄糖注射液内）,也可用前列腺素或依沙吖啶等进行引产,促使胎儿、胎盘排出。

6. 复发性流产 应在怀孕前进行系统检查,包括内分泌检查、夫妇双方染色体核型检查、血型鉴定及男方的精液检查等,女方尚需进行生殖道的详细检查,包括子宫输卵管造影及宫腔镜检查,以确定子宫有无畸形、子宫肌瘤、宫腔粘连、宫颈机能不全等病变,以及有无宫颈机能不全等。查找原因,若能孕前纠正者,应予及早治疗。

（1）原因不明的复发性流产女性,当有怀孕征兆时,可按黄体功能不足给予黄体酮治疗,20~40mg肌注,每日1次,或HCG 2000IU,隔日一次肌注。确诊妊娠后继续给药直至妊娠10周或超过以往发生流产的月份,并嘱其禁止性生活,补充维生素E及给予心理治疗,以缓解精神紧张,安定情绪。

（2）宫颈机能不全者,于妊娠前行宫颈内口修补术。若已妊娠,最好于妊娠14~18周行宫颈内口环扎术,术后定期随诊,提前住院,待分娩发动前拆除缝线。若环扎术后有流产征象,治疗失败,应及时拆除缝线,以免造成宫颈撕裂。

（3）染色体异常夫妇应于孕前进行遗传咨询,确定是否可以妊娠。

（4）黏膜下肌瘤应在宫腔镜下行摘除术,影响妊娠的肌壁间肌瘤可考虑行剔除术。

（5）子宫纵隔、宫腔粘连应在宫腔镜下行纵隔切除、粘连松解术。

（6）抗磷脂抗体阳性患者可在确定妊娠以后使用小剂量阿司匹林,50~75mg,口服,每日1次,和（或）低分子肝素5000IU,每日1~2次,皮下注射。

（7）甲状腺功能低下者应在孕前及整个孕期补充甲状腺素。

（8）原因不明的复发性流产妇女,尤其是怀疑同种免疫性流产者,可行淋巴细胞主动免疫或静脉免疫球蛋白治疗。

7. 流产合并感染 积极控制感染,尽快清除宫腔残留物。

（1）阴道流血不多,应用广谱抗生素2~3日,待控制感染后再行刮宫。

（2）阴道流血量多,于静脉滴注抗生素和输血的同时,用卵圆钳将宫腔内残留组织夹出,使出血减少,切不可用刮匙全面搔刮宫腔,以免造成感染扩散。术后应继续给予广谱抗生素,待感染控制后再行彻底刮宫。

（3）已合并感染性休克者,应积极抢救休克。

（4）感染严重或腹、盆腔有脓肿形成时,应行手术引流,必要时切除子宫。

六、诊疗思路

流产诊疗思路见图6-3。

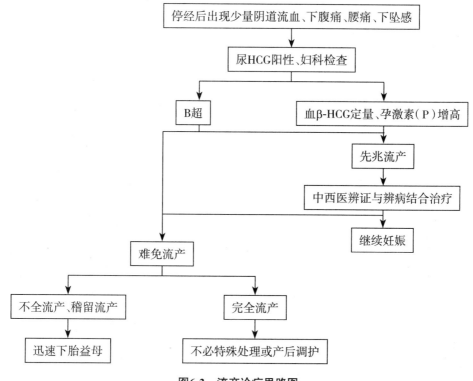

图6-3 流产诊疗思路图

七、典型医案

患者李某,女,38岁,于2014年3月31日,因"自然流产3次"首次就诊。

病史概要:患者17岁月经初潮,月经周期6/28~30天,平素月经量正常,色黯红,有血块,痛经(+),分别于2009年停经62天胚胎停育,2011年8月停经76天查B超提示胚胎停育,2012年5月停经59天胎死宫内而行清宫术,未行绒毛染色体分析。2013年9月排查流产原因,抗磷脂抗体IgM(+),抗β₂-糖蛋白抗体IgM(+)。平素精神萎靡,头晕耳鸣,腰膝酸软,乏力,末次月经2014年3月12日。查体:面色晦暗,目眶黯黑,舌质淡黯,舌下络脉迂曲,苔薄白,脉沉细,尺脉弱。

妇科检查:外阴发育正常,已婚未产型,阴道畅,宫颈光滑,常大,宫体前位,常大,无压痛,活动度良,双侧附件区未及明显异常。

辅助检查:女方染色体46,XX,男方染色体46,XY;肝肾功能、血糖、血脂:正常;血同型半胱氨酸:正常;子宫、双附件彩超:未见异常;甲状腺功能:正常;D-二聚体:正常;抗β₂-糖蛋白抗体IgM(+),IgG(−);抗磷脂抗体:IgM(+)(两次间隔2个月检查均为阳性),IgG(−);凝血功能:正常。

辨病:复发性流产,抗磷脂综合征。

辨证:肾气虚兼血瘀证。

治疗过程: 就诊当日给予补肾固冲丸加味(菟丝子12g,桑寄生12g,川断9g,巴戟天9g,杜仲9g,鹿角霜9g,当归9g,熟地黄9g,枸杞子6g,阿胶9g,党参12g,白术9g,砂仁9g,丹参9g),同时给予阿司匹林75mg,口服,每日1次,泼尼松5mg,口服,每日1次。连服1个月后,复查抗β_2-糖蛋白抗体IgM(+),抗磷脂抗体: IgM(-),辨证论治,随证加减,继续服药1个月后,患者头晕耳鸣、腰膝酸软、乏力症状有所好转,复查抗β_2-糖蛋白抗体IgM(-),抗磷脂抗体: IgM(-)。告知患者可以试孕,同时口服叶酸及多种维生素。2014年6月发现妊娠,偶有下腹不适症状,给予中药继续口服,以寿胎丸加味(党参9g,黄芪12g,菟丝子12g,桑寄生9g,续断9g,阿胶9g,丹参9g,当归9g,白芍9g,炙甘草9g),西药给予低分子肝素0.4ml,每日1次皮下注射,泼尼松每日口服5mg,地屈孕酮10mg,每日3次口服。其后定期监测血清HCG、E_2、P,妊娠8周查彩超见胎心胎芽。妊娠8周$^{+3}$天,出现少量阴道流血,患者手足心热,原方加地榆炭9g,茜草炭9g,女贞子9g,墨旱莲9g凉血止血,养阴清热,用药5天后血止。血止3天后停用止血中药。妊娠12周复查B超胎心胎动正常,逐渐停用黄体支持。每月监测抗β_2-糖蛋白抗体、抗心磷脂抗体、凝血功能及D-二聚体正常。孕22周左右停用泼尼松,孕24周低分子肝素减量为每周2次皮下注射,孕28周停用阿司匹林及低分子肝素。于孕37周$^{+3}$天剖宫产分娩一男活婴,体重3150g,体健。

按语: 西医辨病: 此病例特点为反复发生胚胎停育3次,排查流产的病因时,发现抗磷脂抗体IgM(+)、抗β_2-糖蛋白抗体IgM(+)。抗磷脂综合征实验室诊断标准为: 抗磷脂抗体(IgG或IgM)阳性,或狼疮抗凝因子阳性,或β_2-糖蛋白抗体(IgG或IgM)阳性,以上3项化验间隔6周至少重复2次。第一次抗磷脂抗体筛查无论是阴性或阳性均要重复检查,并要同时筛查IgG和IgM,防止漏诊。复发性流产病因复杂,涉及遗传、内分泌、解剖、感染等因素,其中40%~60%患者病因不明,临床上称为原因不明性复发性流产,大部分与免疫功能异常有关。部分复发性流产与血液高凝状态相关,血液高凝状态可能导致子宫胎盘部位血流状态改变,局部组织易形成微血栓,形成胎盘纤维沉着、胎盘梗死灶,从而引起胚胎缺血缺氧,最终导致胚胎发育不良或流产。根据患者病史、症状、体征及辅助检查,抗磷脂综合征引起的复发性流产诊断明确。因此在患者孕前给予阿司匹林治疗,孕后加用肝素治疗,目的是为了纠正血液高凝状态。而孕期随着监测,发现患者血液高凝状态明显改善,在2次抗磷脂抗体及抗β_2-糖蛋白抗体转阴后逐渐停用阿司匹林、泼尼松及低分子肝素,此后每月监测上述指标及胎儿状态,抗磷脂抗体及抗β_2-糖蛋白抗体持续阴性,无明显胎儿生长受限,故停药。

中医辨证: 患者既往有屡孕屡堕病史,头晕耳鸣,腰膝酸软,乏力,舌质淡黯,舌下络脉迂曲,苔薄白,脉沉细,尺脉弱。中医辨证为肾气虚证。肾气虚冲任不固,胎失所系,因而腰酸腹痛,胎动下坠,或有阴道少量流血,色黯淡;肾虚髓海不足,故头晕耳鸣;肾主骨,肾虚则两膝酸软;肾虚冲任不固,无力系胎,故使屡有堕胎;舌淡黯,舌下络脉迂曲,苔白,脉沉细,尺脉弱,为肾气不足兼血瘀之证。因患者屡孕屡堕,故按照中医治疗滑胎“预培其损”的原则,在孕前即给予补肾固冲丸加味,治以补肾益气、固冲安胎,因患者舌质淡黯,舌下络脉迂曲,考虑存在瘀血内阻,故在原方中加入丹参以活血化瘀生新。待患者妊娠后,给予寿胎丸加味,其中菟丝子补肾益精、固摄冲任;桑寄生、续断补益肝肾;阿胶补血养血;党参、白术健脾益气,是以后天养先天生化气血以化精。因患者素有血瘀之征,故加用丹参、当归;患者偶有下腹不适症状,故加白芍以缓急止痛。治疗期间,出现少量阴道流血症状,且患者手足心热,故原方加地榆炭、茜草炭、女贞子及墨旱莲,以凉血止血,养阴清热。复发性流产是临床上的常见病、多发病,同时也是中医治疗的优势病种。在临床诊断上,西医可以充分发挥优势,而且阿司匹林联合泼尼松治疗抗磷脂综合征效果较好,联合中药补肾益气、固冲安胎之法,中西结合,互相补充,相得益彰。本例患者既往流产3次,通过中西医结合治疗,最终取得了良好的妊娠结局,成功抱婴。

八、研究难点、进展和展望

(一)难点

复发性流产病因复杂,原因不明性流产的病因诊断方法是目前临床诊疗和科学研究中的难点。受医学伦理学原则的限制,开展配子、胚胎及子宫内膜容受性的研究比较困难;某些治疗方法和药物的研究,需要涉及对子代影响的观察,这样使得此类研究周期延长,需要投入的经费和精力都需加强。临床上,严谨的随机对照研究难以完成,缺乏高质量的循证证据。

(二)进展

随着基因技术的提高与成熟,胚胎植入前遗传学筛查与诊断技术已经应用于复发性流产患者。

对于因宫腔粘连导致的子宫内膜容受性下降,粘连分离术后,宫腔内移植胶原支架复合自身骨髓干细胞或羊膜贴敷,促进子宫内膜修复;或者宫腔内灌注透明质酸酶、几丁糖预防粘连。对于薄型子宫内膜宫腔灌注粒细胞集落刺激因子,促进内膜增殖。

血栓前状态与复发性流产的关系备受国内外学者的关注。抗凝治疗被公认为对于血栓前状态有效的治疗方法,包括低分子肝素(low molecular weight heparin, LMWH)、阿司匹林及中药等。其中,LMWH配伍小剂量阿司匹林占重要地位。

中药提高卵细胞、精子质量以及改善子宫内膜容受性,预防复发性流产,临床上已有较多报道。

(三)展望

1. 人类卵细胞胞浆移植、线粒体移植对治疗因卵子质量异常导致的复发性流产将是一个值得期待的技术。

2. 染色体异常可以解释很大一部分生殖异常的病例,然而目前的核型分析只能检测一些比较肤浅的遗传学疾病,未来的遗传学检测应该可以检测一些其他的潜在的遗传学疾病,这无论对于病因诊断和治疗都将具有重要意义。

第三节 异位妊娠

一、概述

异位妊娠(ectopic pregnancy, EP)是指受精卵在子宫体腔以外着床发育,俗称宫外孕。严格来讲,宫颈、宫角等实际上属于子宫的一部分,若将宫颈妊娠、宫角妊娠称宫外孕不甚确切,而称异位妊娠则符合客观。

近些年来,异位妊娠发生率明显增高。异位妊娠发生部位有输卵管、卵巢、腹腔、阔韧带、子宫颈、子宫角、残角子宫等,其中以输卵管妊娠最为常见,输卵管妊娠流产或破裂是妇科临床上最常见的急腹症之一,近年来,剖宫产瘢痕妊娠亦明显增多。输卵管妊娠约占异位妊娠的95%以上,故本节重点讲述输卵管妊娠。

二、历史沿革

异位妊娠,中医无此病名,在中医古籍中相关的描述,散见于妊娠腹痛、停经腹痛、少腹瘀血、经漏、妊娠下血、崩漏及癥瘕等病名之中。如汉代张仲景在《金匮要略·妇人妊娠病脉证并治》中谈到"妇人有漏下者,有半产后因续下血都不绝者,有妊娠下血者,假令妊娠腹中痛,为胞阻";宋代《圣济总录·妇人血积气痛》用没药丸治"妇人血气血积,坚癖血瘕,发歇攻刺疼痛,呕逆噎塞,迷闷及血盅胀满,经水不行";明代《普济方》"月水不行,腹为癥块"中用桂枝桃仁汤治"气郁乘血,经候顿然不行,脐腹酸痛,上攻心肋欲死"。这与输卵管妊娠破裂或流产时,多数患者出现的停经、突发下腹剧痛、晕厥,或伴恶心呕吐及腹腔内出血等症状和体征有相似之处。

11世纪,一位阿拉伯医生从患者脐部化脓性窦道中拉出了胎儿骨骼,继而第一次提出了异位妊娠的概念。1884年医学界首次施行了输卵管切除术;1953年首次施行了保守性的输卵管造口术;1973年完成首例腹腔镜下输卵管切除手术;1991年完成首例腹腔镜下输卵管造口术。至今90%的异位妊娠手术均在腹腔镜下完成。

近年来,随着急救医疗体系的完善,诊断和治疗技术的进步,尤其是高敏感度的放射免疫测定β-HCG与B型超声断层的普及,异位妊娠发生严重出血之前即能诊断,从而使患者得到早期、及时的诊治,给药物治疗争取了宝贵的时间,避免了手术的风险。

早期诊断使药物治疗异位妊娠成为可能,运用中西医结合保守治疗异位妊娠确切有效,中医认为异位妊娠的主要发病机制是"少腹血瘀",故其以"活血化瘀、消癥杀胚、行气消积、止痛散结"为治疗原则。1958年山西中医学院第一附属医院首先使用宫外孕Ⅰ号方(丹参、赤芍、桃仁)活血化瘀杀胚,及宫外孕Ⅱ号方(丹参、赤芍、桃仁、三棱、莪术)化瘀消癥,保守治疗异位妊娠,取得了突破性进展。此后,各地医院在此两方基础上,结合患者病情缓急及辨证特点加减用药,对符合药物治疗指征的患者进行治疗,取得了较好的临床疗效。

三、病因病机

(一)中医病因病机研究进展

少腹宿有瘀滞,冲任、胞脉、胞络不畅,孕卵运行受阻;或先天肾气不足,后天脾气虚弱,孕卵运行无力,均致孕卵不能按时到达子宫体腔,在输卵管内种植生长而致本病发生。气滞血瘀和气虚血瘀是其基本病机,少腹血瘀实证是其病机本质。

胎元阻络、胎瘀阻滞、气血亏脱、气虚血瘀和瘀结成癥是其不同发展阶段的病理机转。前两者发生于输卵管妊娠未破损期,此时孕卵阻滞胞络气血,留结成瘀,日久成癥;后三者发生于输卵管已破损期,此时脉络破损,血液离经妄行,血亏气脱而致厥脱,可危及生命;若血液离经,瘀阻少腹日久,亦可结而成癥。

(二)西医病因病理研究进展

1.病因

(1)慢性输卵管炎:输卵管炎症一直被认为是输卵管妊娠的主要病因。慢性输卵管炎可分为黏膜炎和周围炎。黏膜炎致管腔皱褶粘连,管腔部分阻塞,纤毛定向摆动紊乱,输卵管管内纤毛细胞与黏膜分离等,从而使受精卵的运行受阻;周围炎病变主要在输卵管浆膜层或浆肌层,造成输卵管周围粘连、扭曲、僵直及伞端闭塞,导致输卵管腔狭窄、部分阻塞或蠕动异常,影响受精卵运行。

（2）自身或外源性内分泌激素失调:正常输卵管黏膜细胞的纤毛活动和平滑肌活动均依赖于雌激素和孕激素的适当刺激,当这两种激素的比例稍有改变就可导致输卵管运动和输送功能的失调,影响受精卵在输卵管中的输送。如大剂量雌激素事后避孕失败者,其输卵管节律收缩过强,黏膜分泌多,亦可增加输卵管妊娠发生的几率。

（3）胚胎异常和受精卵游走:正常情况下,为保障宫内妊娠的成功建立,着床前的胚胎可产生和释放一些特定的生物活性物质以促进胚胎和子宫内膜之间的互相识别,若这些活性物质表达异常,传递了错误信号,则可能诱发胚胎错误识别而种植于输卵管上皮;或卵子在一侧输卵管受精,经宫腔进入对侧输卵管后种植;或卵子游走于腹腔内,被对侧输卵管捡拾而种植在对侧输卵管,最终均可导致输卵管妊娠的发生。

（4）输卵管手术、输卵管发育不良或功能异常:输卵管手术史、输卵管过长、肌层发育差、黏膜纤毛缺乏等,均可增加输卵管妊娠发生几率。

（5）另外,避孕失败、辅助生殖技术的运用,也使输卵管妊娠的发生率增加。

2. 病理

（1）输卵管妊娠的特点:输卵管管腔狭小、管壁薄且缺乏黏膜下组织,其肌层远不如子宫肌壁厚而坚韧,妊娠时不能形成完好的蜕膜,不利于胚胎的生长发育。输卵管妊娠常发生以下结局:

1）输卵管妊娠流产:多发生于输卵管壶腹部妊娠。

2）输卵管妊娠破裂:多发生于输卵管峡部妊娠。

3）陈旧性宫外孕:若输卵管妊娠病程较长,胚胎死亡,血块机化变硬并与周围组织粘连包裹,可形成陈旧性宫外孕。

4）继发性腹腔妊娠:偶尔有输卵管妊娠流产或破裂后的胚胎存活,继续在腹腔内生长发育,成为继发性腹腔妊娠。

（2）子宫的变化:输卵管妊娠和正常妊娠一样,合体滋养细胞产生HCG维持黄体生长,使甾体激素分泌增加,致使月经停止来潮,子宫增大变软,子宫内膜出现蜕膜改变。若胚胎受损或死亡,滋养细胞活力消失,蜕膜自宫壁剥离而发生阴道流血。此时宫腔内组织物见不到绒毛,组织学检查无滋养细胞。

四、诊断与鉴别诊断

（一）诊断——辨病与辨证要点

1. 辨病要点　根据患者病史和临床表现,典型病例可确诊为输卵管妊娠。但输卵管妊娠未破裂之前,症状不明显,常易误诊、漏诊,须详细询问病史,严密观察病情变化,结合各项检查以协助诊断。

（1）病史:可有盆腔炎、不孕症或既往异位妊娠等病史。

（2）症状:输卵管妊娠未破损时,可无明显不适,或有停经或有一侧下腹隐痛。若发生妊娠破裂或流产,则可出现剧烈腹痛、晕厥与休克等症状。

1)停经：多有，也有少数患者无明显停经史。

2)腹痛：输卵管妊娠未破裂时，可仅有一侧下腹隐痛。当输卵管妊娠破裂或流产时，可突发一侧下腹部撕裂样或刀割样疼痛，腹痛可波及下腹部或全腹，甚至引起肩胛区放射性疼痛或胃痛、恶心，常伴肛门坠胀感。

3)阴道不规则流血：可有少量阴道流血，个别患者可量多如月经量。

4)晕厥与休克：输卵管妊娠破裂时，腹腔内急性大量出血及剧烈腹痛，可出现晕厥和休克。晕厥和休克程度与腹腔内出血量及出血速度有关，而与阴道流血量不成正比。

5)腹部包块：输卵管妊娠流产或破裂时所形成的血肿时间较久者，由于血液凝固并与周围组织或器官发生粘连形成包块。

（3）检查

1)全身检查：输卵管妊娠破损，腹腔内出血较多时，出现面色苍白，脉数而细弱，血压下降等；下腹部有明显压痛及反跳痛，以患侧为甚，但腹肌紧张不明显；叩诊有移动性浊音。

2)妇科检查：输卵管未破损期可有宫颈举摆痛；子宫略增大，质稍软；一侧附件区可有轻度压痛，或可扪及质软有压痛的包块。若输卵管妊娠破损时，阴道后穹窿饱满，宫颈举摆痛明显；内出血多时，子宫有漂浮感；一侧附件区或子宫后方可触及质软肿块，边界不清，触痛明显。陈旧性宫外孕时，可在子宫直肠窝处触到半实质性压痛包块，边界不清楚，且不易与子宫分开。

（4）实验室检查与其他检查

1)β-HCG测定：输卵管妊娠时β-HCG常低于同期的正常宫内妊娠水平，动态监测，其上升幅度也常小于同期的正常宫内妊娠的升幅。

2)B超检查：宫内未见妊娠囊，一侧附件区出现低回声或混合性回声包块，包块内可见胚胎结构，甚至可见胎儿原始心管搏动。输卵管妊娠破损时子宫直肠陷凹或腹腔内可见液性暗区。

3)诊断性刮宫：目的在于排除宫内妊娠。将刮出的宫内组织物送病理检查，如见到绒毛，则为宫内妊娠；如仅见蜕膜未见绒毛，则有助于诊断异位妊娠。

4)阴道后穹窿穿刺或腹腔穿刺：腹腔内出血时，可经阴道后穹窿穿刺抽出黯红色不凝固血液，若内出血较多时，可经腹腔穿刺抽出黯红色不凝固血液。

5)腹腔镜检查或剖腹探查：输卵管妊娠未破损时，可见患侧输卵管局部肿胀增粗，表面紫蓝色。输卵管妊娠破裂时，患侧输卵管管壁见破裂口，破口处活动性出血。输卵管妊娠流产时，患侧输卵管伞端血块附着，或活动性出血。

2. 辨证要点　本病属于瘀血内停少腹、气血阻滞所致的少腹血瘀实证，故辨证时首先辨其亡血与虚实的程度，明确其严重性。可根据腹痛程度，有无晕厥、休克等临床症状，血压表现，B超检查等辨别输卵管妊娠有无破损，首先分为未破损期和已破损期。参考血β-HCG的升降判断异位胎元之存殒，并根据全身症状、舌脉之征进一步分辨气血虚实。先分期再辨证，未破损期可辨为胎元阻络证、胎瘀阻滞证，已破损期可辨为气虚血瘀证、气血亏脱证、瘀结成癥证。

（1）辨病分期：主要根据输卵管妊娠是否已发生破裂、流产分为未破损期和已破损期。

1)未破损期（输卵管妊娠未发生破裂、流产）：①多有停经史，无明显下腹疼痛，或伴有阴道不规则流血。②妇科检查：子宫略大，一侧附件区或可触及包块。③β-HCG阳性，或曾经阳性现转为阴性。④盆腔B超：宫内未见孕囊，宫旁出现轮廓不清的液性或混合性回声区，或该区查有胚芽或原始心管搏动。

2）已破损期（输卵管妊娠已发生破裂、流产）：①多有停经史，曾突发一侧下腹剧烈疼痛，或有反复明显的下腹疼痛，可伴有阴道不规则流血，或伴有晕厥或休克。②妇科检查：阴道后穹窿或饱满，子宫颈有举摆痛，子宫或有漂浮感，一侧附件区可触及边界不清的包块，压痛明显。③β-HCG阳性，或曾经阳性现转为阴性。④阴道后穹窿穿刺或腹腔穿刺：可能抽到不凝血。⑤盆腔B超：宫内未见孕囊，盆腔内存在液性暗区或边界欠清的混合性包块，或子宫直肠窝有积液。

（2）辨证分型

1）未破损期：辨证分为两型。

①胎元阻络型：有不规则阴道流血或下腹隐痛，β-HCG阳性，或经B超证实为输卵管妊娠，但未发生输卵管妊娠破裂或流产。舌黯苔薄，脉弦滑。

②胎瘀阻滞型：胎元（包括胚胎和滋养细胞）已死亡，但未发生输卵管破裂或流产，腹痛减轻或消失，可有小腹坠胀不适，妇科检查或可触及局限性包块。β-HCG曾经阳性现转为阴性。舌质黯，脉弦细涩。

2）已破损期：辨证分为三型。

①气血亏脱型：多有停经或不规则阴道流血，突发下腹剧痛，面色苍白，冷汗淋漓，四肢厥冷，烦躁不安，甚或昏厥，血压明显下降，β-HCG阳性，后穹窿穿刺、腹腔穿刺或B超提示有腹腔内出血。舌淡苔白，脉细微。

②正虚血瘀型：输卵管妊娠发生破裂或流产不久，腹痛拒按，或有不规则阴道流血，头晕神疲。β-HCG阳性。妇科检查或B超检查盆腔一侧有混合性包块。舌质黯，脉细弦。

③瘀结成癥型：输卵管发生破裂或流产已久，腹痛减轻或消失，小腹坠胀不适，β-HCG曾经阳性现转为阴性。妇科检查或B超检查盆腔一侧有局限的混合性包块。舌质黯，脉弦细涩。

（3）输卵管妊娠的病情影响因子评分模型（表6-2）

表6-2 输卵管妊娠的病情影响因子评分模型

	1分	2分	3分
妊娠周数	<6周	6~8周	>8周
腹痛	无	隐痛	剧痛
β-HCG	<1000IU/L	1000~3000IU/L	>3000IU/L
（B超）盆腔内出血量最大径	<3cm	3~6cm	>6cm
（B超）输卵管妊娠包块最大径	<3cm	3~5cm	>5cm

总积分＿＿＿＿＿＿

（二）鉴别诊断

1. 未破损期输卵管妊娠应与宫内妊娠流产鉴别　输卵管妊娠与宫内妊娠均有停经史，均可出现阴道不规则流血及下腹痛，β-HCG均阳性；但后者阴道流血常先少后多，或可见妊娠组织物排出，下腹痛以下腹正中阵发性坠痛为特征，B超提示宫内或可见妊娠囊或胚芽。

2. 破损期输卵管妊娠的鉴别诊断（表6-3）

表6-3　破损期输卵管妊娠的鉴别诊断

	输卵管妊娠	流产	急性输卵管炎	急性阑尾炎	卵巢囊肿蒂扭转	黄体破裂
停经	多有	有	无	无	无	多无
腹痛	突然撕裂样剧痛，自下腹一侧开始向全腹扩散	下腹中央阵发性剧痛	两下腹持续性疼痛	持续性疼痛，从上腹部转移至右下腹	下腹一侧突发性疼痛	下腹一侧突发性疼痛
阴道流血	量少色黯，可有蜕膜组织或管型排出	先量少后增多，有小血块或绒毛排出	无	无	无	无或有如月经量
休克	多有	无	无	无	无	无或有轻度休克
体温	正常或稍高	正常	升高	升高	稍高	稍高
盆腔检查	宫颈举摆痛明显，患侧可触及不规则包块	宫口稍开，子宫增大变软	宫颈举摆痛明显，或可触及肿块	无肿块触及，直肠指检右侧高位压痛	宫颈举摆痛，卵巢肿块边缘清晰，蒂部触痛明显	无肿块触及，一侧附件压痛
白细胞计数	正常或稍高	正常	增高	增高	稍高	正常或稍高
血红蛋白	下降	正常	正常	正常	正常	下降
后穹窿穿刺	可抽出不凝血液	阴性	可抽出渗出液或脓液	阴性	阴性	可抽出血液
妊娠试验	多为阳性	多为阳性	阴性	阴性	阴性	阴性
超声显像	一侧附件低回声区，宫内未见妊娠囊	宫内可见妊娠囊	两侧附件低回声区	子宫附件区无异常回声	一侧附件低回声区，边缘清晰，有条索状蒂	一侧附件低回声区

五、治疗

异位妊娠的主要病机是"少腹血瘀"之实证或虚实夹杂，治疗始终要施以活血化瘀。为了避免内出血过多，有时也可用化瘀止血法。本病治疗应随着病情发展，动态观察，根据病情变化，及时采取适当的中医或中西医结合或手术的治疗措施。

（一）急症处理

输卵管妊娠已破损期,出现休克,证属气血亏脱,是危、急、重症,其典型表现为突发下腹剧痛,面色苍白,四肢厥冷或冷汗淋漓,血压下降或不稳定,烦躁不安,甚或晕厥;舌质淡,苔白,脉芤或细微。阴道后穹窿穿刺或腹腔穿刺或B超提示有腹腔内出血。须立即进行抢救:

1. 患者平卧,立即测血压、脉搏、呼吸、体温及观察患者神志。

2. 急查血常规、血型,交叉配血,或做自体血回输准备。

3. 立即给予吸氧、输液,必要时输血。若出现失血性休克应开放两条静脉通路,迅速补液,以"先晶后胶""先快后慢"的原则补充血容量。可用50%的葡萄糖注射液20ml加丽参注射液静脉推注,或用5%葡萄糖注射液500ml加丽参注射液20ml静脉滴注。

4. 如腹腔内出血多者,应立即进行手术治疗。

（二）辨证治疗

1. 中草药

（1）未破损期

1）胎元阻络型

治疗法则:活血化瘀杀胚。

方药举例:宫外孕Ⅰ号方(山西中医学院第一附属医院)加蜈蚣(去头足)、紫草、天花粉、三七

丹参　赤芍　桃仁

2）胎瘀阻滞型

治疗法则:化瘀消癥。

方药举例:宫外孕Ⅱ号方(山西中医学院第一附属医院)加三七、水蛭

丹参　赤芍　桃仁　三棱　莪术

（2）已破损期

1）气血亏脱型

治疗法则:止血固脱。

方药举例:生脉散合宫外孕Ⅰ号方

人参　麦冬　五味子

2）气虚血瘀型

治疗法则:益气养血,化瘀杀胚。

方药举例:宫外孕Ⅰ号方加党参、黄芪、蜈蚣(去头足)、紫草、天花粉

3）瘀结成癥型

治疗法则:破瘀消癥。

方药举例:宫外孕Ⅱ号方加乳香、没药

2. 中成药

（1）血府逐瘀颗粒:适用于除气血亏脱以外的各证型。

（2）散结镇痛胶囊:适用于除气血亏脱以外的各证型。

（3）丹参注射液:适用于气血亏脱型手术后。

3. 外治法　可加速包块吸收。

（1）中药外敷

1）双柏散（验方）：侧柏叶、黄柏、大黄、薄荷、泽兰。

2）消癥散（验方）：千年健、续断、追地风、川椒、五加皮、白芷、桑寄生、艾叶、透骨草、羌活、独活、赤芍、归尾、血竭、乳香、没药。

（2）中药灌肠：复方毛冬青灌肠液（验方）：毛冬青、大黄、败酱草、金银花藤等。

4. 输卵管妊娠的中西医结合治疗方案（表6-4）。

表6-4　输卵管妊娠治疗方案总表

未破损期	胎元阻络型	积分≤8分:（1）β-HCG＜1000IU/L时,选择中医药治疗。 （2）β-HCG≥1000IU/L或输卵管妊娠包块最大径≥5cm时,选择中西药结合治疗。 （3）见原始心管搏动时,选择手术治疗,术后中西药结合治疗
		积分=9~10分:（1）选择中西药结合治疗。 （2）见原始心管搏动时,选择手术治疗,术后中西药结合治疗
		积分≥11分时:选择手术治疗,术后中西药结合治疗
	胎癥阻滞型	无论积分多少:选择中医药治疗
已破损期	气血亏脱型	无论积分多少:都应及时手术治疗,术后中西药结合治疗
	正虚血瘀型	积分≤9分:（1）β-HCG＜1000IU/L时,选择中医药治疗。 （2）β-HCG≥1000IU/L时,选择中西药结合治疗。 （3）见原始心管搏动时,选择手术治疗,术后中西药结合治疗
		积分≥10分:选择手术治疗,术后中西药结合治疗
	瘀结成癥型	积分≤10分:选择中医药治疗
		积分≥11分:选择手术治疗,术后中西药结合治疗

（三）辨病治疗

异位妊娠的辨病治疗包括药物治疗和手术治疗。

1. 药物治疗　主要适用于早期输卵管妊娠,要求保存生育力的年轻患者。符合下列条件可用此法:①无药物治疗禁忌证;②输卵管妊娠未发生流产或破裂;③输卵管妊娠包块直径≤4cm;④血β-HCG＜2000U/L;⑤无明显内出血。药物治疗必须在有输血、输液及手术准备的条件下进行。

（1）MTX疗法:MTX（甲氨蝶呤）为抗叶酸类抗肿瘤药,主要通过对二氢叶酸还原酶的抑制而抑制滋养细胞增生,破坏绒毛,使胚胎组织坏死、脱落、吸收。

用法:MTX单次肌内注射方案:MTX 50mg/m²,肌注,用药后4~7天血HCG定量下降＜15%或继续升高,第7天给予第二次药物肌注（MTX 50mg/m²）。由于用药剂量少,时间短,不良反应也轻。

（2）RU486疗法:RU486（米非司酮）是作用于受体水平的抗孕酮药物,可选择性地与孕酮受体相结合,使孕激素不能发挥其生物学效应,异位的胚胎失去孕激素的支持,蜕膜细胞变性坏死而使妊娠终止。

用法:每次150mg,每天1次,连服5天,服药前后2小时均空腹。

（3）上述两药的联合应用:近年来有很多甲氨蝶呤与米非司酮联用的研究与报道,结论大多认为两药联合应用效果好于单药,且不会增加不良反应的发生率。

（4）药物治疗的观察指标:①血β-HCG定量;②B超检查;③腹痛情况;④药物的毒副作用。若有破裂或破裂先兆时,要及早改为手术治疗。

中西医结合治疗输卵管妊娠的疗效,比单纯西药治疗的效果更加显著(具体的方案选择参考本节"输卵管妊娠的中西医结合治疗方案")。

2. 手术治疗　异位妊娠一旦确诊,均可行手术治疗,有下列情况者则首选手术治疗:①大量腹腔内出血,或生命体征不稳定者;②血β-HCG水平较高,附件包块大,或经非手术治疗无明显效果者;③诊断不明确,或疑为输卵管间质部或宫角妊娠者;④要求绝育手术者;⑤药物治疗禁忌证者。手术治疗方式有:切除患侧输卵管和保留患侧输卵管等。腹腔镜手术是目前手术治疗的主要方法。

（1）输卵管切除术:无论是流产型或破裂型输卵管妊娠,行输卵管切除术可达到及时止血、挽救生命的目的,尤其适用于内出血伴休克的急症患者。对已有子女不再准备生育的患者,可同时行对侧输卵管结扎术,对主观愿望仍需保留生育功能的患者,因输卵管妊娠病灶范围大,破口大,累及输卵管系膜和血管者,或生命处于严重或垂危阶段者,也应以抢救患者生命为主而做输卵管切除术;在做保守性手术过程中,因输卵管出血,无法控制时,也应立即切除输卵管。此过程应术前与患者及家属充分沟通,签署手术同意书。

（2）保守性手术:指手术清除妊娠产物但保留输卵管。主要用于未产妇以及生育能力较低,需保留其生育能力的妇女。年龄小于35岁,无健康子女存活,或一侧输卵管已被切除,患者出血不急剧,休克已纠正,病情稳定,输卵管无明显炎症、粘连和大范围的输卵管损伤者。

术后配合中医药辨证施治,多以活血化瘀、益气养血为主,以促进快速康复,改善预后。

六、诊疗思路

异位妊娠诊疗思路见图6-4。

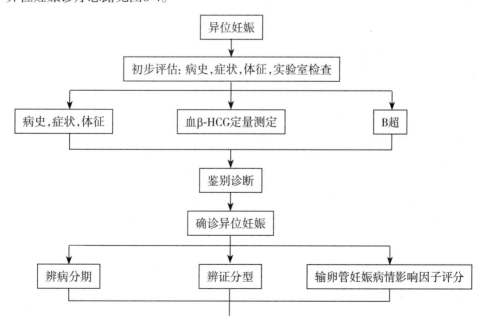

图6-4　异位妊娠诊疗思路图

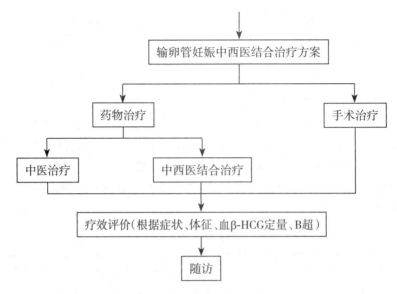

图6-4 异位妊娠诊疗思路图(续)

七、典型医案

患者陈某,女,24岁,于2013年6月17日因"停经43天,下腹隐痛8天,阴道少量流血5天"入院治疗。

病史概要: 患者平素月经规律,经期6~7天,周期28~32天,末次月经(LMP):2013年5月6日,6天经净。G1P0A0。患者于2013年6月11日自测尿HCG定性阳性,6月9日开始出现下腹隐痛,6月12日开始出现阴道少量流血,色黯红。

妇科检查: 外阴已婚式,阴道畅,后穹窿不饱满,少许黯红色分泌物,宫颈柱状上皮异位Ⅰ°改变,无明显举摆痛;子宫前位,质中,活动可,无明显压痛;右附件区可扪及一大小约3cm×2cm肿物,轻度压痛,左附件区未及异常。

辅助检查: 6月12日外院查血β-HCG定量:552.5IU/L。6月16日我院门诊查血β-HCG定量:864.7IU/L,B超提示:子宫大小正常,内膜厚11mm,右附件区包块30mm×25mm,考虑异位妊娠?子宫直肠窝未见明显积液。按输卵管妊娠的病情影响因子评分为7分。

辨病: 异位妊娠?

辨证: 未破损期——胎元阻络型。

治疗过程: 行中药保守治疗。签署知情同意书后,以活血化瘀杀胚为法,予宫外孕Ⅰ号方加减(丹参15g,赤芍15g,桃仁15g,天花粉20g,紫草15g,薏苡仁30g,枳壳10g,茯苓15g)同时静滴丹参注射液20mg,每日1次;口服散结镇痛胶囊,4粒/次,每日3次,血府逐瘀颗粒,1袋/次,每日3次;下腹患侧外敷双柏散,每日1次。6月20日复查血β-HCG定量545.7IU/L;6月25日复查血β-HCG定量106.4IU/L;治疗至6月28日复查血β-HCG定量31.44IU/L。无明显下腹疼痛,无阴道流血,予出院。出院后继续以上方为基础口服,每周复查血β-HCG定量,2周后转阴。8月1日月经来潮,量色质基本同前,月经干净后复查B超,子宫双附件未见明显异常。

按语: 该患者有停经、下腹痛、阴道不规则流血三大症状,但下腹痛轻。血β-HCG定量缓慢上升,B超发现一侧附件包块,因患者为初次妊娠,拒绝诊刮。考虑诊断为异位妊娠未破损期——胎元阻络型,按输卵管病情影响因子进行评分,与患者谈话签字后,选择方案为中药保守治疗,以活血化瘀杀胚为法,宫外孕Ⅰ号方加减及中成药散结镇痛胶囊、血府逐瘀颗粒等,住院期间随时做好手术准备,并密切监测血β-HCG定量变化及盆腔B超的情况。6月28日复查血β-HCG定量,提示下降明显,接近正常,患者无明显下腹疼痛等不适,出院门诊治疗并随访。2周后血β-HCG定量转阴,8月1日月经复潮,复查B超包块消失。

由于异位妊娠干扰因素较多,病情复杂,部分患者诊断不易明确,且部分患者病情变化急剧,又具有不同的兼证,因此治疗前首先应尽快明确诊断。本病治疗的重点是要注意随着病情的发展,密切进行动态观察,根据病情的变化,及时采取恰当的中西医治疗措施。并要在住院、有输血、输液及手术准备的条件下才能进行中医药或中西医结合药物治疗。对有条件进行保守治疗的患者,临证时是选择药物治疗还是手术治疗,还要根据患者对各种治疗方法的认可程度而定。

八、研究难点、进展和展望

(一)难点

1. 异位妊娠后的生育力 中医、中西医结合药物治疗成功或输卵管开窗取胚术后的患者,其远期疗效、保留下来的输卵管能否通畅、能否恢复正常的生育能力尚未肯定;保守治疗后再次输卵管妊娠的发生问题仍未能解决。

2. 深入阐明中医药治疗异位妊娠的作用机制 目前,虽然有不少学者对中医药治疗异位妊娠的作用机制进行了多方面的研究,但中医药治疗异位妊娠的作用机制尚未完全明确。

3. 异位妊娠的基础研究与临床医学转化 临床研究中发现的问题如何通过基础研究阐明,基础研究取得的成果如何指导临床实践,如何进行医学转化,一直是科学研究中的难题。目前,将异位妊娠基础研究中取得的成果与临床衔接,进行医学转化的能力仍然不足。

(二)进展

1. 近年来中医药治疗异位妊娠的基础研究有了新的发现。目前研究认为,化瘀消癥杀胚中药复方可能通过影响输卵管妊娠滋养细胞中凋亡相关蛋白Bcl-2、Fasl和Caspase-3的表达,促进凋亡的发生;可能通过上调输卵管妊娠滋养细胞金属蛋白酶的表达,导致蜕膜组织变性坏死,降低滋养细胞的侵袭力,从而起到治疗作用。

2. 在早期妊娠位置诊断不明的情况下,如何充分利用患者的临床资料,快速有效地对输卵管妊娠及先兆流产进行判别具有重要的临床意义。目前国内已有学者建立了早期不明位置妊娠的"邓-宋氏判别方程",通过自身验证考核其总的判别正确率达95.36%,交互验证考核其总的判别正确率达93.62%,为早期不明位置妊娠的临床诊断提供了参考依据。

(三)展望

1. 如何恢复异位妊娠患者的生育功能问题,西医学没有更多具有临床依据确切的治疗方法。中医治疗以活血化瘀、消癥散结为法,强调内外同治的综合治疗,有望增加患侧输卵管通畅度,提高宫内妊娠率,降低重复异位妊娠率。

2. 中医药治疗异位妊娠的作用机制,仍需继续大量的基础研究进行深入探索。需要在建立稳定的体内、体外研究模型的基础上,进一步从细胞、分子、基因、蛋白、信号通路等水平深入阐明中医药治疗异位妊娠的作用机制,争取在其发病机制及关键理论方面取得新的突破。

3. 在深入异位妊娠基础研究的基础上，要重视将异位妊娠基础研究中取得的成果进行临床医学转化，提高医学转化能力，开展医学转化实践。如在前期基础研究的基础上，基于药效筛选出更有效的治疗早期输卵管妊娠的中药复方；通过对中药材质量的把控，基原鉴定，对复方提取工艺和制剂工艺进行优化，建立复方及其组成药物的质量标准等，从而进一步提高临床疗效。

第四节　妊娠期贫血

一、概述

贫血是妊娠期间较常见的合并症，属高危妊娠范畴，国内发病率为10%~20%。由于妊娠期血容量增加，且血浆比红细胞增加更快，血液呈稀释状态，又称"生理性贫血"。贫血在妊娠各期对母儿均可造成一定的危害，在妊娠期各类贫血中，以缺铁性贫血最常见。

二、历史沿革

妊娠合并贫血，是西医学中的病名，中医古籍中未见有妊娠贫血的记载，但有涉及妊娠贫血的论述。《景岳全书·妇人规》云："妊娠胎气本乎血气，胎不长者，亦惟血气之不足耳"。《傅青主女科·女科·小产》"夫血所以养胎也，温和则胎受其益"，"血荫乎胎，则血必虚耗"，指出妊娠后血虚的生理变化。《竹林女科证治·安胎》云"妊娠遍身酸懒，面色青黄，不思饮食，精神困倦，形容枯槁，此血少无以养胎也，宜四物汤。"描述了妊娠血虚的临床表现，与妊娠贫血十分相似，并提出以四物汤养血治疗。《妇科玉尺·胎前》"盖胎之所以不安者，除一切外因，总由气血虚，不能荣养胎元所致"。又如《医宗金鉴·妇科心法要诀》"胎萎不长失滋养，气血不足宜八珍"。《血证论·胎气》指出"子悬之证，因母血虚，胎失所养，宜大补其血，炙甘草汤主之"，"子烦者，血虚也"，"子痫者……血虚，风邪入肝所致"，"孕妇之血足则无病"。纵观这些论述，对妊娠以血为用，以血为养以及因血虚而致妊娠诸疾的病机、治则、处方都有所涉及。

西医对妊娠贫血的研究：妊娠贫血主要分为缺铁性贫血、巨幼红细胞性贫血、地中海贫血和再生障碍性贫血，其中缺铁性贫血最常见。我国1998年调查发现，孕妇贫血患病率42.1%，中重度贫血占近一半，部分贫困县孕妇的贫血患病率达60%以上。2002年中国居民营养与健康状况调查显示，我国孕妇铁缺乏（iron deficiency, ID）、缺铁性贫血（iron deficiency anemia, IDA）患病率分别为42.6%、19.1%；随着孕期的增加，ID、IDA患病率呈明显增加趋势，孕早期ID、IDA患病率分别为39.9%、9.6%，孕中期为38.8%、19.8%，孕晚期为51.6%、33.8%。20世纪80年代以前，对于广泛存在的孕期的IDA，以治疗为主。近年来对孕期补铁进行了大量研究，认为从妊娠20周开始适当补充铁，能明显改善孕妇铁的缺乏，故建议对所有孕妇常规补铁。由于贫血的发生与社会、经济、环境、饮食习惯等很多因素密切相关，因此不同国家对于妊娠期IDA所制定的指南也各不相同。2008年丹麦和2010年瑞士分别制订了妊娠期IDA的诊断及治疗标准，2011年相关专家提出针对亚太地区妊娠期IDA的诊治建议，2012年英国推出妊娠期ID的管理指南。2014年我国中华医学会围产医学分会首次制订了《妊娠期铁缺乏和缺铁性贫血诊治指南》,为临床治疗提供了规范。此外,也有研究发现月经初潮时间、年龄、家庭经济收入、流产次数、文化层次、职业类型是导致妊娠期贫血的主要因素。

中西医结合治疗妊娠期贫血较早见于20世纪80年代,研究发现中西医结合治疗可缓解妊娠合并再生障碍性贫血。21世纪更多的研究发现中西医结合治疗效果显著高于单纯西药组,如人参养荣汤能促进铁的吸收,提高骨髓造血功能,与铁剂并用,能有效地治疗IDA,特别是对血红蛋白(Hb)值在50g/L以下者改善明显,无不良反应,显示了中药治疗的优势。目前人们更加关注的是通过施行孕前及孕期的预防性补铁以增加孕期的铁储备,减少疾病的发生。

三、病因病机

(一)中医病因病机研究进展

根据古医籍及现代研究可知妇人妊娠后,血聚养胎,血为胎夺,致机体阴血偏虚,是本病的主要病机。多数研究者认为妊娠期贫血在中医属"气血虚弱"范畴,病机为受孕后脾胃运化乏力,化源不足,使用中药主要以气血双补,健脾养胃为主。但因孕妇个体禀赋各异,病因兼夹有别,故于临证之际,又多变化。诸多学者现在更倾向于将中医体质学说运用到妊娠期贫血中,探讨不同体质的孕妇在贫血发病上的差异,从而为个体化预防贫血提供思路。

(二)西医病因病理研究进展

妊娠期缺铁性贫血主要是因为妊娠期铁的需要量增加导致孕妇缺铁;巨幼细胞贫血90%是叶酸缺乏,少数孕妇是缺少维生素B_{12}而发病;再生障碍性贫血是因骨髓造血干细胞数量减少和质的缺陷导致造血障碍。相关研究表明,因妊娠期胎儿与孕妇的铁需求量增加,易耗尽母体内铁存储,导致缺铁性贫血约占妊娠贫血的90%,其他营养的吸收障碍(如慢性消化道疾病)及出血性疾病(如前置胎盘)等也是造成妊娠贫血的原因之一。妊娠合并贫血对母体、胎儿和新生儿均会造成近期和远期影响,对母体可增加妊娠期高血压疾病、胎膜早破、产褥期感染和产后抑郁的发病风险;对胎儿和新生儿可增加胎儿生长受限、胎儿缺氧、羊水减少、死胎、死产、早产、新生儿窒息、新生儿缺血缺氧性脑病的发病风险。

四、诊断与鉴别诊断

1. 诊断标准(WHO标准) 孕妇外周血的Hb水平<110g/L,或血细胞比容<0.3可诊断。根据Hb水平分为轻度贫血(100~109g/L)、中度贫血(70~99g/L)、重度贫血(40~69g/L)和极重度贫血(<40g/L)。

2. 辨病要点

(1)病史:既往有月经过多等慢性失血性疾病史;有长期偏食、早孕呕吐、胃肠功能紊乱导致的营养不良史、遗传性家族病史等。

(2)临床表现:自觉乏力、疲倦是妊娠贫血最早期出现的症状,随着贫血的加重,孕妇可出现头晕、心悸、气短、纳呆、低热等,甚至出现下肢、面目水肿,更甚者心力衰竭。轻度贫血可无症状或体征。

(3)体检:可见面色、皮肤、黏膜苍白,下肢、面目压陷性水肿。

(4)辅助检查:血红蛋白110g/L以下,红细胞数低于3.5×10^{12}/L或红细胞比容在30%以下可诊断为妊娠贫血。缺铁性贫血则血清铁蛋白低于12g/L,血清铁饱和度低于15%。巨幼红细胞性贫血则显示叶酸及维生素B_{12}水平低于正常值,骨髓象片中可见巨幼红细胞增多,周围血象中性白细胞分叶核增多,5叶核超过5%以上,6叶核超过1%则提示该病。再生障碍性贫血则全血细胞减少,骨髓增生不良。血红蛋白电泳可协助诊断地中海贫血。基因诊断可明确血红蛋白分子病的类型。

3. 辨证要点 妊娠合并贫血的主要病机为"血聚养胎,血为胎夺",以虚为主。但因血气生化相关,故临床又可表现为血虚、气虚,或气血两虚之证。血藏于肝,生于脾,得肾精以育化,故五脏则与肝、脾、肾关系密切。血为阴津,虚则易生内热,故热为本病常见之兼证;亦有部分病例因气虚脾弱而兼夹水湿痰饮者。至于重症患者或阴血两虚,肝肾不足,热炽阳浮,风木亢动;或气血两虚,脾湿不运,痰饮泛溢;或脾肾俱虚,则更易形成母病及子危候。

4. 鉴别诊断

(1)与妊娠肿胀鉴别:本病以贫血为主要表现,后者则以水肿为主要表现,详见相应章节。

(2)与妊娠合并心脏病鉴别:通过了解病史,心脏检查有助于鉴别。

(3)不同原因引起的妊娠贫血之间鉴别,详见上述"辅助检查"。

(4)与其他内、外科疾病导致的继发性妊娠贫血鉴别:多有原发的内、外科疾病史可资鉴别。

五、治疗

本病治疗首先要明确妊娠贫血的类型,去除导致贫血的原因,重视饮食的指导,运用中西医结合的方法,纠正妊娠贫血,预防其对胎儿及孕妇的不良影响。

(一)中医辨证

本病多为虚证。根据全身症状结合舌脉辨其属气血不足、心脾两虚,或脾肾不足。治疗以调理脏腑,补益气血为主。

1. 气血两虚证

治疗法则: 补气养血。

方药举例: 八珍汤(《正体类要》)

当归 川芎 白芍 熟地 党参 白术 茯苓 炙甘草

2. 心脾两虚证

治疗法则: 益气补血,健脾养心。

方药举例: 归脾汤(《济生方》)

党参 黄芪 白术 茯神 酸枣仁 龙眼肉 木香 远志 生姜 大枣 炙甘草 当归

3. 肝肾不足证

治疗法则: 滋补肝肾。

方药举例: 大补元煎(《景岳全书》)加首乌、桑寄生

人参 怀山药 熟地 山萸肉 杜仲 当归 枸杞 炙甘草

(二)西医治疗

1. 补充铁剂 以口服给药为主。硫酸亚铁0.3g,每日3次,同时服维生素C 0.3g和10%稀盐酸0.5~2ml促进铁的吸收。也可选用10%枸橼酸铁铵10~20ml,每日3次口服。多糖铁复合物的不良反应较少,每次150mg,每日1~2次。对妊娠后期重度缺铁性贫血或因严重肠道反应

不能口服铁剂者,可用右旋糖酐铁或山梨醇铁。两种制剂分别含铁25mg/ml和50mg/ml。给药途径为深部肌内注射,首次给药应从小剂量开始,第一日50mg,若无副反应,第二日可增至100mg,每日1次。

2. 补充叶酸 确诊为巨幼细胞性贫血的孕妇,应每日口服叶酸15mg,或每日肌注叶酸10~30mg,直至症状消失,贫血纠正。若治疗效果不显著,检查发现缺铁,应同时补给铁剂。有神经系统症状者,单独用叶酸有可能使神经系统症状加重,应及时补充维生素B$_{12}$。维生素B$_{12}$ 100~200μg肌内注射,每日1次,2周后改为每周2次,直至血红蛋白值恢复正常。

3. 输血 多数缺铁性贫血孕妇经补充铁剂后血象很快改善,不需输血。当血红蛋白<60g/L、接近预产期或短期内需行剖宫产术者,应少量、多次输红细胞悬液或全血,避免加重心脏负担诱发急性左心衰竭。

4. 产时处理 原则上尽量减少出血,可酌情使用维生素K、卡巴克络等止血药。预防产程过长,防止产后出血及感染等。

再生障碍性贫血者,原则上应避免妊娠。对已妊娠者,大多数学者认为,在妊娠早期3个月内应人工终止妊娠,妊娠中、晚期则应加强内科支持疗法,在严密监护下继续妊娠至足月分娩。

六、诊疗思路

妊娠期贫血诊疗思路见图6-5。

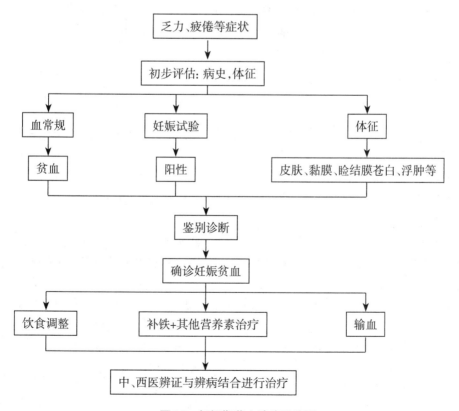

图6-5 妊娠期贫血诊疗思路图

七、典型医案

患者季某,女,于2014年11月28日,因"孕10周,自觉头晕、乏力1周"首次就诊。

病史概要:初产妇,26岁,孕10周,患者面色稍白伴有乏力、头晕,多梦,唇甲色淡,食欲不振。舌淡,苔薄白,脉细弱。

辅助检查:血常规提示:血红蛋白(Hb)90g/L,平均红细胞体积(MCV)76fl,平均红细胞血红蛋白量(MCH)24pg,血清铁7.80μmol/L,总铁结合70μmol/L。肝、肾功能检查正常,B超提示正常胎儿,大小与孕周相符。

辨病:妊娠贫血(缺铁性贫血)。

辨证:心脾两虚证。

治疗过程:就诊当日给予归脾汤加减(党参15g,黄芪20g,白术15g,茯神10g,酸枣仁12g,龙眼肉12g,远志10g,陈皮10g,大枣6枚,当归10g,何首乌10g,枸杞子10g,生山楂10g)10剂,同时给予速力菲(琥珀酸亚铁)1片,每日3次口服治疗,嘱其加强营养和休息。12月10日复诊,患者诉头晕、乏力、多梦等症状较前好转,食欲增强,遂给予上方10剂配合速力菲巩固治疗,半月后复查血红蛋白110g/L。

按语:该患者因头晕、乏力1周就诊,查血常规提示:血红蛋白90g/L,MCV 76fl,MCH 24pg,血清铁7.80μmol/L,总铁结合70μmol/L。辨病当为妊娠贫血(缺铁性贫血);平素患者乏力、头晕,多梦,食欲不振。舌淡,苔薄白,脉细弱。属心脾两虚之证。

患者素体脾虚血少,孕后"血聚养胎,血为胎夺"符合妊娠合并贫血的主要病机,临床表现为心脾两虚证,治宜益气补血,健脾养心,归脾汤加减。结合补充铁剂治疗,中西医结合获得较好的疗效。加强调养也是治疗方法之一。

八、研究难点、进展和展望

(一)难点

1. 妊娠贫血在我国普遍存在,尤其贫困地区,分类较多,病因复杂。治疗上有些类型贫血仍无疗效,且对胎儿构成一定的危险。

2. 研究妊娠贫血的发病和治疗机制,建立一个良好的动物模型是至关重要的。迄今为止国内外报道已建立了较多贫血的动物模型,但妊娠贫血的动物模型研究甚少。

(二)进展

1. 根据最新研究发现,新型铁剂生物补铁剂,如氯化高铁血红素等,这类铁剂通常口感较好,吸收率远高于非生物铁,生物利用度高,无体内铁蓄积中毒及胃肠刺激等不良反应,效果显著。

2. WHO在越南对育龄妇女和孕妇的一项最新研究认为孕前至少3个月开始,6个月更佳,对育龄妇女开始补铁,可显著降低进入孕期时及整个孕期发生贫血的风险。近年来对孕期补铁进行了大量研究,认为从妊娠20周开始适当补充铁剂,能明显改善孕妇铁的缺乏,故应对所有孕妇常规补铁。

3. 诸多专家认为虽然ID是发生孕期营养性贫血最主要的因素,但是体内其他营养素如维生素A、维生素B₁₂、维生素C、维生素E、核黄素和叶酸的缺乏也会对贫血的发生、发展产生一定影响。除了上述维生素外,某些矿物质如铜、钙、锌等也可能对铁的吸收代谢产生一定影响,故因在补铁同时补充其他营养素。

4. 近年来中医药补血越来越引起人们的重视,孕妇往往脾胃虚弱出现气血两虚症状,又有恶心、呕吐等常见妊娠反应。单纯补铁出现胃肠道症状,影响药物依从性,采用中药辨证论治及相关中成药治疗取得明显的疗效。

（三）展望

1. 进一步研究补铁的最佳时期,考察多种营养素的联合作用及机制,找出铁剂与其他营养的最佳组合。

2. 将中医体质学说运用到妊娠期贫血中,探讨不同体质的孕妇在贫血发病上的差异,从而为个体化预防贫血提供思路。

3. 中药治疗妊娠贫血的疗效机制研究将是未来研究的主要方向。

第五节　妊娠期高血压疾病

一、概述

妊娠期高血压疾病是妊娠与高血压并存的一组疾病,包括妊娠期高血压、子痫前期、子痫、妊娠合并慢性高血压、慢性高血压并发子痫前期。该组疾病严重威胁母婴健康,是导致孕产妇和围生儿病死率升高的主要原因,我国发病率为9.4%~10.4%,国外为7%~12%。

二、历史沿革

妊娠期高血压疾病,依据主要临床表现,分属中医"子肿""子晕""子痫"范畴。关于子肿的描述和治疗始见于《金匮要略·妇人妊娠病脉证并治》:"妊娠有水气,身重,小便不利",用"葵子茯苓散"治之。《诸病源候论·妇人妊娠病诸候·胎间水气子满体肿候》阐明子肿的发病机理为"脾胃虚弱,脏腑之间有停水,而挟以妊娠故也";"子痫"的病名最早见于《诸病源候论·妇人妊娠病诸候·妊娠痉候》,"妊娠痉候,妊娠而发者……亦名子痫"。明代以前,"子晕"和"子痫"常作为一病予以论述。直到清代,《叶氏女科证治》始将"子晕""子痫"进行区分,分病而论,指出其病机为"肝火上升,内风扰动"或"痰涎上涌"。

在西医文献中,早在古希腊时期就有对本病的描述。1739年Sauvages教授将发生在妊娠期的急性抽搐命名为"子痫(eclampsia)"。20世纪后曾使用过"妊娠中毒症""妊娠高血压综合征"等病名。1996年ACOG将妊娠期发生的与高血压相关的疾病统一命名为"妊娠期高血压疾病",并确立了疾病分类及其诊断标准。2012年,中华医学会妇产科分会妊娠期高血压疾病学组制定发布了"妊娠期高血压疾病诊治指南",以作为我国诊断、治疗本病及管理本病患者的标准规范。

20世纪60~70年代,中西医结合医学开始对本病进行深入研究,首次将中医"子肿""子晕""子痫"与西医妊娠中毒症、妊娠高血压综合征的不同类型归纳对应,推进病证结合,提高疗效;20世纪80年代后期,随着现代医学对妊娠高血压综合征病理改变、病因、发病机制认识的深入,在中医传统辨证施治的基础上,许多学者提出将血瘀作为子痫前期病理核心的中西医结合认识。

三、病因病机

(一)中医病因病机研究进展

子肿产生的机理,不外乎脾肾两虚和气滞湿阻两个方面。脾肾两虚,水湿运化失司,泛溢肌肤,形成有形之水肿;气机不畅,湿气不布,导致无形之气肿。阴虚血少,阴不潜阳,肝阳上亢,是子晕病机的核心;脾虚生湿,水湿不运致使脾虚愈重,遂致脾虚肝乘,亦致子晕。子痫由子晕、子肿救治不及或失治所致。肝阳上亢,肝风内动,或阴虚热盛,煎熬津液为痰,痰火上扰,蒙蔽清窍发为本病。女子以血为本,平素经、带不调,皆可耗散阴血,阴血不足,妊后重虚,为其病理基础,风、火、痰邪相夹为患为其病机核心。

(二)西医病因病理研究进展

1. 病因 妊娠期高血压疾病确切病因迄今不明,多数学者认为该病是母体、胎儿、胎盘等众多因素共同作用的结果。

2. 病理 血管内皮细胞受损和系统炎性反应引起血管痉挛,全身小动脉痉挛是子痫前期、子痫的基本病理改变。

四、诊断与鉴别诊断

(一)诊断——辨病与辨证要点

1. 辨病要点

(1)临床表现: 高血压,蛋白尿,可伴有水肿、头痛、恶心、呕吐、视力模糊、上腹不适,甚至抽搐、昏迷。

(2)实验室及其他检查:①血液检查: 全血细胞计数、血红蛋白含量、血细胞比容、血黏度、血脂、电解质、凝血功能及血小板计数;②肝肾功能测定、心肌酶谱、血气分析;③尿液检查: 尿比重、尿常规、24小时尿蛋白定量;④眼底检查;⑤胎儿胎盘监测: 脐动脉血流指数、子宫动脉血流变化、胎儿成熟度检查、胎盘功能检查;⑥其他: 腹部B超、心电图、心脏彩超及心功能测定、头颅CT或MRI。

2. 诊断标准 参照2012年中华医学会妇产科分会妊娠期高血压疾病学组"妊娠期高血压疾病诊治指南"分类标准。

(1)妊娠期高血压:妊娠期首次出现高血压,收缩压≥140mmHg和(或)舒张压≥90mmHg,于产后12周内恢复正常;尿蛋白(−),可伴有上腹部不适或血小板减少;产后方可确诊。

(2)子痫前期

轻度:妊娠20周以后出现收缩压≥140mmHg和(或)舒张压≥90mmHg,尿蛋白≥0.3g/24h或随机尿蛋白(+)。

重度:血压和蛋白尿持续升高,出现母体脏器功能不全或胎儿并发症。子痫前期患者符合下述任何一种情况,即可诊断为重度子痫前期:①血压持续升高:收缩压≥160mmHg和(或)舒张压≥110mmHg。②尿蛋白≥5.0g/24h或随机尿蛋白≥(+++)。③持续性头痛、视觉障碍或其他脑神经症状。④持续性上腹疼痛,肝包膜下血肿或肝破裂症状。⑤肝酶异常:血清丙氨酸转氨酶(ALT)或天冬氨酸转氨酶(AST)升高。⑥肾功能异常:少尿(24小时尿量＜400ml或每小时尿量＜17ml）或血肌酐＞106μmol/L。⑦低蛋白血症伴腹水或胸腔积液。⑧血液系统异常：血小板呈持续性下降且＜100×10⁹/L；血管内溶血、贫血、黄疸或血乳酸脱氢酶（LDH）升高。⑨心力衰竭，肺水肿。⑩胎儿生长受限或羊水过少。⑪孕34周前发病。

（3）子痫：子痫前期孕产妇发生不能用其他原因解释的抽搐。

（4）妊娠合并慢性高血压：妊娠20周前收缩压≥140mmHg和（或）舒张压≥90mmHg，妊娠期无明显加重；或妊娠20周后首次诊断高血压并持续到产后12周后。

（5）慢性高血压并发子痫前期：慢性高血压孕妇妊娠20周前无蛋白尿，20周以后出现尿蛋白≥0.3g/24h或随机尿蛋白（＋）；或妊娠20周前有蛋白尿，20周后尿蛋白明显增加，或血压进一步升高或血小板＜100×10⁹/L。

3. 辨证要点　子肿有水肿和气肿之分，病在水者，皮薄色白而光亮，按之凹陷不起，属脾肾两虚；病在气者，皮厚而色不变，随按随起，属气滞湿阻。子晕者，以头目眩晕为主症，兼以烦躁盗汗，属阴虚肝旺；头晕目眩，兼有面浮肢肿者，属脾虚肝旺。子痫抽搐，伴颜面潮红，口干咽燥属肝风内动；伴气粗痰鸣者，属痰火上扰。

（二）鉴别诊断

子痫前期应与慢性肾炎合并妊娠相鉴别；子痫应与癫痫、脑炎、脑膜炎、脑肿瘤、脑血管畸形破裂出血、糖尿病高渗性昏迷、低血糖昏迷等相鉴别。

五、治疗

本病总的治疗目的是防止发生子痫，降低母婴严重并发症，降低孕产妇及围产儿死亡率。

（一）辨证治疗

1. 中草药

（1）脾肾两虚证

治疗法则：健脾温肾，行水消肿。

方药举例：白术散（《全生指迷方》）合真武汤（《伤寒论》）

白术　茯苓　大腹皮　生姜皮　陈皮

附子　白术　生姜　茯苓　白芍

（2）气滞湿阻证

治疗法则：理气行滞，除湿消肿。

方药举例：正气天香散（《证治准绳》）

香附　陈皮　甘草　乌药　紫苏叶　干姜

（3）阴虚肝旺证

治疗法则：滋阴养血，平肝潜阳。

方药举例：杞菊地黄丸（《医级》）加天麻、钩藤、石决明

熟地　山萸肉　怀山药　泽泻　茯苓　丹皮　菊花　枸杞子

（4）脾虚肝旺证

治疗法则：健脾利湿，平肝潜阳。

方药举例：半夏白术天麻汤（《医学心悟》）加钩藤

半夏　白术　天麻　茯苓　橘红　甘草　生姜　大枣　蔓荆子

（5）肝风内动证

治疗法则：滋阴清热，平肝息风。

方药举例：羚角钩藤汤（《重订通俗伤寒论》）

羚羊角　钩藤　桑叶　川贝母　菊花　竹茹　生地　白芍　茯神　甘草

（6）痰火上扰证

治疗法则：清热豁痰，息风开窍。

方药举例：牛黄清心丸（《痘疹世医心法》）加竹沥、天竺黄、石菖蒲

牛黄　朱砂　黄连　黄芩　栀子仁　郁金

2. 中成药

（1）杞菊地黄丸：适用于阴虚肝旺证。

（2）牛黄清心丸：适用于痰火上扰证。

（3）安宫牛黄丸：适用于肝风内动、痰火上扰证。

3. 针灸及其他

耳穴压豆：肝、肾、心、耳背降压沟、交感、皮质下、神门。

（二）辨病治疗

1. 一般治疗　妊娠期高血压、轻度子痫前期可以在家或住院治疗；重度子痫前期需住院治疗。注意休息，左侧卧位，限制食盐摄入，必要时睡前镇静治疗。

2. 降压治疗　当收缩压≥160mmHg和（或）舒张压≥110mmHg时，必须降压；收缩压≥140mmHg和（或）舒张压≥90mmHg时，可以降压；妊娠前高血压已用药者，应继续降压治疗。降压应力求平稳，不低于130/80mmHg，以保证子宫胎盘灌注。

3. 硫酸镁治疗防治子痫　硫酸镁是子痫预防和治疗的一线药物，轻度子痫前期患者也可考虑应用。

4. 镇静药物　镇静药物可缓解孕产妇紧张、焦虑，改善睡眠质量，在硫酸镁治疗无效或有禁忌时用于预防子痫的发生。常用药物：地西泮、冬眠合剂、苯巴比妥钠。

5. 有指征者利尿治疗　患者出现全身性水肿、肺水肿、脑水肿、肾功能不全、急性心力衰竭时，可酌情给予利尿治疗。常用药：呋塞米。此外甘露醇用于并发脑水肿者，甘油果糖用于并发肾功能损伤者。

6. 促胎肺成熟　孕龄不足34周，预计1周内可能分娩者，可用糖皮质激素促胎肺成熟，常用药：地塞米松、倍他米松。

7. 适时终止妊娠　适时终止妊娠是治疗妊娠期高血压疾病的有效措施，直接影响孕产妇预后和妊娠结局。

六、诊疗思路

妊娠期高血压疾病诊疗思路见图6-6。

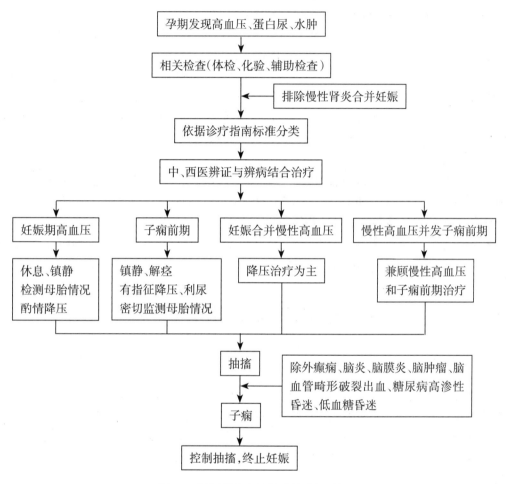

图6-6 妊娠期高血压疾病诊疗思路图

七、研究难点、进展和展望

(一)难点

1.妊娠高血压病的病因及发病机制至今仍未明确,尚无任何一种学说可以诠释本病。

2.妊娠期高血压疾病具有临床表现多变,病理变化复杂,多器官多系统受累的特点,是危及母儿生命安全的重要疾病。以其病因、发病机制尚未明确,治疗效果不理想,长期以来一直是困扰中西医妇产科界的难点所在。

3.妊娠期高血压疾病中妊娠期高血压、子痫前期、子痫均为妊娠期特有疾病,尤其是重度子痫前期、子痫,发病急,病情危重,终止妊娠是其最有效的治疗方法,但终止妊娠的时间与围生儿的安危关系密切,终止妊娠时机的选择常常是产科医生面临的重大难题。

4.早发子痫前期,具有严重的围产结局,对孕产妇及胎儿的健康均是致命的威胁,属妊娠期高血压疾病的凶险类型。

（二）进展

1.发病机制　目前仍不完全清楚,有学者提出"两阶段"说,第一阶段为临床前期,指子宫螺旋动脉滋养细胞重铸障碍,胎盘缺血缺氧,释放多种胎盘因子;第二阶段胎盘因子进入母体循环,激活系统炎性反应、导致血管内皮细胞损伤,引发子痫前期、子痫。

2.预测方法新研究的进展　近年来在生化指标、物理指标两方面进行研究,筛选出:可溶性络氨酸激酶Ⅰ、胎盘生长因子、胎盘蛋白13、可溶性内皮因子及子宫动脉血流搏动指数、脐动脉血流速度等指标对子痫前期进行预测,尤其以子宫动脉血流搏动指数预测敏感度较高。

3.中医辨证治疗研究的新进展　许多学者致力于子痫前期与血瘀证关系的研究,认为胎盘血管重铸障碍、全身小动脉痉挛、子宫胎盘及重要脏器缺血、缺氧乃血瘀所致,应用活血化瘀或益气化瘀方药进行临床及动物实验,取得了较好的疗效。

（三）展望

1.将血瘀证与活血化瘀治法引入妊娠期高血压疾病的研究与治疗之中,筛选出对该病有效的活血化瘀方药,对中西医结合治疗子痫前期确立新证型、提供新的有效方药和丰富妊娠疾病的中医诊疗思路和方法具有积极意义。

2.随着子痫前期预测方法的进步,其将在早期选择性终止妊娠和早期预防方面发挥重要的作用,也为中医施展治未病提供了条件。

第六节　妊娠期肝内胆汁淤积症

一、概述

妊娠肝内胆汁淤积症（简称"妊娠胆淤症", ICP）是一种妊娠期特发性疾病。孕妇主要表现为妊娠中晚期出现皮肤瘙痒,或伴皮肤巩膜黄染、血清胆酸升高、黄疸、肝功能不正常等。本病对母儿均有危害,它可以导致胎儿生长迟缓、羊水过少、早产、胎儿宫内窘迫、新生儿窒息、产后出血,严重的可造成死胎、死产,是围产儿死亡的原因之一。自20世纪70年代中期被列入高危妊娠。

二、历史沿革

在中医古典文献里没有关于本病的记载,归纳本病的临床特征,当属于中医学"妊娠身痒""妊娠黄疸"范畴,《诸病源候论·妇人杂病诸候》云:"若脾中风,踞而腹满,身通黄"。《金匮要略·黄疸病脉证并治》指出:"诸病黄家,但利其小便"。本病病机为湿热肝郁,病因多是女子孕后经闭,胞宫充实,血海丰盛,易致肝气郁结,而肝主疏泄,喜条达而恶抑郁,气机不畅达,肝气疏泄无常,使胆汁溢出,母体出现黄疸和瘙痒,甚至出现胎儿的窘迫;或患者素体脾虚肝郁,饮食不节,气郁不畅,蕴而化热,脾不运化,聚而为湿,从而湿热生成,熏灼肝胆,迫使胆汁外泄,浸渍肌肤而出现肌肤发黄。女子以血为用,妊娠后体内血聚以养胎,血虚风燥而致肌肤瘙痒。

三、病因病机

（一）中医病因病机研究进展

本病的病位在肝、胆、脾,其发病与孕期阴血聚于冲任养胎,孕妇机体处于阴血偏虚、阳气偏盛的孕期生理常态及素体因素密切相关。初起表现以瘙痒为主,若失于治疗或病情进一步发展,则出现面目肌肤黄染,甚则碍胎、伤胎、殒胎。

素性急躁或抑郁,孕期复为情志所伤,肝气不舒,肝胆互为表里,木郁则胆气壅滞,气机不畅,水湿不化,湿热蕴结于内,胆汁溢泄于外发为本病。或孕妇血气不足,孕后阴血益亏,甚则生风化燥,肌肤失养,不能滋养肝木,肝失疏泄,胆汁疏泄失常。

(二)西医病因病理研究进展

1. 病因

(1)肝脏因素:肝脏中酶的异常导致肝细胞对胆盐及胆红素的代谢和排泄功能障碍,肝小叶中心区毛细胆管内胆汁淤积。

(2)雌激素水平增高:动物实验已证明,应用大剂量雌激素可造成可逆性胆汁淤积,孕激素可加强此作用。肝脏对妊娠期生理性高雌激素水平及其代谢产物发生过强反应,阻碍了肝脏对胆红素和胆盐的排泄,于是胆酸在体内蓄积。雌激素通过细胞毒性抑制性T细胞(CD8$^+$)上的雌激素受体而发挥作用,导致免疫功能的改变,而引起ICP的发生。

(3)遗传、家族、环境因素:ICP者可有家族史,再次妊娠有复发倾向。ICP发生率冬季高于夏季,提示相关性。

(4)过敏体质:多数学者认为,ICP可能是敏感体质的妇女对妊娠期内逐渐增长的类固醇激素的过敏反应,因激素对肝脏的直接作用,导致肝细胞胆汁分泌异常。

2. 病理 ICP患者肝活检显示肝小叶中心区毛细胆管胆淤及胆栓,无肝细胞坏死和炎症。胆酸可透过胎盘屏障进入胎儿体内,使类固醇代谢障碍引起宫内窘迫和羊水粪染。体循环中高浓度的胆汁酸、胆红素可在胎盘绒毛间隙沉着,致绒毛间隙狭窄,影响胎盘源性一氧化氮的产生。一氧化氮产生减少可致胎盘灌注量进一步下降,加重ICP的病理生理变化,导致胎儿宫内缺血缺氧,胎儿宫内生长迟缓。低氧时增生合体芽及微绒毛、合体细胞微绒毛肿胀,粗面内质网普遍扩张,使原来就狭窄的绒毛间隙更窄。新增生的绒毛无血管,影响氧和物质的吸收交换,造成羊水污染、羊水过少、胎儿窘迫、胎儿生长迟缓、胎儿猝死、低体重儿;由于子宫缺氧,血中胆酸增高,胎盘局部一氧化氮合成减少,子宫平滑肌敏感性增加,子宫收缩引起早产。因肝内凝血因子合成受影响,维生素K合成降低,可引起产后出血。

四、临床表现

(一)症状

1. 瘙痒 常是首先发现的症状,多发生在28~30周,亦有早至4周者,瘙痒的部位以躯干、手脚掌和下肢为主,并随妊娠进程逐渐加重,表现为全身瘙痒,甚至发展到影响睡眠,持续至分娩,产后迅速消退。

2. 黄疸 黄疸的出现时间多在瘙痒发生1~2周后,黄疸持续至分娩后1周内消失。再次妊娠复发。ICP的黄疸发生率为15%~16%。

3. 消化道症状 部分患者可有食欲减退、腹胀、腹泻等消化道症状,一般均轻微,不影响生活或工作。

4. 其他症状 严重瘙痒引起失眠、情绪变化、乏力、恶心甚至呕吐,尿色变深,易引起胎儿宫内窘迫、胎儿猝死、低体重儿、死胎、早产、死产、新生儿窒息、产后出血等。

（二）体征

皮疹、巩膜、皮肤轻度黄疸，严重者皮下有瘀点。

五、实验室及其他检查

（一）血清学检测

1. 血清胆酸（正常0~1.5μmol/L）增高，是早期诊断ICP最敏感的生化指标。为正常妊娠的10倍，并随病情严重程度而上升，甚达100倍左右。轻度为＜5μmol/L，中度为5~15μmol/L，重度为＞15μmol/L。

2. 血清总胆红素值升高，但不超过5mg/dl，但ICP中单纯瘙痒者，胆红素水平很少升高。

3. 天门冬氨酸氨基转移酶（AST）和丙氨酸氨基转移酶（ALT）值可以正常或稍升高，肝功能正常，测定转氨酶和血清胆汁酸，可以作为ICP的早期诊断方法。

（二）影像学检查

肝脏B超 ICP肝脏无特征性改变，因此肝脏B超对于ICP诊断意义不大，仅对排除孕妇有无肝胆系列基础疾病有一定意义。

（三）病理学检查

1. 肝脏病理学检查 仅在诊断不明确，而病情严重时进行。

2. 胎盘病理学检查 ICP胎盘绒毛间腔狭窄，但胎盘重量、容积及厚度是否差异不明。

六、诊断与鉴别诊断

（一）辨病要点

以下四项中符合三项即可诊断：孕妇出现：①皮肤瘙痒，可伴轻度厌食、乏力；②梗阻性黄疸，产后自行迅速消退；③血清胆酸浓度显著升高；④肝功能轻度异常，ALT、胆红素轻度增高。

（二）辨证要点

本病以瘙痒及或黄疸为主证，辨证首当辨识黄疸的有无及瘙痒与黄疸孰轻孰重。一般而言，仅以瘙痒为主，多属血虚内热；黄疸较重者，多属湿热内蕴。皮肤干燥，瘙痒难忍，入夜更甚，或仅夜间皮肤瘙痒，或伴五心烦热、少寐多梦、头晕目眩、心悸怔忡、疲倦乏力者，多属血虚内热。全身瘙痒，皮肤巩膜黄染，搔抓渗水，胸闷脘痞，心中懊恼，小便短黄，或伴腹胀便溏，食欲不振者，多属湿热内蕴。

（三）鉴别诊断

1. 妊娠合并病毒性肝炎 鉴别要点：①严重的消化道症状，食欲减退，恶心，呕吐及腹胀；②肝大，触痛明显；③肝炎病毒标志物阳性；④转氨酶显著增加数倍，则有助于确诊；⑤肝活检可见肝细胞变性及炎性细胞浸润。

2. 妊娠期急性脂肪肝 鉴别要点：①本病常发生于妊娠36~40周，绝大多数病例伴有妊高征；②病情进展急骤，迅速出现黄疸，并进行性加重；③可并发急性肾衰及弥散性血管内凝血（DIC）；④消化道症状严重，剧烈呕吐有助于区别ICP；⑤超声显示有典型脂肪肝图像，行肝穿活检可以确诊。

3. 妊娠期药物性黄疸 鉴别要点：①孕期服用损害肝细胞药物（氯丙嗪、巴比妥类、红霉素、利福平、异烟肼及氟烷等）后，出现黄疸及谷丙转氨酶升高；②同时出现皮肤瘙痒和皮疹，停药后多恢复正常，因此易与ICP相区别。

4.妊娠合并胆总管结石 鉴别要点:①常因吃油腻食物或饮酒诱发而发病;②黄疸与发热常为间歇性,右上腹疼痛,用解痉药后可缓解;③肝脏和胆囊增大并有压痛,超声检查可发现胆结石和胆道扩大。

5.妊娠疱疹 是一种与妊娠有密切关系的皮肤病,其严重烧灼感或瘙痒与本病虽似,但妊娠疱疹皮肤表现的红色荨麻疹样斑块,以及在红斑基底之上及其邻近出现疱疹,或环形分布的小水疱,易于鉴别。

七、治疗

(一)中医辨证

1.血虚内热证

治疗法则:清热养血。

方药举例:四物汤(《仙授理伤续断秘方》)加味

当归 川芎 白芍 熟地

2.湿热内蕴证

治疗法则:清热利湿。

方药举例:茵陈五苓散(《金匮要略》)加味

茵陈 泽泻 茯苓 猪苓 白术 桂枝

(二)西医治疗

1.间断吸氧 增加血氧浓度,预防胎盘缺氧和胎儿缺氧。

2.药物治疗

(1)降低胆酸水平,减轻瘙痒症状

1)考来烯胺(消胆胺):此药是一种强碱性离子交换树脂,口服不被吸收,与胆汁酸紧密结合,从而阻断胆酸的肝肠循环,降低血清中胆酸浓度,对瘙痒有一定疗效。剂量每次2~3g,每日2~3次。

2)苯巴比妥:是一种酶诱导剂,可使肝细胞微粒体与葡萄糖醛酸结合及消减肝内胆红素。该药还具有增加胆小管胆汁酸分泌的速度,从而改变胆固醇水解酶的活性以影响胆汁酸的生成。剂量为每次0.03g,每日口服3次,可加强考来烯胺的作用。

3)S-腺苷甲硫氨酸:每日800mg,静滴,连用14~20天。

(2)护肝:复方维生素B,每次2片,每日3次;维生素C,每次0.2g,每日3次;葡醛内酯(肝泰乐)每次0.1g,每日3次。

病情重或病程长者应住院,给予10%葡萄糖注射液500ml加维生素C 2g、维生素B_6 200mg,静脉点滴,每日1次,连用7~10天。

重度黄疸者,酌情采用氨基酸、能量合剂静滴等以保护肝脏。

(3)促胎儿肺成熟,疏通胎盘循环

1)地塞米松:可用来促使胎儿肺成熟和降低血中雌激素水平。此药可通过胎盘并有抑制胎儿肾上腺皮质分泌脱氢表雄酮的作用,从而达到降低激素水平,治疗ICP的作用。口服剂量每日12mg,连服7天。后3天逐渐减量而停药,病程长可静脉滴注,地塞米松10mg加入10%葡萄糖注射液500ml中,每日1次。

2)低分子右旋糖酐500ml加入丹参20ml静脉点滴,每天1次,7~10天为一个疗程。

（4）有先兆早产表现者,可同时使用子宫松弛剂。沙丁胺醇(舒喘灵)每次2.4~4.8mg,每日3次。

八、诊疗思路

妊娠期肝内胆汁淤积症诊疗思路见图6-7。

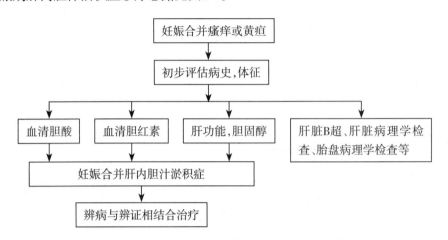

图6-7　妊娠期肝内胆汁淤积症诊疗思路图

九、典型医案

患者某女,32岁,于2012年6月5日,因"妊娠28周,瘙痒伴皮疹1周"首次就诊。

病史概要:患者自妊娠第27周始出现全身瘙痒并伴有皮疹。刻下:夜寐欠安,心烦,大便干结,尿赤,纳可。舌质红,苔薄黄腻,脉细弦。

辅助检查:血清胆红素26μmol/L,B超示肝脏大小、形态未见异常,胆囊稍大,未见结石。

辨病:妊娠合并肝内胆汁淤积症。

辨证:湿热内蕴证。

治疗过程:治疗以疏肝利胆,清热祛湿,佐以健脾养血。方用茵陈五苓散加味[茵陈15g,黄芩15g,云苓12g,白术12g,猪苓12g,桂枝6g,砂仁$^{(后下)}$10g,白鲜皮12g,蝉蜕10g]共7剂,每日煎服1剂。1周后随诊,诉瘙痒明显改善,颈项部皮疹消失,余部位皮疹稍减少,纳眠可,舌质红稍退,续原方7剂。第二周随访,患者瘙痒基本消失,皮疹腹部及大腿部仍有少许可见,余证均减。再复原方7剂,第三周所有症状及体征均消失。后随访至40周,患者自然分娩一女婴(朱南孙门诊案例)。

按语:"诸病黄家,但利其小便",本方以茵陈、茯苓、猪苓疏肝清热利湿,同时用白术、砂仁等健脾养血,共奏疏肝利胆、清热祛湿之功。

十、研究难点、进展和展望

(一)难点

妊娠期肝内胆汁淤积症作为妊娠期特有的疾病,是导致围产儿不良后果的常见疾病,可出现早产新生儿窒息死胎,以及产后产妇的出血。

(二)进展

对于其发病机制,目前认为主要是由于雌激素及其代谢产物导致患者肝脏过度敏感和反应异常密切相关,此外与遗传环境因素也有一定关系。近年来妊娠期肝内胆汁淤积症导致的围产儿病死率明显降低,但是其引起的早产、剖宫产逐渐增加,而西医学只是能针对症状和生化指标治疗,尽量降低危险,因此在本病的治疗中逐渐重视中医药的作用。妊娠期肝内胆汁淤积症的主要临床症状为皮肤瘙痒,研究结果表明,中药联合西药治疗,可以更快地改善患者的临床症状,提高患者的生活质量。

(三)展望

目前对ICP的治疗仍无特效药,对ICP多采取联合治疗。临床治疗以缓解患者瘙痒症状,改善肝功能,降低由于高胆酸血症所引起的胎儿窘迫、死胎及预防产后出血为主要原则。因此ICP早发现、早诊断、早治疗,密切监护并适时终止妊娠尤为重要。

第七节　妊娠期糖尿病

一、概述

妊娠合并糖尿病包括糖尿病患者妊娠(即糖尿病合并妊娠),以及妊娠期糖尿病。妊娠期糖尿病(gestational diabetes mellitus,GDM)是妊娠期间发现或发病的由不同程度糖耐量异常及糖尿病引起的不同程度高血糖的一类疾病。根据其定义,该类糖尿病包括妊娠前即已存在但妊娠期间才诊断的和随着妊娠期而发生的2类,同时既包括糖尿病,又包括糖耐量减低(impaired glucose tolerance,IGT)和空腹血糖不良(impaired fasting glucose,IFG)。部分患者在妊娠前即已经诊断糖尿病或糖耐量减低,妊娠后持续存在或进行性加重。

二、历史沿革

消渴之名,首见于《素问·奇病论》,根据病机及症状的不同,《内经》还有消瘅、膈消、肺消、消中等名称的记载。《内经》认为五脏虚弱,过食肥甘,情志失调是引起消渴的原因,而内热是其主要病机。《金匮要略》立专篇讨论,并最早提出治疗方药。《诸病源候论·消渴候》论述其并发症说:"其病变多发痈疽"。

三、病因病机

(一)中医病因病机研究进展

总的病机主要在于阴津亏损,燥热偏盛,而以阴虚为本,燥热为标,两者互为因果,阴愈虚则燥热愈盛,燥热愈盛则阴愈虚。消渴病变的脏腑主要在肺、胃、肾,尤以肾为关键。三脏之中,虽可有所偏重,但往往又互相影响。目前针对妊娠期糖尿病中医病因病机的研究甚少,常常是依据临床表现的病因病机总结和分析,缺乏规范化研究及大样本支持。如郭月季、崔庆荣将其发病原因归纳为禀赋不足、饮食不节、运动减少、情志失常、劳倦过度。许文娟等认为妊娠期糖尿病孕妇发病前大多禀赋不足,贪食甘美;或有劳欲过度;或压力过大;或情志不畅,肝郁化火等,根本病机在于阴虚。都是比较初级的散在研究,对于临床的推广和指导意义有限。

(二)西医病因病机研究进展

妊娠期糖尿病是指妊娠期间发现或发病的糖耐量异常,空腹血糖异常和糖尿病的总称,妊娠期糖尿病的控制不良可以导致严重的母体和胎儿近期和远期并发症和合并症,目前研究表明,年龄、肥胖、种族、不良生育史和糖尿病家族史是影响妊娠期糖尿病的主要因素。

1. 年龄因素 高龄妊娠是目前公认的妊娠期糖尿病的主要危险因素,Vereellini等发现,年龄在40岁及以上的孕妇发生妊娠期糖尿病的危险是20~30岁孕妇的8.2倍。

2. 肥胖 肥胖是发生糖耐量减低和糖尿病的重要的危险因素,对于妊娠期糖尿病也不例外,其他环境因素如年龄、经济、文化水平及饮食结构等因素都与肥胖有协同作用。

3. 种族 和成人的2型糖尿病与种族的关系类似,妊娠期糖尿病具有明显的地域性和种族相关性,与欧洲白人妇女的妊娠期糖尿病的患病率相比,印度次大陆、亚洲、阿拉伯人和黑种人分别为前者的11倍,8倍,6倍和6倍。

4. 糖尿病家族史和不良产科病史 糖尿病家族史是妊娠期糖尿病的危险因素,有糖尿病家族史者患妊娠期糖尿病的危险是无糖尿病家族史者的1.55倍,一级亲属中有糖尿病家族史者升高到2.89倍。

四、临床表现

GDM孕妇大多没有明显的临床症状。妊娠期出现体重过度增长、三多(多食、多饮、多尿)症状、外阴阴道假丝酵母菌感染反复发作、胎儿巨大或羊水过多者应警惕GDM可能。

五、实验室及其他检查

1. 血糖测定

(1)空腹血糖:血清葡萄糖经氧化为组织提供能量,血糖过高时可转变为肝糖原和脂肪储存,需要时脂肪与蛋白质也可转变为葡萄糖。空腹血糖浓度反映胰岛β细胞分泌胰岛素的能力。参考值:非妊娠期为3.9~6.4mmol/L,孕期为3.1~5.6mmol/L。

(2)糖筛查试验:空腹口服含50g葡萄糖的葡萄糖溶液(将50g葡萄糖溶于200ml水中,5分钟内服下),服糖后1小时取静脉血测血糖,血糖值≥7.8mmol/L为糖筛查异常。糖筛查试验的敏感度为59%,特异性为91%。

(3)口服葡萄糖耐量试验(OGTT):OGTT是检查人体血糖调节功能的一种方法。正常人口服一定量葡萄糖后,在短时间内暂时升高的血糖随后不久即可降至空腹水平,该现象称为糖耐量现象。当糖代谢紊乱时,口服一定量的葡萄糖后则血糖急剧升高,经久不能恢复至空腹水平;或血糖升高虽不明显,在短时间内不能降至原来的水平,称为糖耐量异常或糖耐量降低。

2. 尿液检查与测定

(1)尿液葡萄糖检查:先行尿液葡萄糖定性检查,正常人尿液葡萄糖为阴性,糖尿病时尿糖可为阳性。当尿糖阳性时再行尿糖定量测定。但GDM孕妇监测尿糖无益。

(2)尿酮体测定:正常人尿液酮体为阴性。尿酮体测定对糖尿病酮症及酮症酸中毒患者极为重要。当酮体产生增多时,尿中排出的酮体也相应增多。一般尿中酮体量为血酮体量的5~10倍。

3. 糖化血红蛋白测定 糖化血红蛋白(glycosylated hemoglobin, GHb)测定用于评价糖尿病的控制程度。当糖尿病控制不佳时,糖化血红蛋白可升高。

4. 其他辅助检查　根据病情、临床表现选择做B超、心电图、X线眼底等检查。

六、诊断与鉴别诊断

(一)辨病要点

筛查是及时诊断GDM的唯一方法,2011年7月卫生部全国医疗服务标准委员会公布了GDM诊断标准:

妊娠期首次检查应进行血糖检测,FPG≥7.0mmol/L或HbA1c≥6.5%,或OGTT 2小时血糖≥11.1mmol/L,或随机血糖≥11.1mmol/L且伴有典型的高血糖或高血糖危象症状,则诊断为糖尿病合并妊娠。

有条件的医疗机构在妊娠24~28周以及以后直接进行75g OGTT,诊断标准:空腹及服糖后1小时、2小时血糖诊断界值分别为5.1mmol/L、10.0mmol/L和8.5mmol/L,任何一项达到或超过上述界值即可诊断GDM。

对于资源落后的地区,可以先进行空腹血糖FPG检查,FPG≥5.1mmol/L直接诊断GDM,FPG在4.4~5.1mmol/L者进行75g OGTT,FPG<4.4mmol/L可暂不进行75g OGTT。

具有GDM高危因素的孕妇首次OGTT正常,孕晚期必要时可重复OGTT。高危因素包括:①年龄≥35岁、妊娠前超重或肥胖、糖耐量异常史、PCOS;②有尿病家族史;③不明原因的死胎、死产、流产史,巨大儿分娩史,胎儿畸胎及羊水过多史;④本次妊娠外阴阴道假丝酵母菌感染反复发作、胎儿巨大或羊水过多。

(二)辨证要点

辨标本:本病以阴虚为主,燥热为标,两者互为因果,常因病程长短及病情轻重的不同,而阴虚和燥热之表现各有侧重。一般初病多以燥热为主,病程较长者则阴虚与燥热互见,日久则以阴虚为主,进而由于阴损及阳,可致气阴两虚,并可导致阴阳俱虚之证。

(三)鉴别诊断

1. 应激性糖尿　急性应激状态时,如脑出血、严重外伤、休克等,拮抗胰岛素的激素(如肾上腺素、促肾上腺皮质激素、肾上腺糖皮质激素和生长激素)分泌增加,可致糖耐量降低,出现一过性血糖升高,但不超过13.9mmol/L(250mg/dl),应激过后1~2周血糖可恢复正常。如原有糖尿病,则应激时血糖超过13.9mmol/L(250mg/dl),应激状态消失后血糖仍高。

2. 食后糖尿、甲状腺功能亢进症、胃空肠吻合术后,因碳水化合物在肠道吸收快,可引起食后半小时至1小时血糖升高,出现糖尿。与糖尿病的鉴别点是空腹和餐后2小时血糖正常。

3. 肾糖阈降低、慢性肾功能不全、范可尼综合征、少数妊娠妇女体内血糖正常,肾小管回吸收葡萄糖功能障碍,而出现尿糖阳性,应做血糖或OGTT鉴别。

七、治疗

(一)辨证治疗

1. 肺燥津亏证

治疗原则:清热润肺。

方药举例:消渴方(《古今录验方》)加减

黄连　天花粉　藕汁　生地汁　葛根　麦冬　石斛

2. 胃热炽盛证

治疗原则: 清胃泻火。

方药举例: 玉女煎(《景岳全书》)加减

石膏　熟地　麦冬　知母　牛膝

3. 肾阴虚证

治疗原则: 滋补肾阴。

方药举例: 六味地黄丸(《小儿药证直诀》)加减

熟地　山茱萸　牡丹皮　山药　茯苓　泽泻

4. 阴阳两虚证

治疗原则: 温阳滋阴。

方药举例: 金匮肾气丸(《金匮要略》)加减

附子　桂枝　熟地　山茱萸　牡丹皮　山药　茯苓　泽泻

(二)辨病治疗

1. 医学营养治疗　确诊GDM应立即对患者进行医学营养治疗和运动指导,保证孕妇和胎儿的合理营养摄入,减少母儿并发症的发生,并进行如何监测血糖的教育等。

2. 营养摄入量推荐　需要控制糖尿病孕妇每日摄入的总能量,应避免能量限制过度,妊娠早期应保证不低于1500kcal/d(1kcal=4.184kJ),妊娠晚期不低于1800kcal/d。推荐饮食碳水化合物摄入量占总能量的50%~60%为宜,每日碳水化合物不低于150g。尽量避免食用蔗糖等精制糖,等量碳水化合物食物选择时可优先选择低血糖指数食物。推荐饮食蛋白质摄入量占总能量的15%~20%为宜,以满足孕妇妊娠期生理调节及胎儿生长发育。

3. 餐次的合理安排　少量多餐、定时定量进餐对血糖控制非常重要。早、中、晚三餐的能量应控制在每日摄入总能量的10%~15%、30%、30%,每次加餐的能量可以占5%~10%,有助于防止餐前过度饥饿。

4. GDM的运动疗法　运动疗法可降低妊娠期基础胰岛素抵抗,每餐30分钟后进行步行的运动对母儿无不良影响。可自10分钟开始,逐步延长至30分钟。

5. 胰岛素治疗　糖尿病孕妇经饮食治疗3~5天后,测定24小时的末梢血糖(血糖轮廓试验),包括夜间血糖、三餐前30分钟及三餐后2小时血糖及尿酮体。如果空腹或餐前血糖≥5.3mmol/L(95mg/dl),或餐后2小时血糖≥6.7mmol/L(120mg/dl),或调整饮食后出现饥饿性酮症,增加热量摄入后血糖又超过妊娠期标准者,应及时加用胰岛素治疗。选择个体化的胰岛素治疗方案: 餐前超短效或短效胰岛素治疗,餐后血糖升高的孕妇,进餐时或餐前30分钟注射超短效或短效人胰岛素; 中效胰岛素睡前皮下注射,适用于空腹血糖高的孕妇; 睡前注射中效胰岛素后空腹血糖已经达标但晚餐前血糖控制不佳者,可选择早餐前和睡前2次注射,或者睡前注射长效胰岛素。

6. 口服降糖药在GDM孕妇中的应用

(1)格列本脲: 是临床应用最广泛的治疗GDM的口服降糖药,作用靶器官为胰腺,99%以蛋白结合形式存在,极少透过胎盘屏障。

(2)二甲双胍: 可增加胰岛素的敏感性,目前的资料显示,妊娠早期应用对胎儿无致畸性,在多囊卵巢综合征的治疗过程中对早期妊娠的维持有重要作用。

八、诊疗思路

妊娠糖尿病诊疗思路见图6-8。

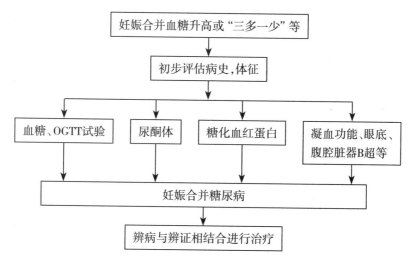

图6-8 妊娠糖尿病诊疗思路图

九、典型医案

患者某女,34岁,于2013年8月11日,因"怀孕32周,发现血糖升高5天"来诊。

病史概要:患者自怀孕第31周始产检发现空腹血糖升高。多食易饥,形体消瘦,大便干结,舌红苔黄,脉滑数。

辅助检查:空腹血糖8.1mmol/L,凝血功能、糖化血红蛋白正常。

辨病:妊娠糖尿病。

辨证:胃热炽盛证。

治疗过程:治疗以清胃泻火。方用玉女煎加减(石膏30g,熟地18g,麦冬9g,知母6g,牛膝6g)共7剂,每日煎服1剂。1周后随诊,空腹血糖7.8mmol/L,大便稍软,日一行,舌质红稍退,续原方7剂。第二周随访,空腹血糖7.4mmol/L,余证均减。再复原方7剂,第三周所有症状及体征均消失。后随访至40周,患者血糖水平控制良好,自然分娩一男婴,生产过程顺利,无产后并发症。

按语:本方熟地、牛膝补肾水之不足;石膏、知母泻脾土之有余;而金则土之子,水之母也,麦冬甘以补肺,寒以清肺,所谓虚则补其母,实则泻其子也。清热与滋阴共进,虚实兼治,以治实为主,使胃热得清,肾水得补,则诸症可愈。

十、研究难点、进展和展望

(一)难点

妊娠期糖尿病发病率的逐年攀高,以及其对母儿的诸多近远期危害,使得GDM的有效防治成为关系到母儿健康和后代素质的亟需解决的问题。中医对妊娠期糖尿病的研究尚处于探索阶段,多为散在小样本研究,存在诊断标准不一、研究方法不规范、样本量不足、研究可控性差等问题。

(二)进展

GDM严重威胁母婴的健康,大量研究表明,GDM如果在孕期得到正确的诊断和较好的治疗,母婴的预后将得到明显改善,并发症也明显减少。研究显示,中西医结合治疗GDM在应用胰岛素控制血糖的基础上,经辨证分型,对症治疗,能有效地减少GDM孕妇的各种并发症。

(三)展望

如何将中医的体质、预防、证候、辨证等特色理论与现代研究方法有机地结合,应用于妊娠期糖尿病从基础到临床各环节的中医研究,将成为以后GDM中医临床研究重要方向之一。

第八节 母儿血型不合

一、概述

母儿血型不合系孕妇与胎儿之间因血型不合而发生的同族血型免疫疾病,可使胎儿红细胞凝集破坏,发生溶血、贫血、心衰,导致流产、胎盘胎儿水肿、死胎或新生儿溶血病。母儿血型不合主要有ABO血型和Rh血型两大类,ABO血型不合较多见,而Rh血型不合少见,但对胎婴儿危害性大,容易导致胎儿宫内死亡,或新生儿黄疸或核黄疸。

二、历史沿革

中医无"母儿血型不合"病名,按其临床表现分属于不同病证,以习惯性流产、死胎为主要表现者,属"滑胎""死胎"范畴;以胎儿水肿为主要表现者,属于"胎水""子满"范畴;以新生儿早发性黄疸为主症者,则属于"胎黄""胎疸"等范畴。"胎黄"又名"胎疸",其名出自隋代巢元方《诸病源候论·胎黄候》:"小儿在胎,其母脏气有热,熏蒸于胎,至生下小儿体皆黄,谓之胎疸也。"清代《幼科铁镜·辨胎黄》:"胎黄,由娠母感受湿热,传于胞胎,故儿生下,面目通身皆如金黄色,壮热便秘溺赤是也。"指出胎黄病因为母体湿热,熏蒸胎儿所致,并描述了胎黄的临床特点。《陈素庵妇科补解》曰:"妊娠受湿,其因不一……至于命门火衰,脾土虚弱,停痰聚饮,溃溢肠胃之间,久而生湿,湿久生热,此皆因于内者,内之湿热与外之湿气相并,变成黄疸。孕妇患此必腹胀胎腐。"进一步指出湿热乃本病的主要病机,是导致胎死腹中的原因之一。

1900年,奥地利维也纳大学病理研究所的生物学家卡尔·兰德施泰纳首次发现了A、B、O三种血型,紧接着他的学生发现了第四种血型AB型。不同血型的血液里可能存在抗-A或抗-B抗体,这些抗体遇到与本身血型不合的红细胞时,就会产生溶血反应,而母儿血型不合就是孕妇和胎儿之间血型不合而发生的疾病。西医学对母儿血型不合的孕妇采取服用维生素、吸氧等支持疗法来提高胎儿的抵抗力、提高肝细胞葡萄糖醛酸转移酶与胆红素的结合力,严重者终止妊娠。目前,西医学在此病的诊断及治疗上无标准化诊疗指南。

中西医结合治疗母儿血型不合较为系统的研究报道始于1980年后。在西医治疗的同时采用中药茵陈蒿汤加减治疗,取得一定疗效。近些年来,采用辨病与辨证相结合的方法,针对不同的病因,孕前、孕期、分娩期和新生儿期分期施治,采用健脾补肾、清热利湿、活血祛瘀为主,标本兼治,在降低抗体滴度、缓解胎儿缺氧症状上均有很好的疗效,在预防流产及新生儿溶血疾病的发生过程中取得满意的效果。现代药理研究证明:茵陈、黄芩、栀子有促进胆汁分泌排泄、降低血中胆红素的作用。活血化瘀药物(如大黄)不但对ABO新生儿溶血症的免疫性抗体抑制作用显著,而且对Rh新生儿溶血症的抗D抗体有抑制作用,可见中医药在防治母儿血型不合方面有良好的应用前景。

三、病因病机

(一)中医病因病机研究进展

本病主要病因病机是湿、热、瘀蕴结胞中,伤及胎体。脾肾素虚,冲任不足是发病的内在因素。辨证常见湿热内蕴、热毒内结、瘀热互结、阴虚血热等证候,也可多种证候相兼而见。病性多属本虚标实;病位主要在冲任、胞宫以及肾、肝、脾。近年来,"湿热瘀阻"病机学研究取得了一定的进展,溶血与中医血瘀理论相吻合,因此,清热利湿的同时,加强活血化瘀治疗可能为治疗提供新的思路。

(二)西医病因病理研究进展

现代研究认为,正常情况下红细胞不能通过胎盘,在妊娠或流产分娩过程中,胎盘绒毛有小部分破损,使胎儿红细胞进入母体,成为抗原,致母体产生抗体。再次妊娠时,抗体可进入胎儿体内,与胎儿红细胞抗原结合,成为抗原抗体复合物。ABO血型的抗原广泛存在于自然界中,孕妇可以从肠道吸收而在体内产生相应抗体,故ABO溶血也可在第一胎时发病。而Rh溶血,一般发生在第二胎。胎儿血液循环中有大量母体的免疫抗体后,使胎儿红细胞破坏,发生溶血。

溶血对胎儿各个器官均有影响。ABO血型不合导致胎儿出现生命危险的情况较少,Rh血型不合者,可在胎儿期导致严重腹水、胸腔积液,甚至头皮水肿,由于溶血而发生严重贫血,可发生骨髓增生及髓外造血,造成肝脾大,严重者造成死胎,怀有水肿胎儿的母体,胎盘增大,增厚,绒毛及胎盘水肿,常常伴有羊水过多。

母儿血型不合的新生儿出生后,出现不同程度的黄疸。ABO血型不合者,黄疸一般较轻;Rh血型不合造成的黄疸一般较重,如不及时处理,易发生核黄疸,造成严重的运动及智力障碍后遗症,甚至死亡。

四、诊断与鉴别诊断

(一)诊断——辨病与辨证要点

1. 辨病要点　母儿血型不合的孕妇多有早产、死胎、流产史。新生儿溶血病的主要表现有贫血、水肿、肝脾大、黄疸或核黄疸。

2. 诊断要点

(1)孕期诊断

1)病史: 既往有不明原因的流产、早产、胎死宫内史; 有不良分娩史及输血史。

2)实验室及其他检查:①血型检查: 若孕妇血型为O型或Rh阴性,需要检查配偶血型。若ABO或Rh血型系统夫妇相配,但临床症状高度怀疑胎儿或新生儿溶血可能,需要进行Rh全套和特殊血型检查。②抗体效价测定: 一般第一次于妊娠第16周检查,第二次在妊娠第28~32周,其后每隔2~4周复查。如Rh血型不合抗体效价≥1∶32,ABO血型不合抗体效价≥1∶512,提示病情严重应做羊水检查或结合既往不良妊娠史考虑终止妊娠。③B超检查:妊娠第20、26、34周行B超检查,观察胎儿发育情况及有无胎儿水肿、腹水、羊水过多等异常。④羊水胆红素测定:在B超监护下抽取羊水,用分光光度计进行羊水胆红素吸光度分析。△OD_{450}大于0.06为危险值,0.03~0.06为警戒值,小于0.03为安全值;也可用化学测定法检测,孕36周后羊水中胆红素值升至3.42μmol/L以上时提示胎儿有溶血损害;也可测定羊水中抗体效价,若Rh效价为1∶8或1∶16以上提示胎儿有溶血损害,1∶32以上提示病情严重。

（2）产后诊断:对有早发性黄疸的新生儿或水肿儿,出生前未明确诊断者,应立即检查新生儿及孕妇血型。

1）脐血血红蛋白<140g/L,脐血胆红素>51μmol/L。

2）新生儿出生后72小时胆红素>342μmol/L,网织红细胞>6%,有核红细胞>2%,则有新生儿溶血可能,需进一步观察黄疸发展情况,并取血做抗人体球蛋白试验。

3. 辨证要点　根据患者有流产、死胎及新生儿溶血病史,结合全身症状、舌脉而辨证。若伴腹胀纳差,皮肤瘙痒,白带多,色黄质稠,小便黄,大便不爽者多为湿热内蕴;面红咽干,喜冷饮,腹胀,心烦易怒,四肢不适,小便黄,大便秘结,多为热毒内结;孕后感腹部刺痛或胀痛不适,口干喜冷饮,小便赤短,大便结多为瘀热互结;腰酸腿软,五心烦热,口干喜饮,面红咽干,心烦易怒,手足心热,腰酸腿软多为阴虚血热。

（二）鉴别诊断

1. 新生儿生理性黄疸　一般新生儿于出生后第2~3天以后发生黄疸。黄染轻,进展慢,不伴贫血及肝脾大,周围血中可有少量的有核红细胞,大多于1周后消失。仅个别患儿可发生高胆红素血症。

2. 新生儿肝炎综合征　是指一系列不同病因引起肝脏损害的一组症候群。临床表现多为新生儿持续黄疸、肝脾大及肝功能异常。其父母或其中一方多为肝炎病毒携带者。

五、治疗

本病治疗目的在于防治流产、死胎,减轻胎儿及新生儿溶血,产前孕妇以中医治疗为主。如母血或羊水中抗体较高,胎儿已有溶血贫血症状,可考虑宫内输血或引产终止妊娠。对症状轻的新生儿溶血症可采用中西医结合治疗。

（一）辨证治疗

治疗应标本兼顾,益气补脾,固肾安胎以治本,清热化湿,养血祛瘀以治标。常用的治疗药物种类为清热药、化湿药,活血药和安胎药。最常用的药物是茵陈、大黄、栀子。

1. 中草药

（1）湿热内蕴证

治疗法则:清热利湿。

方药举例:茵陈蒿汤(《伤寒论》)或茵陈二黄汤(《中西医结合妇产科学》)

茵陈　栀子　大黄

茵陈　黄芩　制大黄　山栀子　木香　白术　白芍　甘草

（2）热毒内结证

治疗法则:清热解毒,利湿安胎。

方药举例:黄连解毒汤(《外台秘要》)加茵陈、苎麻根、甘草

黄连 黄芩 黄柏 栀子

（3）瘀热互结证

治疗法则：清热凉血，化瘀安胎。

方药举例：二丹茜草汤（《中西医结合妇产科学》）

当归 丹皮 青皮 栀子 茜草 丹参 茵陈 益母草 蒲公英 生地 赤芍 红花

（4）阴虚血热证

治疗法则：滋阴清热，养血安胎。

方药举例：知柏地黄丸（《医宗金鉴》）加茵陈、桑寄生、菟丝子

知母 黄柏 熟地 山药 山茱萸 茯苓 泽泻 丹皮

2. 中成药 茵栀黄口服液。

（二）辨病治疗

1. 妊娠期处理

（1）提高胎儿抵抗力：于妊娠第24、33周左右各进行10日的综合治疗。包括25%葡萄糖40ml和维生素C 500mg静脉注射，1次/日；维生素E 100mg口服，3次/日；吸氧20分钟，3次/日。

（2）预产期前2周开始口服苯巴比妥10mg~30mg，3次/日。

（3）适时引产：Rh血型不合效价＞1：64；ABO血型不合效价＞1：512或羊水中胆红素含量增高，应适时引产。若抗体效价迅速升高，可考虑提前引产。

2. 产时处理 新生儿娩出后尽快钳夹脐带，留7~10cm用1：5000呋喃西林包裹保湿。由脐静脉内注入氢化可的松25mg。产妇在产后72小时内注射丙种球蛋白300μg以中和抗原。

3. 新生儿的处理 对母儿血型不合的新生儿，如在24小时内即出现皮肤发黄，逐渐加深，应立即进行光照疗法，激素、白蛋白、苯巴比妥等药物治疗，可避免核黄疸的发生。

六、诊疗思路

母儿血型不合诊疗思路见图6-9。

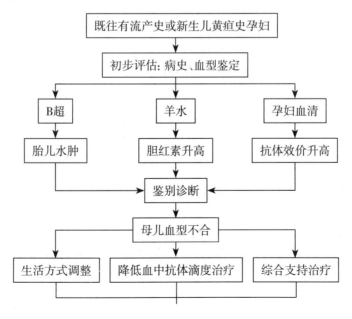

图6-9 母儿血型不合诊疗思路图

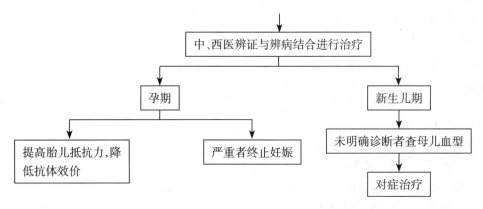

图6-9　母儿血型不合诊疗思路图（续）

七、典型医案

患者李某,于2013年7月25日,因"停经20周,血型抗体效价异常"就诊。

病史概要:16岁初潮,月经5~6/30天,量中,色淡红,无血块,无痛经。Lmp:2013年3月3日,期量如常。血型为O型,丈夫血型为B型。2周前发现IgG抗B抗体检测效价为1:512。既往体健,否认输血史,孕2产0,2003年孕45天自然流产1次,2007年于孕7个月时胎死宫内,自诉胎儿有水肿。刻下:腹胀纳差,皮肤瘙痒,带下量多,色黄质稠,皮肤黏膜无黄染,心烦眠差,小便黄,大便不爽;舌质红,苔黄腻,脉弦滑。

辅助检查:B超示:中期妊娠。血清IgG抗B抗体检测效价为1:512。

辨病:母儿血型不合。

辨证:湿热内蕴证。

治疗过程:就诊当日给予茵陈二黄汤加味(茵陈10g,黄芩10g,制大黄5g,山栀子10g,木香10g,白术10g,白芍10g,丹参10g,虎杖10g,生甘草5g,茯苓15g,夜交藤10g,生甘草10g)10剂,同时25%葡萄糖40ml+维生素C 1.0g静推,每日1次;维生素E 50mg静推,每日1次;吸氧30分钟,每日2次,10天为1个疗程。2013年8月7日复查抗B效价降为1:128,睡眠可,心烦减轻。原方去夜交藤继进。2013年9月30日复查抗B效价为1:64,B超示胎位LSA,双顶径6.6cm,头围23.0cm,腹围21.7cm,股骨长4.9cm,胎盘附着于子宫后壁,厚2.4cm,成熟度0级,羊水6.1cm,胎儿心率158次/分,心律齐。停药观察,后效价均未升高,B超显示胎儿发育正常。2013年10月15日孕32^{+3}周顺产一女婴,重2.25kg,外观无畸形,胎盘无水肿。胎儿产后3日出现轻度病理性黄疸,遂收住于新生儿病房,经治疗1周后出院,胎儿现11个月大,智力及身体发育正常。

按语:本案中该患者因孕后血型不合就诊,既往有流产及死胎病史,现妊娠20周,血清IgG抗B抗体检测效价为1:512,故诊断为母儿ABO血型不合。患者腹胀纳差,皮肤瘙痒,带下量多,色黄质稠,小便黄,大便不爽;舌质红,苔黄腻,脉弦滑,证属湿热内蕴证,在临床治疗上以中药治疗为主,辅以西药支持疗法。服用中药茵陈二黄汤加味,达到清热利湿,健脾固中,扶正不留邪,祛邪不伤正的功效,起到调节母体免疫功能,提高胎儿抵抗力,降低血清抗体效价的作用,从而维持了母儿血型不合孕妇的正常妊娠及避免新生儿溶血病的发生,取得了满意的疗效。

八、研究难点、进展和展望

(一)难点

母儿血型不合尚未有标准诊疗,在治疗上,西药应用的剂量、时间间隔目前尚无成熟经验,胎儿宫内输血、血浆置换等方法,虽能在短时间内有效、快速降低孕妇体内的抗体效价,减少胎儿的溶血程度,但该方法技术要求高,费用贵,应用受到局限。中医药治疗疗效明确,但治疗个体化过强,尚未形成规范。

(二)进展

1. 现代医学研究发现血型是受染色体上的基因所控制,并具有免疫活性。血型抗原刺激机体后在血浆或体液中产生血型抗体来抵抗血型抗原,ABO系统有天然抗体,主要是IgM。免疫抗体是受到血型抗原刺激后产生的特殊性抗体,主要是IgG。Rh血型不合主要是抗体D。

2. 在药物选择上,肾上腺皮质激素可增加葡萄糖醛酸与胆红素的结合,抑制抗原反应,减少溶血。白蛋白能结合游离胆红素,使其不透过血脑屏障。并发现Rh母儿血型不合的母亲,抗人球蛋白试验阴性,可分别于妊娠28周、34周、产后72小时内肌内注射抗D免疫球蛋白300μg。羊水穿刺、流产、早产后应注射抗D免疫球蛋白,以便保护母亲和下一次妊娠。

(三)展望

1. 基于中医体质学说,从调理体质入手,达到"上工治未病"的目的;在孕前期进行对症治疗,减少疾病的发生。

2. 对中医疗效进行科学的评价,疗效确切的中药作用机制研究,中、西药配伍方案的研究,将是今后该领域的主要研究方向。

第七章 临产及产后病

孕妇出现阵发性腹痛或腰酸,子宫的静息状态结束,产科检查发现宫缩规律并且逐渐增强,持续30秒或以上,间歇5~6分钟,同时伴随进行性宫颈管消失、宫口扩张和胎先露部下降,称为临产。临产后需严密观察宫缩的频率、持续时间及强度,检查产道是否正常,了解宫颈、先露部的位置及下降情况,评判孕妇能否经阴道试产。从临产发动至胎儿及其附属物从母体排出的过程称为分娩。分娩结束后产妇全身各器官除乳腺外恢复至正常未孕状态所需的一段时期,称为产褥期,亦称产后,一般约需6周。产妇在产褥期内发生的与分娩或产褥有关的疾病,称为产后病。

产后病的发生与产妇"多虚多瘀"的体质特点有关。产后"多虚"的原因有:①产妇分娩是一个持续时间较长的体力消耗过程,产妇在产程中耗气、用力、出汗,加之创伤出血,"气随血耗,阴随血伤",耗血伤津,容易出现气阴两虚、气血两虚。②妊娠和分娩损伤元气,若产后操劳过早,进一步耗伤元气。③产妇产后长期卧床,活动量减少,会影响脾胃运化功能,导致脾胃虚弱,气血生化乏源,并且久卧伤气,也会进一步加重气虚。产后"多瘀"的原因有:①气虚运行无力,血行不畅,气虚血瘀。②阴虚津少,血液干涸而瘀滞。③真元大伤,阳气受损,血失温煦,运行迟缓,肾虚血瘀。④胎盘、胎膜残留,因产留瘀。⑤外感六淫,产后百节空虚,腠理疏松,若起居不慎,外邪容易侵入,出现寒凝血瘀、热灼血瘀等。⑥七情所伤,肝气郁结,气滞血瘀。⑦饮食房劳所伤,出现脾虚血瘀、肾虚血瘀。

综上,产后亡血伤津、元气受损、瘀血内阻、虚实夹杂所形成的"多虚多瘀"的病机特点,均可致产妇气血不调,营卫失和,脏腑功能失常,冲任损伤而变生产后诸疾,是产后病发生的基础。因此,对产后病的治疗应本着"勿拘于产后,亦勿忘于产后"的原则,牢记补虚不留邪,攻邪不伤正,勿犯虚虚实实之戒。应详细询问病史,四诊合参,辨证论治。根据患者具体情况,借助现代科技发展成果,选取合适的检查项目,对患者及时明确诊断,治疗时宜中则中,宜西则西,中西医结合,避免贻误病情。

第一节 正常分娩与异常分娩概述

一、正常分娩

妊娠满28周及以后的孕妇,从临产发动至胎儿及其附属物从母体排出的过程称为分娩。妊娠满28周至不满37周期间分娩称为早产。妊娠满37周至不满42周期间分娩称为足月产。

妊娠满42周及以上分娩称为过期产。

决定分娩的因素有产力、产道、胎儿、精神心理因素。若各因素正常并能相互适应,胎儿能顺利经阴道自然娩出,为正常分娩。

1. 产力 是将胎儿及其附属物从宫腔内逼出的力量,包括子宫收缩力(简称宫缩)、腹壁肌及膈肌收缩力(统称腹压)和肛提肌收缩力。

2. 产道 是胎儿娩出的通道,分为骨产道和软产道两部分。

3. 胎儿 胎儿能否顺利通过产道,还取决于胎儿大小、胎位及有无造成分娩困难的胎儿畸形。

4. 精神心理 产妇一系列的精神心理因素可影响宫缩及产程进展。

分娩的机制包括胎儿先露部衔接、下降、俯屈、内旋转、仰伸、复位、外旋转等一系列连续的动作。以枕先露为例,胎头双顶径进入骨盆入口平面,胎头颅骨的最低点接近或达到坐骨棘水平,称为衔接。部分初产妇可在预产期前1~2周内衔接,经产妇多在分娩开始后衔接。若初产妇临产后胎头仍未衔接,应考虑有无头盆不称。胎头沿骨盆轴前进的动作称为下降,是胎儿娩出的首要条件,下降贯穿在整个分娩的始终。

从规律性子宫收缩开始到胎儿胎盘娩出为止,称为分娩总产程。临床上将总产程分为3个阶段。

第一产程(宫颈扩张期):是产程的开始,指从临产开始到子宫颈口开全(约10cm)为止。初产妇约需11~12小时,经产妇约需6~8小时。第一产程开始时,子宫收缩力弱,间歇期约5~6分钟,持续20~30秒。随着产程进展,间歇期2~3分钟,持续50~60秒,宫缩强度不断增加。宫口开全时,宫缩持续时间可达1分钟以上,间歇仅1分钟或稍长。此期间宫颈管变软、变短、消失,宫颈展平,宫口逐渐扩大,可通过肛门检查或阴道检查了解宫口扩张及胎头下降情况。随着产程进展,胎儿先露部逐渐下降,胎头下降程度是决定胎儿能否经阴道分娩的重要观察指标。随着羊膜腔压力逐渐增加,羊膜囊多在宫口开全前自然破裂,羊水流出,称为胎膜破裂。破膜后应立即听胎心,并观察流出的羊水性状和颜色判断胎儿是否宫内缺氧。有条件的应用胎儿监护仪连续监测胎心率,同时观察胎心率变异及其与宫缩、胎动的关系,了解胎儿在宫内的安危程度。

根据宫口扩张变化将第一产程分为潜伏期和活跃期。潜伏期指从规律宫缩开始,到宫口扩张至3cm,约需8小时,最长时限为16小时。活跃期指从宫口扩张3cm至宫口开全,约需4小时,最长时限为8小时。目前国际上倾向于将宫口扩张4cm作为活跃期起点。产程处于潜伏期时,应在宫缩间歇时每隔1~2小时听胎心1次,进入活跃期后,每隔15~30分钟听胎心一次。此期可用临产六字真言"睡、忍痛、慢临盆"指导产妇消除分娩时的紧张恐惧情绪。鼓励产妇少量多次进食,吃高热量易消化的食物,并注意摄入足够水分,保证充沛的精力和体力。定时排尿,以免膀胱充盈影响宫缩及胎头下降,必要时导尿。如产妇精神过于紧张,宫缩时喊叫不安,应安慰产妇,在宫缩时指导其做深呼吸动作,也可选择麻醉镇痛分娩。第一产程是整个分娩过程中历时最长的一个阶段,在规律宫缩的作用下,宫口扩张和胎头下降,可发生各种异常情况,应做好产程观察及母儿安危监护,及时发现异常,尽早处理,确保产程进展顺利。

第二产程(胎儿娩出期):从宫口开全到胎儿娩出。初产妇约需1~2小时,不应超过2小时;经产妇一般数分钟即可完成,不应超过1小时。宫口开全后,此期胎膜多已自然破裂。若仍未破裂,常常影响胎头下降,应行人工破膜。破膜后宫缩强度暂时减弱,随后较前增强,每次持续1分钟或更长,间歇1~2分钟。当胎头下降压迫盆底组织时,产妇有排便感,不由自主地产生向下用力屏气的动作,会阴膨隆变薄,肛门括约肌松弛。胎头于宫缩时露出于阴道口,在宫缩间歇期又回缩至阴道内,称胎头拨露;宫缩间歇期胎头也不再回缩,称胎头着冠。产程继续进展,胎头娩出,随后胎体很快娩出。此期指导产妇正确使用腹压是关键,应密切观察宫缩、胎心、先露下降情况,做好接生准备。接生时要注意保护好会阴,若会阴水肿、会阴过紧缺乏弹性、耻骨弓过低、胎儿过大、胎儿娩出过快均易造成会阴撕裂。接产者应在接产前做出准确判断,估计分娩时会阴撕裂不可避免者,或母儿有病理情况急需结束分娩者,应行会阴切开术。

第三产程(胎盘娩出期):从胎儿娩出后到胎盘娩出,约需5~15分钟,不超过30分钟。此期应正确处理新生儿、仔细检查胎盘完整性及预防产后出血等分娩并发症。并对新生儿进行阿普加评分(表7-1),判断有无新生儿窒息及窒息的严重程度。以心率、呼吸、肌张力、反射、皮肤颜色5项体征为依据,每项0~2分,满分10分。8~10分属于正常新生儿,4~7分为轻度窒息,0~3分为重度窒息。通常在出生后1分钟、5分钟、10分钟进行新生儿阿普加评分。1分钟评分反映新生儿在宫内的情况,5分钟及以后评分反映复苏效果。

表7-1 新生儿阿普加评分法

体征	0分	1分	2分
心率	无	<100次/分	≥100次/分
呼吸	无	浅慢而不规律	规则啼哭
肌张力	瘫软	四肢稍曲	四肢活动好
反射	无反应	皱眉	哭、恶心
皮肤颜色	全身青紫或苍白	躯体红润,四肢青紫	全身红润

胎儿娩出后,子宫容积明显缩小,胎盘不能相应缩小而与子宫壁发生错位而剥离,并随子宫持续收缩娩出。胎盘剥离的征象:①宫体变硬呈球形;②剥离的胎盘降至子宫下段,阴道口外露的一段脐带自行延长;③阴道少量流血;④接产者用手掌尺侧在产妇耻骨联合上方轻压子宫下段时,宫体上升而外露的脐带不再回缩。当确认胎盘已完全剥离时,于宫缩时用左手握住宫底并按压,同时右手轻拉脐带,协助娩出胎盘,能够减少产后出血的发生。若胎儿已娩出30分钟,胎盘仍未娩出,应排空膀胱,轻轻按压子宫及应用缩宫素,仍不能使胎盘排出时,行手取胎盘术。胎盘胎膜娩出后,注意检查胎盘胎膜是否剥离完整,是否有副胎盘残留于宫腔。若有胎盘、胎膜残留宫腔,应在无菌操作下,将手伸入宫腔内取出残留组织。若手取胎盘困难,用大号刮匙清宫。若确认仅有少许胎膜残留,可给予子宫收缩剂待其自然排出。并仔细检查软产道有无裂伤,若有裂伤,应立即缝合。

产妇产后应在产房观察2小时,因产后出血多发生在产后2小时内。因此,有学者将产后2小时称为第四产程。此期应测量血压及脉搏,注意观察子宫收缩、膀胱充盈、阴道出血量、会阴及阴道有无血肿等,发现异常情况及时处理。2小时后如果产妇一切正常,各项生命体征稳定,子宫收缩好,阴道出血不多,将产妇和新生儿送回病房,分娩过程才真正结束。

二、异常分娩

由于产力、产道和胎儿等任何一个因素异常,造成分娩过程受阻碍,胎儿娩出困难,称为异常分娩,又称难产。初产妇总产程最长不超过24小时,经产妇不超过18小时。最短也需要3小时以上。如果整个产程短于3小时,称为急产;整个产程超过24小时,称为滞产。异常分娩的原因有:

1. 产力异常　主要是子宫收缩力异常,分为子宫收缩乏力和子宫收缩力过强。子宫收缩乏力可导致产程延长或停滞;子宫收缩力过强可引起急产、胎儿窘迫、子宫破裂等产科严重并发症。

2. 产道异常　有骨产道异常和软产道异常。临床常见的是骨产道狭窄,即使正常大小的胎儿也难以通过产道,表现出头盆不称,导致分娩异常。

3. 胎儿异常　包括胎位异常,如头先露异常有持续性枕后位、枕横位、胎头高直位、额先露、面先露等,另外臀先露、肩先露、复合先露及胎儿相对过大,均会导致分娩异常。

4. 过度焦虑和恐惧　对分娩有顾虑、惧怕、焦虑、担心的产妇,往往在分娩早期就出现子宫收缩乏力,不协调子宫收缩,影响产程进展,导致分娩异常。

异常分娩的处理原则应以预防为主,尽可能做到产前预测充分,产时诊断准确,针对原因及时处理。通过评估子宫收缩力、胎儿大小及胎位、骨盆狭窄程度及头盆是否相称等,综合分析决定分娩方式。若无明显的头盆不称,原则上应给每个产妇阴道试产的机会。根据Bishop评分法(表7-2)判断宫颈成熟度,估计试产的成功率。难以阴道分娩的产妇,应行剖宫产结束分娩。

表7-2　Bishop宫颈成熟度评分法

指标	分数			
	0	1	2	3
宫口开大(cm)	0	1~2	3~4	≥5
宫颈管消退(%)(未消退为2~3cm)	0~30	40~50	60~70	≥80
先露位置(坐骨棘水平=0)	−3	−2	−1~0	+1~+2
宫颈硬度	硬	中	软	
宫口位置	后	中	前	

第二节　产后出血

一、概述

产后出血是指胎儿娩出后24小时内失血量超过500ml,剖宫产时超过1000ml,是分娩期的严重并发症,是导致产妇死亡的首要原因。对于休克较重或持续时间较长的产后出血患者,即使获救,仍有可能出现席汉综合征,甚至植物人状态等严重后遗症,故应重视做好产后出血的防治工作。本病可与中医的产后血崩、产后血晕中的血虚气脱证互参。

二、历史沿革

唐代《经效产宝》曰:"产后血晕者,其状心烦,气欲绝是也。若下血多晕者,但烦而已,下血少而气逆者,则血随气上撺,心下满急。若不急疗,即危其命也。"张介宾指出血晕病机不外乎"虚""实"两端,虚者多由阴血暴亡,心神失守而发。产妇素体气血虚弱,复因产时失血过多,以致营阴下夺,气随血脱,而致血晕。主张用独参汤治气脱血晕。清代《女科旨要》记载"产后忽然下血成片,此因血气大虚,脾胃又弱,以致荣卫衰败"。清代《女科秘旨》论产后血崩的原因"乃是惊伤心不能主血,怒伤肝不能藏血,劳伤脾不能统血归经耳"。《医宗金鉴·妇科心法要诀》指出"产后亡血更血崩,血脱气陷病非轻,十全大补胶升续,枣仁山萸姜炭寻;若因暴怒伤肝气,逍遥栀地白茅根;瘀停少腹多胀痛,佛手失笑效如神。"《傅青主女科》云:"产妇有子下地,即昏晕不语,此气血两脱也。""盖产妇昏晕,全是血室空虚无以养心,以致昏晕。"这些理论为后世论治产后出血提供了指导意义。

本病是危及产妇生命安全的严重并发症,由于其危、急、重,故应尽快查明出血原因,以"急则治其标,缓则治其本"为原则,采取中西医结合治疗,积极处理,抢救患者生命,改善预后。

三、病因病机

(一)中医病因病机研究进展

产妇素体虚弱或产程过长,耗气伤津,疲劳过度,损伤元气及冲任、胞脉,冲任不固,血失统摄,出现产后出血;或产时血室正开,六淫七情与血相结;或气虚无以运血,留滞成瘀,阻于冲任,新血不得归经,出现产后出血;或产程进展过快,或产时助产不当,或胎儿过大,以致产道损伤,脉络破损,出现产后出血。

(二)西医病因病理研究进展

产后出血的原因依次为子宫收缩乏力、胎盘因素、软产道裂伤及凝血功能障碍。这些因素可互为因果、相互影响。

1. 子宫收缩乏力

(1)全身因素:产妇精神极度紧张,对分娩过度恐惧;或合并慢性全身性疾病,体质虚弱等。

(2)产科因素:产程延长,产妇体力消耗过多;或前置胎盘、胎盘早剥、妊娠期高血压疾病、严重贫血、宫腔感染等产科并发症及合并症可使子宫肌层水肿或渗血,影响收缩。

(3)子宫因素:子宫肌纤维过度伸展,如巨大胎儿、多胎妊娠、羊水过多;或子宫肌壁受损,如有剖宫产、肌瘤剔出、子宫穿孔等子宫手术史;或子宫肌纤维发育不良,如子宫畸形、子宫肌瘤、产次过多等。

(4)药物因素:临产后过多使用镇静剂、麻醉剂或宫缩抑制剂等。

2. 胎盘因素

(1)胎盘滞留:胎儿娩出后,胎盘应在15分钟内排出体外。若30分钟后仍不排出,影响胎盘剥离面血窦的关闭,导致产后出血。常见的情况有:①膀胱充盈:使已经剥离的胎盘滞留在宫腔内;②胎盘剥离不全:多因在第三产程胎盘完全剥离前过早牵拉脐带或按压子宫,影响胎盘正常剥离,已剥离的部分血窦开放出血不止;③胎盘嵌顿:子宫收缩药物使用不当,宫颈内口附近子宫肌出现环形收缩,将已剥离的胎盘嵌顿于宫腔内。

(2)胎盘植入:指胎盘绒毛在其附着部位与子宫肌层紧密连接。根据胎盘绒毛侵入肌层深度分为胎盘粘连和胎盘植入。若完全粘连或植入,一般不出血;部分粘连或植入,胎盘剥离面血窦开放而胎盘滞留影响宫缩造成产后出血。常见原因有:①子宫内膜损伤:如多次人工流产、宫腔感染等;②胎盘附着部位异常:如附着于子宫下段、宫颈部或子宫角部,因内膜较薄,使得绒毛容易侵入宫壁基层;③子宫手术史:如剖宫产、子宫肌瘤剔除、子宫整形者,发生前置胎盘并发胎盘植入的几率增加;④经产妇发生内膜损伤及炎症的机会较多,容易引起蜕膜发育不良而发生植入。

(3)胎盘胎膜残留:多为部分胎盘小叶或副胎盘残留在宫腔内,有时部分胎膜留在宫腔内也可影响子宫收缩,导致产后出血。

3. 软产道裂伤 常见原因有:阴道手术助产(产钳助产、臀牵引术等)、巨大儿、急产、软产道静脉曲张、外阴水肿组织弹性差、产力过强等。

4. 凝血功能障碍

(1)与产科有关的并发症:如羊水栓塞、重度子痫前期、胎盘早剥及死胎均可并发弥散性血管内凝血(DIC),从而导致子宫大量出血。

(2)产妇合并血液系统疾病:如原发性血小板减少、再生障碍性贫血、肝脏疾病等。由于凝血功能障碍,可使手术创伤处及子宫胎盘剥离面发生难于控制的出血,其特征是血液不凝固。

四、诊断与鉴别诊断

(一)诊断——辨病与辨证要点

1. 辨病要点

(1)临床表现:胎儿娩出后出现阴道流血及失血性休克、严重贫血等相应症状。胎儿娩出后即发生阴道流血,色鲜红,应考虑软产道裂伤;胎儿娩出后数分钟出现阴道流血,色黯红,应考虑胎盘因素;若胎盘娩出后阴道流血较多,应考虑子宫收缩乏力或胎盘胎膜残留;若胎儿娩出后阴道持续流血,且血液不凝,应考虑凝血功能障碍。

(2)检查:产科检查以明确有无软产道裂伤,检查胎盘、胎膜是否完整,尤其注意胎盘胎儿面有无断裂血管,以明确宫腔有无残留,必要时超声检查;产妇持续血液不凝,止血困难,通过血小板计数、凝血酶原时间、纤维蛋白原等实验室检查,以明确有无凝血功能障碍。

2. 诊断 诊断产后出血的关键在于对失血量有正确的测量和估计,并做出产后出血原因的诊断,只有做出产后出血原因的诊断,才能做出相应处理,错误低估出血量将丧失抢救时机。

出血量的估算:①称重法:失血量=分娩后所用敷料称重(g)−分娩前敷料重量(g)/1.05。②容积法:用专用的产后接血容器,将所收集的血用量杯测量。③休克指数法(表7-3):休克指数(SI)=心率/收缩压(mmHg)。④血红蛋白水平测定:血红蛋白每下降10g/L,出血量为400~500ml。但是在产后出血早期,由于血液浓缩,血红蛋白值常不能准确反映实际出血量。值得注意的是,出血速度也是反映病情轻重的重要指标。重症产后出血情况包括:出血速度＞150ml/min; 3小时内出血量超过总血容量的50%; 24小时内出血量超过全身总血容量。⑤监测生命体征、尿量和精神状态。

表7-3　休克指数与估计出血量

休克指数(SI)	估计出血量(ml)	占总血量的百分比(%)
<0.9	<500	<20
1.0	1000	20
1.5	1500	30
2.0	≥2500	≥50

3. 辨证要点　胎儿娩出后,阴道突然大量流血,伴有不同程度厥脱(休克)表现。

(二)鉴别诊断

主要对各种原因(子宫收缩乏力、胎盘因素、软产道裂伤、凝血功能障碍)引起的产后出血进行鉴别,以便进行有效治疗和抢救。

五、治疗

产后出血的处理原则为针对病因,迅速止血、补充血容量、纠正休克,防治感染。

(一)急症处理

产后出血属产科急危重症,应积极救治,以防厥脱。往往需中西医结合治疗,建立静脉通路,输液、输血,纠正休克,尽快查明出血原因,迅速止血。视病情因时因地制宜,选择下列治法和方药。由于"留得一分血,便是留得一分气","气者,人之根本也"。因此,在治疗产后出血时,往往需加入益气摄血的药物。

1. 治疗法则: 益气摄血固冲。

方药举例: 独参汤(《十药神书》)

人参10g　急煎服

静脉用药: 丽参注射液。

2. 治疗法则: 温阳固冲止血。

方药举例: 参附汤(《妇人大全良方》)

人参10g　制附子10g　急煎服

静脉用药: 参附注射液。

3. 治疗法则: 滋阴固气止血。

方药举例: 生脉散(《内外伤辨惑论》)

人参10g　麦冬20g　五味子15g　急煎服

静脉用药: 生脉注射液或参麦注射液。

4. 治疗法则: 活血化瘀止血。

方药举例: 独参汤加三七末或云南白药

人参10g急煎后,加入三七末3~6g或云南白药1支　冲服

(二)辨证治疗

产后出血经过积极抢救处理,病情稳定后,可参照晚期产后出血的理法方药进行后续中

医中药的辨证论治,促进患者身体尽早康复。

（三）辨病治疗

1. 子宫收缩乏力

（1）去除全身病因,改善全身状态,膀胱过度充盈应导尿。

（2）按摩子宫: 按压时间以子宫恢复正常收缩为止,按摩时注意无菌操作。

（3）应用宫缩剂: 如缩宫素、卡前列素氨丁三醇(安列克、欣母沛)、米索前列醇以及麦角新碱等。

（4）盆腔血管结扎术: 包括子宫动脉结扎和髂内动脉结扎,适用于难治性产后出血,尤其是剖宫产术中子宫收缩乏力或胎盘因素的出血,经宫缩剂和按摩子宫无效。

（5）宫腔填塞术: 有宫腔水囊压迫和宫腔纱条填塞两种方法,术后应密切观察出血量、宫高、生命体征变化等,以避免宫腔积血,水囊或纱条放置24~48小时后取出,注意预防感染。

（6）子宫压迫缝合术: 最常用的是B-Lynch缝合术。

（7）髂内动脉栓塞术: 适用于产妇生命体征稳定时进行。

（8）子宫切除术: 适用于各种保守性治疗方法无效者。一般为子宫次全切除术,当前置胎盘或部分胎盘植入子宫颈时行子宫全切术。

2. 胎盘因素　胎儿娩出后,尽量等待胎盘自然娩出。对胎儿娩出30分钟内胎盘未剥离者,可行人工剥离胎盘术,手法要正确、轻柔,勿强行撕拉,以防胎盘残留、子宫损伤或子宫体内翻的发生。剥离困难时,切忌强行剥离。对胎盘剥离后嵌顿在宫腔的,应用镇静剂和解痉药物,解除子宫肌环形收缩后取出胎盘。对胎盘、胎膜残留者应用手或器械清理,动作要轻柔,避免子宫穿孔。胎盘植入伴活动性出血,可先采用保守治疗方法止血,如果不能有效止血,则应及时行子宫切除术。

3. 软产道裂伤　充分暴露手术视野,查明出血部位,缝合时注意恢复解剖结构,并应在超过裂伤顶端0.5cm处开始缝合,应注意避免损伤输尿管、膀胱、直肠。发现血肿尽早处理,可采取切开清除血肿,缝扎止血或碘伏纱条填塞压迫止血,24~48小时后取出。如果子宫破裂,立即开腹行手术修补或行子宫切除术。

4. 凝血功能障碍　一旦确诊为凝血功能障碍,尤其是DIC,应迅速补充相应的凝血因子。

（1）血小板计数: 血小板计数降低并出现不可控制的渗血时,则需考虑输注血小板,治疗目标是维持血小板计数在50×10^9/L以上。

（2）新鲜冰冻血浆: 是新鲜抗凝全血于6~8小时内分离血浆并快速冰冻,应用剂量为10~15ml/kg。

（3）冷沉淀: 输注冷沉淀主要为纠正纤维蛋白原的缺乏,如纤维蛋白原水平高于1.5g/L不必输注冷沉淀。

（4）纤维蛋白原: 输入纤维蛋白原1g可提升血液中纤维蛋白原0.25g/L,1次可输入纤维蛋白原4~6g,也可根据患者具体情况决定输入剂量。

六、诊疗思路

产后出血诊疗思路见图7-1。

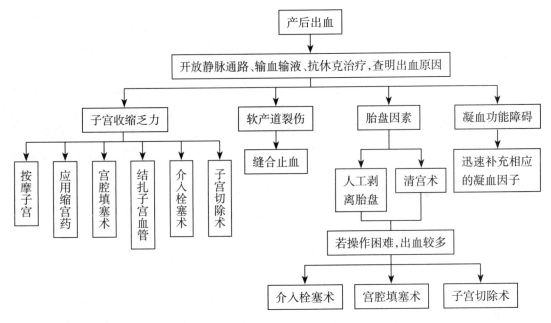

图7-1 产后出血诊疗思路图

七、典型医案

患者徐某,女,38岁,于2013年6月12日15点57分,因"停经37⁺⁶周,阴道出血2小时"入院。

病史概要:患者于3年前经剖宫产分娩一男活婴。现停经37⁺⁶周,未定期产检,2小时前无明显诱因出现阴道大量出血,由急诊入院。彩超示:晚孕、单活胎,胎盘附着于子宫前壁下段,遮盖宫颈内口,羊水指数4.2cm。入院诊断:宫内孕37⁺⁶周,G2P1;凶险性前置胎盘;瘢痕子宫;羊水过少。入院后积极术前准备,急诊在腰硬联合麻醉下行剖宫产术。术中探查见子宫下段血管迂曲怒张,尽量避开怒张血管,切开子宫,见胎盘组织覆盖整个子宫前壁下段,立即打洞娩出胎儿,出血汹涌,胎盘大部分与宫壁粘连,下段1/3植入子宫肌层,徒手剥离,取出困难,部分胎盘残留,活动性出血明显。缝合出血创面,给予催产素、垂体后叶素、米索前列醇、卡前列素氨丁三醇(安列克)等药物,出血仍不能控制,出血量约3000ml,患者血压下降,给予输血、抗休克处理,反复向患者家属讲明情况,建议切除子宫,但家属坚决反对,拒绝签字,强烈要求保留子宫。给予宫腔填塞纱布条压迫止血,缝合子宫及腹壁切口,行子宫动脉介入栓塞治疗后,送ICU监护观察,24小时后经阴道取出宫腔填塞的纱布,无明显的活动出血。

辨病:产后出血(胎盘植入)。

辨证:血虚气脱证。

治疗过程:术后患者自觉神疲乏力,面色苍白,气短懒言,自汗明显,动则气喘,小腹绵绵作痛,阴道出血似月经量,色淡红,有少量血块,无臭气,舌淡,脉缓弱。给予黄芪50g,党参20g,炒白术15g,茯苓15g,当归15g,川芎12g,陈皮12g,炮姜6g,益母草30g,甘草6g。7剂,日

1剂,水煎服。另外,人参10g水煎分多次口服。1周后复诊,患者自诉神疲乏力、气短症状减轻,仍汗出明显。守上方减炮姜、人参,加五味子15g,麦冬20g,白芍15g,天花粉30g,紫草30g。7剂,日1剂,水煎服,带药出院。以后定期随访,辨证用药,患者病情稳定,未发生阴道大量出血情况。治疗2个月后复查彩超,患者子宫恢复正常,宫腔残留胎盘组织全部消散吸收,未见异常回声。治疗期间,患者哺乳,半年后月经复潮,规律。

按语: 该患者于剖宫产术中,见胎盘组织覆盖整个子宫前壁下段,娩出胎儿后发现胎盘大部分与宫壁粘连,下段1/3植入子宫肌层,出血汹涌,出血量约3000ml,辨病为产后出血。患者因手术后损伤元气,冲任不固,加之胎盘植入,不能完整从宫壁剥离,致使部分血窦开放,发生产后出血。由于气与血密切相关,大量出血时,气随血耗,必然加重气虚;气虚不能固摄血液,又进一步加重出血,恶性循环,出现血虚气脱之证,危及患者生命。本病属急危重症,故治疗上以止血、抗休克治疗为首,术后患者病情稳定,自觉神疲、乏力等症状,盖因术中血耗气脱,术后气血俱虚,无以濡养周身。此时西医无较好的治疗方法,而中医对本病采用辨证与辨病相结合的办法,补气摄血,化瘀消癥,使残存胎盘绒毛吸收消散,子宫复旧,患者身体康复,效果明显。

八、研究难点、进展和展望

(一)难点

1. 产后出血的治疗有时需要麻醉科、ICU、血液科、介入科、内科、外科等多学科医疗团队合作,协助抢救,进行止血、抗休克治疗。严重产后出血的患者器官功能性障碍、子宫切除等不良结局发生率明显增加,这些都是产科医师面临的棘手问题。由于边远地区及基层医疗条件的限制,致使产后出血仍是导致我国孕产妇死亡的首要原因。

2. 随着社会的发展,生活方式及态度的改变,生育年龄的后延,剖宫产及反复人工流产发生率逐渐升高,导致本病的发生率、危险性明显增加。

3. 如何正确估计、精确测量产后出血量,对采取正确的治疗措施有重要意义。临床上对产后出血量的估计往往是不准确的,加上羊水的混入、实验室检测时间的延迟等因素,容易使临床估计失血量往往低于实际失血量,错过最佳的抢救时机。

(二)进展

1. 促宫缩药物的进展　临床研究证实了米索前列醇对于本病的治疗效果;卡前列素氨丁三醇也是能强烈刺激子宫收缩的前列腺素类药物,对于存在高危因素的产后出血,可以选择性地扩大适应证。

2. 手术治疗的进展　近几年髂内动脉栓塞术的应用对于预防难治性产后出血起到积极的作用,减少了子宫切除的发生率。

(三)展望

1. 基于本病面临的问题,在未来的孕产妇管理工作中,首先要改善我国贫困地区及基层的医疗条件,提高产科医生的阴道助产技术及剖宫产技术,减少不必要的人为因素造成的产后出血;进一步推广和普及产后出血的规范化诊治;做好孕产妇的宣教及围产保健工作;降低我国的剖宫产率和人工流产率;加强产前检查及早发现并处理妊娠合并症及并发症;建议高危患者提前住院待产,采取有效的预防措施,减少产后出血的发生。

2. 本病属急危重症,首先应以止血、抗休克治疗为首要。待患者病情稳定,多气血俱虚,正气受损,冲任、脏腑功能虚损,产生各种病理产物,六淫之邪易乘虚而入,导致产后诸症的发生,不利于产后康复。此时应充分发挥中医、中药在产后康复中的优势和作用,本着"急则治其标,缓则治其本"的原则,扶正祛邪,标本兼治,辨证用药,未病先防,既病防变,使产妇顺利度过产褥期。

第三节 晚期产后出血

一、概述

晚期产后出血指发生在产妇分娩24小时后的异常子宫出血,包括出血时间及出血量异常。类似于中医学的"产后血崩""产后恶露不绝"。产妇分娩结束后,正常情况下,在子宫复旧的过程中,经阴道排出血液、坏死蜕膜组织以及黏液等混合物,称为恶露。恶露的排出分3个阶段:第一阶段是在产后的3~6天,此期恶露含大量血液,少量胎膜及坏死蜕膜组织,呈红色,如平时月经血一样,称为血性恶露;第二阶段为产后7~14天,此期恶露中含少量血液,主要为坏死蜕膜组织和宫颈黏液及细菌,呈粉红色,称为浆液性恶露;第三阶段为产后14天以后,恶露中含有大量白细胞、表皮细胞及坏死蜕膜组织,呈白色,称为白色恶露。若产后血性恶露持续10天以上,或者在产褥期内发生大量的子宫出血,均属于晚期产后出血的范畴。随着女性平均生育年龄的后延、反复人工流产及盆腔慢性炎症对子宫内膜造成的损伤,以及剖宫产率逐年上升,本病已成为产褥期妇女常见疾病。

二、历史沿革

关于本病的记载首见于《金匮要略·妇人产后病脉证并治》:"产后七八日,无太阳证,少腹坚痛,此恶露不尽"。隋代巢元方《诸病源候论》认为"新产而取风凉,皆令风冷搏于血,致使血不宣消,蓄积在内,则有时血露淋沥不尽"。宋代陈自明《妇人大全良方》记载,"夫产后恶露不绝者,由产后伤于经血,虚损不足。或分解之时,恶血不尽,在于腹中,而脏腑挟于宿冷,致气血不调,故令恶露淋漓不绝也"。明代《景岳全书·妇人规》指出"产后恶露不止,若因血热者,宜保阴煎、清化饮;有伤冲任之络而不止者,宜固阴煎加减用之;若肝脾气虚,不能收摄而血不止者,宜寿脾煎或补中益气汤。若气血俱虚而淡血津津不已者,宜大补元煎或十全大补汤。若怒火伤肝而血不藏者,宜加味四物汤。若风热在肝而血下泄者,宜一味防风散"。清代阎纯玺《胎产心法》指出"产后恶露不止……由于产时伤其气血,虚损不足,不能收摄,或恶血不尽,则好血难安,相并而下,日久不止,渐成虚劳。当大补气血,使旧血得行,新血得生。不可轻用固涩之剂,致败血聚为癥瘕,反成终身之害"。清代吴谦《医宗金鉴·妇科心法要诀》记载"恶露不绝伤任冲,不固时时淋漓行。或因虚损血不摄,或因瘀血腹中停。审色污淡臭腥秽,虚补实攻要辨明。虚用十全加胶续,瘀宜佛手补而行"。《医学心悟》指出恶露不绝原因有肝气不和、脾气虚弱、气血两虚、瘀血停积等。《傅青主女科》基于产后多虚多瘀的特点,治疗上强调补血行瘀,用加减生化汤治疗该病。

当代医家在总结前人经验的基础上,通过"审证求因",对本病的研究日趋深刻。刘奉五认为"活血化瘀、去瘀生新"是对立而统一的,产后骤虚而瘀血未尽,应以"若欲通之,必先充之"为原则,自拟产后生化汤以补血扶正,活血化瘀。哈荔田认为产后恶露不绝,总因肝肾虚衰,冲任失约,气血运行失常所致。临床常有虚实夹杂的情况出现,因此,对于本病的治疗根据"虚则补之""留者攻之""热则清之"的原则,提出补益肝肾,固冲养血;养阴清热,凉血止血;活血化瘀,行血止血等具体治法,灵活运用,取得良好的治疗效果。韩百灵对于气虚所致产后恶露淋漓不止者,给予益气养血汤加升麻、阿胶以益气敛阴,补血止血;因气滞血瘀而致产后恶露不下,或下点滴,色紫黯,少腹硬痛拒按者,宜用调气活血汤加生蒲黄、赤芍、川芎以行恶露。胡振洲认为产伤冲任,未得平复,或因劳倦,或因暴怒伤肝,或因瘀血阻滞,根据其临床特点,分为劳伤冲任、暴怒伤肝、瘀血内阻3个证型,提出了大补气血、平肝清热、化瘀止血等具体治疗原则及方案。

三、病因病机

(一)中医病因病机研究进展

本病的发生既与患者素体禀赋及妊娠、分娩、产后的特殊生理环境有关,又与患者情志所伤,摄生不慎,六淫为害有关。主要发病机理是冲任不固,气血运行失常。由于孕时经血聚于冲任、子宫以养胎元,容易出现阴血不足的情况。若素体虚弱,加之产时用力、出汗、产伤失血,气随血耗,阴随血伤,进一步加重气阴两虚;产后哺乳、操劳过早又再次加重气血之损耗。气虚冲任不固,血失统摄,出现晚期产后出血;气虚运行无力,血行不畅,瘀血留滞,加之产伤离经之血成瘀,以及胎盘胎膜残留成瘀,或产后胞脉空虚,起居不慎,致寒凝血瘀、热灼血瘀等,均可导致冲任阻滞,瘀血不去,新血不得归经,出现晚期产后出血。或阴血不足,虚热内生,或湿热之邪内侵,或因产后脏腑受损,脾胃运化功能下降,食积化热,或情志所伤,肝气郁结,郁而化热,或瘀血久留,遏蕴化热,均可导致热扰冲任,迫血妄行,出现晚期产后出血。因此,晚期产后出血患者常常出现虚实夹杂的复杂病机,临床上常从气虚血瘀证、阴虚血热证、肝郁化热证、湿热蕴结证四型对其辨证施治,结合兼证不同,加减用药,提高临床疗效。

(二)西医病因病理研究进展

1. 胎盘、胎膜残留 是晚期产后出血最常见的原因。黏附在子宫腔内或植入子宫肌层的胎盘组织发生变性、坏死、机化,甚至形成息肉,影响子宫复旧。当坏死组织脱落时,基底部血管开放,引起子宫大量出血。

2. 蜕膜残留 产后1周内正常蜕膜脱落并随恶露排出。若蜕膜剥离不全或剥离后长时间残留在宫腔,容易诱发子宫内膜炎,影响子宫复旧,引起晚期产后出血。

3. 子宫胎盘附着面复旧不全 胎盘娩出后其附着面即刻缩小,附着部位可有血栓形成,随后血栓修复,生长出正常子宫内膜,此过程约需6~8周。如果胎盘附着面复旧不全,可使血栓脱落,血窦开放,引起晚期产后出血。

4. 感染 以子宫内膜炎多见,可引起子宫胎盘附着部位复旧不全及子宫收缩不佳,血窦关闭不全导致子宫出血。

5. 剖宫产术后子宫切口裂开 多见于子宫下段剖宫产横切口两侧端,其主要原因有感染与伤口愈合不良。切口缝线溶解脱落时,血窦重新开放,出现大量阴道流血,甚至引起休克。

6. 其他 产后滋养细胞肿瘤、子宫黏膜下肌瘤、宫颈癌等均可引起晚期产后出血。

四、诊断与鉴别诊断

（一）诊断——辨病与辨证要点

1. 辨病要点

（1）病史：若为阴道分娩，应注意产程进展及产后恶露变化，有无反复或突然阴道流血病史；若为剖宫产，应了解手术指征、术式及术后恢复情况。

（2）症状和体征

1）阴道流血：胎盘胎膜残留、蜕膜残留引起的阴道流血多发生在产后10日左右，胎盘附着部位复旧不全所致的阴道出血常发生在产后2周左右，剖宫产子宫切口裂开或愈合不良所致的阴道出血，多发生在术后2~3周。

2）腹痛和发热：多合并感染，恶露量多，有臭味。

3）全身症状：继发性贫血，严重者出现失血性休克危及生命。

4）体征：子宫复旧不全可扪及子宫增大、变软，宫口松弛，伴有感染者子宫明显压痛。

（3）实验室及其他检查

1）血常规：了解贫血及感染情况。

2）超声检查：了解子宫大小、宫腔有无残留物及子宫切口愈合情况。

3）宫腔分泌物培养：了解病原菌，发热时行血培养。

4）血HCG测定：有助于排除胎盘残留及绒毛膜癌。

5）病理检查：宫腔刮出物或切除子宫标本，应送病理检查。

2. 诊断标准　参照《妇产科学》教材"晚期产后出血"及《中医妇科学》教材中"产后恶露不绝"相关内容制订。分娩24小时后阴道突然大量出血，或产后血性恶露持续10天以上。超声及辅助检查可协助确诊。

3. 辨证要点　辨证重在查其恶露的量、色、质、气味，并结合兼证、舌脉变化等，四诊合参，综合分析。如阴道大量出血，面色苍白，肢冷汗出，烦躁不安，脉微欲绝者属于气虚厥脱；恶露量多或淋漓不尽，色淡红，质清稀，无臭气，伴有神疲乏力，短气懒言，面色㿠白而晦暗，小腹空坠或疼痛，乳房松软，乳汁少而稀，舌淡或紫黯、边有瘀点，脉缓弱或弦涩或沉涩，多属气虚血瘀证；恶露或多或少，色紫红，质黏稠，或臭秽，面色潮红，五心烦热、盗汗、口燥咽干，舌红少苔，脉细者，属于阴虚血热证；如伴有胸胁、小腹胀痛，心烦口苦，舌红苔薄黄，脉弦数，属肝郁化热证；如腹痛拒按，发热，恶露气味臭秽，甚至脓血样，舌红，苔黄腻，脉濡数或洪数，属于湿热蕴结证。

（二）鉴别诊断

1. 绒毛膜癌　患者除有阴道出血外，可见转移症状，如咯血等，伴有恶心呕吐。妇科检查：阴道可见紫蓝色结节，子宫增大，有时可触及卵巢黄素化囊肿。血HCG异常升高，诊刮送病理检查能明确诊断。

2. 子宫黏膜下肌瘤　产后阴道出血淋漓不尽，超声提示有黏膜下肌瘤，宫内无胎盘胎膜残留，尿HCG阴性。

五、治疗

采用辨病与辨证相结合的方法，主要应用补气摄血、清热养阴、活血化瘀等中医中药治疗，必要时结合抗生素、清宫、手术等措施，提高临床疗效，减轻对产妇和新生儿的不良影响。

(一)急症处理

参照第二节产后出血相关内容。

(二)辨证治疗

本病常见虚实夹杂、瘀热互结,无论虚实,终因损伤冲任而发病。故治疗根据虚、瘀、热之不同,辨证论治,标本兼顾,固摄冲任。

1. 中草药

(1)气虚血瘀证

治疗法则: 益气养血,化瘀生新。

方药举例: 产妇康煎剂(河南省中医院协定处方)

黄芪 党参 白术 茯苓 木香 厚朴 益母草 当归 川芎 赤芍 炮姜

如恶露量多,加仙鹤草、地榆炭、大小蓟、黄柏炭凉血止血,阿胶养血止血,乌贼骨、煅龙骨、煅牡蛎固涩止血。如恶露中夹血块,加用炒蒲黄、五灵脂化瘀止血。若兼头晕耳鸣、腰膝酸软,加桑寄生、杜仲炭、山萸肉、金樱子补肾固冲止血。若胎盘残留或植入,血HCG异常者,可加入天花粉、紫草、姜黄消癥杀胚止血。

(2)阴虚血热证

治疗法则: 滋阴清热,凉血固冲。

方药举例: 两地汤(《傅青主女科》)合二至丸(《医方集解》)加减

生地 地骨皮 玄参 白芍 麦冬 阿胶

女贞子 墨旱莲

若症见心悸、气短、汗出口渴,证属气阴两虚者,加生黄芪、太子参、北沙参益气养阴。

(3)肝郁化热证

治疗法则: 疏肝解郁,清热固冲。

方药举例: 丹栀逍遥散(《女科撮要》)

当归 白芍 柴胡 白术 茯苓 丹皮 栀子 甘草 薄荷 生姜

若恶露量多者,加藕节炭、槐花、地榆炭凉血止血。若恶露夹块伴小腹胀痛者加茜草、乌贼骨、益母草、炒蒲黄、三七以化瘀止痛。若口燥咽干者,加玄参、生地黄、麦冬养阴生津。若胸闷纳呆者,加木香、砂仁、陈皮、焦山楂、焦神曲理气行滞,消食和胃。

(4)湿热蕴结证

治疗法则: 清热化湿,凉血祛瘀。

方药举例: 托里消毒散(《外科正宗》)加减

党参 白术 黄芪 川芎 茯苓 白芷 薏苡仁 贯众 黄柏 赤芍 当归 益母草

若恶露量多有血块,加茜草根、乌贼骨、炒蒲黄以化瘀止血。若腰腹胀痛甚者,加延胡索、川楝子以理气止痛。若大便秘结者,加大黄以清热化瘀通便。

2. 中成药

(1)八珍益母颗粒: 适应于气虚血瘀证。

(2)葆宫止血颗粒: 适应于阴虚血热证。

(3)宫血宁胶囊: 适应于湿热瘀结证。

(4)丹栀逍遥丸: 适应于肝郁化热证。

3. 其他

（1）中医推拿按摩：是通过中医经络理论对产后妇女进行调理的一种手法，也是产妇较易接受的一种治疗方法，通过按压神阙、关元、气海、子宫、带脉、三阴交等穴位，可帮助产褥期妇女子宫复旧。

（2）穴位敷贴：外敷气海、关元、子宫等穴，激活子宫的活动功能，促进血管、子宫正常收缩，加快子宫内组织的修复生长。

（3）针刺：体针常取合谷、三阴交、子宫穴等穴。耳针常取内分泌、内生殖器、交感等穴。

（三）辨病治疗

1. 少量或中等量阴道流血，可给予广谱抗生素、子宫收缩剂及支持疗法。

2. 疑有胎盘、胎膜、蜕膜残留或胎盘附着部位复旧不全者，在建立静脉通路，备血及开腹手术的条件下刮宫，操作应轻柔，以防子宫穿孔。刮出物应送病理检查，以明确诊断。术后继续给予抗生素及子宫收缩剂。

3. 疑剖宫产子宫切口裂开者，给予广谱抗生素及支持疗法，密切观察病情变化。若大量阴道出血，可行剖腹探查。若切口周围组织坏死范围小、炎症反应轻微，可行清创缝合及髂内动脉、子宫动脉结扎止血或行髂内动脉栓塞术。若组织坏死范围大，酌情做低位子宫次全切术或子宫全切术。

4. 肿瘤引起的阴道流血，应做相应处理。

六、诊疗思路

晚期产后出血诊疗思路见图7-2。

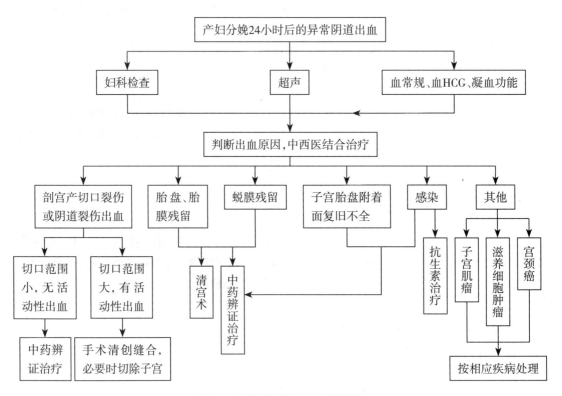

图7-2　晚期产后出血诊疗思路图

七、典型医案

赵某,女,35岁,因"足月阴道分娩后阴道淋漓出血32天,大量出血30分钟"急诊入院。

病史概要:患者于32天前以"宫内孕39^{+2}周,G2P1"经阴道分娩一女婴,因胎盘与子宫壁粘连,行徒手人工剥离胎盘术。产后5天,患者生命体征稳定,宫缩具体,阴道出血不多,要求出院。彩超检查示:子宫腔内见大小约42mm×35mm异常回声,侵入子宫前壁肌层,距离浆膜层约6mm,上述异常回声中可见丰富血流信号。考虑胎盘绒毛部分植入,产后宫腔残留。给予"产妇康煎剂"加天花粉30g,紫草30g,7剂,日1剂,水煎服,带药出院。嘱定期门诊随访,积极治疗宫腔残留,若阴道大量出血急诊来院。患者出院后未对病情引起高度重视,没有按医嘱定期随访治疗。30分钟前突发阴道大量出血,按"晚期产后出血"急诊入院。患者自觉神疲乏力,短气懒言,腰膝酸软,小腹隐痛不适。舌红、苔薄黄,边有瘀点,脉缓弱。

妇科检查:外阴:有血迹,会阴切口愈合良好;阴道:黏膜松弛,有血液,自宫口流出;宫颈:光滑,轻微举摆痛;宫体:前位,增大如孕2个月状,质中,活动好,轻微压痛;附件:无明显异常。

辅助检查:彩超示:子宫增大,宫腔内可见一异常回声,大小约23mm×10mm,与子宫前壁无明显界限,宫腔少量积液。血HCG:506mIU/ml。血常规:红细胞:3.4×10^9/L,血红蛋白:95g/L。

辨病:①晚期产后出血;②贫血。

辨证:气血虚弱,肾虚血瘀。

治疗过程:入院后立即给予止血、缩宫及对症处理后,患者阴道出血减少。住院3天后出院。给予益气摄血,补肾固冲,化瘀消癥中药治疗。方药:黄芪30g,党参20g,白术15g,桑寄生15g,杜仲炭15g,木香6g,黄柏炭12g,益母草30g,天花粉30g,紫草30g,当归15g,川芎15g,赤芍12g。7剂,日1剂,水煎服。1周后复诊:恶露量减少,神倦乏力改善,仍腰酸,乳汁量少,舌淡红、苔薄白,脉沉细无力。给予补肾健脾,益气养血,通络下乳中药治疗。方药:黄芪30g,党参20g,白术15g,茯苓15g,山萸肉15g,桑寄生15g,枸杞30g,当归15g,木香6g,枳壳12g,王不留行15g,穿山甲6g,炒山楂15g,炒神曲15g。7剂,日1剂,水煎服。1周后复诊,自诉阴道出血停止,乳汁较前增多,偶有腰酸,余无明显不适。继续给予补肾健脾,化瘀消癥中药辨证治疗,巩固疗效。1个月后复查彩超:子宫大小正常,宫腔内未见异常回声。

按语:该患者产后阴道淋漓出血32天,大量出血30分钟就诊,辨病为晚期产后出血。由于妊娠和分娩耗伤元气,加之"久崩多虚","久漏多瘀","大病久病穷必及肾",结合该患者病史、临床表现、彩超及辅助检查,四诊合参,辨证为气血虚弱,肾虚血瘀。依据现代药理研究结果,天花粉、紫草有杀灭妊娠滋养叶细胞的作用,临床常用于宫外孕的保守治疗。故治疗采用辨证与辨病相结合的办法,给予益气摄血,补肾固冲,化瘀消癥中药治疗,益气固肾提高脏腑功能,加强子宫收缩,控制子宫出血,尽快消除宫腔残留,促进子宫复旧。患者复诊过程中,以益气摄血为主,结合主证和兼症的不同,辨证论治,随证加减,灵活用药,使患者身体得以康复。

八、研究难点、进展和展望

（一）难点

近年来,由于生活观念和生活方式的改变,社会外界环境的变化,媒体及不良广告的误导,反复人工流产及盆腔炎性疾病增多,剖宫产率上升,生育年龄逐渐延后,导致本病的发病率日趋增多。预防晚期产后出血重中之重就是做好预防工作,提高患者对本病的防患意识。

（二）进展

1. 自从动脉栓塞术技术应用于产后出血治疗后,已成为治疗产后出血的首选方法。由于动脉栓塞前通过造影可明确出血的部位、血管走向和出血严重程度,具有创伤小,定位准确,止血疗效好,手术时间短,副反应小,并且保留了患者的子宫和生育能力的优势,成为晚期产后大量出血者的首选治疗手段。

2. 近年来,中医药对胎盘粘连、胎盘植入、人流或药流不全导致的宫腔残留引起晚期产后出血的治疗方面,取得明显的临床效果。减少二次清宫对子宫内膜造成损伤甚至子宫穿孔、感染等严重并发症。并且由于残留组织机化,清宫术往往难以解决所有患者宫腔残留问题。而中医中药辨证求因,审因论治,合理配伍,标本兼治,疗效显著且无创,越来越受到患者的欢迎。

（三）展望

1. 在治疗本病方面,中西医结合、辨病与辨证联合效果显著。但是也存在着中医药作用的靶点未明确、作用机制不清楚等问题。因此在以后研究工作中,还应在基础研究方面多进行探讨,提供出客观、科学的理论依据。

2. 目前中医中药在治疗本病方面,临床效果满意,但多是临床各医家的验案,影响对整体治疗结果的评价,不便于临床推广应用。今后应通过严谨、科学的科研设计,采用多中心、大样本、双盲对照的研究方法,获取临床研究数据,为临床推广应用中医药治疗该病提供循证医学的证据。才能有助于将中医药更好地应用于临床,为广大的患者服务。

3. 做好计划生育宣教工作,减少人工流产、刮宫等有可能损伤子宫内膜的操作,加强信息及媒体管理,避免对患者的相关健康知识造成误导,加强产褥期护理指导,减少晚期产后出血的发生。

第四节　产　褥　感　染

一、概述

产褥感染（puerperal infection）是指分娩及产褥期生殖道受病原体侵袭而引起局部或全身的感染,其发病率约为6%。产褥病率（puerperal morbidity）是指分娩结束24小时以后的10日内,每日用口表测4次体温,每次间隔4小时,其中有2次体温达到或超过38℃。

产褥感染严重者可引起败血症、中毒性休克,甚至肾功能障碍,危及产妇生命,是导致孕产妇死亡的四大原因之一。

二、历史沿革

产褥感染,中医无此病名,但按其不同的病理阶段和主要临床表现,可分别归入产后发热、产后腹痛、产后恶露不绝、癥瘕等范畴。

产后发热的记述最早见于《素问·通评虚实论》。汉代《金匮要略》则记载了产后瘀血内结兼阳明腑实发热腹痛及产后中风发热。隋代《诸病源候论》列有产后虚热候及产后寒热候,指出其病因及证候。至宋代《妇人大全良方》首见产后发热之病名,并明确提出产后发热多虚多瘀的发病机理。至清代《医宗金鉴》则将产后发热分为伤食、外感、血瘀、血虚、蒸乳等类型,亦颇合临床实际。特别对感染邪毒致病者,根据其证情严重、传变迅速的特点,将其归为中医温热病的范畴。

西医学对产褥感染的研究:妇女阴道有自净作用,羊水中亦含有抗菌物质。妊娠和正常分娩通常不会给产妇增加感染机会。只有在机体免疫力、细菌毒力和细菌数量三者之间的平衡失调,才会增加产褥感染的机会,导致感染发生。其发病可能和孕期卫生不良、胎膜早破、严重贫血、产科手术操作、产后出血等因素有关。

中西医结合对产褥感染较为系统的研究报道始于1975年以后,在把握中医辨证论治的前提下,从宏观辨证入手,运用现代诊疗技术,采用辨病与辨证相结合的方法,在很大程度上提高了中医药治疗产褥感染的疗效。越来越多的研究证实,在西医抗菌治疗中配合应用中药可起到提高抵抗力、促进组织修复及预防二次感染的作用。针灸、灌肠、外敷等外治法也被提出用于产褥感染的治疗。

三、病因病机

(一)中医病因病机研究进展

中医学者结合西医学理论认为:产褥感染属中医学中产后发热的范畴,如兼明显的恶露异常和盆腔炎性包块,亦可参照产后恶露不绝和癥瘕进行诊治。其病因有多种,但致病机理与产后"正气易虚,易感病邪,易生瘀滞"的特殊生理状态密切相关。

(二)西医病因病理研究进展

西医学对此病的认识是:正常妇女阴道寄生大量细菌,包括需氧菌、厌氧菌、真菌及衣原体、支原体。引起产褥感染的病原菌种类很多,临床多为混合感染。有些非致病菌在一定条件下可以致病称为条件致病菌,故产褥感染按照侵入途径可分为外源性感染和内源性感染。

病理变化包括急性外阴、阴道、宫颈炎、急性子宫内膜炎及子宫肌炎,急性盆腔结缔组织炎、急性输卵管炎,严重者整个盆腔形成"冰冻骨盆";急性盆腔腹膜炎及弥漫性腹膜炎;亦可形成血栓静脉炎,习称"股白肿";脓毒血症及败血症。

近年来研究表明,孕妇生殖道病原体不仅可以导致产褥感染,还能通过胎盘、胎膜和羊水间接感染胎儿,导致流产、早产、胎儿生长受限、胎膜早破及死胎等。同时对多种易感因素与感染的关系在本病发病和病情演变中作用的认识日益深化,产褥感染多为需氧菌与厌氧菌的混合感染,两类细菌之间有协同作用。有研究报道,剖宫产操作中无菌措施不严格、子宫切口缝合不当,导致子宫内膜炎的发生率为阴道分娩的20倍,并伴随严重的腹壁切口感染,尤以分枝杆菌所致者为甚。产褥感染的病程和后果与病原菌的入侵途径、菌种、毒力、数量、产妇局部及机体免疫力有关。

四、诊断与鉴别诊断

（一）诊断——辨病与辨证要点

1.辨病要点

（1）病史：详细询问病史及分娩全过程，多有难产、产程过长、手术助产、不洁分娩、胎膜早破等病史。对产后发热者，首先考虑为产褥感染，再排除引起产褥病率的其他疾病。

（2）临床表现

1）症状：发热、腹痛、异常恶露为产褥感染三大主要症状；盆腔或下肢血栓性静脉炎者可出现下肢疼痛及行走不便。

2）体征：体温升高，脉搏增快，下腹部可有压痛，炎症波及腹膜时，可出现腹肌紧张及反跳痛。

（3）妇科检查：子宫复旧差，宫底压痛，延及子宫周围结缔组织时，一侧或双侧下腹压痛、反跳痛。恶露浑浊伴有臭味。甚或伴有腹部切口、盆腔、宫颈、阴道、外阴感染症状。

（4）实验室及其他检查：①血常规检查：白细胞总数及中性粒细胞、血清C反应蛋白升高，有助于早期诊断感染。②彩色多普勒、CT、磁共振等检测：能对感染形成的包块、脓肿及静脉血栓做出定位和定性诊断。③确定病原体：通过宫腔分泌物做病原微生物培养和药物敏感试验，必要时需做血培养和厌氧菌培养。病原体抗原和特异抗体检测可以作为快速确定病原体的方法。

2.诊断标准

（1）详细询问病史及分娩经过，对产后发热者，应首先考虑为产褥感染，常伴有下腹痛、恶露异常等盆腔炎症表现。

（2）除外生殖道以外感染。

（3）腹部、盆腔及会阴伤口，可基本确定感染部位及程度。

（4）辅助检查：B型超声、CT、磁共振等可确定炎性包块、脓肿的位置及性状。

（5）实验室检查：宫腔分泌物、脓肿穿刺物、后穹窿穿刺物做细菌培养和药物敏感试验，确定病原体。

3.辨证要点　临证应根据发热的特点、恶露、小腹疼痛等情况以及伴随的全身症状辨证论治。时时都应重视产后多虚多瘀的特点。若高热寒战，持续不退，恶露紫黯臭秽，小腹疼痛拒按，心烦口渴，舌红苔黄，脉数有力，多属感染邪毒。若高热不退，心烦汗出，斑疹隐隐，舌红绛，苔黄燥，脉弦细数，多属热入营血。若高热不退，神昏谵语，甚则昏迷，面色苍白，四肢厥冷，脉微而数，多数热入心包。

（二）鉴别诊断

主要与上呼吸道感染、泌尿系统感染、急性乳腺炎、中暑、药物热相鉴别。

五、治疗

产褥感染属产科急重症，治疗不当或延误治疗可导致败血症、中毒性休克，甚至危及生命，应中西医结合，采用多种疗法治疗。

（一）辨证治疗

1.中草药

（1）感染邪毒，热在气分证

治疗法则：清热解毒，凉血化瘀，益气生津。

方药举例：五味消毒饮（《医宗金鉴》）、失笑散（《太平惠民和剂局方》）合白虎加人参汤（《伤寒论》）加减

蒲公英　金银花　紫花地丁　野菊花　紫背天葵

蒲黄　五灵脂

生石膏　知母　粳米　甘草　人参

（2）瘀热互结证

治疗法则：清热逐瘀，排脓通腑。

方药举例：大黄牡丹皮汤（《金匮要略》）加败酱草、红藤、生薏苡仁、益母草

大黄　丹皮　桃仁　冬瓜仁　芒硝

（3）热入营血证

治疗法则：解毒清营，凉血救阴。

方药举例：清营汤（《温病条辨》）加败酱草、紫花地丁、益母草

生地　玄参　麦冬　金银花　连翘　竹叶心　丹参　黄连　犀角（水牛角代）

（4）热入心包证

治疗法则：凉血托毒，回阳救逆。

方药举例：

1）清营汤（《温病条辨》）送服安宫牛黄丸（《温病条辨》）或紫雪丹（《温病条辨》）

牛黄　郁金　犀角（水牛角代）　黄芩　黄连　雄黄　栀子　朱砂　冰片　麝香　珍珠

生石膏　寒水石　磁石　滑石　羚羊角　沉香　玄参　木香　升麻　丁香　麝香　朱砂

炙甘草　朴硝　犀角（水牛角代）

2）独参汤（《十药神书》）或参附汤（《校注妇人良方》）

人参

人参　炮附子

2.中成药

（1）清开灵注射液：适应于热陷心包证。

（2）牛黄清热散：适应于热入营血证。

（3）连花清瘟胶囊：适用于感染邪热。

（4）血府逐瘀胶囊：适用于血瘀证。

3.针灸

（1）体针：取关元、中极、维胞、合谷、三阴交、曲池，采用快速进针法，得气后施捻转提插泻法，留针30~40分钟，其间捻泻3~4次。

（2）艾灸：取关元、中极、足三里、三阴交等穴。

（3）皮肤针：取腰骶部、腹股沟、气海、三阴交、期门，用梅花针叩刺，中度或重度刺激。

4.灌肠治疗　金银花、野菊花、桃仁、红藤、赤芍、蒲公英、玄参、延胡索各12g，水煎浓缩至150ml，每日1次，晚间保留灌肠。适用于感染邪毒型。

5.熏洗疗法　苦参、牡丹皮、连翘、黄柏、野菊花各15g。水煎汤，先熏后洗，每日2次。适用于产后因外阴切口化脓，或阴道有脓肿而发热者。

（二）辨病治疗

1. 支持疗法　加强营养,补充足够维生素,以增强全身抵抗力,纠正水、电解质紊乱。纠正贫血,重症患者应少量多次输注新鲜全血或血浆、白蛋白,以提高机体免疫力。

2. 切开引流　会阴伤口或腹部切开感染,及时行切开引流术;疑盆腔脓肿可经腹或后穹窿切开引流。

3. 胎盘胎膜残留处理　抗感染同时,清除宫腔内残留物。患者急性感染伴发高热,应有效控制感染和体温下降后再彻底刮宫,避免因刮宫引起感染扩散和子宫穿孔。

4. 应用抗生素　产褥期感染多为混合感染,多采用对常见需氧菌及厌氧菌有效的抗生素联合用药。首选广谱高效抗生素,必要时进行细菌培养及药物敏感试验,选有效抗生素。

5. 局部病灶的处理　会阴或腹部刀口感染,局部要引流通畅、清洁、理疗、热敷、坐浴、换药,大便后冲洗外阴。待伤口肉芽新鲜后可考虑重新缝合。

6. 血栓性静脉炎的治疗　在应用大量抗生素抗感染同时,可适量选用肝素钠、尿激酶或阿司匹林等,也可口服中药活血化瘀类药物,监测凝血功能。

7. 手术治疗　子宫严重感染,经积极治疗无效,炎症继续扩展,出现不能控制的出血、败血症、脓毒血症者,应及时行子宫切除术,以清除感染源,抢救患者的生命。

六、诊疗思路

产褥感染诊疗思路见图7-3。

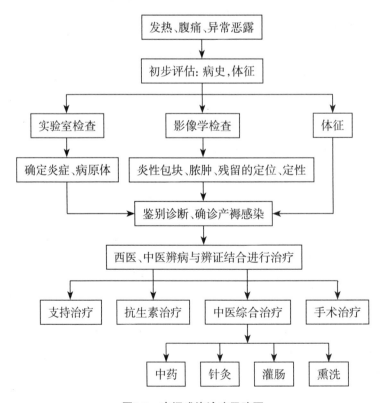

图7-3　产褥感染诊疗思路图

七、研究难点、进展和展望

（一）难点

1. 抗生素广泛、长期使用导致耐药菌株出现，以及随着科技的进步，多种新型致病微生物的发现，使得产褥感染的治疗前景不容乐观。抗生素的合理使用、及时治愈和进一步降低死亡率仍是富有挑战性的课题。

2. 产后患者多虚多瘀，产褥感染病机多样、传变迅速，以致中医辨证准确性、治疗攻补难以把握。

3. 辨证、专方治疗确有各自特色，但仍需进一步扩大临床验证。中医与西医相结合，继续探讨病证规律，使本病的诊治水平得到大幅度提高。

（二）进展

1. 产褥感染中西医结合与单纯同类西药治疗对比，前者很大程度上提高了综合疗效，在治愈率、疗程长短、发热有无反复、患者精神、饮食状态等方面均有明显差异。

2. 研究发现产褥感染产妇多项血清因子、抗氧化能力指标，可反映产妇机体的综合健康状态，对于了解其受损程度也有较高的价值，为研究产褥感染患者相关发病机制、病情监测、治疗干预提供了一定的新思路和方法。

（三）展望

1. 基于中医体质学说，研究产褥感染的易感体质，从调理体质入手，达到"上工治未病"的目的；在产褥感染治疗中，结合体质分类，采取因"体质"而异的治疗方案。

2. 从产后多虚多瘀的角度研究产褥感染病因病机，以达到对产后感染邪毒之证的全面认识。

3. 中药作用机制研究及中、西药配伍方案的研究，将是今后该领域的主要研究方向。

4. 对尚未发现的病原体、感染途径、发病机制进行研究，以应对不同的炎症反应；解决耐药性问题的新、特药或新治疗思路的研究。

第五节 产后身痛

一、概述

产后身痛是指产妇在产褥期内，出现肢体或关节酸楚、疼痛、麻木、重着者，又称"产后遍身疼痛""产后关节痛""产后痹证""产后痛风"，俗称"产后风"。

西医学产褥期中因风湿、类风湿引起的关节痛、产后坐骨神经痛、多发性肌炎、产后血栓性静脉炎出现类似症状者，可与本病互参。

二、历史沿革

产后身痛，首见于宋代《当归堂医丛·产育宝庆集方》，名"产后遍身疼痛"。《妇人大全良方·产后中风筋脉四肢挛急方论》中则明确指出了产后气血虚弱，虚损未复，外感风寒湿邪即为痹的病机。明代《校注妇人良方》补充了血虚、血瘀致产后身痛的病因，并丰富了产后身痛的治法。《沈氏女科辑要笺正》指出本病的治疗当以"养血为主,稍参宣络,不可峻投风药"。

三、病因病机

(一)中医病因病机研究进展

研究表明本病病因病机主要为血虚、血瘀、寒凝、肾虚。在疾病演变过程中,可因环境、体质和调摄等因素,病机从化不同,主要与湿盛和肝郁脾虚有关。

(二)西医病因病理研究进展

西医认为妊娠后期及分娩时,由于骨盆各关节的活动增加,关节松弛,耻骨联合及骶髂关节轻度分离等,可致产后肢体关节疼痛;此外,妊娠、产后需大量钙质供应,若母体营养未能满足此项需要,势必动用其长骨中储存的钙质来补充,因而也引起肢体骨骼疼痛不适症状。

四、诊断与鉴别诊断

(一)诊断——辨病与辨证要点

1.辨病要点

(1)病史:产时产后失血过多,产褥期起居不慎,当风感寒,居住环境潮湿阴冷。

(2)临床表现:产褥期间出现肢体关节酸楚、疼痛、麻木、重着、畏寒恶风,关节活动不利,甚者关节肿胀,本病多突发,常见于冬春严寒季节分娩者。

(3)检查

1)体征:关节活动不利,或关节肿胀。病久不愈者可见肌肉萎缩、关节变形。

2)辅助检查:抗O、血沉均正常。如有必要可进一步做血气分析、血钙、类风湿因子、X线摄片等检查。

2.辨证要点　本病辨证首以疼痛的部位、性质为主要依据,结合兼证与舌脉。

(二)鉴别诊断

1.痹证　本病外感证与痹证的发病机理相近,临床表现也颇相似。但本病发生于产褥期,而痹证任何时候均可发病。红细胞沉降率、抗"O"、类风湿因子的检查可鉴别。若本病日久不愈,超过产褥期者,则按痹证论治。

2.痿证　以肢体痿弱不用、肌肉瘦削为特点。肢体关节一般不痛。产后身痛以肢体关节疼痛、重着、屈伸不利为特点,有时亦兼麻木不仁或肿胀,但无痿废的表现。

五、治疗

(一)辨证治疗

治疗宜养血活血,通络止痛为主。根据产后多虚多瘀的特点,养血之中,应佐理气通络之品以标本同治;祛邪之时,当配养血补虚之药以助驱邪而不伤正。

1.中草药

(1)外感证

治疗法则:养血祛风,散寒除湿。

方药举例:独活寄生汤(《备急千金要方》)加减

独活　桑寄生　秦艽　防风　细辛　当归　川芎　白芍　干地黄　肉桂　茯苓　杜仲　人参　牛膝　甘草

（2）血虚证

治疗法则：补血益气，温经通络。

方药举例：黄芪桂枝五物汤（《金匮要略》）加当归、鸡血藤

黄芪　芍药　桂枝　生姜　大枣　当归　鸡血藤

（3）血瘀证

治疗法则：养血活络，行瘀止痛。

方药举例：生化汤（《傅青主女科》）加桂枝、牛膝

当归　川芎　桃仁　炮姜　炙甘草　桂枝　牛膝

（4）肾虚证

治疗法则：补肾通络，温经止痛。

方药举例：养荣壮肾汤（《叶氏女科证治》）加秦艽、熟地

桑寄生　川断　杜仲　独活　当归　防风　肉桂　生姜　川芎

（5）气滞血瘀证

治疗法则：行气导滞，活血化瘀。

方药举例：膈下逐瘀汤（《医林改错》）

当归　赤芍　川芎　桃仁　红花　枳壳　延胡索　五灵脂　丹皮　香附　甘草　乌药

2. 中成药

（1）健步虎潜丸：适用于肾虚证。

（2）人参再造丸：适用于气虚血瘀证。

（3）大活络丸：适用于外感证。

3. 针灸及其他

（1）体针：取膈俞、血海、足三里、阴陵泉、阳陵泉、风池、肾俞、三阴交等穴。加减：血虚者加脾俞，针用补法；兼风寒者加曲池，针用泻法；兼血瘀者加气海、阿是穴，施平补平泻法；肾虚者加命门、关元，针用补法。

（2）耳针：取神门、神经点、枕、激素、脑、下屏尖、皮质下等穴。操作：每次选3~4穴，局部消毒，毫针刺，用强刺激，每次留针30分钟。每日1次，10次为1个疗程。

（3）穴位注射：取环跳、足三里等穴。操作：穴位常规消毒，进针得气后，注入当归注射液或维生素B$_1$，每穴0.3~0.5ml。每日1次，10次为1个疗程。

（二）辨病治疗

1. 一般治疗　急性期应卧床休息，急性期后应适当活动，防止关节僵硬，给予高蛋白、高维生素饮食，积极治疗感染病灶。

2. 特殊治疗

（1）非激素类抗炎止痛药：如阿司匹林、吲哚美辛（消炎痛）、布洛芬等。

（2）肾上腺皮质激素：若血沉加快，或抗O高于500U及用上述药物治疗无效或不能耐药者，或在急性期可给予泼尼松或地塞米松治疗，持续数周或数月后逐渐停药。

六、诊疗思路

产后身痛诊疗思路见图7-4。

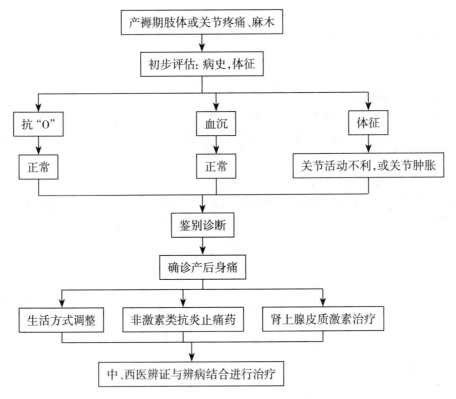

图7-4　产后身痛诊疗思路图

七、典型医案

患者李某,女,32岁,于2005年1月8日,因"产后四肢关节疼痛"首次就诊。

病史概要:患者于2004年11月顺产一男活婴,产后恶露1个月已净,现哺乳未转经。自生产后出现全身四肢关节疼痛,遇冷加重,腰背酸软,按摩则舒,心悸多汗,面色少华,乳量尚可,舌淡苔白,脉沉细。

辅助检查:抗O(−),血沉正常,类风湿因子检查(−),X线摄片骨质未见异常。

辨病:产后身痛。

辨证:血虚证。

治疗过程:就诊当日给予黄芪桂枝五物汤加减(生黄芪30g,桂枝10g,白芍20g,生姜3片,大枣5枚,透骨草10g,桑枝30g,片姜黄10g,鸡血藤30g,络石藤10g,桑寄生30g,续断10g,杜仲10g,狗脊15g,熟地15g,威灵仙10g)5剂。2005年1月13日全身疼痛均减轻,腰部酸软消失,乳量稍增,继服前方7剂后,诸症消失,随访1年未复发。

按语:该患者产后血虚,营卫俱虚,卫阳不固,腠理空疏,筋脉失养,又适逢寒冷之际,感受外邪,而致产后身痛。如《素问·逆调论》云:"荣气虚而不仁,卫气虚而不用。荣卫俱虚,则不仁且不用,肉如故也"。方中大量黄芪补气助行,气行则血行;桂枝温经通阳,协黄芪达表,温通血脉;白芍通血脉、养阴血而缓急止痛;生姜、大枣调和营卫;杜仲、川断、熟地、狗脊、桑寄生补益肝肾,濡养筋脉;姜黄、桑枝温经散寒,通络止痛;络石藤、威灵仙疏经通络,行气活血。诸药共奏益气血、补肝肾、温通经络、蠲痹止痛之功。药切病机,效如桴鼓。

八、研究难点、进展和展望

(一)难点

1. 目前缺乏关于产后身痛现代医学的病因和发病机制的研究,因而对产后身痛的认识尚有欠缺,不能更加全面且更好地为妇女产后调护做出指导,及早避免产后身痛的发生。

2. 由于中医辨证的主观性,辨证分型尚不统一,诊断及疗效判断标准较为模糊,也不统一,一些临床试验的设计不够严谨,如纳入试验研究的病例并非都是处于产褥期的患者,未设置对照组,样本量偏小以及最终数据的统计学处理错误等,都会使试验结果缺乏可信度。故给临床研究带来难度。

3. 中医药对产后身痛的具体作用机制及环节也有待于进一步探讨。

(二)展望

今后应进一步深入探讨产后身痛的病因病机,总结证候的演变规律,加强本病的理论及临床、实验研究力度,应用现代药理学、分子生物学等科学知识,多角度、多层次揭示临床有效方剂及治疗方法的机制;加强剂型改革,从而促进本病的中医治疗研究向更高层次进展。

第六节 缺乳(附:回乳)

一、概述

缺乳是指产后哺乳期内,产妇全无乳汁分泌,或乳汁分泌较少,或逐渐减少使分泌乳汁量过少不够哺喂婴儿者。也称为"产后乳汁不行""无乳""乳难"等。

二、历史沿革

本病始见于隋代《诸病源候论》。唐代《备急千金要方》列出了"治妇人乳无汁共二十一首下乳方",所用药食有通草、麦冬、漏芦、瓜蒌根以及猪蹄等。宋代陈无择《三因极一病证方论》分虚实两类论治缺乳。《妇人大全良方》奠定了产后缺乳的病因病机学基础,并治以虚则补之,实则疏之,不宜专事通乳,当寓通于补和疏之中,调治本病。

三、病因病机

(一)中医病因病机研究进展

气血亏虚以致乳汁生化不足,或情志抑郁导致肝气不舒而影响乳汁生成,为缺乳的主要发病机制。

(二)西医病因病理研究进展

乳汁的合成及分泌是一个复杂的生理过程。下丘脑、垂体、卵巢、胎盘、甲状腺、肾上腺及胰腺等都参与这个调节过程。任何精神因素如情绪紧张、焦虑、忧郁、睡眠等因素都可直接或间接地通过神经反射抑制催乳素和缩宫素的分泌,影响乳汁的合成与分泌。此外,乳房发育不良,滥用避孕药以及穿戴化纤织物引起的乳腺管堵塞,都会造成产后缺乳。

四、诊断与鉴别诊断

（一）诊断——辨病与辨证要点

1. 辨病要点

（1）病史: 本病的发生多伴有产褥期精神紧张、劳逸失常等因素,产时可有失血过多、营养不良、贫血等病史。

（2）症状: 多表现为哺乳期乳汁过少,不足以喂养婴儿或全无乳汁或因外界某些不良刺激导致乳汁突然减少。

（3）检查: 体格检查乳房时,乳房可有胀满疼痛及乳头凹陷、乳头皲裂等。

2. 辨证要点　缺乳的辨证要点,关键是通过对乳汁性质及乳房胀痛有无的辨别,同时再结合全身症状及舌脉之象,以正确判断其虚、实属性。

（二）鉴别诊断

本病应与乳痈缺乳相鉴别。乳痈多发生于乳汁淤滞不通,表现为缺乳。但乳痈初起有恶寒发热,乳房红肿热痛,继而化脓成痈; 缺乳则无上述表现以及局部皮肤改变。

五、治疗

（一）辨证治疗

缺乳的治疗,以调理气血,通络下乳为基本原则。

1. 中草药

（1）气血虚弱证

治疗法则: 补气养血,佐以通乳。

方药举例: 通乳丹(《傅青主女科》)

人参　生黄芪　当归　麦门冬　木通　桔梗　七孔猪蹄

（2）肝气郁结证

治疗法则: 疏肝解郁,活络通乳。

方药举例: 下乳涌泉散(《清太医院配方》)

当归　白芍　生地　川芎　柴胡　青皮　花粉　漏芦　桔梗　木通　通草　白芷　穿山甲　王不留行　甘草

（3）痰浊阻滞证

治疗法则: 健脾化痰通乳。

方药举例: 苍附导痰丸(《叶天士女科诊治秘方》)合漏芦散《济阴纲目》

苍术　香附　炒枳壳　陈皮　半夏　茯苓　胆星　甘草　生姜

漏芦　蛇蜕　瓜蒌

（4）瘀血阻滞证

治疗法则: 活血化瘀通乳。

方药举例: 生化汤(《傅青主女科》)加减

当归　川芎　桃仁　炮干姜　炙甘草

2. 中成药

（1）八珍丸: 适用于气血虚弱证。

（2）十全大补丸: 适用于气血虚弱证。

（3）逍遥散: 适用于肝气郁结证。

（4）香砂六君子丸: 适用于痰湿阻滞证。

3. 针灸及其他

（1）体针: 气血虚弱证选少泽、肝俞、膈俞、乳根、合谷,用补法; 肝郁气滞证选乳根、膻中、期门、内关,用泻法; 痰湿阻滞证选膻中、中脘、气海、丰隆,用平补平泻法。

（2）艾灸: 取膻中、期门、肝俞、脾俞、三阴交、太冲、少泽等穴。

（3）耳针: 取胸、内分泌、脾、胃、肝等穴。

（二）辨病治疗

1. 一般处理 纠正贫血,改善营养,治疗原发疾病,保证充足睡眠,保持愉快的心情。

2. 药物治疗 缩宫素10~20U肌内注射,1日2次。可使乳腺管肌上皮细胞周围小泡收缩,排出乳汁,而乳汁的排空又可刺激乳汁分泌。

六、诊疗思路

缺乳诊疗思路见图7-5。

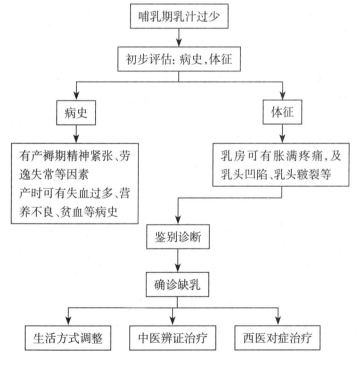

图7-5 缺乳诊疗思路图

七、典型医案

患者李某,女,30岁,于2008年3月18日,因"产后乳汁稀少"首次就诊。

病史概要: 患者足月顺产1个月,乳汁分泌甚少,乳房无胀感。饮食尚可,二便如常。曾服猪蹄汤、鲫鱼汤、催乳片等药,乳汁不见增多。常因夜间频频起身喂养婴儿而殊为苦恼,并伴有少腹不适,白带增多夹有少量血丝,甚则头晕肢倦,心悸胸闷,失眠多梦,望其形体消瘦,面色萎黄,乳房外形皮肤正常,扪之柔软,似有结块,舌质淡红。

辨病:①产后缺乳;②产后失眠。

辨证:气血两虚,乳络郁滞,心神不宁证。

治疗过程:就诊当日给予党参10g,炙黄芪12g,炒白术10g,当归10g,川芎6g,炒穿山甲10g,王不留行10g,通草10g,炒山楂10g,白芷10g,花粉10g,陈皮10g,桔梗6g,丹参30g,龙眼肉18g,炒枣仁30g。水煎服,1日1剂,煎服3剂后,乳汁逐渐增多,夜寐安稳,继服原方6剂后,乳汁分泌恢复正常,已能满足婴儿吸吮,夜间也不需起身喂养。

按语:产后血亏肝郁,以致心失条达,气机不畅,经脉滞涩,阻碍气血运行;肝木乘脾,脾失健运,脾固失司,水湿下注出现以上诸症。投以健脾安神、疏肝通乳的调乳方加减治疗,则脾健以充气血之源,气血充则心有所养,肝气疏则乳络通畅,其病自愈。

八、研究难点、进展和展望

(一)难点

1. 预防产后缺乳的发生应加强产前的哺乳宣教工作和产后的预防工作。

2. 常法注意变通,审证求因。导致产后缺乳的原因较多,其发病机制复杂,仅以虚实二端论治未免失之过简,不利于提高临床疗效,这是临床治疗中的难点之一。治疗上应当分清主次因果,审因辨治。

(二)进展

1. 研究表明产后缺乳与产妇的中医体质类型有密切的关系。阴虚体质、气虚体质、气郁体质是产后缺乳发病的危险体质(易感体质),平和体质是保护体质。

2. 产后缺乳与催乳素释放抑制因子(PRIF)过多,多巴胺、某些药物抑制催乳激素(PRL)的合成与释放有关。

(三)展望

1. 目前我国治疗产后缺乳的中成药制剂尚不多,应进一步发挥中成药的优势,研制开发出更多更好的新药。

2. 根据中医"治未病"的思想,通过加强产前母乳喂养宣传辅导和乳头内陷、乳头皲裂等影响哺乳的乳房疾病的矫治,提倡阴道分娩、产后综合治疗以及生活、饮食及精神调理等产后缺乳的临床防治路径,是目前亟待解决的一项重要课题。

附：回　乳

产后不需哺乳,或因产妇有疾,不宜授乳,或婴儿已届断奶之时者,可予回乳。

1. 西医治疗

(1)雌激素:戊酸雌二醇(补佳乐),5mg/次,3次/日,连用3~5天。

(2)溴隐亭,5mg/次,2次/日,连服6日,以后5mg/次,连服3日。

(3)维生素B_6,200mg/次,3次/日,连服4~6天。

2. 中医治疗

(1)内服药

1）麦芽煎：炒麦芽60g。煎汤频服。

2）免怀散（《济阴纲目》）：红花、赤芍药、当归尾、川牛膝。水煎服，连服3剂。

（2）外敷药：朴硝120g。分装纱布袋内，置两乳房外敷，待湿后更换之。

（3）针刺疗法：针刺足临泣、悬钟等穴位，两侧交替，每日1次，用弱刺激手法，7日为1个疗程。

第七节　产褥期抑郁症

一、概述

产褥期抑郁症（postpartum depression，PPD）是指产妇在分娩后出现抑郁、悲伤、沮丧、哭泣、易激怒、烦躁、甚至有自杀或杀婴倾向等一系列症状为特征的心理障碍，是产褥期精神综合征中最常见的一种类型。通常在产后2周出现，其病因不明，可能与遗传、心理、分娩及社会因素有关。

二、历史沿革

中医对产后抑郁无专篇论述，散见于产后惊悸、产后恍惚、产后妄言妄见、产后不语、脏躁等，有关病因病机、症状、辨证及治疗等散见于历代医籍的相关论述中。《诸病源候论·产后瘀虚狂候》较早论述了类似的病源。《妇人大全良方》较广泛地论述相关病症，分列有"产后癫狂、产后狂言谵语如有神灵、产后不语、产后乍见鬼神"等方论，为后世奠定了基础。《陈素庵妇科补解》在"产后发狂方论"中指出："产后发狂，其故有三：有因气虚心神失守，有因败血冲心，有因惊恐，遂致心神颠倒。"

三、病因病机

（一）中医病因病机研究进展

厌恶憎恨、愤懑恼怒等精神因素，均可使肝失条达，气机不畅，以致肝气郁结而成气郁，这是郁证主要的病机；忧愁思虑，精神紧张，或长期伏案思索，使脾气郁结，或肝气郁结之后横逆侮脾，均可导致脾失健运，使脾消磨水谷及运化水湿的功能受到影响。若脾不能消磨水谷，以致食积不消，则形成食郁。若不能运化水湿，水湿内停，则形成湿郁。水湿内聚，凝为痰浊，则形成痰郁。火热伤脾，饮食减少，气血生化乏源，则可导致心脾两虚。

（二）西医病因病机研究进展

1. 生物学方面　妊娠后期体内雌激素、孕激素显著增高，皮质类固醇、甲状腺素也有不同程度增加，分娩后这些激素突然迅速撤退，孕激素和雌激素水平下降，导致脑内和内分泌组织的儿茶酚胺减少，从而影响高级脑活动。

2. 社会因素　家庭经济状况、夫妻感情不和、住房困难、婴儿性别及健康状况等都是重要的诱发因素。

3. 产妇心理因素　对母亲角色不适应、性格内向、保守固执的产妇好发此病。

四、临床表现

1. 症状　常在产后第3天后开始出现失眠,焦虑,烦躁,处理事情的能力低,精神压抑,无助感,悲观失望,害羞,孤独,常伴有头痛、食欲缺乏、呼吸加快等。

2. 体征　根据体征及实验室检查无特异性阳性发现。

五、实验室及其他检查（检查量表）

1. 爱丁堡产后抑郁量表(Edinburgh postnatal depression scale, EPDS)。

2. 抑郁自评量表。

3. 汉密尔顿抑郁量表(Hamilton rating scale for depression, HRSD)。

4. 90项症状自评量表(symptom checklist-90, SCL-90)等心理量表,有助于本病的诊断。

目前应用较多的是Cox等设立的爱丁堡产后抑郁量表,EPDS包括10项内容,于产后6周进行,每项内容分4级评分(0~3分),总分相加≥13分者可诊断为产后抑郁症。

六、诊断与鉴别诊断

（一）辨病要点

产褥期抑郁症至今尚无统一的诊断标准。美国精神学会(American Psychiatric Association, APA),1994年在《精神疾病的诊断与统计手册》(DSM-IV)一书中,制订产褥期抑郁症的诊断标准(表7-4)。

表7-4　产褥期抑郁症的诊断标准

1. 在产后2周内出现下列5条或5条以上的症状,必须具备(1)、(2)两条
（1）情绪抑郁
（2）对全部或多数活动明显缺乏兴趣或愉悦
（3）体重显著下降或增加
（4）失眠或睡眠过度
（5）精神运动性兴奋或阻滞
（6）疲劳或乏力
（7）遇事均感毫无意义或有自罪感
（8）思维能力减退或注意力不集中
（9）反复出现想死亡的想法
2. 在产后4周内发病

产褥期抑郁症诊断困难,产后常规进行自我问卷调查对早期发现和诊断很有帮助。

（二）辨证要点

辨明受病脏腑与六郁的关系。郁病的发生主要为肝失疏泄,脾失健运,心失所养,应依据临床症状,辨明其受病脏腑侧重之差异。郁病以气郁为主要病变,但在治疗时应辨清楚六郁,一般说来,气郁、血郁、火郁主要关系于肝; 食郁、湿郁、痰郁主要关系于脾; 而虚证则与心的关系最为密切。

（三）鉴别诊断

主要与产褥期精神病相鉴别，产褥期精神病是与产褥期有关的重要精神和行为障碍，绝大多数发生在分娩后2周内，但是在产后6周内任何程度的精神病均可能发生，其临床特征为精神错乱，急性幻觉和妄想，抑郁和狂躁交叉的多形性病程及症状易变性，产褥期精神病以分娩后7天内并发者最多，主要发生于高龄初产妇，多子女、低社会经济阶层妇女，对具有上诉病因、诱因和症状的患者，应请精神科医师会诊协助诊治，还应做全身检查及实验室检查，排除和严重躯体及脑部疾病有关的精神障碍，明尼苏达多项个性调查表、90项症状自评量表、抑郁自评量表、焦虑自评量表等量表可协助了解患者的情绪状态。

七、治疗

（一）辨证治疗

1. 肝气郁结

治疗法则：疏肝解郁，宁心安神。

方药举例：柴胡疏肝散（《景岳全书》）加减

柴胡　白芍　枳实　甘草　川芎　香附　陈皮

2. 气郁化火

治疗法则：清肝泻火，解郁安神。

方药举例：丹栀逍遥散（《内科摘要》）加减

丹皮　焦山栀　白术　白芍　当归　柴胡　陈皮　半夏　甘草　茯苓

3. 痰气郁结

治疗法则：行气化痰，解郁安神。

方药举例：半夏厚朴汤（《金匮要略》）加减

厚朴　紫苏　半夏　茯苓　生姜

4. 心神惑乱

治疗法则：健脾养心，安神除烦。

方药举例：甘麦大枣汤（《金匮要略》）

甘草　小麦　大枣

5. 心脾两虚

治疗法则：健脾益气，养心安神。

方药举例：归脾汤（《济生方》）加减

党参　茯苓　白术　甘草　黄芪　当归　龙眼肉　酸枣仁　远志

（二）辨病治疗

从临床应用上看，如果是轻度抑郁患者，可服用氟西汀（百忧解）进行控制，但如果长期使用会产生药物依赖。另外，患者应该培养起较好的生活习惯，如晚饭后多散步，平常多运动等，这些对于症状的恢复均有很好的帮助。

八、诊疗思路

产褥期抑郁症诊疗思路见图7-6。

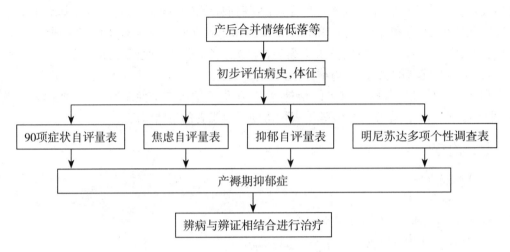

图7-6 产褥期抑郁症诊疗思路图

九、典型医案

患者某女,28岁,于2015年3月4日,因"产后20天,心烦失眠1周"首次就诊。

病史概要:患者月经尚规则,28天一行,经期5天。2015年2月顺产,刻下哺乳中,急躁易怒,胸胁胀满,口苦而干,或头痛、目赤、耳鸣,或嘈杂吞酸,大便秘结,舌质红,苔黄,脉弦数。

妇科检查:外阴:已产式;阴道:畅;宫颈:光滑;子宫:前位,常大;附件:未及包块。

辅助检查:妇科B超及妇科检查未见异常。

辨病:产褥期抑郁症。

辨证:气郁化火证。

治疗过程:治疗以疏肝解郁,清肝泻火,佐以健脾养心。方用丹栀逍遥散加减(丹皮9g,焦山栀9g,白术6g,白芍15g,当归9g,柴胡6g,陈皮3g,半夏3g,甘草3g,茯苓9g)共14剂,每日煎服一剂。2周后随诊,诉心烦稍有改善,仍有失眠,多梦易醒,纳眠可,舌质红稍减,续原方14剂。第4周随访,患者心烦明显好转,睡眠较前改善,余证均减。再复原方7剂,第5周所有症状及体征均消失。

按语:《临证指南医案》:"不知情志之郁,由于隐情曲意不伸,故气之升降开阖枢机不利,继而诸郁随作。诸郁之起必以气郁为先导,气郁者,肝郁也。肝气一郁,诸郁必相因而起。"本方丹皮以清血中之伏火,炒山栀善清肝热,并导热下行。柴胡疏肝解郁,当归、白芍养血柔肝。尤其当归之芳香可以行气,味甘可以缓急,更是肝郁血虚之要药。白术、茯苓健脾去湿,使运化有权,气血有源。既补肝体,又助肝用,气血兼顾,肝脾同治,使肝体得畅,血虚得养,脾虚得补,诸证自愈。

十、研究难点、进展和展望

(一)难点

随着现代生活节奏的加快,许多女性由于平时工作压力大、恐惧分娩等因素,产后抑郁的患病率逐年增高。产后抑郁症不仅影响产妇的恢复,还严重影响孩子的健康成长。

(二)进展

西药对于产褥期抑郁虽然有较好的疗效,但不良反应限制其应用。中医已形成了系统的辨证论治体系,中医药治疗产褥期抑郁有确切的疗效,且少有西药的毒副作用。

(三)展望

治疗此病应在服药的同时,辅以心理疗法,对患者应释疑,顺意,愉悦,暗示,并嘱家属积极配合,以消除或改善患者焦虑忧郁紧张等不良情绪及生活环境因素。从而使患者树立信心,思想开朗,以利病愈。

第八节 产后调养

女性产后是一个"剧变"的时期,"十月怀胎,一朝分娩",身体的剧烈变化一般情况下经过一段时间的休息与调养,可以自然恢复。但是,这段时间因产妇身心剧烈变化,其调理也是必须的。

产后病的发病机理可以概括为三个方面:一是失血过多,亡血伤津,虚阳浮散,或血虚火动,易致产后血晕、产后痉证、产后大便难等;二是瘀血内阻,气机不利,血行不畅,或气机逆乱,产后腹痛、产后发热、产后身痛、恶露不绝等;三是外感六淫或饮食、房劳所伤等,导致产后腹痛、产后痉证、产后发热、产后身痛等。总之,产后脏腑伤动,百节空虚,腠理不实,卫表不固,摄生稍有不慎便可发生各种产后疾病。《傅青主女科》"凡病起于血气之衰,脾胃之虚,而产后尤甚。是以丹溪先生论产后,必大补气血为先,虽有他症,以末治之,斯言尽治产之大旨。"

产后疾病的诊断在运用四诊的基础上,根据新产特点,还须注意"三审",即先审小腹痛与不痛,以辨有无恶露的停滞,次审大便通与不通,以验津液之盛衰,三审乳汁的行与不行及饮食之多少,以察胃气的强弱。同时,参以脉症及产妇体质运用八纲进行综合分析,才能做出正确的诊断。在古代医籍中,对新产疾病颇为重视,不但论述了亡血伤津的情况下产生的"新产三病",即《金匮要略·妇人产后病脉证并治》所云"新产妇人有三病,一者病痉,二者病郁冒,三者大便难",而且指出了急重症"三冲""三急"的危害性。如《张氏医通》所论的"三冲",即冲心、冲肺、冲胃,其临床表现:冲心者,心中烦躁,卧起不安,甚则神志不清,语言颠倒;冲肺者,气急,喘满,汗出,甚则咳血;冲胃者,腹满胀痛,呕吐,烦乱。张氏还指出:"大抵冲心者,十难救一;冲胃者,五死五生;冲肺者,十全一二。"该书又提出产后"三急",曰:"产后诸病,惟呕吐、盗汗、泄泻为急,三者并见必危。"

产后病的治疗应根据亡血伤津、瘀血内阻、多虚多瘀的特点,本着"勿拘于产后,亦勿忘于产后"的原则,结合病情进行辨证论治。《景岳全书·妇人规》说:"凡产后气血俱去,诚多虚证,然有虚者,有不虚者,有全实者,凡此三者,但当随证随人,辨其虚实,以常法治疗,不得执有成心,概行大补,以致助邪。"即产后多虚应以大补气血为主,但其用药须防滞邪、助邪之弊;产后多瘀,当以活血行瘀之法,然产后之活血化瘀,又须佐以养血,使祛邪而不伤正,化瘀而不伤血。选方用药,必须照顾气血。开郁勿过于耗散,消导必兼扶脾,祛寒勿过于温燥,清热勿过用苦寒。同时,应掌握产后用药。"三禁"即禁大汗,以防亡阳;禁峻下,以防亡阴;

禁通利小便,以防亡津液。

《景岳全书·妇人规》云:"凡产后气血俱去,诚多虚证,然有虚者,有不虚者,有全实者。凡此三者,但当随证随人,辨其虚实,以常法治疗,不得执有成心,概行大补,以致助邪",又"产后虚证,无非随人元气,必素弱之人多有之,或于产后血气俱去而更弱者亦有之。此当因人察脉,因脉察证。若脉气、形气、病气俱不足,此当以全虚治之。若形气不足,病气有余,或兼火邪,或兼外邪,或以饮食停滞,是亦虚中有实","产后全实证,有如外感风寒,头痛身热,便实中满,脉紧数洪大有力者,此表邪之实证也。又火之盛者,必热渴躁烦,或便结腹胀,口鼻舌焦黑,酷喜冷冻饮料,眼眵,尿管痛赤,脉见洪滑,此内热之实证也。又郁怒动肝,胸胁胀痛,大便不利,脉弦而滑,此气逆之实证也。又恶露未尽,瘀血上冲,心腹胀满,疼痛拒按,大便难而小便利,此血逆之实证也"。

新产后调护:居室宜寒温适宜,空气流通,阳光充足,不宜关门闭户;衣着宜温凉合适,以防外感风寒中暑;饮食宜清淡,富含营养而宜消化;不宜过食生冷辛辣和肥腻煎炒之品,以免内伤脾胃;宜劳逸结合,以免耗伤气血;心情宜轻松舒畅,不宜悲恐抑郁太过,以防情志伤人。产后百日内,不宜交合,勿为房事所伤;尤宜保持外阴清洁卫生,以防病邪乘虚而入。

《竹林女科证治·产后调护》云:"产后上床,宜浓铺褥,高枕靠垫。勿令睡下,致血不行,宜仰卧,不宜侧睡。宜竖膝,不宜伸足。宜闭目静养,切忌大喜大怒。亦勿熟睡,恐倦极熟睡,血气上壅,因而眩晕。亦不宜高声急叫,以致惊恐。每日以手从心下轻轻按摩至脐,日五七次,则恶血尽下,次日乃止。不问有无病痛,宜以益母草煎汤搀和童便,日服数次(童便须临时取用,亦须清淡者为贵)四壁须遮围使无空隙,庶免风寒。夏日忌贪凉用扇、食冷硬物及当风坐卧。百日内忌夫妇交合,犯之终身有病。盈月后方可梳头洗足,否则手足腰腿必有酸痛等证。不可独宿,恐致虚惊。不可刮舌,恐伤心气。不可刷齿,恐致血逆。须至盈月,气血平复,方可照常理事。"

产后禁忌:①忌生冷、油腻食物:由于产后胃肠蠕动较弱,故过于油腻的食物如肥肉、板油、花生仁等应尽量少食以免引起消化不良。如夏季分娩,产妇大多想吃些生冷食物,如冰淇淋、冰镇饮料和拌凉菜、凉饭等,这些生冷食物容易损伤脾胃,不利恶露排出。②忌食辛辣等刺激性食物:韭菜、大蒜、辣椒、胡椒等可影响产妇胃肠功能,引发产妇内热,口舌生疮,并可造成大便秘结或痔疮发作。③忌食坚硬粗糙及酸性食物:产妇身体虚弱,运动量小,如吃硬食或油炸食物,容易造成消化不良,还会损伤牙齿使产妇日后留下牙齿易于酸痛的遗患。④忌食过咸食物:因咸食中含盐较多,可引起产妇体内水钠潴留,易造成水肿,并易诱发高血压病。但也不可忌盐,因产后尿多、汗多,排出盐分也增多,需要补充一定量的盐。⑤忌营养单一或过饱:产妇不能挑食、偏食,要做到食物多样化,粗细、荤素搭配,广而食之,合理营养。由于产妇胃肠功能较弱,过饱不仅会影响胃口,还会妨碍消化功能。因此,产妇要做到少食多餐,每日可由平时3餐增至5~6餐。⑥哺乳者禁食大麦及其制品:大麦芽、麦乳精、麦芽糖等食物有回乳作用,故产后哺乳期应忌食。⑦产后忌喝高脂肪的浓汤:喝高脂肪的浓汤易影响食欲和体型。同时,高脂肪饮食也会增加乳汁中的脂肪含量,使新生儿不能耐受和吸收而引起腹泻。因此,产妇宜喝些低脂肪、有营养的荤汤和素汤,如鱼汤、蔬菜汤、面汤等,以满足母婴对各种营养素的需要。

《竹林女科证治·产后禁忌》曰:"产后七日内毋犯冷水,毋洗下部。毋梳头以劳力,毋起早以冒风,毋行走以伤筋骨。至七日外方可用温水洗下部,尤须防产门进风。月内毋多言,毋劳女工，毋用凉水洗手足，即温水亦宜少洗。毋受惊恐，毋动怒气，毋过饮食，毋犯房劳，即一百二十日内亦不可劳神劳力。毋食重浊之物，以壅滞经络。毋食辛热之物，使血妄行。毋食生冷之物，使血凝结。毋食消导耗散之物，以损气血。毋多饮醇酒，以致神昏失误。毋多食咸味，以烧干乳汁。产后忌冒风而产门更宜紧防，虽七日外亦须遮盖紧密，脐腹宜时用衣服烘热温之。虽暑月亦宜浓盖，否则腹寒血气不行且多疼痛。"

产后调养之法：《妇人大全良方》曰："凡产毕，饮热童便一盏。不得便卧，宜闭目而坐。须臾上床，宜仰坐，不宜侧坐。宜竖膝，不宜伸足。高倚床头，浓铺床褥，遮围四壁，使无孔隙，免致贼风。以醋涂鼻，或用醋炭，更烧漆器。频以手从心至脐下，以防血晕血逆，如此三日。不问腹痛不痛，以童便和酒，温服五七次。酒虽行血，亦不可多。"《女科经纶》云："恐引血入四肢，能令血晕。宜频食白粥，渐食羊肉、猪蹄少许。仍慎言语七情寒暑，梳头洗足，以百日为度。若气血素弱者，不计月日，否则患手足腰腿酸痛等证，名曰蓐劳，最难治疗。"《妇人大全良方》云："若产后将息如法，四肢安和无诸疾苦，亦须先服黑神散四服；亦略备补益丸散之类，不可过多。又恐因药致疾，不可不戒。（如四物汤、四顺理中丸、内补当归丸、当归建中汤。）或产妇血盛，初经生产觉气闷不安者，调七宝散服之，若宁帖不须服。若三日后觉壮热头痛、胸膈气刺者，不可便作伤寒、伤风治之，此是乳脉将行，宜服玉露散一二服。若因床帐太暖，或产妇气盛，或素多喜怒，觉目眩晕如在舟车，精神郁冒者，此是血晕。即须服血晕药一二服止，仍须看承之人照管问当也。或觉粥食不美。虚困，即服四顺理中丸一二服。若于两三日间觉腹中时时撮痛者，此为儿枕作痛，必须服治儿枕药一二服。若大便秘或小便涩，切不可服通利药，以其无津液故也。若投通利之药则滑泄不禁，不可治也，切须戒之。若秘甚必欲通利，方可服和缓药即通。"

产后将调之法，《女科证治准绳》："曰：初产之妇，好血已亏，污血或留，彼黑神散非要药乎？答曰：至哉坤元，万物资生，理之常也。初产之妇，好血未必亏，污血未必积，脏腑未必寒，何以药为。饮食起居，勤加调护，何病之有。诚有污血，体怯而寒，与之数帖，亦自简便。或有他病，当求病起何因，病在何经，气病治气，血病治血，何用拘执此方，例令服饵。设有性急者，形瘦者，本有怒火者，夏月坐蓐者，时有火令，姜、桂皆为禁药。至于将护之法，尤为悖理，肉汁发阴经之火，易成内伤之病也。先哲具有训戒，胡为以羊、鸡浓汁作糜，而又常服。当归丸、当归建中汤、四顺理中丸，虽是补剂，并是偏热，脏腑无寒，何处消受？若夫儿之初生，母腹顿宽，便啖鸡子，且吃伏盐，不思鸡子难化，伏盐发热，展转生证，不知所因，率尔用药，宁不误人。予每见产妇之无疾者，必教之以却去黑神散，与夫鸡子、伏盐，诸品肉食，且与白粥将理，间以些少鲞鱼，煮令淡食之，半月后方与少肉；若鸡子亦须豁开淡煮，大能养胃却疾。彼富贵之家，骄恣之妇，卒有白带头风，气痛膈满，痰逆口干，经事不调，发秃体倦，皆是阳盛阴虚之病。天生血气，本自和平，曰盛曰虚，又乌知非此等缪迷有以兆之耶。"

新产后先消瘀血为第一义。叶以潜曰："《良方》云：产后以去败血为先，血滞不快，乃成诸病。夫产后元气既亏，营运失度，不免瘀血停留。治者必先逐瘀，瘀消然后方可行补，此第一义也。今人一见产后有内虚证，遽用参，甘温之剂，以致瘀血攻心而死，慎之。"慎斋按："以上一条，序产后有先消瘀之治也。产后证虚者固多，而虚中见实，莫如瘀血停滞一证为吃紧，此条最宜留意。"

产后以大补气血为主，朱震亨曰："产后有病，先固气血，故产后以大补气血为主，虽有杂证，以末治之。"汪机曰："产后百日之内，纵有杂证，必遵丹溪之法，以末治之，当大补气血为主,不可攻击,此正论也。"

产后先调脾胃,《妇人良方》曰:"新产之后虽无疾,宜将息,调理脾胃,进美饮食,则脏腑易平复,气血自然和调,百疾不生也。加味四君子汤、四顺理中丸,百日之内,宜常服之。"

产后祛邪必兼补剂。何松庵曰:"产后气血大损,诸事必须保重,切不可恃健劳碌,致内伤外感六淫七情诸证,为患莫测。故产后证,先以大补气血为主。虽有他证,以末治之。或欲去邪,必兼补剂为当,不宜专用峻厉,再损血气。"慎斋按:"以上四条,序治产后有攻补之法也。子和之论,专主攻邪。丹溪之论,专主补虚。两贤之法,各自有见,而丹溪之说为长。故必合《良方》,正宗二说以参之,乃攸当也。"

《傅青主女科》论产后用药十误:"一因气不舒而误用耗气顺气等药,反增饱闷,陈皮用至五分,禁枳实、厚朴。二因伤气而误用消导,反损胃气,至绝谷,禁枳壳、大黄、蓬、棱、曲、朴。三因身热而误用寒凉,必致损胃增热,禁芩、连、栀、柏、升、柴。四因日内未曾服生化汤,勿用参、耆、术,以致块痛不消。五毋用地黄以滞恶露。六毋用枳壳、牛膝、枳实以消块。七便秘毋用大黄、芒硝。八毋用苏木、棱、蓬以行块,芍药能伐气,不可用。九毋用山楂汤以攻块定痛,而反损新血。十毋轻服济坤丹以下胎下胞。产后危疾诸症,当频服生化汤,随症加减,照依方论。"

第八章　计划生育进展简介

计划生育是我国的一项基本国策,保障人民有生育的权利和义务。近三十年来我国计划生育工作取得了非常显著的成绩。1994年开罗国际人口与发展大会提出了生殖健康的新概念:妇女生殖健康是涉及女性从青春期、育龄期到更年期整个生命过程的健康问题,并指出计划生育不是孤立地控制人口数量,而是密切与妇幼保健、妇女健康相结合,要求妇女对于避孕方式做出知情选择。目前我国女性避孕的主要方法有工具避孕、药物避孕及外用避孕法,男性避孕的主要方法有输精管结扎术与阴茎套避孕。人工终止妊娠术不是避孕方法,是避孕方法失效时的补救措施。输卵管绝育术是一种安全的、永久性的节育措施。本章主要介绍女性避孕的各种方法及避孕失败的补救措施及输卵管绝育术。

第一节　避　孕

避孕是指采用科学手段让妇女暂时不受孕,是计划生育的重要组成部分。目前常用的女性避孕方法主要有宫内节育器法、药物避孕法及外用避孕法。

一、宫内节育器

宫内节育器(intrauterine,IUD)是一种安全、有效、简便、经济、可逆的避孕方法,是我国妇女的主要避孕措施。

(一)宫内节育器的种类

1. 惰性宫内节育器(第一代IUD)　目前由于脱落率及带器妊娠率高,大部分已淘汰。

2. 活性宫内节育器(第二代IUD)　节育器内含有活性物质如铜离子、激素、药物及磁性物质等,可提高避孕效果,减少副反应。

3. 新的含药宫内节育器　如左炔诺孕酮IUD(LNG-IUD-20):聚乙烯支架呈T形,含有尾丝,纵臂有硅橡胶囊,囊内含LNG 52mg,每日释放左炔诺孕酮20μg。对局部内膜有抑制作用,可明显减少月经量,甚至闭经,但常导致点滴出血。放置年限为5年。含吲哚美辛IUD:通过每日释放一定量的吲哚美辛,能有效降低置器后经量增多及疼痛的发生率。

(二)宫内节育器作用机制

1. 长期异物刺激导致子宫内膜受损,引起无菌性炎症反应,分泌的大量炎性细胞可覆盖于子宫内膜,影响受精卵的着床。

2. 受损子宫内膜使前列腺素的合成和释放增多,抑制输卵管蠕动,使受精卵运行与子宫内膜发育不同步,影响受精卵的着床。

3. 左炔诺孕酮IUD的避孕机制主要是使子宫内膜发生变化,不利于受精卵着床,宫颈黏液稠厚,不利于精子穿透。

4. 带铜IUD所释放的铜离子可使子宫内膜腺上皮细胞代谢受到严重的影响,受精卵着床及囊胚发育受影响。对精子有毒性作用,使精子不能获能。

二、激素避孕

激素避孕是指用女性甾体激素避孕,是一种高效避孕方法。20世纪50年代口服避孕药的问世改变了节育技术和计划生育的形势,改变了以往只能靠手术绝育或放置宫内节育器或采用避孕工具、杀精药的避孕方式。甾体避孕药的激素成分是雌激素和孕激素。

(一)甾体激素避孕药的作用机制

1. 抑制排卵　甾体激素避孕药对下丘脑多种激素有抑制作用,主要是抑制GnRH的释放,抑制FSH与LH的合成与释放,从而达到抑制排卵的作用。

2. 口服避孕药中的孕激素　可改变宫颈黏液性状,宫颈黏液高度黏稠,不利于精子穿透。

3. 改变子宫内膜形态与功能　改变子宫内膜增殖变化,使子宫内膜与胚胎发育不同步,不适于受精卵着床。

4. 改变输卵管的功能　改变输卵管正常的分泌活动与蠕动,改变受精卵在输卵管内的正常运行速度,从而干扰受精卵着床。

(二)甾体激素避孕药的副作用及处理

1. 类早孕反应　少数人服药后可出现恶心、呕吐、乏力、食欲缺乏、头晕等症状,轻者一般不需处理,可自然消失或减轻,症状严重者需更换制剂或停药。

2. 不规则阴道流血　又称突破性出血,轻者点滴出血,不用处理。流血量多似月经量,则停止服药,于出血第5日再开始服用下一周期的药物,或更换避孕药。

3. 闭经需排除妊娠　原有月经不规则妇女使用避孕药应谨慎。停药后月经不来潮需除外妊娠,停药7日后可继续服药。若连续停经3个月,需停药观察。

4. 体重增加　少数妇女服药后出现食欲亢进,体重增加。这种体重增加不影响健康,只要均衡饮食,适当运动可以减少这一副作用。

5. 色素沉着　极少数妇女面部出现淡褐色色素沉着,停药后多数会自然减轻或消失。

6. 其他个别妇女服药后会出现头痛、复视、乳房胀痛等,可对症处理,必要时停药并做进一步检查。

三、其他避孕方法

(一)紧急避孕

1. 定义　紧急避孕是指无保护性性生活或避孕失败后几小时或几日内,妇女为防止非意愿妊娠的补救避孕法,包括放置宫内节育器和口服紧急避孕药。

2. 方法

(1)紧急避孕药的种类及用法

1）雌、孕激素复方制剂：我国现有的复方左炔诺孕酮片，每片含炔诺孕酮0.15mg和炔雌醇0.03mg。无保护性生活72小时内服4片，12小时后再服4片。

2）单纯孕激素制剂：如左炔诺孕酮片，含左炔诺孕酮0.75mg。无保护性生活72小时内服1片，12小时后再服1片。

3）米非司酮片：为抗孕激素制剂，在无保护性生活120小时内服米非司酮10mg或25mg，1片即可。

（2）紧急放置宫内节育器：带铜宫内节育器可用于紧急避孕，适合实施补救措施后长期避孕且符合放置条件的妇女，在无保护性生活后5日之内放入带铜IUD。

（二）外用避孕药具的进展

1. 男用避孕套　也称阴茎套或避孕套，是目前使用最广泛的外用避孕工具，性交时套到男性阴茎上，起到物理屏障作用。阴茎套分为29mm、31mm、33mm、35mm四种规格。每次性交开始前就必须带上，全程使用。阴茎套还具有防止性传播疾病的作用。

2. 女用避孕套　也称阴道套，既能避孕，又能防止性传播疾病，除阴道过紧、生殖道畸形或生殖道肿瘤、子宫脱垂、生殖道急性炎症及对阴道套过敏者均可使用。

3. 外用杀精剂　是性交前置入女性阴道，具有对精子灭活作用的一类化学避孕制剂。目前常用有避孕栓剂、片剂、膜剂、胶冻剂和凝胶剂等。每次性交均要使用，片剂、栓剂和膜剂置入阴道后须待5~10分钟，溶解起效后进行性生活，若置入30分钟尚未性交，性交前须再次放置。

（三）安全期避孕

又称自然避孕，根据女性月经周期的知识判断排卵日期，识别排卵前后的易受孕期，进行周期性禁欲而达到避孕作用。常用有日历表法、基础体温法、宫颈黏液观察法。日历表法适用于月经规则妇女，排卵发生在下次月经来潮前14天左右，据此推算排卵前后4~5日为易受孕期，其他时间均为安全期。基础体温法是根据基础体温判断排卵日期。宫颈黏液法是根据宫颈黏液周期性变化判断。安全期避孕法并不十分可靠，失败率高。

第二节　输卵管绝育术

输卵管绝育术是一种安全、永久性节育措施，通过手术将输卵管切断、结扎、钳夹、切除或采用药物堵塞输卵管管腔，达到阻断精子和卵子相遇的方法。手术方式有经腹、腹腔镜下或经阴道操作。其中有经腹或腹腔镜下输卵管结扎术较为常用，但目前绝育术在临床上的使用已经越来越少。

一、经腹输卵管结扎术

（一）手术步骤与方法

1. 排空膀胱后取仰卧位，手术视野按常规消毒、铺无菌巾。

2. 在下腹正中耻骨联合上3~4cm处做2~3cm纵切口，产后则在宫底下2~3cm做纵切口。

3. 寻找并确认输卵管　术者用左手食指经切口伸入腹腔，沿宫底后方滑向一侧宫角，触及输卵管后，用卵圆钳将输卵管夹住，轻提至切口外，亦可用指板法或吊钩法提取并证实为输卵管。术中必须同时检查卵巢有无异常。

4.结扎输卵管　输卵管结扎方法有抽心包埋法、输卵管折叠结扎切除法、输卵管银夹法等。抽心包埋法是我国普遍采用的方法,具有血管损伤少、并发症少、成功率高等优点。手术方法:用0.5%利多卡因1ml使输卵管浆膜膨胀,尖刀切开膨胀的浆膜层,游离该段输卵管,剪除输卵管约1cm长,分别结扎输卵管远、近断端。缝合输卵管浆膜切口,将近端包埋于系膜内,远端缝合留于浆膜外。

(二)术后并发症

1.出血或血肿　过度牵拉、钳夹损伤输卵管系膜,或因血管结扎不紧造成。

2.感染　包括局部感染和全身感染。感染原因为体内原有感染尚未控制,或手术无菌操作观念不强、手术器械消毒不严所致。

3.脏器损伤　包括膀胱损伤、肠管损伤等。

4.输卵管再通　与手术时期、结扎方法本身及术者的技术有关。

二、经腹腔镜输卵管绝育术

1.手术步骤　局麻、连续硬膜外麻醉或静脉全身麻醉。脐孔下做1cm小切口,先用气腹针插入腹腔,充CO_2 2~3L,然后放置腹腔镜,在腹腔镜直视下将弹簧夹或硅胶环套于输卵管峡部,阻断输卵管通道。也可采用双极电凝法烧灼输卵管峡部1~2cm。

2.术后处理

(1)静卧4~6小时可下床活动。

(2)观察生命体征有无改变。

第三节　人工终止妊娠术

一、人工流产术

是指因意外妊娠、疾病等原因而采用手术或药物终止妊娠,是避孕失败的补救措施。

(一)负压吸引术指利用负压吸引原理将早期妊娠产物吸出

1.适应证

(1)妊娠10周内要求终止妊娠而无禁忌证者。

(2)患有某种严重疾病不宜继续妊娠者。

2.禁忌证

(1)生殖器官急性炎症。

(2)各种疾病的急性期,或全身情况不良,不能耐受手术者。

(3)术前两次体温在37.5℃以上者。

3.术前准备

(1)解除患者思想顾虑,详细询问病史,进行全身及妇科检查。

(2)血或尿HCG检测,B型超声检查以确诊妊娠及妊娠月份。

(3)术前白带常规、血型、血生化、感染系列、血常规、凝血功能检查。

（4）术前测量体温、脉搏、血压。

（5）排空膀胱。

4. **手术步骤**　取膀胱截石位，常规消毒外阴和阴道，铺无菌巾，做双合诊复查子宫位置、大小及附件情况，阴道窥器扩张阴道，消毒阴道和宫颈，宫颈钳夹持宫颈前唇，探针探测宫腔方向及深度，扩张宫颈，吸管连接到负压吸引器上，将吸管缓慢送入宫底部，负压一般控制在400~500mmHg，按顺时针方向吸1~2圈，术毕，检查有无绒毛及胚胎组织以及与妊娠月份是否相符。

（二）钳刮术

适用于妊娠10~14周内要求终止妊娠而无禁忌证，或因某种疾病而不宜继续妊娠或其他流产方法失败者。但近年来，随着米非司酮和前列腺素等药物的应用，钳刮术将逐渐被药物引产所代替。

（三）人工流产术并发症

1. **出血**　多发生在妊娠月份较大时，大块组织未能吸出，影响子宫收缩。可在扩张宫颈后，注射缩宫素，尽快取出胎盘及胚胎组织。

2. **子宫穿孔**　手术时器械进入宫腔突然感到无宫底感觉，或其深度明显超过原来所测深度，提示子宫穿孔，应立即停止手术，若穿孔小，无脏器损伤及内出血，手术已完成，可注射子宫收缩剂保守治疗，并给予抗生素抗感染治疗；若手术未完成，患者情况良好，穿孔小，无内出血，可请有经验的医师在B型超声引导下避开穿孔部位完成手术。若疑有腹腔内脏器损伤或内出血时，应剖腹探查或行腹腔镜检查，并做出相应处理。

3. **人工流产综合反应**　指施行人工流产手术时或术毕患者出现心动过缓、心律失常、面色苍白、头昏、胸闷、大汗淋漓，严重者甚至出现血压下降、昏厥抽搐等症状。主要是手术时对宫颈和子宫的机械性刺激引起迷走神经兴奋所致。应立即停止手术，并给予吸氧，一般能自行恢复。严重者可静脉注射阿托品0.5~1mg。

4. **吸宫不全**　指人工流产术后有部分胚胎或绒毛组织残留宫腔，引起持续性阴道出血或流血时间长，血量多。B型超声有助于诊断。若无明显感染征象，应尽早行刮宫术，刮出物送病理。

5. **漏吸或空吸**　漏吸是指术前确诊宫内妊娠，但未能吸出胚胎组织，以致妊娠继续发展者。一旦发现漏吸，应再次行负压吸引术。空吸是指非妊娠的子宫误诊为早孕，而行人工流产吸刮者。应将吸刮的组织全部送病理检查，还应排除宫外孕可能。

6. **感染**　可发生急性子宫内膜炎、盆腔炎等，术后应给予抗生素口服或静脉给药。

7. **羊水栓塞**　少见，偶发生在人工流产钳刮术后，宫颈损伤、胎盘剥离使血窦开放，为羊水进入血液创造条件。即使并发羊水栓塞，其症状及严重性不如妊娠晚期凶猛。

8. **远期并发症**　月经异常、宫颈粘连、宫腔粘连、盆腔炎性疾病后遗症、继发不孕等。

二、药物流产

药物流产是应用药物终止早期妊娠的方法，目前临床常用方案为米非司酮配合米索前列醇。米非司酮具有抗孕激素、糖皮质醇和轻度抗雄激素特性。米索前列醇有明显的收缩子宫作用。两者配伍应用终止早孕完全流产率可达90%以上。

（一）适应证

1. 正常宫内妊娠,孕龄7周以内,自愿要求药物终止妊娠的妇女。

2. 高危人流对象如瘢痕子宫、多次人工流产手术、哺乳子宫及严重骨盆畸形。

3. 对手术流产有恐惧或顾虑心理的妇女。

（二）禁忌证

1. 使用米非司酮的禁忌证　如肾上腺疾病、糖尿病及其他内分泌疾病,肝肾功能异常,血液病及血栓性疾病,妊娠期皮肤瘙痒。

2. 使用前列腺素类药物禁忌证　如心血管系统疾病、青光眼、高血压、哮喘、癫痫、胃肠功能紊乱等。

3. 其他带器妊娠、宫外孕,过敏体质,妊娠剧吐,贫血,长期服用抗结核、抗癫痫、抗抑郁药物、西咪替丁等。

（三）服药方法米非司酮分顿服法和分次服法

分次服药第1日晨口服米非司酮50mg（2片,25mg/片）,8~12小时后再服25mg；用药第2日早晚各服25mg,第3日早上7时再服25mg,1小时后顿服米索前列醇0.6mg。每次服药前后至少空腹1小时。顿服法用药第1天空腹顿服米非司酮200mg,于服药第3日早上顿服米索前列醇0.6mg,服药前后空腹1小时。

附　篇

第九章　妇产科常用特殊检查进展简介

第一节　生殖道细胞学检查

女性生殖道细胞通常指阴道、宫颈管、子宫及输卵管的上皮细胞。临床上常以阴道上段、宫颈阴道部的上皮细胞为主,通过检查脱落上皮反映其生理及病理的变化。生殖道细胞受卵巢激素的影响常出现周期性的变化,因此生殖道脱落细胞学检查既可反映体内激素水平的变化,又可以协助诊断生殖道不同部位的恶性肿瘤。

一、生殖道细胞学检查的取材与制片

（一）阴道涂片

雌激素可促进阴道上皮增生和成熟,上皮细胞分为底层、中层及表层,根据阴道上皮细胞的成熟程度,可以反映卵巢的功能。对已婚妇女,先从阴道侧壁上1/3处轻轻刮取黏液及细胞做涂片,薄而均匀地涂于玻片上,置95%乙醇中固定。

（二）宫颈刮片

是筛查早期子宫颈癌的重要方法。在宫颈外口鳞-柱状上皮交接处,以宫颈外口为圆心,用木质铲形小刮板轻轻刮取宫颈细胞一周,涂片,固定后行巴氏染色,镜检。

（三）宫颈涂片

宫颈涂片筛查异常细胞对于宫颈肿瘤防治起到重要作用。将细胞刷置于宫颈管内,在宫颈管内旋转360°后取出,旋转细胞刷将附着于小刷子上的标本放置于保存液中。

二、妇科疾病诊断

（一）闭经

阴道涂片检查计得底层细胞<20%,提示雌激素轻度低落;底层细胞占20%~40%,提示雌激素中度低落,常见于青年闭经或其他卵巢功能障碍性疾病;若底层细胞>40%,提示雌激素重度低落,多见于绝经期妇女。

（二）功能失调性子宫出血

无排卵性功能失调性子宫出血患者阴道涂片显示中至高度雌激素水平，但也有较长时期处于低至中度雌激素水平；排卵性月经失调性子宫出血涂片显示有周期性变化，排卵期出现高度雌激素影响，排卵后嗜伊红细胞指数虽有下降但仍偏高。

（三）生殖道感染性炎症

可提示细菌性阴道病、衣原体性子宫颈炎、病毒感染等。

三、妇科肿瘤诊断

阴道细胞学诊断报告有分级诊断及描述性诊断两种。近年来推荐应用TBS分类法及其描述性诊断。

（一）阴道细胞学巴氏分类法

共分成五级。

巴氏Ⅰ级：为正常的阴道细胞涂片。

巴氏Ⅱ级：细胞核普遍增大，淡染，核染色质稍多。一般提示炎症。

巴氏Ⅲ级：核增大，核深染，核型不规则或双核。提示可疑癌。

巴氏Ⅳ级：少数细胞具有恶性改变，核大，深染，核型不规则，核染色质颗粒粗，分布不均。提示高度可疑癌。

巴氏Ⅴ级：核增大，核质比例失常，核大小不一，形态不规则，核深染且深浅不一，核分裂异常，核仁增大变多。提示癌症。

此法简便易行，但假阴性率较高，已逐步被TBS分类法所取代。

（二）TBS分类法

国际癌症协会于1991年对宫颈、阴道细胞学的诊断报告正式采用了TBS分类法，并于2001年再次修订。TBS分类法诊断报告主要包括以下内容：

1. 感染　滴虫、真菌、细菌及病毒所引起的细胞改变。

2. 反应性细胞改变　细胞对炎症、放疗、宫内节育器相关的反应性细胞改变。

3. 鳞状上皮细胞异常　①不典型鳞状细胞（ASC）：包括无明确诊断意义的不典型鳞状细胞（ASCUS）和不能排除高级别鳞状上皮内病变不典型鳞状细胞（ASC-H）；②低度鳞状上皮内病变（LSILs）：包括HPV感染及CINⅠ级；③高度鳞状上皮内病变（HSILs）：包括CINⅡ级、CINⅢ级和原位癌；④鳞状细胞癌。

4. 腺上皮异常　①不典型腺上皮细胞（AGC）：包括子宫颈管AGC和子宫内膜AGC；②腺原位癌（AIS）；③腺癌（宫颈管、子宫内膜或子宫外）。

5. 其他恶性肿瘤　原发或转移的不常见的宫体及子宫颈肿瘤。

第二节　女性内分泌激素测定

妇科内分泌疾病临床常测定相关激素以协助疾病的诊断、鉴别诊断和疗效观察。常用激素测定包括促卵泡激素（FSH）、促黄体生成激素（LH）、催乳素（PRL）、雌激素（E_2）、孕酮（P）、睾酮（T）、人绒毛膜促性腺激素（HCG）测定等。

一、垂体促性腺激素测定

垂体分泌的促性腺激素有FSH和LH,同属于糖蛋白激素,皆由蛋白及寡糖链组成。垂体促性腺激素受下丘脑GnRH及卵巢雌激素、孕激素、抑制素的综合调控。FSH的生理作用主要是促进卵泡成熟及促进雌激素的分泌,LH的生理作用主要是促进卵巢排卵和黄体生成,并促使黄体分泌孕激素和雌激素。

临床应用:

(一)鉴别闭经原因

临床上FSH和LH高于正常水平常见于卵巢性闭经、卵巢功能不足、卵巢发育不良、卵巢切除术后等; FSH和LH低于正常水平常见于垂体性闭经。

(二)协助诊断多囊卵巢综合征

LH呈过多的突发性脉冲释放, LH/FSH比值≥2.5~3,有助于多囊卵巢综合征的诊断。

(三)监测排卵

测定LH峰值可以估计排卵时间及排卵情况,临床常用于不孕症的诊治。

二、垂体催乳素测定

催乳素是腺垂体催乳细胞分泌的单链多肽,受下丘脑催乳素抑制激素和催乳激素释放激素的调节。PRL的主要生理功能是促进乳房发育及泌乳,并参与生殖功能的调节。

临床应用:

(一)高催乳素血症

闭经、不孕及月经失调者,无论有无泌乳均应测PRL,以除外高催乳素血症。

(二)垂体催乳素瘤

患有垂体腺瘤时可见PRL异常增高。

(三)PRL水平升高还见于卵巢衰竭、黄体功能欠佳、长期哺乳、神经精神刺激、药物作用(如避孕药、大量雌激素、利血平、抗抑郁药)因素等。

(四)PRL降低多见于垂体功能减退、单纯性催乳素分泌缺乏症等。

三、雌激素测定

育龄期妇女体内雌激素主要由卵巢产生,孕妇体内雌激素主要由卵巢、胎盘产生,少量来自肾上腺。雌激素主要包括雌酮(E_1)、雌二醇(E_2)、雌三醇(E_3),其中以E_2活性最强,对维持女性的生理特征起重要作用。

临床应用:

(一)监测卵巢功能

如果雌激素无周期性变化,持续维持在早卵泡期水平或更低,常提示卵巢功能不足;若雌激素无周期性变化,持续维持在早、中卵泡期水平,常见于无排卵性功能失调性子宫出血、多囊卵巢综合征;雌激素水平过高,常见于性早熟、颗粒细胞瘤、绝经后阴道流血等疾病。

（二）监测胎儿-胎盘单位功能

孕妇24小时尿中E_3值＞15mg为正常值，10~15mg为警戒值，＜15mg为危险值。

四、孕激素测定

女性体内孕激素由卵巢、胎盘和肾上腺皮质产生。卵泡期孕酮水平极低，排卵后卵巢黄体产生大量孕酮，在排卵后7~8日孕激素达到高峰，月经前4日逐渐下降至卵泡期水平。妊娠时血清孕酮水平随妊娠进展而逐渐增高，妊娠早期主要由卵巢妊娠黄体产生，妊娠8~10周后，胎盘合体滋养细胞是产生孕激素的主要来源。

临床应用：

（一）排卵监测

正常情况下，血清孕酮水平＞5ng/ml，常提示有排卵，孕酮分泌正常的不孕症应从其他方面寻找不孕的原因。

（二）有助于先兆流产的诊断

血清孕酮的测定对判断正常妊娠胚胎的发育有帮助，如果妊娠后孕酮水平连续下降，常提示有流产的可能。

（三）有助于异位妊娠的诊断

异位妊娠时，血清孕酮水平偏低，如果血清孕酮值＞25ng/ml，提示异位妊娠的几率很小。

（四）评价黄体功能

黄体期孕酮水平低于生理值，常提示黄体功能不足；月经来潮前4~5日孕酮仍高于生理水平，常提示黄体萎缩不全。

（五）观察胎盘功能

妊娠期血中孕酮水平下降，常提示胎盘功能减退。

五、雄激素的测定

女性体内雄激素由卵巢和肾上腺皮质分泌。雄激素分为睾酮和雄烯二酮，睾酮主要是由雄烯二酮转化而来，雄烯二酮主要由卵巢和肾上腺皮质分泌。

临床应用：

（一）多囊卵巢综合征

睾酮水平通常不超过正常范围上限2倍，雄烯二酮常升高，脱氢表雄酮正常或轻度升高。

（二）雄激素水平升高还常见于肾上腺皮质增生或肿瘤、卵巢男性化肿瘤、男性假两性畸形、应用雄激素制剂或具有雄激素作用的内分泌药物等。

六、人绒毛膜促性腺激素测定

人绒毛膜促性腺激素（HCG）是一种糖蛋白激素，主要由妊娠滋养细胞产生，正常妊娠的受精卵着床时，受孕后9~13天HCG水平有明显上升，约1.7~2日上升1倍，妊娠8~10周达到高峰，以后迅速下降，妊娠中晚期，HCG仅为高峰时的10%。

临床应用：

（一）妊娠诊断

早孕妇女的HCG于排卵后8天即可从血或尿中检测到，用于早孕的诊断可靠、简便。

（二）异位妊娠的诊断

异位妊娠的HCG水平较正常宫内妊娠偏低，若HCG维持在低水平，间隔2~3日无成倍上升，应怀疑异位妊娠。

（三）先兆流产

孕早期HCG 1.7~2日上升1倍，早孕先兆流产时连续测定HCG可提示预后。

（四）妊娠滋养细胞疾病的诊断和监测

葡萄胎时，血清HCG常明显高于正常孕周的相应值，在停经8~10周继续上升。HCG水平是妊娠滋养细胞肿瘤的主要诊断依据。葡萄胎清宫术后HCG下降缓慢或下降后又上升，或足月产、流产和异位妊娠后超过4周HCG仍持续在高水平或下降后又上升，在排除妊娠和妊娠产物残留后，可诊断妊娠滋养细胞肿瘤。治疗过程中应连续监测HCG水平，反映病情的变化。

（五）肿瘤

卵巢无性细胞瘤、未成熟畸胎瘤可分泌HCG，分泌HCG的肿瘤还可见于肠癌、肝癌、肺癌、胰腺癌、胃癌等。

第三节　产前诊断常用检查方法

一、产前超声检查

妊娠期超声检查可以发现胎儿许多严重的结构畸形以及各种细微的变化，是产前诊断重要的手段之一，胎儿畸形超声检查通常指妊娠18~24周的胎儿超声检查，主要对胎儿体表及内脏的大体结构进行系统观察，产前可以诊断的胎儿畸形如严重脑畸形（无脑儿、重度脑积水、严重脑膨出等）、严重开放性脊柱裂、单腔心、联体双胎以及胎儿股骨、胫骨、腓骨、肱骨的严重缺失等。

妊娠11~13周超声测量胎儿颈部皮肤透明层厚度（NT）是目前最有效的筛查胎儿染色体异常的指标之一。

产前超声检查受胎位、羊水、母体等因素的影响，有些畸形可在妊娠早期诊断，如脊柱裂、联体双胎等，有些畸形在妊娠晚期才能诊断，如脑积水、肾盂积水、多囊肾等。

二、非整倍体染色体异常的产前血清学筛查

人体染色体数目为46，是具有两个染色体组的二倍体细胞，若细胞中染色体数目不能被23整除则称为非整倍体，染色体非整倍体是常见的染色体病，多表现为先天多发性畸形、智力低下、生长发育迟缓等。新生儿中发病率最高的染色体异常疾病是21-三体综合征（Down综合征），常表现为智力低下、先天性心脏病、生长发育迟缓等。因其发病率高，至今无有效治疗方法，因此对该病进行早期诊断、早期干预有重要意义。目前21-三体综合征筛查方法

也能检测出18-三体(爱德华综合征)、45-XO(Turner综合征)等,统称为胎儿非整倍体筛查。

胎儿非整倍体筛查指标目前采用妊娠中期母体血清生化指标进行检测,妊娠早期筛查时间为10~14周,检测母体血清中妊娠血浆蛋白A(PAPP-A)、游离β-HCG,妊娠中期筛查时间为16~21周,检测母样血清中甲型胎儿蛋白(AFP),绒毛膜促性腺激素(HCG)和游离雌三醇(uE_3)。

三、胎儿游离 DNA 检测

孕妇的外周血血清中约有1%~5%的DNA是来自胎儿的,通过对胎儿的DNA测序分析,进行胎儿异常染色体的筛查。该技术具有非侵入性、检测灵敏度高等特点,但费用相对较高。

目前临床用来诊断的疾病有21、18、13-三体等染色体异常以及性染色体异常,对于其他染色体的数目异常以及染色体结构异常都不能诊断。其临床价值有待于进一步观察。

四、染色体病的产前诊断常用技术

目前,细胞遗传学检查是诊断染色体病的主要方法,它是通过组织细胞进行传统染色体分析的过程,细胞培养是细胞遗传学的关键步骤。而分子遗传学是细胞遗传学和分子遗传学结合的产物,常采用的技术有:绒毛活检、羊膜腔穿刺术、经腹脐血穿刺技术、胎儿组织活检和胚胎植入前遗传学诊断等。

(一)绒毛活检

绒毛活检是妊娠早期经宫颈或腹部穿刺到胎盘的组织中,取适量的胚胎绒毛进行细胞遗传学检查、基因分析或生化检查等,常在妊娠10~13周之间进行。根据胎盘的位置选择最佳的穿刺点,位置较低或后壁胎盘一般宜采用宫颈绒毛活检,宫底部胎盘或胎盘位于前壁的妇女可采用经腹绒毛活检。该方法具有快速、可较早发现胚胎异常等特点,但可出现绒毛组织的细胞遗传学与胎儿细胞不符的现象。

(二)羊膜腔穿刺术

羊膜腔穿刺术是在超声引导下经母体腹部穿刺羊膜腔收集羊水进行胎儿染色体检查的技术。穿刺一般在妊娠16~20周进行。可诊断各种染色体异常疾病以及通过染色体判断胎儿性别。在超声引导下羊水穿刺的并发症很少见,极少数的孕妇可发生阴道见红或羊水泄漏、绒毛膜羊膜炎、流产等。

(三)经腹脐血穿刺技术

经腹脐血穿刺是在超声引导下经母体腹壁穿刺脐血采集脐带静脉血的技术。可检测胎儿有无染色体病、胎儿有无感染性疾病,诊断胎儿血液系统疾病如血友病、地中海贫血、免疫性血小板减少症等,了解胎儿生理生化指标如血气分析、微量元素等。

(四)胎儿组织活检

在妊娠18~22周,可以通过胎儿镜下组织活检进行某些家族性遗传病的产前诊断,如严重遗传性皮肤病、肝酶代谢相关疾病、假性肥大性肌营养不良等。

(五)胚胎植入前遗传学诊断

胚胎植入前遗传学诊断通过在配子或胚胎阶段对遗传病进行分子遗传学的诊断,选择没有疾病表型的胚胎植入子宫,从而获得正常胎儿的诊断方法,可有效地防止有遗传疾病患儿的出生。适应证主要包括:单基因病、染色体病和非整倍体筛查。

第四节　女性生殖器官活组织检查

女性生殖器官活组织检查主要有外阴活组织检查、阴道活组织检查、宫颈活组织检查、子宫内膜活组织检查等。

一、外阴活组织检查

（一）适应证

1. 外阴色素减退性疾病。

2. 外阴部赘生物。

3. 长期不愈的外阴溃疡。

4. 外阴特异性感染。

（二）禁忌证

外阴急性炎症。此外，外阴活组织检查尽量避开月经期。

（三）方法

患者取膀胱截石位，常规外阴消毒，铺无菌孔巾，取材部位可用局部浸润麻醉。于外阴病变部位或可疑部位用活组织钳钳取，局部压迫止血，标本置于10%甲醛溶液中固定后送病检。

二、阴道活组织检查

（一）适应证

阴道赘生物、阴道溃疡灶。

（二）禁忌证

急性外阴炎、阴道炎、子宫颈炎、盆腔炎。

（三）方法

患者取膀胱截石位，阴道窥器暴露活检部位并消毒。活检钳钳取可疑部位组织，对表面有坏死组织的，要取至深层新鲜组织。无菌纱布压迫止血，必要时阴道内放置无菌带尾纱布压迫止血，嘱其24小时后自行取出。活检组织常规送病理检查。

三、宫颈活组织检查

（一）适应证

1. 宫颈刮片细胞学检查报告巴氏Ⅲ级或Ⅲ级以上者，或鳞状上皮细胞异常者。

2. 宫颈赘生物需要确诊者。

3. 阴道镜检查时反复可疑阳性或阳性者。

4. 疑有宫颈癌或慢性特异性炎症，需进一步明确诊断者。

（二）禁忌证

1. 外阴、阴道、宫颈或盆腔急性炎症。

2. 月经前期。

（三）方法

患者取膀胱截石位，阴道窥器暴露宫颈，消毒阴道和宫颈。活检钳钳取病变部位，可疑子宫颈癌者在阴道镜检查可疑处或碘不着色及宫颈3、6、9、12点处做四点活检。将取下的组织放入10%甲醛中固定,若为多点活检应分别送病理检查。钳取组织后,宫颈局部伤口以消毒纱布压迫止血。若出血活跃则用止血粉(如云南白药、高锰酸钾等)或无菌带尾纱布等压迫止血,24小时后取出。

四、子宫内膜活组织检查

(一)适应证

1. 子宫异常出血或阴道排液需证实或排除子宫内膜癌、子宫颈癌,或其他病变如流产、子宫内膜炎等。

2. 检查无排卵性功能失调性子宫出血或排卵性功能失调性子宫出血是黄体功能不足还是子宫内膜不规则脱落。

3. 检查原因不明不孕症的宫内因素。

4. 宫腔内有组织残留或功能失调性子宫出血长期多量出血,彻底刮宫既有助于诊断,并又能迅速止血。

5. 分段诊刮适用于绝经后子宫出血或老年患者疑有子宫内膜癌,了解宫颈管是否被累及。

(二)禁忌证

1. 阴道炎、子宫颈炎或盆腔急性炎症。

2. 妊娠。

3. 急性严重全身性疾病。

(三)方法

患者取膀胱截石位,双合诊查明子宫位置、大小。常规消毒外阴后铺无菌消毒巾,阴道窥器暴露宫颈,再次消毒阴道和宫颈。用宫颈钳钳夹宫颈前(后)唇,子宫探针测量宫颈管及宫腔深度。用专用活检钳以取到适量子宫内膜为标准。也可用小刮匙送至宫底部,进行全面刮取子宫内膜,将刮取的子宫内膜病变组织放入10%甲醛中固定送检。

分段诊刮时先不探查宫腔深度,以免将宫颈管组织带入宫腔混淆诊断。用小刮匙自宫颈内口至外口顺序刮宫颈管一周,将所刮取组织放置于无菌纱布上,然后刮匙进入宫腔刮取子宫内膜。刮出宫颈管黏膜及宫腔内膜组织分别装瓶、固定,送病理检查。

(四)注意事项

1. 不孕症或功能失调性子宫出血患者应选在月经前或月经来潮6小时内刮宫,以判断有无排卵或黄体功能不良。

2. 刮宫患者术后2周内禁性生活及盆浴,以预防感染。

3. 疑子宫内膜结核者,刮宫时要特别注意搔刮子宫两角。

第五节　输卵管通畅检查

输卵管通畅检查主要是检查输卵管是否畅通,了解宫腔和输卵管的形态及输卵管阻塞部位。目前临床常用方法有输卵管通液术、子宫输卵管造影术、输卵管镜、宫腔镜下输卵管口插管通液术等。

一、输卵管通液术

(一)适应证

1. 不孕症。

2. 检验和评价输卵管绝育术、输卵管再通术或输卵管成形术的手术效果。

3. 对输卵管黏膜轻度粘连有疏通作用。

(二)禁忌证

1. 妊娠期、月经期。

2. 内外生殖器急性炎症或慢性炎症急性或亚急性发作。

3. 严重的全身性疾病,如心、肺功能异常等,不能耐受手术。

4. 体温高于37.5℃。

(三)术前准备

1. 月经干净后3~7日,术前3日禁性生活。

2. 术前半小时肌内注射阿托品0.5mg解痉。

(四)方法

1. 患者排空膀胱后取膀胱截石位,双合诊了解子宫位置及大小,外阴、阴道常规消毒后铺无菌巾。

2. 放置阴道窥器充分暴露宫颈,再次消毒阴道穹窿及宫颈,宫颈钳钳夹宫颈前唇。以子宫探针顺子宫方向轻轻探达宫底,测子宫深度及子宫屈度及大小。

3. 沿宫腔方向置入宫颈导管,并使其与宫颈外口紧密相贴。将注射器与宫颈导管相连,缓慢推注液体,观察推注时阻力大小、经宫颈注入的液体是否回流、患者下腹部是否疼痛等情况。若顺利推注20ml生理盐水无阻力,或开始稍有阻力,随后阻力消失,无液体回流,患者无明显不适感,提示输卵管通畅。若勉强注入5ml即感有阻力,患者感下腹胀痛,停止推注后液体又回流至注射器内,表明输卵管阻塞。若注射液体有阻力,再经加压注入又能推进,说明有轻度粘连已被分离。

(五)注意事项

1. 术后2周禁盆浴及性生活,预防感染。

2. 不可在月经刚刚干净或宫腔仍有血性分泌物时进行。

二、子宫输卵管造影

(一)适应证

1. 了解输卵管是否通畅及其形态、阻塞部位。

2. 了解宫腔形态,确定有无子宫畸形及类型,有无宫腔粘连、子宫黏膜下肌瘤、子宫内膜息肉及异物等。

3. 协助诊断内生殖器结核、子宫黏膜下肌瘤等。

(二)禁忌证

1. 妊娠期、月经期。

2. 内外生殖器急性炎症或慢性炎症急性或亚急性发作。

3. 严重的全身性疾病,如心、肺功能异常等,不能耐受手术。

4. 体温高于37.5℃。

5. 碘过敏者。

6. 产后、流产、刮宫术后6周内。

（三）术前准备

1. 造影时间以月经干净后3~7日为宜，术前3日禁性生活。

2. 做碘过敏试验。

3. 术前半小时肌内注射阿托品0.5mg解痉。

（四）方法

1. 前两步骤同输卵管通液术。

2. 将造影剂充满宫颈导管，排出空气，沿宫腔方向将其置入宫颈管内，徐徐注入碘化油，在X线透视下观察碘化油流经输卵管及宫腔情况并摄片。24小时后再摄盆腔平片，以观察腹腔内有无游离碘化油。若用泛影葡胺液造影，应在注射后立即摄片，10~20分钟后第二次摄片，观察泛影葡胺液流入盆腔情况。

（五）造影结果的判断

1. 正常子宫、输卵管　宫腔呈倒三角形，双侧输卵管显影形态柔软，24小时后摄片盆腔内见散在造影剂。

2. 患子宫内膜结核时子宫失去原有的倒三角形态，内膜呈锯齿状不平；患子宫黏膜下肌瘤时可见宫腔充盈缺损；子宫畸形时有相应显示。

3. 输卵管结核显示输卵管形态不规则、僵直或呈串珠状；输卵管积水见输卵管远端呈囊状扩张；24小时后盆腔X线摄片未见盆腔内散在造影剂，提示输卵管不通。

（六）注意事项

1. 造影后2周禁盆浴及性生活，可酌情给予抗生素预防感染。

2. 宫颈导管与宫颈外口必须紧贴，以防碘化油流入阴道内。

3. 宫颈导管不要插入太深，以免损伤子宫或引起子宫穿孔。

4. 碘化油注入时用力不可过大，推注不可过快，以免损伤输卵管。

5. 有时因输卵管痉挛造成输卵管不通的假象，必要时重复进行。

第六节　常用穿刺检查

妇科常用的穿刺检查有腹腔穿刺检查和羊膜腔穿刺检查，腹腔穿刺检查又分为经腹壁和经阴道后穹窿穿刺两种。

一、腹腔穿刺检查

（一）经腹壁腹腔穿刺术

1. 适应证

（1）用于协助诊断腹腔积液的性质。

（2）鉴别贴近腹壁及下腹部的肿物性质。

（3）腹水过多者，可穿刺放出部分腹腔积液，使呼吸困难等症状暂时缓解，使腹壁松软易于做腹部及盆腔检查。

（4）腹腔穿刺注入药物进行化疗。

（5）气腹造影时，做穿刺注入二氧化碳，拍摄X线片，盆腔器官可清晰显影。

2. 禁忌证

（1）疑有腹腔内严重粘连者，特别是妇科恶性肿瘤盆、腹腔转移致肠梗阻者。

（2）疑为巨大卵巢囊肿者。

（3）大量腹腔积液伴有严重电解质紊乱者禁大量放腹腔积液。

（4）精神异常者。

3. 方法

（1）经腹B型超声引导下穿刺，需膀胱充盈，确定肿物位置后排空膀胱，经阴道B型超声指引下穿刺，需在术前排空膀胱。

（2）腹腔积液量较多及囊内穿刺时，患者取仰卧位；积液量较少取半卧位或侧斜卧位。

（3）穿刺点一般选择在脐与左髂前上棘连线中、外1/3交界处，囊内穿刺点宜在囊性感明显部位。

（4）常规消毒穿刺区皮肤，铺无菌孔巾。

（5）穿刺一般不需麻醉，对于精神过于紧张者，0.5%利多卡因行局部麻醉，深达腹膜。

（6）7号穿刺针从穿刺点垂直刺入腹腔，穿透腹膜时针头阻力消失，拔去针芯，见有液体流出，用注射器抽出适量液体送病理。

（7）拔出穿刺针，局部再次消毒，覆盖无菌纱布，固定。若针眼有腹水溢出可稍加压迫。

4. 注意事项

（1）严格无菌操作，以免腹腔感染。

（2）控制针头进入深度，以免损伤血管。

（3）大量放液时，速度不宜过快，每小时放液量不宜超过1000ml，一次性放液量不宜超过4000ml，严密观察患者血压、脉搏、呼吸等生命体征。

（4）术后卧床休息8~12小时，必要时给予抗生素预防感染。

（二）经阴道后穹窿穿刺术

1. 适应证

（1）疑盆腔内有积液、积脓时，可做穿刺抽液检查，以了解积液性质。

（2）盆腔脓肿的穿刺引流及局部注射药物治疗。

（3）B型超声引导下经阴道后穹窿穿刺取卵，用于各种辅助生殖技术。

（4）盆腔肿块位于直肠子宫陷凹内，经后穹窿穿刺直接抽吸肿块内容物做涂片，行细胞学检查以明确性质。

2. 禁忌证

（1）盆腔严重粘连。

（2）临床高度怀疑恶性肿瘤。

（3）异位妊娠准备采用非手术治疗时。

3. 方法　患者排空膀胱后取膀胱截石位，外阴、阴道常规消毒，铺无菌巾。阴道窥器充分暴露宫颈及阴道后穹窿并消毒。宫颈钳钳夹宫颈后唇，向上提拉，充分暴露后穹窿，再次消毒。用22号长穿刺针头连接5~10ml注射器在阴道后穹窿正中，距阴道宫颈交界处下方1cm

处平行宫颈稍后进针,深2~3cm,针头通过阴道壁后有落空感后开始抽吸,可适当改变针头方向,抽出液体后,边抽吸边退针头。穿刺部位如有出血,可用棉球压迫止血,血止后取出阴道窥器。

4.注意事项

(1)穿刺方向应是阴道后穹窿正中点进针与宫颈管平行的方向,不可过分向前或向后,以免针头刺入宫体或进入直肠。

(2)穿刺深度要适当,一般2~3cm,过深可刺入盆腔器官或穿入血管。

(3)有条件应先行B型超声检查,协助诊断直肠子宫陷凹有无液体及液体量。

(4)阴道后穹窿穿刺未抽出血液,不能完全除外宫外孕和腹腔内出血;内出血量少、血肿位置高或与周围组织粘连时,均可造成假阴性。

(5)抽出液体均根据初步诊断,分别行涂片、常规及细胞学检查。

二、经腹壁羊膜腔穿刺术

经腹壁羊膜穿刺术是在用穿刺针经腹壁、子宫壁进入羊膜腔抽取羊水,进行胎儿染色体核型及酶学检测,或注入药物用于治疗。

(一)适应证

1.需行羊水细胞染色体核型分析、染色质检查以明确胎儿性别、诊断各种染色体异常疾病及遗传病可能。

2.需做羊水生化测定 怀疑胎儿神经管缺陷需测AFP;疑母儿血型不合需检测羊水中血型物质、胆红素、雌三醇以判定胎儿血型及预后。

3.胎儿异常或死胎需做羊膜腔内注药(依沙吖啶等)引产终止妊娠。

4.必须短期内终止妊娠,但胎儿未成熟需行羊膜腔内注入皮质激素以促进胎儿肺成熟。

5.羊水过多,胎儿无畸形,需放出适量羊水以改善症状及延长孕期,提高胎儿存活率。

6.羊水过少,胎儿无畸形,可间断于羊膜腔内注入适量生理盐水,以预防胎盘和脐带受压,减少胎儿肺发育不良或胎儿窘迫。

7.母儿血型不合需给胎儿输血。

(二)禁忌证

1.用于产前诊断时

(1)孕妇曾有流产征兆。

(2)术前24小时内两次体温在37.5℃以上。

2.用于羊膜腔内注射药物引产时

(1)心、肝、肺、肾疾患在活动期或功能严重异常。

(2)各种疾病的急性阶段。

(3)有急性生殖道炎症。

(4)术前24小时内两次体温在37.5℃以上。

(三)方法

孕妇排空膀胱后取仰卧位,腹部皮肤常规消毒,铺无菌巾,在穿刺点用利多卡因局部浸润麻醉,用20号或22号腰穿针垂直由腹壁刺入羊膜腔,有落空感后抽出针芯,羊水自然流出,抽出所需羊水或注射药物,将针芯插入穿刺针内,迅速拔针,无菌纱布覆盖,按压后胶布固定。

（四）注意事项

1. 严格无菌操作,以防感染。

2. 穿刺针宜细。进针不可过深,尽可能一次成功。

3. 穿刺前应查明胎盘位置,以防刺穿入胎盘。经胎盘穿刺者,羊水可能经穿刺孔进入母体血循环而发生羊水栓塞。

4. 若抽不出羊水,可稍加调整穿刺方向、深度。

5. 受术者必须住院观察,医护人员应严密观察受术者穿刺后有无持续阴道流血、下腹痛或异常宫缩等情况。

第七节 妇科肿瘤标志物检查

根据肿瘤标志物的来源、分布、增生程度及与肿瘤的关系可分为: ①原位性肿瘤相关物质; ②异位性肿瘤相关物质; ③胎盘性及胚胎性肿瘤相关物质; ④病毒性肿瘤相关物质; ⑤癌基因、抑癌基因及其产物。

一、卵巢肿瘤

（一）原位性肿瘤相关物质

1. 癌抗原125(CA125) 不能单独用于卵巢癌的筛选或早期诊断,但对疾病发展、预测预后具有重要作用。

2. 糖链抗原19-9(CA19-9) 与CA125联合可用于卵巢癌的诊断、病情监测及疗效预测,但不适用于鉴别卵巢肿瘤良、恶性。

3. CA72-4 与CA125联合可提高卵巢黏液性癌诊断的灵敏度、特异度。

4. 人睾丸分泌蛋白4(HE4) 对Ⅰ期卵巢癌诊断的灵敏度高达45.9%(特异性95%),与CA125联合检测比单独使用其任何一个都灵敏。

5. Hk Hk6、Hk10可用于卵巢癌早期诊断。Hk6与CA125联合,特异性与灵敏度分别达到了90%和72%。

（二）胎盘性及胚胎性肿瘤相关物质

1. 癌胚抗原(CEA) 60%的女性生殖系统癌瘤患者血清可为阳性,但特异性差。

2. 甲胎蛋白(AFP) 对卵巢恶性生殖细胞肿瘤尤其是内胚窦瘤及胚胎癌敏感而特异。若治疗后AFP值持续不降,提示病变持续存在; 若降至正常后又升高,提示肿瘤复发。

3. 雌、孕激素受体 卵巢恶性肿瘤中雌激素受体(ER)高表达; 肿瘤分化程度愈低,孕激素受体(PR)阳性率也愈低。

二、子宫颈癌

（一）人乳头瘤病毒(HPV)

HPV尤其是HPV16、18的持续感染状态可致不同程度的宫颈癌前病变,继而导致宫颈癌。

（二）原位性肿瘤相关物质

1. Ki-67 子宫颈癌分化越差, Ki-67核抗原指数越高,细胞异常增殖越旺盛,侵袭力越强,转移能力也随之增强。

2. 鳞状上皮细胞癌抗原(SCCA) 异常升高见于68%的宫颈鳞癌,宫颈腺癌仅21%升高,是宫颈癌较好的标志物。

(三)癌基因、抑癌基因

在子宫颈鳞状上皮的恶性转化中,野生型P53蛋白的灭活起重要作用。

三、子宫内膜癌

(一)血清肿瘤标志物

1. CA125 可评估子宫内膜癌复发及病情发展。然其特异性不高,不能单独用于早期诊断和筛查。

2. HE4 是最敏感、准确的标志物,尤其在区分内膜病变良恶性、早期诊断子宫内膜癌中比CA125有优势。

3. 甲壳质酶蛋白40(YKL-40) 在子宫内膜癌组织和血清中均呈高表达,且组织中表达与肿瘤组织学分级呈正相关,血清中表达与肿瘤分期呈正相关。

(二)激素受体

子宫内膜癌ER、PR表达与其组织学类型、肌层浸润等有关。ER亚型比值(ERα/ERβ)在评估子宫内膜癌临床结局的价值上优于单一亚型结果。人胰岛素受体(IR)、人胰岛素受体底物-1(IRS-1)与子宫内膜癌的发生与发展有关。

(三)肿瘤基因标志物

抑癌基因P53突变被认为是Ⅱ期子宫内膜癌的早期事件,Ⅰ期子宫内膜癌的晚期事件。伴有P53突变的患者病程进展较快,预后差。

四、滋养细胞肿瘤

HCG可用于滋养细胞疾病早期诊断及鉴别诊断。恶性滋养细胞疾病时β-HCG异常增高,其分泌量与癌细胞总数及病情程度呈正相关。β-HCG消退规律对滋养细胞疾病预测预后极为重要。

第八节 羊 水 检 查

羊水检查是经羊膜腔穿刺取羊水,通过分析羊水成分进行产前诊断、宫内感染病原体检测、胎儿基本情况判断的一种出生前诊断方法。

一、羊水细胞染色体核型分析

该方法操作简便,准确性高,并发症少,能有效诊断染色体数量异常、染色体异位或倒位、染色体重复或缺失、染色体变异、胎儿畸形等。

(一)染色体数目异常

1. 21、18、13-三体综合征 羊水细胞染色体核型分析可以验证胎儿染色体数目和结构异常。高风险人群的研究显示: 21、18和13-三体的无创产前筛查(NIPT)检出率分别超过

99%、98%和89%。

2. 性染色体数目异常 克氏综合征是男性群体中最常见的染色体数目异常疾病,行产前诊断的临床指征为高龄妊娠、唐氏筛查高危、不良孕产史等。

(二)染色体结构异常

特纳综合征行产前诊断的指征为唐氏筛查高危,孕妇年龄32岁及以上,孕周23^{+6}周。

二、羊水细胞荧光原位杂交(FISH)检查

通过荧光标记特异性DNA探针与靶细胞中同源序列核酸杂交,对目的DNA片段、基因进行定量、定位分析。目前只能针对21、13、18、X和Y5等常见染色体异常进行诊断;若排除染色体结构异常,必须通过核型分析。对血清唐氏征筛查异常的高危孕妇,FISH是最合适的筛查方法;但对于高龄孕妇,若仅用FISH行产前诊断将有50%的染色体异常漏诊。

三、羊水细胞基因突变分析

从羊水细胞中提取胎儿DNA,针对某一基因做直接或间接分析。目前能进行产前诊断的疾病包括地中海贫血、苯丙酮尿症、血友病甲及乙、假肥大型进行性肌营养不良等。

四、羊水细胞酶分析

羊水细胞酶分析可以诊断基因突变引起的某种蛋白质、酶异常或缺陷。如测定氨基己糖酶A活力,诊断类脂质蓄积引起的黑蒙性家族痴呆病;测定半乳糖-1-磷酸盐尿苷酰转移酶,诊断半乳糖血症。

五、羊水生化检查

(一)病理妊娠的预测

1. 早产 羊水葡萄糖水平可以预测早产。早产组明显较非早产组低,其水平≤46mg/dl时,预测早产的敏感性及阳性预测率均达100%。

2. 胎儿心肌功能 红细胞生成素(Am-EPO)和心肌肌钙蛋白T(Am-TnT)是心肌受损及缺氧的生化标志。

3. 小于胎龄儿(SGA) 妊娠15~18孕周检测羊水半胱氨酸,SGA时平均水平1.29mmol/L。

4. 胎肺成熟度 妊娠35周后出现磷脂酰甘油(PG)时胎肺已成熟。PG测定判断胎肺成熟度优于卵磷脂与鞘磷脂比值(L/S)。妊娠合并糖尿病时,若未出现PG,即使L/S比值>2,胎肺仍不成熟。

5. 母儿血型不合 胎儿重症溶血时,羊水胆红素增高。利用分光光度计测450nm处的光密度,羊水胆红素水平8.55μmol/L为警戒线,若>17.10μmol/L,需考虑终止妊娠。

(二)代谢性疾病的宫内诊断

1. 痛风 妊娠11~14周后检查羊水尿酸浓度可筛选胎儿痛风的发病。

2. 瓜氨酸血症 用间接酶联分析法检测羊水中精氨酸琥珀酸浓度,准确率达75%。

3. 神经管缺陷 羊水乙酰胆碱脂酶(ACHE)水平对脊柱裂诊断准确率达99%,无脑儿诊断准确率达98%,假阳性率0.34%。中孕期高于正常值2倍有显著临床意义,晚孕期高于正常3倍有显著临床意义。

4.宫内感染　羊水中的白细胞介素-6(IL-6)可作为预测宫内感染的早期敏感指标,对早产、羊水穿刺术与分娩的间隔时间、新生儿的发病率与死亡率有良好的预测价值。

第九节　影像学检查

一、超声检查

超声检查主要有B型超声检查、彩色多普勒超声检查、三维超声影像、超声造影等。检查途径有经腹壁、经阴道、经会阴超声检查等。

(一)超声检查3种途径的优缺点

1.经腹壁超声检查　可对子宫、盆腔的整体轮廓进行扫描,但对于后位子宫以及后盆腔中的肿块显示不够清晰。患者在检查前需充盈膀胱,急诊情况下可经尿道膀胱灌注500ml生理盐水。

2.经阴道超声检查　适用于已婚患者,能更清晰、直观地检测下腹脏器,不需充盈膀胱,对于直径较小的子宫肌瘤、宫颈囊肿、卵巢肿瘤、内膜息肉等疾病的检出较腹部超声有明显优势。但未婚及绝经时间过长的女性不适用。

3.经会阴超声检查　适用于全部患者,能对下生殖道的结构进行观察,缺点是存在一定的局限性。

(二)超声检查在妇产科临床中的应用

1.妊娠滋养细胞疾病(GTD)

(1)葡萄胎:超声检查诊断葡萄胎正确率可达95%以上。葡萄胎超声征象:①子宫增大,多大于停经月份;②宫腔内"雪片状"或"蜂窝状"杂乱回声,回声中有无血流是良性葡萄胎和恶性妊娠滋养细胞肿瘤的重要区别;③完全性葡萄胎子宫腔内无胎儿及羊膜等附属物,部分性葡萄胎时宫腔内尚可见胎儿组织或残留的绒毛膜囊;④完全性葡萄胎时彩色多普勒超声可见子宫动脉表现低阻抗高流速改变,但在部分性葡萄胎患者中子宫血流改变有时不明显。

(2)胎盘部位滋养细胞肿瘤(PSTT):囊性病灶大多血供丰富,呈"湖泊"状改变;异常五彩团状血流,为滋养细胞侵袭子宫肌层,侵蚀破坏周围血管,形成动静脉瘘的表现。实性病灶者血供较少,中低回声病灶内部可以无血管伸入;如有血流,大多显示为舒张期成分占优势的低阻抗血流。

2.急腹症

(1)异位妊娠:子宫正常大小或稍大,腔内无妊娠囊与胚芽;假妊娠囊或出血导致宫腔内异常回声可干扰诊断。附件区或盆腔内可见到小环状回声,为异位妊娠囊,破裂前可见到胚芽和胎心搏动,破裂后盆腔或腹腔内可见液性暗区。

(2)急性盆腔炎:附件区可探及不规则的囊性包块,囊内常有细弱光点或絮状强回声,包块壁厚而毛糙,且与周围组织有明显粘连。包块探头触痛试验阳性,当渗出较多时可见包裹性液性暗区。

(3)黄体破裂:子宫形态大小正常,内膜为增生期内膜改变,一侧附件区见不规则混合性包块,盆腔内可见游离不规则液性暗区。

（4）卵巢囊肿蒂扭转:一侧附件区异常包块,形状不规则,轮廓清晰,该侧卵巢增大或消失,盆腔可有液性暗区,多为包裹性,且暗区内可见强回声分隔带,患侧探头触痛试验阳性。

二、X线检查

（一）诊断先天性子宫畸形

1. 单角子宫　仅见一个梭形子宫腔、一个子宫角和一条输卵管,偏于盆腔一侧。

2. 双子宫　见两个子宫腔,每一个子宫有一个子宫角和一条输卵管相通。两个宫颈可共有一个阴道,或有纵隔将阴道分隔为二。

3. 双角子宫　见一个宫颈和一个阴道,两个宫腔。

4. 鞍状子宫　见子宫底凹陷,犹如鞍状。

5. 纵隔子宫　可分为完全性和部分性中隔子宫。完全性中隔子宫造影见宫腔形态呈两个梭形单角子宫,但位置很靠近;部分性中隔子宫造影见宫腔大部分被分割成二,呈分叉状,宫体仍为一个腔。

（二）X线胸片

1. 妊娠滋养细胞肿瘤肺转移　X线征象最初为肺纹理增粗,随即发展为串珠样、粟粒样和片状阴影,片状阴影继续发展融合成结节状或棉球状阴影,边缘模糊或清楚为典型表现;可同时伴有单侧或双侧气胸、胸腔积液。结节状或棉球状阴影可逐渐融合成团块状,常出现在晚期病例中。

2. 卵巢癌胸腔内转移　X线特点是出现单侧或双侧的胸腔积液,量多少不等,随化疗的进程而逐渐吸收,少量胸腔积液在1~2个疗程后,即可完全吸收,顽固存在者预后不良;胸腔积液无致胸膜肥厚或粘连的作用;部分患者仅有微量胸腔积液,只在侧位胸片上显示后肋膈角变钝。

三、计算机体层扫描检查

CT能更早发现转移病灶,更清晰显示病灶实质细节和边缘情况。可鉴别出陈旧性病灶或转移灶,大致判断病灶的良恶性倾向等。

1. 滋养细胞肿瘤肺转移　CT增强扫描对恶性葡萄胎的诊断有价值,增强后见平扫的软组织灶显著强化,部分呈小圆形低密度环形强化的葡萄征,子宫腔内部分病灶融合成簇状改变。

2. 卵巢肿瘤诊断　CT检查准确性79.1%~83%,敏感性73.9%,特异性81.8%,但对卵巢肿瘤定位诊断特异性不如MRI。

四、磁共振成像检查

（一）MRI在妇科学中的应用

1. MRI对卵巢子宫内膜异位囊肿的诊断　在决定腹腔镜手术前,通过MRI可明确卵巢子宫内膜异位囊肿诊断。其影像特点是: T1W1为高信号,脂肪抑制序列仍为高信号。T2W1为高或略高信号,脂肪抑制序列未见低信号,增强扫描病灶无强化。

2. MRI对卵巢恶性肿瘤的诊断　卵巢癌时MRI显示肿物形态不规则,其内囊实混杂。肿瘤内部有坏死出血时增强扫描后病灶内实性成分明显强化。

3. MRI对宫颈癌宫旁浸润诊断　治疗前进行MRI检查可了解淋巴结转移情况。对于≥ⅡB期的综合放化疗患者,在制订放射野范围时可参考MRI结果进行延伸野放疗。

(二)MRI在产科学中应用

MRI在胎儿中枢神经系统病变、胎盘异常、妊娠合并肿瘤的定位(如多发性子宫肌瘤)和判断肿瘤的良恶性、判断晚期产后出血的原因等方面具有很高价值。

1. 胎儿胎盘异常的诊断　MRI对胎儿软组织畸形(脑、泌尿道、消化道)有较高的分辨率。能发现胎儿各系统及器官的形态结构异常,如先天性中枢神经系统发育异常、脑出血、消化系统畸形、泌尿系统畸形、部分代谢病和先天性肿瘤等。

2. 前置胎盘的诊断　MRI对不同类型前置胎盘的诊断符合率均明显高于经腹部超声,对伴发瘢痕子宫、胎盘植入及宫颈病变的病例更有价值。

3. 妊娠滋养细胞肿瘤的诊断　MRI表现:子宫增大,子宫腔内见"蜂窝状"或团块状异常信号影。不同MRI表现为:良性GTN的子宫肌层无受累,恶性者子宫肌层常受侵,表现为肌层的连续性中断。

第十章 妇产科内镜应用进展简介

第一节 阴 道 镜

　　阴道镜（colposcopy）是一种双目立体放大镜式的光学窥镜，观察外阴、阴道、宫颈等下生殖道上皮结构与血管的形态变化，在可疑区定位活检，评估有无病变及病变程度。临床有光学、电子和光电一体三种类型。目前，阴道镜检查已成为宫颈病变筛查和规范化诊治中不可或缺的技术，但仍需与其他筛查方法结合运用。

　　1. 适应证　①宫颈刮片细胞学检查巴氏≥Ⅲ级，或TBS提示≥ASC-US及≥AGC的腺细胞异常者；②高危型人乳头瘤病毒（HPV）DNA持续阳性（HPV16、18、45、31、35、58等）；③肉眼观察可疑癌变，需定位活检者；④有临床可疑病史，如阴道接触性出血、阴道异常分泌物、不规则阴道流血或绝经后出血等；⑤外阴、阴道可疑病变；⑥下生殖道湿疣；⑦宫颈癌、宫颈上皮内瘤变（CIN）或阴道及外阴病变治疗后复查和随诊；⑧CIN和早期宫颈癌治疗前确定病变部位和范围及有无阴道受累。

　　2. 操作方法　①检查前24小时内避免性生活、阴道冲洗或用药、妇科检查、宫颈操作及治疗等；②患者取膀胱截石位，阴道窥器充分暴露宫颈，注意勿擦伤宫颈上皮，用棉球轻轻拭去宫颈表面分泌物；③移动阴道镜，物镜距阴道口10cm，对准宫颈或病变部位，打开光源，调节焦距，先用低倍镜观察再放大倍数按顺时针方向观察宫颈上皮情况，并确定转化区范围；④涂3%~5%醋酸溶液后重点检查转化区，观察宫颈上皮色泽、透明度、边界、表面构型及血管情况，绿色滤光镜观察血管的改变；⑤复方碘溶液涂于宫颈表面，出现不着色区称为碘试验阳性；⑥可疑部位取多点活组织检送病理检查。

　　3. 结果判断

　　（1）正常图像

　　1）正常上皮：①鳞状上皮：光滑呈粉红色，涂醋酸后不变色，碘试验后呈均匀棕黑色，绿色滤镜下可见逗点状或发卡状毛细血管网；②柱状上皮：绒毛状，鲜红色，涂醋酸后肿胀呈葡萄状，碘试验不着色；③正常转化区：为原始鳞-柱状交接部与生理性鳞-柱交接部之间的转化区，可见不同成熟程度化生的鳞状上皮，向宫口伸展覆盖柱状上皮，尖端呈指状突起，有散在的宫颈腺开口，呈环形嵴状增厚，有的腺体开口被化生鳞状上皮遮盖，形成潴留囊肿，涂醋酸后呈现云雾状白色上皮，90秒内消失，碘试验可因化生的成熟度不同，表现为不着色、浅着色或完全着色。

2）血管：由宫颈向外呈放射状分布，排列规则。

（2）异常图像

1）上皮变化：①白斑：又称角化病，未涂醋酸时呈边界清楚，略隆起的白色斑片；②白色上皮：涂醋酸后呈白色斑块。

2）血管改变：①点状血管：分细点状和粗点状，前者与轻度不典型增生或炎症有关，后者则与重度不典型增生和原位癌有关；②镶嵌：由表面平行的血管构成，血管之间为病变上皮，形成不规则镶嵌，涂醋酸后其基质呈白色，边界清；③异型血管：血管管径、形态、走向等极不规则，血管间距离明显增大，分布紊乱，形态各异。

4. 注意事项 ①醋酸与宫颈上皮作用30~60秒，才可产生满意效果，若不足30秒，影响宫颈醋酸白色上皮的形成，易致漏诊；②建议使用碘染色试验进行病灶的观察和鉴别；③综合评估临床信息和宫颈图像特征；④检查结果不能做出确定的诊断，不能单独作为下一步治疗的依据；⑤妊娠期CIN选择阴道镜检查不仅能迅速鉴别良、恶性病变，而且安全，创伤小。

第二节 宫 腔 镜

宫腔镜（hysteroscopy）是用于宫颈管及宫腔疾病检查和治疗的妇科内镜。宫腔镜检查设有器械操作通道，在检查同时可完成简单宫腔内病变的治疗。宫腔电切镜用于宫腔内较复杂病变的切除。非接触性宫腔镜检查用于幼女、未婚女性的阴道及宫腔检查。目前，宫腔镜还常与腹腔镜等微创技术联合诊治妇产科疾病。

1. 适应证

（1）宫腔镜检查术：①阴道异常排液或幼女阴道异物；②异常子宫出血；③宫腔内占位病变；④宫内节育器异常或宫内异物；⑤子宫腔影像学检查异常；⑥不孕症或反复流产，怀疑宫腔粘连、子宫畸形及宫颈管异常；⑦宫腔镜手术前检查、术后相关评估；⑧子宫癌症术前观察病变范围以进行临床分期及镜下活检。

（2）宫腔镜治疗术：①宫腔内异物取出，如断裂、嵌顿的宫内节育环、流产残留等；②有症状的单发或多发性子宫内膜息肉；③子宫黏膜下肌瘤；④子宫完全性或不完全性纵隔；⑤子宫内膜病变或需要在镜下行子宫内膜切除；⑥输卵管阻塞，宫腔镜引导下行输卵管插管通液；⑦剖宫产瘢痕憩室；⑧未破裂宫角妊娠；⑨斜隔子宫、T型子宫、单角子宫等子宫畸形的矫形。

2. 禁忌证

（1）绝对禁忌证：①急性、亚急性内外生殖器官感染；②严重心肺功能不全；③宫内妊娠；④近3个月内有子宫穿孔史或子宫手术史者。

（2）相对禁忌证：①经期及活动性子宫出血；②体温≥37.5℃；③子宫穿孔史；④宫腔过度狭小或宫颈瘢痕；⑤浸润性宫颈癌、生殖道结核未经抗结核治疗。

3. 术前准备

（1）手术时间：月经干净后5~7天。

（2）常规检查：全身检查、妇科检查、阴道分泌物检查及宫颈脱落细胞学检查。

4. 操作方法

（1）体位与麻醉：取膀胱截石位，简单的检查及治疗无需麻醉或静脉麻醉。若手术时间较长，可行硬膜外麻醉。

（2）膨宫介质：常用液体膨宫介质为5%葡萄糖或0.9%生理盐水；膨宫气体为CO_2。合并有糖尿病的患者可选用5%甘露醇作为膨宫介质。

（3）操作步骤：①常规消毒，铺无菌巾；②阴道窥器充分暴露宫颈，钳夹宫颈，探针了解宫腔深度和方向，扩张宫颈至大于镜体外鞘直径半号；③设定膨宫压力，接通液体膨宫泵，排空灌流管内气体后，边向宫腔内冲入膨宫液，边将宫腔镜插入宫腔；④按顺序观察，先观察宫腔全貌，宫底、宫腔前后壁、输卵管开口，在退出过程中观察宫颈内口和宫颈管。

5. 并发症及防治

（1）损伤：宫颈裂伤、子宫穿孔、脏器损伤等，多发生在子宫重度屈曲、绝经后宫颈萎缩或宫颈瘢痕、宫腔粘连分解、子宫纵隔电切等较困难的手术中。可在术前8小时放置宫颈扩张棒机械扩张，或局部用药软化宫颈。一经发现子宫穿孔，立即停止手术，观察患者生命体征。不全穿孔或无活动性出血的单纯性穿孔，可给予缩宫素及抗生素治疗观察。穿孔范围较大或出血量多，甚至合并脏器损伤时，应进行相应的手术治疗。

（2）术时出血：常由切割子宫内膜或肌瘤时切割过深而引起。术中有活动性出血可电凝止血。

（3）低钠血症：大量葡萄糖灌流液吸收入血循环，导致血容量过多及低钠血症，严重者可引起死亡。应控制手术时间在1小时以内，严格测量出入宫腔的液体量，控制宫腔内压力在13.33kPa以下，避免膨宫压力过高。一经发现低钠血症，立即停止手术，监测血中电解质（Na^+）浓度，给予利尿剂，纠正电解质及酸碱平衡紊乱。

（4）静脉空气栓塞：空气经子宫腔或宫颈开放的血管进入静脉循环。术时选择最小膨宫压力，注意排空注水管内空气，避免头低臀高位，避免宫颈管扩张过程中发生损伤，避免将阴道和宫颈长时间暴露在空气中。一旦患者出现气急、呛咳，立即停止操作，正压吸氧，纠正心肺功能衰竭，静脉补充生理盐水促进血液循环，放置中心静脉导管，监测心肺动脉压。

（5）盆腔感染：严格无菌操作，术后酌情使用抗生素。对术前有较长时间出血者，可给予抗生素后进行手术治疗。

（6）子宫内膜癌播散：由于膨宫作用，可使子宫内膜癌细胞沿双侧输卵管逆流至腹腔，引起肿瘤播散。明确的子宫内膜癌禁用或慎用宫腔镜检查；可疑子宫内膜癌需要进行宫腔镜检查术时，膨宫压力要低，且操作时间尽量缩短。

第三节　腹　腔　镜

腹腔镜（laparoscopy）是将内窥镜插入腹腔，观察盆腹腔脏器病变并进行手术治疗的微创诊治技术。

一、气腹腹腔镜

1. 适应证

（1）用于检查：①子宫内膜异位症（EMs）的确诊和评估；②盆腔粘连伴腹痛的原因；③治疗无效或不明原因的急、慢性腹痛和盆腔痛的原因；④盆腔包块的性质；⑤不孕症患者输卵管、卵巢及盆腔因素评估；⑥计划生育并发症的诊断，包括寻找或取出异位节育器，确诊吸宫术或取环术导致的子宫穿孔，或腹腔脏器损伤等；⑦生殖器恶性肿瘤的诊断、分期、术前评估、疗效判定及随访监测等；⑧宫腔内或经阴道手术操作的监视。

（2）用于治疗：①子宫手术；②卵巢手术；③输卵管手术；④盆腔腹膜子宫内膜异位症；⑤输卵管卵巢囊肿或盆腔脓肿；⑥计划生育应用：节育器外游取出术、子宫穿孔创面修补术；⑦生殖道畸形：残角子宫切除术、人工阴道成形术等；⑧盆底功能障碍：Burch手术、宫骶韧带折叠术、骶前子宫固定术等；⑨早期生殖道恶性肿瘤。

2. 禁忌证　①严重心肺功能不全；②凝血功能障碍；③广泛盆腹腔粘连；④大的膈疝或腹壁疝已有嵌顿；⑤弥漫性腹膜炎或腹腔内大出血致血流动力学不稳定；⑥较窄性肠梗阻；⑦24周以上的妊娠。

3. 术前准备　①准确掌握腹腔镜指征；②完善术前检查；③肠道、泌尿道及阴道准备；④腹部皮肤准备，注意脐孔的清洁。

4. 操作步骤

（1）用于检查：①取仰卧位或膀胱截石位，常规消毒，放置导尿管；②人工气腹：切开脐孔上缘或下缘皮肤1cm，距脐旁2cm处用布巾钳向上提起腹壁，用气腹针于脐孔正中沿切口与腹部皮肤成90°穿刺进入腹腔，连接自动CO_2气腹机，以1~2L/min流速进行CO_2充气，将头低臀高并倾斜15°~25°体位，使肠管滑向上腹部，暴露盆腔手术野，腹腔内压力达13~14mmHg，拔除气腹针；③放置腹腔镜：布巾钳提起腹壁，与腹部皮肤成90°用套管针从脐孔切开处穿刺进入腹腔，去除针芯，连接CO_2气腹机，将腹腔镜自套管鞘进入腹腔，打开冷光源；④盆腹腔探查：按顺序检查盆腹腔脏器，必要时选择右下腹部相当于麦氏点位置作第2穿刺点，穿刺套管针，置器械操作；⑤术毕停止充入CO_2，放尽腹腔内气体，取出腹腔镜及套管鞘，缝合脐部穿刺孔。

（2）用于手术：①人工气腹及放置腹腔镜方法同上；②操作孔穿刺：根据手术需要，选择左右下腹部相当于麦氏点位置作第2、3穿刺点，或耻骨联合上正中2~4cm部位作第4穿刺点，分别穿刺套管针，插入必要的器械操作；③根据不同的疾病进行相应的手术操作；④手术结束：生理盐水冲洗盆腔，检查无出血、无内脏损伤，停止充入CO_2，放尽腹腔内气体，取出腹腔镜及套管鞘，缝合各切口，10cm以上的穿刺口行皮内缝合。

5. 并发症及防治

（1）穿刺引起的血管损伤：套管针在脐部穿刺时可损伤下方的腹主动脉，应严格遵循腹腔镜操作规程进行，建立人工气腹后再进行穿刺。一旦发生血管损伤应立即开腹手术，修补血管。在进行第2或第3穿刺点穿刺时，可损伤腹壁血管，在穿刺过程中使用腹腔镜透视法避开腹壁血管，垂直腹壁穿刺，避免斜行。及时发现损伤血管并在腹腔镜监视下进行缝合止血或电凝止血。

（2）出血及脏器损伤：膀胱、输尿管及肠管损伤，多因周围组织粘连导致解剖结构异常、电器械使用不当或手术操作不熟练等所致。术者应熟悉手术操作技巧和解剖结构,熟练掌握各种能源设备及器械的使用方法。

（3）与气腹相关的并发症:包括皮下气肿、纵隔气肿、高碳酸血症、气胸和气体栓塞等。术中发现胸壁上部及颈部皮下气肿,应立即停止手术。术后患者出现上腹部不适及肩痛,是CO_2对膈肌刺激所致,术后数日内可自然消失。气体栓塞少见,一旦发生有生命危险。

（4）其他并发症:电凝、切割等能量器械引起的热损伤,穿刺孔不愈合,穿刺孔疝等。

二、腹腔镜技术的新进展

1. 无气腹腹腔镜　即腹壁悬吊式腹腔镜,是气腹腹腔镜的补充和发展。采用各种装置进行腹壁悬吊,以建立腹腔内操作空间。适用于有气腹禁忌或无气腹条件的边远及高原地区。

2. 窄带影像技术(narrow band imaging, NBI)腹腔镜　NBI系统通过滤光器过滤内镜光源发出的宽带光谱,仅留下窄带光谱用于诊断EMs。较传统腹腔镜,NBI系统提高腹腔镜EMs诊断的敏感度和阳性预测率,降低漏诊率,有利于早期发现病灶,可作为EMs早期诊断的辅助工具,且能更清晰地看清病灶的边界,明确病灶的大小和范围,从而指导手术中切净病灶。NBI系统理论上可减少EMs复发机会。

3. 机器人腹腔镜(robotic laparoscopy)　机器人腹腔镜实现了高分辨率和三维立体成像,增加了操作仪器的移动范围,改善了手术灵巧性,提高了工作效率。但机器人无触觉,无法分辨组织韧度、触摸血管搏动,没有温热觉;缺乏握力及压力反馈系统,对精细动作不起作用;术中控制台与机械间的无线通讯易受干扰;体积庞大,手术成本高。其适应证及手术效果还需大量临床研究证实。

4. 自然腔道内镜外科技术(natural orifice transluminal endoscopic surgery, NOTES)　NOTES是通过人体的自然腔道置入软性内镜,到达腹腔,建立操作通道和气腹或水腹,在内镜下完成盆腹腔手术。经阴道注水腹腔镜即为NOTES手术之一。NOTES具有创伤小、感染率低、并发症少等优点,但其技术离成熟还有相当长的距离。

5. 单孔腹腔镜　将传统腹腔镜的多通道整合为一个通道,减少了手术创伤。但因其操作器械夹角为零,手术操作空间受到限制,因而需选择前端可弯曲的器械进行操作。

第四节　胎　儿　镜

胎儿镜(fetoscopy)是通过内窥镜直视下观察胎儿,并完成相应检查或治疗的方法。因为对技术和器械要求较高,加之侵袭性的限制,该技术在临床未得到广泛应用。早期作为产前诊断的主要技术,临床干预主要针对胎盘、脐带和胎膜。近年来随着显微光学内镜技术的全面迅速发展,其临床应用已过渡为镜下宫内治疗及胎儿手术。

1. 适应证　①曾经生育过白化病儿的孕妇;②胎儿组织活检:如皮肤活检可诊断遗传性皮肤病,肝脏活检可诊断胎儿肝脏疾病或与胎儿肝酶代谢有关的疾病,肌肉活检可诊断杜氏肌肉营养不良症;③胎儿宫内治疗:如双胎输血综合征、严重胎儿溶血性贫血、胎儿先天性膈疝、先天性下尿路梗阻、羊膜束带综合征、寄生胎等；④双胎中一胎死亡或畸形、单卵多胎妊娠的选择性减胎。

2. 禁忌证　①可疑盆腔或宫内感染；②体温≥37.5℃；③有出血倾向或凝血功能异常；④有流产或早产先兆；⑤有严重妊娠合并症；⑥胎死宫内。

3. 操作方法

（1）手术时间：妊娠18~24周。

（2）操作步骤：①按下腹部手术备皮，排空膀胱，术前10分钟肌内注射哌替啶50mg；②B超引导下选择穿刺点，消毒，铺无菌巾；③局部浸润麻醉，穿刺点切开皮肤2mm，达皮下，穿刺套管针垂直刺入，进入羊膜腔后，抽出针芯，见羊水流出，抽取15ml送检，插入胎儿镜；④观察胎儿体表及外形，进行相应的检查和治疗；⑤操作完毕，套管和胎儿镜同时拔出，纱布压迫穿刺部位止血；⑥观察母体一般生命体征、胎心率，以及有无子宫收缩、羊水渗漏等。

4. 并发症　主要为出血、羊膜炎、羊水渗漏、胎盘及胎儿损伤、流产、早产及胎死宫内等。

5. 注意事项　①严格掌握适应证，严格无菌操作；②穿刺点避开胎盘附着部位；③一般不应用宫缩抑制剂，易致羊水渗漏，不利于子宫壁创口愈合；④术后避免体力活动2周。

第五节　输卵管镜

输卵管镜（falloposcopy）是用于检查输卵管腔内形态与结构变化的显微内镜。目前常见同轴式、直线型反转导管式和非宫腔镜下输卵管镜检系统三种类型。

1. 适应证　①输卵管性不孕患者的检查及治疗；②不明原因不孕的输卵管探查；③超声诊断可疑输卵管妊娠的确诊及治疗；④输卵管镜下绝育术；⑤子宫输卵管造影禁忌证患者。

2. 禁忌证　①盆腔活动性感染；②子宫活动性出血；③严重的宫腔粘连或较大的黏膜下肌瘤；④可疑宫内妊娠。

3. 操作方法

（1）同轴式输卵管镜：输卵管镜要与宫腔镜同时同轴使用。①取膀胱截石位，排空膀胱；②常规消毒，铺无菌巾；③放置宫腔镜，显示输卵管开口；④插入同轴导管：经输卵管开口将引导线插进输卵管，插入15cm，沿着引导线插入导管，其深度与引导线相同，撤出引导线；⑤放置输卵管镜：经导管插入输卵管镜，后撤输卵管镜并逆行观察管腔变化；⑥退出输卵管镜及宫腔镜。

（2）直线型反转导管式输卵管镜：①取膀胱截石位，排空膀胱；②常规消毒，铺无菌巾；③插入输卵管镜：将显微输卵管镜光导纤维插入直线型反转导管内，与导管一起经宫颈插入宫底部，然后使其顶端转向预检查侧并接近宫角部，看到输卵管开口后，将气囊压向开口，由膨胀液入口注入液体，当达到一定压力时，气囊膨胀反转外翻慢慢张开，并沿输卵管内壁进入输卵管腔，观察管腔。

（3）非宫腔镜下输卵管镜检系统：①取膀胱截石位，排空膀胱；②常规消毒，铺无菌巾；

③放置输卵管镜:先将输卵管导管Y型连接器的一端放入输卵管镜,再将输卵管导管放入子宫导管,三件器械的头端平齐,Y型连接器的另一端连接20ml注射器,经宫颈插入子宫导管,找到输卵管开口,在监视器下,以5ml/min速度向输卵管开口内推注林格氏液,看清输卵管长轴方向,放入输卵管导管;其他操作同宫腔镜下输卵管镜检。

4.并发症 最常见并发症为输卵管穿孔,无需特殊处理且无远期后遗症。

第十一章 妇产科中西医结合临床研究典型案例

针刺和氯米芬对多囊卵巢综合征妇女活产率的影响：国际合作随机对照试验（PCOSAct）的方案设计与优化。

一、研究背景

多囊卵巢综合征（PCOS）是育龄妇女最常见的内分泌失调性疾病，影响5%~10%的青春期及育龄期女性，并以高雄激素血症、排卵障碍和卵巢多囊样改变（PCO）为重要的临床特征。除了多毛、月经失调以及不孕等临床症状，PCOS妇女还存在代谢异常，如高胰岛素血症、胰岛素抵抗、血脂异常以及肥胖等。降低体重有助于肥胖型PCOS妇女的治疗，可以促进自发性月经周期的恢复和排卵，同时可提高对促排卵治疗的应答反应。克罗米芬（CC）是PCOS患者促排卵的一线药物。报道显示，5268例患者服用克罗米芬后，排卵率达73%，妊娠率达36%，活产率达29%。患者服用150mg CC后仍无排卵则被认为是CC抵抗。与CC促排有应答的患者相比，肥胖、胰岛素抵抗和高雄激素血症患者往往更容易出现CC抵抗。只有大约50%的患者使用CC后可以排卵并受孕。这可能是由于CC的外周抗雌激素样作用或促黄体生成素（LH）分泌过多对子宫内膜和宫颈黏液的影响所致。CC的副作用主要包括潮热、乳房不适、腹胀、恶心、呕吐、精神紧张、失眠、头痛、情绪波动、头晕、脱发和视力模糊。CC促排卵治疗后出现双胎妊娠的发生率约7%，三胎妊娠的发生率约0.5%。

针灸是中医学的重要部分，其历史可追溯至3000多年前。近年来，针灸在生殖内分泌和不孕领域的应用受到了全世界越来越多的关注。中医基础理论认为气是维持人体生命活动的重要物质，气滞所导致的脏腑功能失调被认为是无排卵型不孕的重要原因。针灸可以通过针刺经络腧穴使气机通畅，达到治愈疾病的目的。针刺的作用机制也可以从西医生理学的角度来解释。

针刺特定的感觉神经分布区域可以影响相应器官的神经内分泌功能，如针刺卵巢和子宫，可以起到调节自主神经和内分泌的作用。针灸治疗生殖内分泌疾病和不孕症的作用机制可能是通过影响内源性的调节系统发挥作用，包括交感神经系统、内分泌系统和神经内分泌系统。一些非对照的临床试验表明，针灸用于治疗PCOS妇女或其他不明原因的排卵功能障碍患者时，能够降低总睾酮和其他性激素水平，降低促黄体生成素（LH）/促卵泡激素（FSH）的比值，并且可以改善月经周期而无副作用。临床随机对照试验（RCT）研究还发现，16周内进行14次低频电针（EA）的治疗（电针和手法刺激相结合）与16周的体育锻炼和无干预治疗相比，针刺可改善PCOS妇女的月经失调，降低性激素前体物质、雌激素、雄激素、雄激素代谢物的水平,并且针刺疗效优于体育锻炼。此外,一项半随机的研究发现,6个月的腹针治疗对调节月经和降低游离睾酮作用效果比服用6个月的二甲双胍更有效。然而,最近的一项RCT试验发现,8周的针刺治疗与安慰针治疗相比,两组的排卵率和LH/FSH比值改善并无显著差异。该结果不能证明针刺比安慰针更有效,但其并没有与无干预治疗组相比较。这一结果与针刺治疗化疗所引起的疼痛和恶心的研究结果相一致,针刺治疗并不优于安慰针治疗,然而这些临床试验都表明针刺治疗的效果明显优于无干预治疗。该研究结果表明安慰针治疗并不是无效的,同时强调了针刺试验设计方法上的困难。现代西医学实验研究表明,针刺的作用机制很可能是通过激活感觉传入神经,依次调节来自卵巢和中枢神经系统的交感神经活动。针刺在某种程度上是通过调节自主神经系统起作用,针刺能够调节卵巢表达的交感标记物使其恢复正常,并且调节卵巢的血流作为卵巢交感神经的反射应答。近期PCOS妇女交感神经活动的记录结果显示,交感神经活性的增加与患者高睾酮水平有关。我们前期研究也证明了低频EA和体育锻炼可降低PCOS妇女的交感神经活性。电针频率与针刺效果密切相关。研究发现调节雌性大鼠卵巢交感神经活动的最佳频率在80Hz频率范围内的2HzEA输出伴随0.1μs脉冲(脉冲持续时间: 0.18ms),或者10HzEA输出伴随单脉冲(脉冲持续时间: 0.5ms)。并且,针刺腹部肌肉(与卵巢神经分布相对应),比针刺腿部肌肉作用强,两者同时针刺的作用更强。此外,前期PCOS大鼠模型的研究证明,低频EA可有助于恢复卵巢正常形态,恢复动情周期,并且降低异常增多的下丘脑雄激素受体以及促性腺激素释放激素(GnRH)免疫反应性的细胞表达。并且随着针刺次数的增加可以产生更好的治疗效果,这表明针刺存在频次-效应关系。总之,前期的临床和基础实验研究表明针刺有助于促排卵和提高PCOS妇女妊娠率。基础实验研究进一步表明针刺的位置、刺激频率和治疗频次与治疗效果密切相关,可以进一步解释针刺对PCOS患者疗效的产生机制。然而,这些特定的影响因素尚未在PCOS妇女中进行进一步的验证。此外,在针刺试验设计中确定合适的针刺强度非常重要,需要综合考虑目前所有的临床和实验数据,并且遵循针刺临床试验国际标准(STRICTA)。PCOS促排卵的一线治疗药物克罗米芬有明显的不良反应,然而针刺作为一种替代疗法已经被应用于PCOS妇女促排卵治疗,并且几乎没有副作用。更重要的是,目前尚无CC与针刺相比较的临床研究。

二、研究方案

(一)研究目的

我们提出的主要研究假说,即针刺1方案加CC的促排卵效果和活产率要优于针刺方案2加CC。研究的主要结局指标是治疗期间的活产率。活产率的统计将采用意向分析法。因此,即便受试者并没有接受预期的治疗或并没有完成全部治疗,所有的受试者也都将进入统计分析的范畴。

我们同时也提出了相应的次要研究假说:

(1)针刺方案2加CC比针刺方案1加CC安慰剂,可能更有效地提高活产率。

(2)针刺方案1加CC安慰剂比针刺方案2加CC安慰剂,可能更有效地提高活产率。

(二)目标人群

21家参研单位将纳入共1000例有生育要求的PCOS妇女,年龄在20~40岁之间。参照修改Rotterdam标准诊断为PCOS: 月经稀发/闭经是必要条件; 外加下列条件之一: ①经阴道超声直径≤9mm的窦卵泡数量＞12个或卵巢体积＞10ml；②高雄激素临床表现和（或）高雄激素血症。

月经稀发被定义为周期＞35天，或过去的1年中月经来潮＜8次。闭经定义为两次月经间隔时间＞90天。雄激素过多症的判定需要根据临床多毛的检查评定或生化测定总睾酮或游离雄激素指数升高。临床高雄激素血症的定义是Ferriman-Gallwey（FG）评分≥5分。

（三）纳入标准

1. 年龄介于20~40岁之间的妇女。

2. 根据Rotterdam标准确诊的PCOS患者，即所有受试者必须有月经稀发或闭经，同时合并多囊样卵巢或（和）高雄激素血症。

3. 输卵管通畅试验，包括子宫输卵管造影和诊断性腹腔镜等，显示至少有一侧输卵管通畅。

4. 根据世界卫生组织标准（2010），丈夫的精液分析中精子浓度≥15×10^6/ml并且总活力（快速前向运动+非快速前向运动）≥40%。

（四）排除标准

1. 排除其他内分泌障碍

（1）高催乳素血症患者（定义为至少相距1周的两次催乳素水平均大于或等于20ng/ml或由当地标准值确定）。排除高催乳素血症患者的目的是降低PCOS患者的差异性。这些患者可能适用于其他的方法治疗（如多巴胺受体激动剂）。在过去1年内或正在接受治疗者，化验值正常的可以入组。

（2）绝经期FSH水平（＞15mIU/ml）。在过去1年水平正常可入组。

（3）未矫正的甲状腺疾病的患者（定义为TSH＜0.2mIU/ml或＞5.5mIU/ml）。在过去1年水平正常可以入组。

（4）控制不佳的1型或2型糖尿病患者（定义为糖化血红蛋白水平＞7.0%），或者患者接受抗糖尿病药物如胰岛素、噻唑烷二酮类降糖药物、阿卡波糖或磺脲类药物可能混淆研究药物的效果；为了诊断是1型或2型糖尿病或PCOS的患者正在接受二甲双胍治疗也同样需要排除。

（5）疑似库欣综合征患者。

2. 最近3个月内，使用激素或其他药物，包括中药方剂和中成药，这可能会影响结果。

3. 最近6周内有怀孕史。

4. 最近6周内有流产或生产史。

5. 最近6个月有哺乳史。

6. 不同意签署本研究的知情同意书。

7. 特殊排除标准

（1）口服避孕药、孕酮或激素类埋植剂（包括皮下埋植剂）。在筛选使用了这类药物的患者前，需要2个月的清除期。储存避孕药形式或埋植剂，特别是埋植剂没有取出，可能需要更长清除时间。口服避孕药需要1个月的药物清除时间。

（2）AST或ALT＞2倍正常值或总胆红素＞42.75μmol/L的肝病患者。BUN＞30mg/dl或血清肌酐＞1.4mg/dl的肾病患者。

（3）显著贫血患者（血红蛋白＜100g/L）。

（4）有深静脉血栓形成、肺栓塞或脑血管病史的患者。

（5）怀孕后可能加重的心脏病患者。

（6）疑似子宫颈癌、子宫内膜癌或乳腺癌病史的患者。21岁及以上的妇女要求有子宫颈涂片或TCT检查的正常结果。

（7）目前有酗酒史的患者。酗酒的定义是＞14次/周或暴饮。

（8）患者同时参加其他临床研究。这些研究需要药物治疗、限制同房或其他妨碍遵从本方案的患者。

（9）预期在研究期间，可能中断1个月以上治疗的患者不应该被纳入。

（10）服用了其他已知影响生殖功能或代谢药物的患者。这些药物包括口服避孕药、GnRH激动剂和拮抗剂、抗雄激素、促性腺激素、抗肥胖药物、抗糖尿病药物如二甲双胍和噻唑烷二酮类、生长激素释放抑制激素、二氮嗪、ACE抑制剂和钙通道阻滞剂。以上药物清除时间需2个月。

（11）怀疑肾上腺或卵巢肿瘤分泌雄激素的患者。

（12）夫妻双方既往做过绝育手术（输精管结扎术、输卵管结扎术），现结扎已松解。先前的手术可能影响研究结果。夫妻双方同时做过绝育松解术及PCOS的患者情况很少见，需排除这些患者的纳入，不会影响本研究的进展。

（13）在近期（＜12月）做过减肥外科手术和处于体重急剧下降时期或进行减肥手术禁止怀孕的患者。

（14）未经治疗血压控制不佳的高血压患者，定义为两次血压测定间隔时间≥60分钟，收缩压≥160mmHg或舒张压≥100mmHg。

（15）已知的先天肾上腺皮质增生症患者。

（五）方案设计

这是一项多中心、随机、对照的PCOS临床试验研究，共4个治疗周期。受试者将通过计算机程序被随机分到4个治疗组中。CC或安慰剂的起始治疗量为50mg，月经周期的第3~7天口服，并且从月经期第3天开始针刺治疗，每周2次，每次间隔2~4天，根据受试者的时间来安排治疗，共32次。

1. 针刺方案　依据西医理论制订针刺方案，本研究方案遵循CONSORT和STRICT的规定，详述所使用针的数量，刺激方法（手法和电针），治疗频率和治疗期的时长。在针刺方案1与针刺方案2两组中，我们使用固定的针刺方案。所有受试者接受1周2次治疗，每次治疗可以间隔2~4天，持续16周，共计接受32次治疗，每次治疗30分钟。在自发月经或孕激素撤退出血的第3~7天开始行针刺治疗。针刺方案1设计基于前期的PCOS女性的RCT试验研究的数据，及未发表的在ClinTrial.gov注册的RCT研究。设计针刺方案2是为了与针刺方案1的疗效相比较，并且我们认为可能此组疗效最不显著。尽管现在认为安慰针也可能有效，我们设计两组针刺，是因为我们不知道针刺的疗效，想在最大无偏差的情况下评价针刺的疗效。

（1）针刺方案1：针刺方案1使用一次性不锈钢无菌针，0.25×30mm和0.30×40/50mm，直刺15~35mm位于腹部和腿部神经支配卵巢的肌肉中。针刺方案1包括两组治疗穴位，在连续2次治疗中这两组穴位交替使用。第一组治疗穴位为：中极（CV3）、气海（CV6），和双侧归来（ST29）以及膝盖以下的部位，双侧三阴交（SP6）和双侧阴陵泉（SP9）。同时针刺与神经支配卵巢无关的穴位,包括双侧合谷(LI4)以及百会(GV20)。共有11针,所有针灸针插入后用手法刺激一次(得气)。中极(CV3)、气海(CV6)、归来(ST29)、三阴交(SP6)以及阴陵泉(SP9)将使用低频2赫兹,脉冲长度0.3毫秒的电针刺激,强度以局部肌肉收缩但无疼痛或不舒适为宜。不连接电针仪的针将每隔10分钟通过用手旋转针柄来获得针感,共4次。第二组治疗穴位共13针,腹部穴位:双侧天枢(ST25)和双侧归来(ST29)(电针刺激)和中极(CV3)以及气海(CV6)(手法刺激),腿部穴位:双侧三阴交(SP6)和双侧太冲(LR3)(电针刺激)。此外,手法刺激双侧内关(PC6)和百会(GV20)。

（2）针刺方案2:针刺方案2使用一次性不锈钢无菌针,0.20×20mm,在两肩膀和两上臂非穴位处各刺一针,针刺深度<5mm。针刺处对PCOS女性排卵功能可能并无影响。为了模拟针刺方案1的电针,将针灸针与电极相连,刺激强度为0(无电流)。无手法刺激。

此外,开始治疗后受试者将每周进行1次孕酮和HCG测定,评估其对CC的应答反应效果,进而确定接下来的药物治疗剂量。应答反应是指孕激素水平升高,有排卵(孕酮>3ng/ml)。孕酮大于3ng/ml是有应答的证据。

（3）克罗米芬(CC)和CC安慰剂:在第一个治疗周期的月经第3~7天给予克罗米芬或其安慰剂1片/天,若3周后患者月经未来且患者没有怀孕,则在第二个治疗周期的第3~7天给予克罗米芬或其安慰剂2片/天。若3周后患者仍未来月经或没有怀孕,则在第三个治疗周期的第3~7天给予克罗米芬或其安慰剂3片/天。若患者有排卵,则在下一周期维持本周期的克罗米芬或安慰剂的剂量。若患者在研究期间无排卵,克罗米芬或者安慰剂的最大剂量为每日3片(150mg)。因此,若患者没有排卵,则周期内孕酮和HCG均阴性;促排和针刺继续进行到研究结束。CC的最大使用计量不得超过750mg/周期。整个治疗疗程共为4个治疗周期。

实施此项PCOS随机双盲对照临床试验不仅能够证实我们的研究假说,同时能够明确针灸与一线的CC促排卵治疗相比其在安全性和有效性方面的差异。

2.随机 受试者将通过计算机程序被随机分到4个治疗组中的任意一组:①针刺方案1+克罗米芬组;②针刺方案2+克罗米芬组;③针刺方案1+克罗米芬安慰剂组;④针刺方案2+克罗米芬安慰剂组。四组受试者数量比例1:1:1:1,将有250个受试者(包括20%的脱落率)被分到每个治疗组。数据管理与协调中心(DCC)的统计学家会制作本研究的随机方案。因为克罗米芬及其安慰剂是一个随机的方案,只有DCC数据管理者知晓该方案,其他工作人员无权知晓,包括方案的主要研究者。中医师或者针灸师等实施人员知道针刺方案1和2,也包括DCC数据管理者。除另有规定外,治疗组数据对DSMB将以双盲的方式报告。随机将通过随机区组法在21个分中心内各自分配。

克罗米芬及其安慰剂将放入有4个瓶子的药盒中,每瓶分别含有5、10、15和15粒药。瓶子上会贴上标签,每个标签上有只有DCC人员知道的药物编号。当受试者签署了知情同意并完成所有必需的基线评估之后,研究员会取出药盒并将药物标号扫描(或输入)网络数据库中。中医医生登录保护密码,进入由DCC设计的安全网站,找到相应的ID号是针刺方案1或是针刺方案2。

3.研究流程和访问

研究流程表如表11-1。

表11-1　研究流程表

访问次数	1	2	3	4	5	6	N	N+1	33	34	35
签署知情同意书	×										
病史	×										×
尿妊娠试验	×		×	×	×	×	×	×	×	×	
体格检查	×										×
经阴道超声	×										×
精液分析	×										
子宫输卵管造影	×										
安全指标	×										×
空腹采血		×									×
生活质量问卷	×										×
血孕酮	×		×		×			×		×	×
血HCG	×		×		×			×			
针刺治疗来访(每周2次)			×	×	×	×	×	×	×	×	
不良事件与合并用药			×		×			×		×	×

（1）筛查：评估入选条件。在当地进行的纳入和排除化验结果应该在几天内获得。如果受试者合适，可使用孕激素撤退出血（即无排卵血清孕酮水平）。筛查可根据患者是否方便和研究团队的计划来谨慎地安排。一旦患者满足入选标准就会立即随机入组，药物可在下一次随访时发放（基线访问）。

（2）基线访问：基线访问将在受试者月经周期（自发性或药物撤退性出血均可）的1~5天进行。第一天被定义为阴道出血的第一天（点滴出血不计）。受试者将打电话给研究助手，研究助手将在其月经初期（在正常月经开始的前5天）安排基线检查。

如果口服孕酮或自发排卵后，受试者没有月经来潮，那么这些受试者将由分中心负责人根据她们是否怀孕和基线超声结果的具体情况进行指导用药。

基线访问时，受试者将进行检查和空腹抽血，筛查和检查项目见表格。如果尿妊娠试验结果阴性，受试者将开始治疗。受试者在治疗过程中可使用分发的尿妊娠试验试纸检测是否受孕，并在日志中记录月经量、药品服用情况、同房频率和不良事件。

（3）每周针刺访问

1）于自发月经或孕激素撤退性出血的第3~7天口服CC或CC安慰剂50mg（1片/天）。

2）第3天开始针刺治疗，每周2次，每次间隔2~4天，根据受试者的时间来安排治疗，共32次。

3）针刺方案1和针刺方案2的两组患者应该分开治疗，不在同一天进行针刺或同一天的不同时间。

4）在每次针刺（针刺方案1和针刺方案2）治疗前检查每次的尿妊娠试验。如果阳性，不要进行针刺治疗。

5）每周于第二次针刺开始前采血测定一次血清P和血清HCG,确定排卵和妊娠情况。

6）询问不良反应及合并用药情况。

7）每个周期结束时,回收月经记录及夫妻同房记录日志。

（4）无应答反应:如在4周的促排卵治疗中,有3周孕酮或HCG值是阴性结果。那么在第5周,作为一个新的排卵周期,则每天给予2片克罗米芬共5天(在第3~4个治疗周期时最大量不超过3片),同时给予针刺治疗2次,并采血测孕酮一次。总的来说,在月经周期第3~7天给予克罗米芬或其安慰剂1片/天,若3周后患者月经未来且患者没有怀孕,则在第二个治疗周期的第3~7天给予克罗米芬或其安慰剂2片/天。若3周后患者仍未来月经或没有怀孕,则在第三个治疗周期的第3~7天给予克罗米芬或其安慰剂3片/天。若患者有排卵,则在下一周期维持本周期的克罗米芬剂量。若患者在研究期间无排卵,克罗米芬或者安慰剂的最大剂量为每日3片(150mg)。因此,若患者没有排卵,则周期内孕酮和HCG均阴性;促排卵和针刺继续进行至研究结束。无应答者如无分中心研究者的指导,在接下来的治疗周期接受更高剂量的CC前不会服用孕酮或进行撤退出血。

（5）应答反应:应答反应是指孕激素水平升高,有排卵(孕酮＞3ng/ml)。孕酮大于3ng/ml是有应答的证据。有应答反应是指一个周期中至少有一周血清孕酮值升高,即为有排卵者。有排卵的患者应该继续治疗直到出现妊娠反应阳性。如果患者来了月经,则在月经周期的第3~7天给予同样剂量的克罗米芬,针刺2次/周,采血1次/周。若患者孕酮为阳性,而HCG为阴性,即有排卵而无妊娠发生,作为等待月经周,同时等待其妊娠结果。在1~2周的等待期,即使不应用促排卵药物,针刺治疗仍应继续。若月经周期过后,HCG水平仍为阴性,该患者应进入下一周期继续治疗。有应答反应患者应以同样剂量继续用药直至妊娠或试验结束。

（6）妊娠访问:血清孕酮/HCG应固定在每周第一次或者第二次针刺治疗访问时在各分中心医院的实验室检测,并判断是否排卵和妊娠。一旦受试者血清β-HCG水平升高,应做超声检测其胎囊位置、胚胎数及胎心情况。怀孕的受试者应随访直到能观察到妊娠囊的数量、位置以及胎心活动。约孕9周时,患者将进行产前检查。

（7）治疗结束访问:没有怀孕的受试者在结束治疗后应进行治疗结束访问,受孕的受试者在妊娠后进行治疗结束访问。治疗结束访问应在妊娠期,越早完成越好。再次完成痤疮和多毛评分。受试者需返还剩余的研究药物、日志记录、记录不良反应的最后评估以及合并用药情况。所有受试者重复做一次基线测定,包括安全检查和5个问卷调查。采集最后一次血样送往黑龙江中医药大学实验室检测。

妊娠试验阳性的受试者,在孕6~8周进行产科超声检查来观察胚胎的情况。在孕3个月末、分娩后及终止妊娠后,对怀孕的受试者进行随访。所有受孕者(包括多胎)将被追踪以确定流产率、并发症发生率及妊娠结果。患者需将怀孕的结果告知研究人员,并配合研究人员获得相关病例的复印件。分娩记录要求明确新生儿体重、妊娠期时限、和孕妇的围产期并发症以及新生儿并发症。所有先天异常都将作为研究结果被收集。如果超过预产期6周以上,患者没有联系研究人员,我们将电话联系患者。

（8）妊娠结局情况:我们将收集妊娠结局情况,追踪在本研究期间所有血清妊娠筛查试验阳性受试者的结果。我们将记录生化妊娠(定义为血清妊娠筛查阳性,无超声发现妊娠)、宫外孕以及发生在孕20周前后的所有宫内妊娠的流产,包括稽留流产、自然流产、选择性流产、胎儿发育不良以及死胎。我们将随访母亲的妊娠和生产记录以及胎儿的生产记录、新生儿发病率和死亡率，以及胎儿存在的异常情况。我们可以根据研究记录以便了解药物使用情况和产科情况，包括处方产品、OTC产品、饮食补充品、疫苗和可插入或可植入的医疗器材使用情况。我们将归档所有先天畸形的个案，这被认为是严重的不良反应事件。

（六）结局指标

1. 主要结局指标：活产率。

2. 次要结局指标

（1）排卵率

（2）妊娠率（妊娠期约8~10周）

（3）多胎妊娠率

（4）流产率（妊娠满20周之前的流产）

（5）激素指标：促卵泡生成素、促黄体生成素、总睾酮、性激素结合球蛋白及脱氢表雄酮。

（6）代谢指标：包括血糖、胰岛素浓度、胆固醇、甘油三酯、高密度脂蛋白、低密度脂蛋白。

（7）不良反应情况

（七）统计分析

1. 样本量的估计　根据《中华妇产科学》（第二版），克罗米芬治疗6个月排卵率为76%，妊娠率为38%，活产率为30%。克罗米芬治疗4个月活产率为20%。由于缺乏针刺治疗有效性的数据，不可能依靠文献决定样本量大小。因而，假设治疗组的有效率为：

（1）针刺方案1+CC（A）＞针刺方案2+CC（B）

（2）针刺方案2+CC（B）＞针刺方案1+安慰剂CC（C）

（3）针刺方案1+安慰剂CC（C）＞针刺方案2+安慰剂CC（D）

各自活产率差异预计为10%，使用双侧趋势检验，在检验水准为0.05时，我们的研究被设计为具有80%以上的效力。考虑到脱落率为20%，样本量从220/组扩大到250/组，四组共1000例。

2. 统计检验　主要使用意向分析集的方法检测两个治疗组活产率的差异。通过使用皮尔森卡方检验比较治疗组主要结局指标活产率，从而进行疗效分析。其次，支持检验，我们将建立一个逻辑回归模型，利用支持分析法比较两个治疗组的主要结局指标——活产率，调整由其他因素例如研究中心的随机化分层和对研究药物的预先暴露造成的影响。随着时间的进展，每名受试者会接受重复的检测，利用统计学方法对相关的数据进行其他次要结局指标的测量分析。对于次要指标如激素水平，可以将治疗组、时间及其互相关系作为独立变量，而设计的随机分层因素作为协变量，利用线性混杂作用模型进行分析。可以利用逻辑回归模型来评估治疗组、临床中心、克罗米芬、体重指数及其他解释性变量（如单活产，流产）。将运用考克斯风险比例模型和Kaplan-Meier法来比较两个治疗组的妊娠时间。

三、安全性、质量控制和质量保证体系评估

我们将进行安全性评估。将不良事件归类,详细记录受试者在治疗期间出现不良事件的百分率和严重的不良事件。运用卡方检验,分析在每一种治疗方案中不良事件出现的总比例和各分类之间的差别。除非另有正式要求,否则每一份数据安全监督委员会的报告将采用双盲方式报告不良事件的详细情况和摘要。

四、数据监督及伦理

(一)数据安全监督委员会(DSMB)

我们将建立一个独立的数据安全监督委员会(DSMB)以审查和解释本研究产生的数据,并在方案实行前进行审查。主要目的是确保研究中受试者的安全和数据的完整。DSMB会对研究设计、数据质量和分析方面提供建议,并为本研究的受试者提供保护。

DSMB会定期举行会议,根据伦理学和安全性标准对该方案进行审查,监测该试验的安全性,根据最初的研究设计监测数据的真实性和完整性,并且提供英文的研究指导。DSMB将审查试验的进程,裁定不良反应事件,并有权决定研究是否需提前结束。

(二)伦理审批

由国家中医药管理局委托《国家中医临床研究基地》建设单位——黑龙江中医药大学附属第一医院伦理委员会批准审查,批准号: 2010HZYLL-010。同时,分中心需要获得所在研究单位伦理委员会的批准或承认黑龙江中医药大学附属第一医院伦理委员会的审批。

受试者保护

1. 参与试验可能存在的风险　受试者参与本研究的风险主要是克罗米芬、针刺的副反应。克罗米芬是经美国药品管理局验证的促排卵的一线治疗药物。使用克罗米芬的主要风险是多胎妊娠(8%~10%)。其他的副作用包括潮热、情绪波动、肿胀、卵巢囊肿形成及疼痛。其他主要的风险为垂体卒中、深静脉血栓形成和视力障碍,但十分罕见。针刺的主要副反应为局部皮肤刺激、不适以及操作过程中引起的迷走神经反应。

2. 保护受试者避免风险　排除有重大疾病病史的受试者,包括深静脉血栓形成病史。每周访问并记录是否存在异常的副反应。采取的治疗手段都是其原本的治疗目的,针刺治疗有千余年的应用历史。采用一次性针避免交叉感染。对于妊娠合并症,所有的受试者都经过咨询并筛查高危妊娠的潜在危险因素。克罗米芬发生多胎妊娠的几率为8%~10%。目前所知,克罗米芬对胎儿没有致畸性。同时应用尿和血清监测妊娠,若一旦发生妊娠阳性,将立即停止克罗米芬和针刺的治疗。定期随访,并且治疗任何早期妊娠的并发症(包括异位妊娠)。

系统地收集不良反应及严重不良反应数据。这些数据每季度将被数据安全监督委员会检查一次,严重不良反应会被立即裁定。研究过程中,可能会发生个人信息泄露,但是这种危险将被最小化通过给予每个受试者一个特定的编号,并且在任何档案和数据库中删除个人信息。

五、试验注册和实施

本临床的参研分中心均已审议并认可本项临床试验的研究方案、标准操作规程、病例报告表及知情同意书等内容。本项临床试验已在美国临床试验中心和中国临床试验注册中

心进行了注册（NCT01573858），并且由中国临床试验注册中心负责受试者的随机（ChiCTR-TRC-12002081）。

耶鲁大学公共卫生学院的统计学教授作为DCC的负责人与黑龙江中医药大学的研究人员负责数据协调与管理，主要任务包括监控所有研究中心研究方案的依从性（偏倚和冲突等）、数据核查以及对研究方案执行的偏倚和违背情况。

出版政策

（一）主要出版物作者顺序

预计主要研究假说的文章将可达30~40名作者。分中心的作者排名决定于受试者招募数量和质量等贡献度，数据的准确性和数据报告的及时性，排名在7~28位。数据准确性将根据每个分中心的脱落率或错误数据项/随机受试者来确定。调查显示数据准确录入的将不计入这个数据不准确比例中。每个分中心的PI对本中心的试验负责，因为其为该分中心的作者。我们鼓励各分中心负责人利用临床研究数据，在论文发表委员会的指导下，建立次要假说发表研究论文。

（二）致谢

致谢包括其他研究人员和对分中心研究做出重大贡献的研究人员，以及咨询委员会的成员和数据安全监测的人员。将指定列出个人姓名首字母及他们的最大贡献度（如C.L.Gnatuk，J.L.Ober，R.N.等）。重大贡献包括但不仅限于方案的审查、分中心启动和参与、受试者招募和入组、研究管理、数据分析和手册准备等方面。

资金来源

（一）国家重大科技专项——2011年度中医慢病专项:《多囊卵巢综合征不同生育阶段中医防治方案及转化应用研究》，编号201107005，2011—2013年度。国家中医药临床研究基地（妇科）项目。

（二）教育部《中医妇科学》国家级重点学科建设基金。

（三）国家中医药管理局《中医妇科学》重点学科建设基金。

附录一: 随机对照试验报告标准

1. 平行随机对照试验报告标准(CONSORT)

论文结构	条目	标准CONSORT的描述
标题和摘要		
	1a	标题能识别是随机临床试验
	1b	结构式摘要,包括试验设计、方法、结果、结论几个部分
引言		
背景和目的	2a	科学背景和对试验理由的解释
	2b	具体目的或假设
方法		
试验设计	3a	描述试验设计(诸如平行设计、析因设计),包括受试者分配入各组的比例
	3b	试验开始后对试验方法所作的重要改变(如合格受试者的挑选标准),并说明原因
受试者	4a	受试者合格标准
	4b	资料收集的场所和地点
干预措施	5	详细描述各组干预措施的细节以使他人能够重复,包括它们实际上是在何时、如何实施的
结局指标	6a	完整而确切地说明预先设定的主要和次要结局指标,包括它们是在何时、如何测评的
	6b	试验开始后对结局指标是否有任何更改,并说明原因
样本量	7a	如何确定样本量
	7b	必要时,解释中期分析和试验中止原则
随机方法		
序列的产生	8a	产生随机分配序列的方法
	8b	随机方法的类型,任何限定的细节(如怎样分区组和各区组样本多少)
分配隐藏机制	9	用于执行随机分配序列的机制(例如按序编码的封藏法),描述干预措施分配之前为隐藏序列号所采取的步骤

续表

论文结构	条目	标准CONSORT的描述
实施	10	谁产生随机分配序列,谁招募受试者,谁给受试者分配干预措施
盲法	11a	如果实施了盲法,分配干预措施之后对谁设盲(例如受试者、医护提供者、结局评估者),以及盲法是如何实施的
	11b	如有必要,描述干预措施的相似之处
统计学方法	12a	用于比较各组主要和次要结局指标的统计学方法
	12b	附加分析的方法,诸如亚组分析和校正分析
结果		
受试者流程(极力推荐使用流程图)	13a	随机分配到各组的受试者例数,接受已分配治疗的例数,以及纳入主要结局分析的例数
	13b	随机分组后,各组脱落和被剔除的例数,并说明原因
招募受试者	14a	招募期和随访时间的长短,并说明具体日期
	14b	为什么试验中断或停止
基线资料	15	用一张表格列出每一组受试者的基线数据,包括人口学资料和临床特征
纳入分析的例数	16	各组纳入每一种分析的受试者数目(分母),以及是否按最初的分组分析
结局和估计值	17a	各组每一项主要和次要结局指标的结果,效应估计值及其精确性(如95%可信区间)
	17b	对于二分类结局,建议同时提供相对效应值和绝对效应值
辅助分析	18	所做的其他分析的结果,包括亚组分析和校正分析,指出哪些是预先设定的分析,哪些是新尝试的分析
危害	19	各组出现的所有严重危害或意外效应
讨论		
局限性	20	试验的局限性,报告潜在偏倚和不精确的原因,以及出现多种分析结果的原因(如果有这种情况的话)
可推广性	21	试验结果被推广的可能性(外部可靠性、实用性)
解释	22	与结果相对应的解释,权衡试验结果的利弊,并且考虑其他相关证据
其他信息		
试验注册	23	临床试验注册号和注册机构名称
试验方案	24	如果有的话,在哪里可以获取完整的试验方案
资助	25	资助和其他支持(如提供药品)的来源,提供资助者所起的作用

2. 非药物随机对照临床试验报告标准(CONSORT补充版)　非药物治疗方法包括手术、技术干预、仪器设备、康复理疗、心理治疗、行为干预、补充和替代医学疗法等。非药物临床试验评价的大多是涉及多种干预的复杂治疗手段,这类干预措施往往因此很难针对所有患者统一描述、规范、重复和实施,而这些不确定因素将给干预效果的评估带来重大影响。

论文结构	条目	标准CONSORT的描述	为非药物临床试验所做的扩展
题名和摘要			
	1b	结构式摘要,包括试验设计、方法、结果、结论几个部分	在摘要中,指出试验组与对照组的干预手段、医疗保健提供者、试验中心以及设盲方法
受试者	4a	受试者合格标准	必要时,指出试验中心和干预措施执行者的入选标准
干预措施	5	详细描述各组干预措施的细节以使他人能够重复,包括它们实际上是在何时、如何实施的	详细介绍试验组与对照组的干预措施。描述实施干预的各个步骤,必要时,描述针对个别受试者而对干预步骤所作的修改;规范干预手段的细节;评估并增强医疗保健提供者对研究方案依从性的细节
样本量	7a	如何确定样本量	必要时,详述医疗保健提供者和试验中心是否以及如何实现聚类
序列的产生	8a	产生随机分配序列的方法	在适当的情况下,介绍医疗保健提供者如何分配至各试验组
盲法	11a	如果实施了盲法,分配干预措施之后对谁设盲(例如受试者、医护提供者、结局评估者),以及盲法是如何实施的	是否对实施联合干预者设盲
	11b	如有必要,描述干预措施的相似之处	如果进行了设盲,说明如何设盲,以及干预措施的相似之处
统计学方法	12a	用于比较各组主要和次要结局指标的统计学方法	必要时,详述医疗保健提供者和试验中心是否以及如何实现聚类
受试者流程(极力推荐使用流程图)	13a	随机分配到各组的受试者例数,接受已分配治疗的例数,以及纳入主要结局分析的例数	各组医疗人员或施行干预的试验中心的数目,每个医疗人员或每个试验中心治疗的患者数目
基线资料	15	用一张表格列出每一组受试者的基线数据,包括人口学资料和临床特征	必要时,介绍每组的医疗保健提供者(诊治病例数、资格和专业知识等)以及试验中心(包括中心数目)
可推广性	21	试验结果被推广的可能性(外部可靠性,实用性)	依据试验中涉及的干预措施、对照、患者以及医疗保健提供者和医疗保健中心得出的结果的可推广性(外部有效性)
解释	22	与结果相对应的解释,权衡试验结果的利弊,并且考虑其他相关证据	此外,还应该考虑对照的选择,未实施盲法或者部分设盲,以及每组治疗者或试验中心专业技能不均等的问题

　　3. 非劣效性和等效性随机对照试验　以安慰剂作为对照的随机双盲临床试验一直被视为药物开发中的金标准,它在确认新的试验药物的疗效优于安慰剂方面发挥着重要的作用。然而,如果有现成的疗效肯定的药物,仍用安慰剂对照做临床试验,会面临伦理上的困难。

随着愈来愈多可供应用的有效药物的出现,疗效有突破的新药愈来愈少,因而药物临床研究的目的发生了转变。在阳性对照试验中,更多的情形是探求新药与标准的有效药物相比其疗效是否不差或疗效相等(严格地说,疗效相等应该是既不比标准药差,也不比标准药好),而并不一定要知道新药是否优于标准药,由此而提出了非劣效性/等效性试验。等效性试验的目的是确定一种处理是否与另外一种处理在疗效上相似;非劣效性试验的目的是确定一种新的处理是否不次于阳性药物或非药物的标准治疗。

（1）试验特点

1）试验假设:在优效性试验中,无效假设指的是两种处理同样有效,备择假设是它们具有区别。第Ⅰ类错误指的是处理本身无效,却被错误认为有效;第Ⅱ类错误指的是处理本身有效,但其效果未被发现。在非劣效性试验中,无效假设和备择假设正好倒过来;第Ⅰ类错误指的是错误地接受了一种劣效的新处理,第Ⅱ类错误指的是错误地拒绝了一种非劣效的处理。

2）试验设计:非劣效性或等效性试验要求参照处理的效果是确定的或已得到广泛应用,因此使用安慰剂或空白对照会被视作不符合伦理学原则。在非劣效性或等效性试验中,受试者和结局的测量方法应该与以前的试验相似。利用可信区间方法计算试验所需的样本量。样本量取决于选定的可信水平、第Ⅱ类错误的风险(或想达到的把握度)以及△。△可以被理解成两组之间在均数、比例,或比值比、危险比及风险比的对数值方面的差异。经常选择有重要临床意义的最小值作为△。非劣效性试验通常需要比优效性试验更大的样本量。

3）试验实施:试验的实施应该与以前的试验一致。为了避免增加做出错误结论的风险,应尽量避免那些可能会影响不同处理组间真实差异的问题,如依从性较差、失访、募集一些不大可能应答的病例,以及交叉处理。

4）试验分析:在设计、分析和报告非劣效性和等效性试验时,可信区间方法则更可取,因为可以得到更多信息。对于那些未接受分配的处理或违反试验程序的病例,如果分析时将其剔除,那么整个试验可能朝任何方向发生偏倚。在非劣效性和等效性试验中,意向性(ITT)分析往往会增加错误作出非劣效性结论(Ⅰ类错误)的风险,所以实际处理或符合方案分析这样的非ITT分析也许是可取的。当两者结论一致时,结果的可信度会更高。在中期分析时,非劣效性试验与优效性试验在基本原理上存在一些差异。如果试验结束前已确定为非劣效,从伦理学要求来讲不需要提前终止试验。如果某种处理显然是劣效的,那么终止试验在伦理上来说是正当的。

5）结果解读:对非劣效性试验的结果进行解读取决于处理效果的可信区间与△和无效值的相对位置。双侧等效性需要同时考虑△和-△两个差值,而且为了得出等效性结论,需要可信区间位于-△和△之间。

（2）报告标准（CONSORT补充版）

论文结构	条目	标准CONSORT的描述	根据非劣效性或等效性试验作了调整
题名和摘要			
	1a	题名能识别是随机临床试验	明确说明试验是一个非劣效性或等效性试验
引言			
背景和目的	2a	科学背景和对试验理由的解释	包括非劣效性或等效性设计的理论基础

续表

论文结构	条目	标准CONSORT的描述	根据非劣效性或等效性试验作做了调整
方法			
受试者	4a	受试者合格标准	详细说明非劣效性或等效性试验的受试者是否与确立参照处理有效性的试验的受试者相似
干预措施	5	详细描述各组干预措施的细节以使他人能够重复,包括它们实际上是在何时、如何实施的	详细说明非劣效性或等效性试验中用到的参照处理是否与以前确立有效性的试验中用到的处理相同(或非常相似)
样本量	7a	如何确定样本量	需要详细说明样本量的计算是否按照非劣效性或等效性标准.而且需要指明选定等效性差值的理论基础
统计学方法	12a	用于比较各组主要和次要结局指标的统计学方法	指明是否用了单侧或双侧可信区间的方法
结局和估计值	17a	各组每一项主要和次要结局指标的结果,效应估计值及其精确性(如95%可信区间)	对于非劣效性或等效性假设的结局,可以利用图形表示可信区间和等效性差值
解释	22	与结果相对应的解释,权衡试验结果的利弊,并且考虑其他相关证据	考虑非劣效性或等效性假设以及其他试验假设

4. 实效性临床试验　也称"实效型"或"实用型"随机对照试验。主要观察两种待比较的临床干预措施或方案之间的总体效应差异(包括特异性生物学效应和非特异性的安慰剂效应),研究在实际临床实践条件下进行,并尽可能减少对常规治疗的干预,以期最好地反映治疗方法在实际应用中可能出现的临床反应。

(1)试验特点

1)提出并解决的问题为效果(effectiveness),即在现实环境中,该干预措施是否有效。

2)试验实施场所为现实环境。保证干预措施和对照措施的关键要素受到最小干扰。在试验前必须制订干预措施和对照措施的详细手册,用于限定干预和对照措施必备的特征性要素,保证各位参加试验的临床医生采用同样的干预手段和对照措施对受试者进行治疗。

3)研究对象的排除标准很低或者没有超出临床实际。以评价总体效果为主(包括中间指标、终点指标、生存质量和医疗服务利用情况等),全面反映受试者的健康情况。

4)干预方式运用灵活,与临床实际相似。保证临床医生的诊疗习惯和特点受到最小限制。在研究过程中可以允许有一定的自由度,临床医生在对受试者进行治疗时可根据自己的经验、风格、医院实际条件、患者个体差异等因素对规定的干预措施和对照措施实施有限范围内的调整,以保证干预措施的可重复性。

5)结局与研究对象、出资者、社区和保健人员直接相关。由于干预标准化程度较低,所以医生个体水平对结果影响较大,因此对参加研究的医生的教育背景、专科经历和临床经验等设置必要的条件。

6)设计较大样本量和较长随访时间,以较大范围的受试者,较全面的观察干预效果。

7）有必要设置独立结局评价者，并使用盲法评价，以减少测量偏倚。

（2）应用范围：主要用于各种慢性疾病、神经精神类疾病、复杂性干预措施和医疗服务效果的研究。中医药临床疗效研究很适合开展实用性随机对照试验。

（3）报告标准（CONSORT补充版）

论文结构	条目	标准CONSORT的描述	实效性试验补充
引言			
背景和目的	2a	科学背景和对试验理由的解释	说明干预措施所针对的卫生或卫生服务问题或其他通常用以解决这一问题的干预措施
方法			
受试者	4a	受试者合格标准	纳入标准应该清楚明白，以显示纳入研究的典型研究对象的界限；如果可能的话，还应交代典型干预实施者（如护士）、机构（如医院）、社区或居住区（如城镇）和场所（如不同的卫生福利体系）
干预措施	5	详细描述各组干预措施的细节以使他人能够重复，包括它们实际上是在何时、如何实施的	说明完成干预所添加的或减少的措施。指出是否将干预措施标准化，或者是否允许不同的研究对象、实施者或研究地点采取不同的干预措施和途径同等细化描述对照组
结局指标	6a	完整而确切地说明预先设定的主要和次要结局指标，包括它们是在何时、如何测评的	解释为何选择结局及随访期的长短（如相关的话），这些对于使用试验结果的人来说十分重要
样本量	7a	如何确定样本量	针对目标决策者的需要考虑的重要最小差异，以此计算样本量（最低重要差异），需报告该差异的依据如何获得
盲法	11a	如果实施了盲法，分配干预措施之后对谁设盲（例如受试者、医护提供者、结局评估者），以及盲法是如何实施的	如果没有实施盲法，或者无法实施，解释其原因
结果			
受试者流程（极力推荐使用流程图）	13a	随机分配到各组的受试者例数，接受已分配治疗的例数，以及纳入主要结局分析的例数	参加试验的研究对象或单位的数目、合格的研究对象数目以及未参与试验对象的原因都应报告
讨论			
可推广性	21	试验结果被推广的可能性（外部可靠性、实用性）	描述决定试验结果的关键研究场所信息。讨论在其他场景下的临床传统习惯、卫生服务机构、服务人员或资源与本试验可能存在的区别之处

5. 整群随机试验　整群随机试验是将研究对象以群组为单位进行随机分配的一种试验设计。如将将个体构成的组群（如家庭或医疗小组）而非个体随机分配到各研究组。因为采

用个体随机时可能会受到某些干预措施（如饮食干预）沾染的影响。而且，在某些特定环境下，整群随机可能是实施试验唯一可行的方法。这类试验包括现场试验（field trial）、社区试验（community based trials）、地区试验（place based trials）、整群随机试验。

（1）试验的特点

1）在很多情况下，医疗卫生干预是在群体水平实施的，如针对社区人群的健康教育、针对医生实施指南的干预等，这种情况下很难以个体为单位进行随机分组；同时，整群随机试验可以更好的避免不同干预之间的污染，因此在公共卫生和医疗服务领域有着广泛而重要的用途。

2）在设计方面由于同群的个体往往较不同群的个体在干预结果上有更为相似的结果（非独立性），因此，在同样的样本量下，整群随机对照试验提供的信息会少于个体化随机对照试验。

3）在实施方面存在两个水平的偏倚，即群体和个体水平。

（2）报告标准（CONSORT补充版）

论文结构	条目	标准CONSORT的描述	整群随机试验报告补充
引言			
背景和目的	2a	科学背景和对试验理由的解释	包括采用整群设计的原理
	2b	具体目的或假设	是否它们与个体水平、群水平相关，或与两者均相关
方法			
试验设计	3a	描述试验设计（诸如平行设计、析因设计），包括受试者分配入各组的比例	突出分配是以整群为基础
干预措施	5	详细描述各组干预措施的细节以使他人能够重复，包括它们实际上是在何时、如何实施的	是否它们与个体水平、群水平相关，或与两者均相关
结局指标	6a	完整而确切地说明预先设定的主要和次要结局指标，包括它们是在何时、如何测评的	是否它们与个体水平、群水平相关，或与两者均相关
样本量	7a	如何确定样本量	包括计算方法、组群数、组群大小、群内相关系数（ICC或k），和指出其不确定性
	7b	必要时，解释中期分析和试验中止原则	
随机方法			
序列的产生	8a	产生随机分配序列的方法	如区组、分层、配对
	8b	随机方法的类型，任何限定的细节（如怎样分区组和各区组样本多少）	
分配隐藏机制	9	用于执行随机分配序列的机制（例如按序编码的封藏法），描述干预措施分配之前为隐藏序列号所采取的步骤	说明分配是基于组群而非个体

论文结构	条目	标准CONSORT的描述	整群随机试验报告补充
统计学方法	12a	用于比较各组主要和次要结局指标的统计学方法	说明如何考虑群集性的统计学方法
	12b	附加分析的方法,诸如亚组分析和校正分析	
结果			
基线资料	15	用一张表格列出每一组受试者的基线数据,包括人口学资料和临床特征	可用个体和整群水平的基线信息
结局和估计值	17a	各组每一项主要和次要结局指标的结果,效应估计值及其精确性(如95%可信区间)	以及每个主要结局的群内相关系数(ICC或k)
讨论			
可推广性	21	试验结果被推广的可能性(外部可靠性、实用性)	相关个体和(或)组群的可推广性

6. 中医药临床随机对照试验报告规范(CONSORT补充版) 中医对疾病及其治疗的认识有别于西医,尤其中医"辨证论治"和"临证察机"的治疗原则比西医分型分类更加复杂,其临床研究因而有不同于西医的特点。但无论多么复杂,随机对照试验(RCT)仍是目前公认的中医药防治性研究偏倚可能性最小的设计方案。

论文结构	条目	CONSORT for TCM清单
标题和摘要		
	1	文题的结构应包括干预措施、病名、设计方案,推荐文题结构为: 某干预措施治疗某病某证的随机、双盲、安慰剂对照试验
		摘要部分应包括设计方案、观察对象、试验和对照干预措施、主要结果、结论等要素。题目中应注明是中药复方或单味药
引言		
背景	2	本研究的科学背景和原理
		按照中医理论重点描述所使用中药的组方依据和尽量提供各中药成分的现代药理学依据
		复方中各种中药的名称必须采用3种文字表示: 中文(或拼音)、拉丁文、英文; 药名必须采用规范名称,建议采用WHO公布的规范中药名。复方中各中药的用量用克,复方中药的剂量应用通用的国际单位如克、毫升表示
目的	3	研究的特定目的和假设
		在研究目的中,必须表明临床试验目的在于评价: ①中药对某病的治疗效果,或②对某病的某证的治疗效果,或③对某证的治疗效果。若单纯评对证候的疗效,必须注意其基础病种

论文结构	条目	CONSORT for TCM清单
方法		
受试者	4	受试者的纳入/排除标准及资料收集的环境和地点 应根据临床设计方案中对病或证的治疗选择，详细说明：①病及（或）证的诊断标准；②基于病及（或）证的纳入与排除标准。诊断标准应采用公认的中医和西医诊断标准
干预措施	5	各组干预措施的准确资料 应注明处方出处；复方药物的成分、剂量、产地、炮制方法、质量控制方法与标准，同时亦应注明给药方法、时间和剂量。试验药物如为中成药，需注明生产厂家、生产批号、生产日期、有效期、原生药含量等。如果为自配方或成方修改方（如古方修改方），需注明配方及（或）其变更依据，同时还需注明使用剂型、制剂过程及药物在成品中的比例、药物的质量控制标准和方法等 对于对照组药物，应说明选择原则。若为安慰剂，需说明安慰剂的配方组成及质量控制标准和方法
测量指标	6	应根据临床试验目的选择中医和西医定义相同的一项或两项终点指标为主要测量指标，如病死率、生存时间等。中医症状评分、健康相关生存质量等指标应明确定义，并说明指标的测量方法和标准，如果可能，说明用于提高测量质量的方法（如多次重复观察，评估人员的培训等）。暂无金标准或较难掌握或重复的中医测量指标建议设为附加指标（additional outcomes） 规定结果测量时间点及终止试验的原则
样本量	7	解释确定样本量的依据
随机化		
序列产生方法	8	产生随机分配序列的方法，包括所有控制细节，如区组、分层
分组隐藏	9	实施分组隐藏和分配序列隐藏的方法，并说明谁决定分组序列及决定者是否参与分配纳入受试对象
实施	10	谁产生随机分配序列，谁招募受试者，谁给受试者分配干预措施
盲法（隐蔽）	11	受试者，实施干预和评估结果的人是否知道分组情况。如果使用盲法，描述如何设盲，评价盲法是否成功，如双模拟法的详细实施过程、揭盲的方法
统计学方法	12	按照各测量指标的资料性质分别列出分析这些资料所采用的统计学方法，如计数资料、计量资料、等级资料、生存分析等，以及附加分析如亚组分析和校正分析的方法
结果		
受试者的变动情况	13	试验各阶段受试者的变动情况（以流程图表示）。特别是报告各组随机分配、接受治疗、完成研究方案和接受主要测量指标分析的受试者数量。描述研究计划与实施不符的情况及原因
资料收集	14	说明试验实施地点、时间区限、随访时间和资料收集方法
基线资料	15	各组的临床基线特征，对于某方治疗某病的临床疗效研究，建议列出各组的证型基线数据

论文结构	条目	CONSORT for TCM清单
纳入分析的例数	16	分析各组的受试者数量及说明是否采用"意向性分析"。除采用相对数，还应采用绝对数说明结果（如用10/20，而不是50%）
描述结果和效应量估计	17	按照主要和次要测量指标的顺序描述结果，除描述效应量大小，还应描述精确度，如95%可信区间
辅助分析	18	说明报告其他分析的多样性，包括亚组分析和校正分析，指出哪些是预期的，哪些是探索性的，对于某方治疗某病的临床疗效研究，鼓励就证型与疗效的关系进行分析
不良事件	19	各组所有重要不良事件或不良反应
讨论		
解释	20	描述研究发现，解释结果，讨论研究结论的真实性程度，分析本研究潜在偏倚和可能导致结果不准确或影响真实性的原因，分析与结果多样性相关的危险性。解释结果的统计学意义和临床意义，应结合中医药理论解释结果；鼓励就复方与证型的疗效进行讨论
可推广性	21	试验结果的可推广性（外部真实性）
全部证据	22	根据现有证据，全面解释结果 说明研究者与试验的有关利益冲突，如研究者是否为中药处方设计者等

7. 针刺临床试验中报告干预措施时需包含的信息（STRICTA2010） 新的STRICTA对照检查清单作为CONSORT的正式扩展版，包含6项条目及17条二级条目。这些条目为报告针刺治疗的合理性、针刺的细节、治疗方案、其他干预措施、治疗师的背景以及对照或对照干预提供了指南，旨在提高针刺临床试验报告的质量，尤其是对其中干预措施的报告，因而有助于对这些试验的解释和重复。

条目	细节
1. 针刺治疗的合理性	1a）针刺治疗的类型（如中医针刺、日本汉方医学针刺、韩国韩医针刺、西医针刺、五行针刺、耳针等）
	1b）提供针刺治疗的理由、依据的历史背景、文献来源、和（或）共识，均需有适当的参考文献
	1c）说明何种治疗发生了改变
2. 针刺细节	2a）每一受试对象每一治疗单元用针的数目（需要时用均数和范围表示）
	2b）使用的穴位名称（单侧/双侧）（如无标准名称则说明位置）
	2c）进针的深度，采用指定的计量单位或特定的组织层面
	2d）引发的机体反应（如得气或肌肉抽搐反应）
	2e）针刺激方式（如手工行针刺激和电刺激）
	2f）留针时间

条目	细节
	2g）针具类型（直径、长度和生产厂家或材质）
3. 治疗方案	3a）治疗单元数
	3b）治疗单元的频数和持续时间
4. 辅助干预措施	4a）对针刺组施加的其他附加干预的细节（如灸、拔罐、中药、锻炼、生活方式建议）
	4b）治疗场所和相关信息，包括对治疗师的操作指南，以及给患者的信息和解释
5. 治疗师的背景	5）对参与研究的针灸师的描述（资质或从业部门、从事针刺实践时间、其他相关经历）
6. 对照或对照干预	6a）援引资料证明研究相关信息中选择对照或对照措施的合理性
	6b）精确地描述对照或对照措施。如果采用假针刺或其他任何一种类似针刺对照，按照上述条目1~3详细描述

8. 不孕症临床试验报告标准（CONSORT补充版） 导致不孕症的原因有很多，患者诊治的目的是生育。随着新药物、新疗法、新技术的不断推出，干预措施是否科学、有效、安全，急需客观公正的评价，但全球对不孕症一直缺乏统一的临床研究试验标准规范。由于不孕症临床试验具有其特殊性，2010年CONSORT报告标准不能涵盖不孕症临床试验的所有方面，故来自美国、英国、荷兰、芬兰、意大利和瑞士的生殖医学专家及临床研究方法学家齐聚哈尔滨，从临床研究者、方法学家、监管部门和成果发表的不同角度，对不孕症临床试验的特殊性、高质量不孕症临床试验的必要性、不孕症临床试验的相关方法学及世界各国不孕症临床试验进展进行介绍与讨论；根据CONSORT2010版本制定了哈尔滨共识——不孕症临床试验报告标准（IMPRINT）。

论文结构	条目	标准CONSORT的描述	不孕症试验报告补充
参试者	4a	参试者纳入指标	不孕症因素和是否获取知情同意
干预措施	5	允许复制的足够详细的每组干预措施，包括如何以及何时管理他们	治疗持续时间，治疗开始时间与随机、妊娠的关系
结局	6a	定义预先指定的主要的和次要的结果措施，包括如何以及何时评估他们	在助孕的试验中，主要结局指标应该清晰地定义并报告为活产（分娩≥20孕周龄），同时应报告孕周龄、出生体重及性别。 在助孕的试验中，如果冷冻胚胎转移多于一个周期，则应该首选报告每个受试者的累计活产。 值得报告的次要结局指标有生化妊娠、临床妊娠、多胎妊娠及所有的妊娠丢失。 在助孕的试验中，主要结局指标不选择活产也是可以的。当主要的终点指标不是活产，而采用了助孕治疗（如胚胎转移技术等），活产仍旧应该被报告

续表

论文结构	条目	标准CONSORT的描述	不孕症试验报告补充
结果			
参试者流程	13a	对每一个治疗组,被随机分配的参试者人数、接受到的治疗,并且对主要结果进行分析	增加筛查人数和合格人数
基线数据	15	有一个表格显示每组基线的人口学和临床特征	不孕时间(原发性、继发性),产科病史及女性不孕原因和男性可能的不育原因
数据分析	16	对于每一组,参试者(捐赠者)的数据包括每次分析和是否分析原始分配的组	对个体进行分析,对特定的时间段要有生存曲线图。对多胎妊娠进行详细描述,包括减胎和消融。报告每个妇女和每个妊娠妇女的多种妊娠结果。将双胞胎、三胞胎、四胞胎等单独报告
伤害	19	每组的所有重要伤害或意外疗效(具体指导,看伤害共识)	每组的所有重要伤害或意外疗效(男性、女性、婴儿);治疗期间(男性、女性),妊娠期间及产后:OHSS,感染,出血,多胎妊娠,妊娠并发症,对新生儿未预期的影响如:先天异常、新生儿并发症及发育迟缓等
解释	22	解释与结果一致,平衡利益和伤害,考虑其他相关的证据	平衡结果和男性及女性参试者、婴儿的任何竞争利益

9. 报告随机试验中的危害　　大量证据表明,报告RCT中的危害的相关数据的报告质量有待提高标准,RCT危害相关问题的术语容易混淆,常常误导或误用。"安全性"是一个褒义性术语,掩盖了药物和其他干预措施可能引起的真实或潜在的危害。除术语误用外,RCT中危害的报告受到的重视比疗效和有效性的报告少且常常不充分。CONSORT修订版清单中附带报告危害相关问题的10个新推荐意见有助于提高RCT报告中与危害相关数据的报告质量。

（1）术语表

不良事件

有害的副作用。但副作用表明存在因果关系(副作用由试验干预措施所致)。部分作者使用与"副作用"同义的术语"不良作用"。在典型的随机试验中,很难判断观察到的事件与干预措施是部分相关还是完全相关,或完全无关(如由潜在的疾病进程所致)。试验目的在于收集和恰当报告有益和有害的事件及结局,以便可对其进行组间比较。在这一点上,或许用术语"不良事件"来描述试验期间发生的有害事件更为恰当。

不良反应和药物不良反应（ADR）

与试验干预措施存在确切因果关系的事件,且这种因果关系足以(敏感性和特异性高)证明该事件由干预措施所致。在临床试验这样的环境中确定的因果关系可能是一种误导。

危害

干预措施或治疗所致的可能不良后果的总和;是益处的完全对立面,且必须与益处相比较。

危害的被动监测

记录的不良事件为受试者的自发报告。在危害的主动监测中，通过结构式问卷或访视询问受试者特定不良事件的发生情况，或按计划定期开展预定的实验室或其他诊断性检查。

风险-效益比

危害与益处比较的最常见表达方式。这是假设确能对益处与危害计算出一个比值的专门术语。由于干预措施的益处与危害通常在性质上差别很大或采用不同的尺度测量，故术语"效益-风险比"并无字面意义。此外，利弊可能各不相同，我们提倡用"益处与危害的平衡"来代替"效益-风险比"。

安全性

有明确证据表明无害。该术语常仅在缺乏危害证据时滥用。

严重不良事件

国际人用药品注册技术规范协调会议E2A文件将其定义为"临床试验期间，被怀疑与药品相关（药物不良反应），并足以明显改变药品研发方向（如剂量、目标人群、必需的监测同意书）的不良事件"。当不良反应危及生命或功能（其最严重的情况）时尤其如此。这样的反应应及时上报监管机构。

副作用

与用药目的无关的药物作用。但该术语并非一定提示危害，有些副作用也可能有益。此外，由于"副"可理解为次要，因此容易淡化危害的重要性。

毒性

描述药物相关的危害。虽然该术语也用于临床事件，但可能最适于描述实验室测量结果。异常的实验室测量值可描述为实验室毒性。术语"毒性"的缺点在于其暗含了因果关系。如作者不能证明因果关系，则使用术语"异常的实验室测量结果"或"实验室异常"可能更为恰当。

（2）随机对照试验危害报告（CONSORT补充版）

论文结构	条目	随机对照试验危害的描述
标题和摘要	1	如果研究数据包括危害与益处，则标题和摘要要有相应的陈述
引言		
背景和目的	2	若试验涉及危害与益处，引言中应有相应的陈述
方法		
结局指标	6	列出涉及的不良事件并附上每项事件的定义（注意：当涉及分级、预期与非预期事件相比时，应参照标准或确证的定义，并解释新定义） 阐明如何收集危害相关信息（数据收集方式、收集时间、归因方法、确定度及危害相关监测，若相关，还应指出中止监测的标准）
统计学方法	12	描述陈述与分析危害信息的计划（包括编码、复发事件的处理、观察时点的具体界定、连续测量的处理和所有统计分析）
结果		
受试者流程（极力推荐使用流程图）	13	描述每组因危害和对分配治疗的感受而退出的受试者

论文结构	条目	随机对照试验危害的描述
纳入分析的例数	16	提供危害分析的分母
结局和估计值	17	给出每种不良反应事件的绝对危险度(详细说明每组的分型、分级及严重程度),只要相关,采用恰当的资料类型来表示复发事件、数值变量和分类变量
辅助分析	18	描述与危害相关的任何亚组分析和探索性分析
讨论		
全部证据	22	对益处和危害进行同等讨论,并强调研究的局限性、普遍性及危害信息的全部来源

附录二：观察性研究报告规范（STROBE声明）

项目与主题	条目	描述
标题和摘要	1	①采用专业术语描述研究类型；②摘要内容丰富，能准确表述研究的方法和结果
引言		
背景和合理性	2	解释研究的科学背景和依据
研究目标	3	阐明研究目标，包括任何预先确定的假设
方法		
研究设计	4	描述研究设计的要素
研究现场	5	描述研究现场，包括具体场所和相关时间（研究对象征集、暴露、随访和数据收集时间）
研究对象	6	①队列研究描述研究对象的入选标准、来源和方法，描述随访方法；病例对照研究描述病例和对照的入选标准、来源和方法，描述选择病例和对照的原理；横断面研究描述研究对象的入选标准、来源和方法。②队列研究：配对研究需描述配对标准、暴露与非暴露数量；病例对照研究：配对研究需描述配对标准和与每个病例匹配的对照
研究变量	7	明确界定结局指标、暴露因素、预测指标、潜在混杂因素及效应修饰因子，如有可能应给出诊断标准
资料来源与评估	8	描述每一研究变量的数据来源和详细的测定、评估方法（如有多组，应描述各组之间评估方法的可比性）
偏倚	9	描述潜在的偏倚及消除方法
样本量	10	描述样本量的确定方法
定量指标	11	解释定量指标的分析方法，如有可能应描述如何选择分组及其原因
统计学方法	12	①描述所用统计学方法，包括控制混杂因素的方法。②描述亚组分析和交互作用所用方法。③描述缺失值的处理方法。④如有可能，队列研究应解释失访资料的处理方法；病例对照研究应解释病例和对照的匹配方法；横断面研究应描述根据抽样策略确定的方法。⑤描述敏感性分析方法

项目与主题	条目	描述
结果		
研究对象	13	①报告各阶段研究对象的数量，包括征集者、接受检验者、检验合格者、纳入研究者、完成随访者和进行分析者的数量；②描述各阶段研究对象退出的原因；③可考虑使用流程图
描述性资料	14	①描述研究对象的特征（如人口学、临床和社会特征）以及暴露因素和潜在混杂因素的信息；②描述各相关变量有缺失值的研究对象数量；③队列研究描述随访时间（如平均随访时间、总随访时间）
结局资料	15	队列研究报告发生结局事件的数量或根据时间总结发生结局事件的数量；病例对照研究报告各暴露类别的数量或暴露的综合指标；横断面研究报告结局事件的数量或总结暴露的测量结果
主要结果	16	①给出未校正和校正混杂因素的关联强度估计值、精确度（如95%CI）。阐明哪些混杂因素被校正及其原因；②对连续性变量分组时报告分组界值（切分点）；③如果有关联，可将有意义时期内的相对危险度转换成绝对危险度
其他分析	17	报告其他分析结果，如亚组和交互作用分析、敏感度分析
讨论		
重要结果	18	概括与研究假设有关的重要结果
局限性	19	结合潜在偏倚和误差的来源，讨论研究的局限性及潜在偏倚的方向和大小
解释	20	结合研究目的、局限性、多因素分析、类似研究的结果和其他相关证据，客观、全面地解释结果
可推广性	21	讨论研究结果的普适性及可推广性（外推有效性）
其他信息		
资助	22	给出研究的资金来源和资助者（如有可能，给出原始援救的资助情况）

附录三：诊断准确性研究报告清单（STARD）

项目与主题	条目	描述
题目/摘要/关键词	1	确定文章为诊断准确性研究（推荐采用MESH主题词："灵敏度和特异度"）
引言	2	陈述研究问题或目的，如评估诊断准确性或比较不同诊断措施间或不同受试人群间的准确性
方法		
受试者	3	研究人群：纳入和排除标准，数据收集的背景和地点
	4	受试者募集：基于症状表现、既往检查结果或是受试者已接受过待测措施或金标准的事实
	5	样本抽样：研究人群是否根据条目3、4中的选择标准确定的样本序列？若"否"，具体说明是如何进一步选择样本的
	6	数据收集：数据收集是指在指标检查和参考标准检查进行之前（前瞻性研究）还是之后（回顾性研究）
检查方法	7	参考标准及其原理
	8	相关资料和方法的技术说明，包括何时和怎样进行测量的，和（或）引用参考文献说明指标检查和参考标准检查
	9	指标检查和参考标准检查结果的单位、临界值和（或）种类的定义及原理
	10	执行和读取指标检查和参考标准检查的人员的数量、培训及其专业技能
	11	读取指标检查和参考标准检查结果的人员是否不知道另一组检查的结果（盲法），描述其他任何可获得的临床信息
统计学方法	12	计算和比较诊断准确性的方法，以及不确定性的定量统计方法（如95%可信区间）
	13	如果已做，计算检查可重复性的方法
结果		报告
受试者	14	研究何时完成，包括样本募集的起始日期
	15	研究人群的临床特征和人口统计学特征（如年龄、性别、出现的症状谱、合并疾病、现有治疗、样本募集中心）
	16	符合纳入标准，参与了或未参与指标检查和（或）参考标准检查的人数；说明受试者为什么没有接受任一检查（强力推荐做出流程图）

项目与主题	条目	描述
检查结果	17	从指标检查至参考标准检查间的时间间隔,及在此期间是否给予了任何治疗
	18	出现了目标情况的受试者中描述疾病严重程度(定义标准)的分布; 在未出现目标情况的受试者中说明其他诊断
	19	指标检查结果(包括不确定的和丢失的结果)和参考标准检查结果的四格表,以及为获得进一步结果,检查结果的分布和参考标准检查结果的四格表
	20	在进行指标检查和参考标准检查的过程中是否出现了任何不良事件
评价	21	诊断准确性的评估及统计学不确定性的衡量(如95%可信区间)
	22	指标检查的不确定结果、丢失结果以及异常值是如何处理的
	23	如果已做,评估诊断准确性在受试者亚组间、结果读取者间、各中心间的变异度
	24	如果已做,评估检查的可重复性
讨论	25	讨论研究结果的临床适用性

方剂汇编

一　画

一贯煎(《柳州医话》)：生地黄　沙参　当归　枸杞　麦冬　川楝子

二　画

二仙汤(《中医方剂临床手册》)：仙茅　淫羊藿　当归　巴戟天　黄柏　知母

二至丸(《医方集解》)：女贞子　旱莲草

二丹茜草汤(《中西医结合妇产科学》)：当归　丹皮　青皮　栀子　茜草　丹参　茵陈　益母草　蒲公英　生地　赤芍　红花

丁香柿蒂散(《卫生宝鉴》)：丁香　柿蒂　青皮　陈皮

八珍汤(《正体类要》)：当归　川芎　白芍药　熟地黄　人参　茯苓　炙甘草　白术

人参养荣汤(《太平惠民和剂局方》)：当归　白芍　熟地黄　人参　黄芪　陈皮　茯苓　白术　远志　肉桂　五味子　甘草

三　画

三棱煎加减：三棱　莪术　青皮　半夏　麦芽　夏枯草　海藻　昆布　牡蛎　苍术　制南星

下乳涌泉散(《清太医院配方》)：当归　川芎　白芍　生地黄　天花粉　柴胡　青皮　漏芦　桔梗　通草　白芷　穿山甲　王不留行　甘草

大补元煎(《景岳全书》)：人参　山药　熟地　杜仲　当归　山茱萸　枸杞　炙甘草

大黄牡丹皮汤(《金匮要略》)：大黄　牡丹皮　桃仁　冬瓜仁　芒硝

大黄䗪虫丸(《金匮要略》)：大黄　黄芩　甘草　桃仁　杏仁　芍药　干地黄　干漆　虻虫　水蛭　蛴螬　䗪虫

小蓟饮子(《重订严氏济生方》)：生地黄　小蓟　藕节　蒲黄　滑石　木通　竹叶　当归　炙甘草

四　画

开郁种玉汤(《傅青主女科》)：当归　白芍　白术　茯苓　花粉　丹皮　香附

天王补心丹(《摄生秘剖》)：生地　麦冬　天冬　玄参　党参　茯苓　五味子　酸枣仁　柏子仁　远志　桔梗　当归　丹参

五苓散(《伤寒论》)：桂枝　泽泻　茯苓　猪苓　白术

五味消毒饮(《医宗金鉴》)：银花　野菊花　蒲公英　紫花地丁　紫背天葵子

少腹逐瘀汤(《医林改错》)：小茴香　干姜　没药　当归　川芎　官桂　赤芍　延胡索　蒲黄　五灵脂

牛黄清心丸(《痘疹世医心法》)：牛黄　朱砂　黄连　黄芩　栀子　郁金

丹栀逍遥散(《女科撮要》)：丹皮　山栀子　当归　白芍　柴胡　白术　茯苓　炙甘草　煨姜　薄荷

六味地黄丸(《小儿药证直诀》)：熟地　山药　山萸肉　茯苓　泽泻　牡丹皮

六君子汤(《太平惠民和剂局方》)：党参　白术　茯苓　半夏　陈皮　甘草

五　　画

玉女煎(《景岳全书》)：熟地　生石膏　知母　牛膝　麦冬

左归丸(《景岳全书》)：熟地　山药　山茱萸　枸杞　牛膝　菟丝子　鹿角胶　龟板胶

右归丸(《景岳全书》)：熟地　山药　山茱萸　枸杞　鹿角胶　菟丝子　杜仲　当归　肉桂　制附子

龙胆泻肝汤(《医宗金鉴》)：龙胆草　黄芩　山栀子　泽泻　木通　车前子　当归　柴胡　甘草　生地

归肾丸(《景岳全书》)：熟地　山药　山茱萸　茯苓　枸杞　杜仲　菟丝子　当归

归脾汤(《校注妇人良方》)：白术　茯神　黄芪　龙眼肉　酸枣仁　人参　木香　当归　远志　甘草　生姜　大枣

四物汤(《仙授理伤续断秘方》)：熟地　当归　白芍　川芎

四神丸(《校注妇人良方》)：补骨脂　吴茱萸　肉豆蔻　五味子

四海舒郁丸(《疡医大全》)：青木香　陈皮　昆布　海藻　海带　海螵蛸　海蛤壳

四妙丸(《成方便读》)：苍术　黄柏　川牛膝　薏苡仁

生化汤(《傅青主女科》)：当归　川芎　桃仁　炮姜　炙甘草

生脉散(《内外伤辨惑论》)：人参　麦冬　五味子

失笑散(《太平惠民和剂局方》)：蒲黄　五灵脂

仙方活命饮(《校注妇人良方》)：银花　赤芍　乳香　没药　当归尾　花粉　甘草　穿山甲　陈皮　防风　贝母　皂角刺　白芷

白术散(《全生指迷方》)：白术　茯苓　大腹皮　生姜皮　陈皮

半夏白术天麻汤(《医学心悟》)：半夏　白术　天麻　茯苓　陈皮　甘草　生姜　大枣　蔓荆子

加参生化汤(《傅青主女科》)：人参　桃仁　当归　川芎　炮姜　甘草

加减一阴煎(《景岳全书》)：生地　熟地　白芍　麦冬　知母　地骨皮　甘草

加减苁蓉菟丝子丸(《中医妇科治疗学》)：肉苁蓉　菟丝子　覆盆子　枸杞　熟地　当归　寄生　艾叶

加味补中益气丸(《傅青主女科》)：甘草　当归　白术　人参　黄芪　柴胡　升麻　半夏　茯苓

加味四物汤(《济阴纲目》)：当归　川芎　白芍　生地　阿胶　白术　茯苓　续断　香附　橘红　炙甘草

加味温胆汤(《医宗金鉴》)：陈皮　制半夏　茯苓　甘草　枳实　竹茹　黄芩　黄连　麦冬　芦根　生姜

圣愈汤(《兰室秘藏》)：人参　黄芪　当归　川芎　熟地黄　白芍

生铁落饮(《医学心悟》)：天冬　麦冬　贝母　胆南星　橘红　远志　连翘　茯苓　茯神　玄参　钩藤　丹参　辰砂　石菖蒲　生铁落

平胃散(《太平惠民和剂局方》)：苍术　厚朴　陈皮　甘草

玉屏风散(《医方类聚》)：黄芪　白术　防风

白头翁汤(《伤寒论》)：白头翁　秦皮　黄连　黄柏

正气天香散(《证治准绳》)：香附　陈皮　甘草　乌药　紫苏叶　干姜

半夏厚朴汤(《金匮要略》)：厚朴　紫苏　半夏　茯苓　生姜

白虎加人参汤(《伤寒论》)：生石膏　知母　粳米　甘草　人参

六　　画

红藤败酱散(《夏桂成实用中医妇科学》)：红藤　败酱草　乳香　没药　元胡　木香　当归　赤芍　薏苡仁　山楂

血府逐瘀汤(《医林改错》)：川芎　当归　生地　赤芍　桃仁　红花　枳壳　柴胡　甘草　桔梗　牛膝

芍药甘草汤(《伤寒论》)：芍药　甘草

产妇康煎剂(河南省中医院协定处方)：黄芪　党参　白术　茯苓　木香　厚朴　益母草　当归　川芎　赤芍　炮姜

托里消毒散(《外科正宗》)：党参　白术　黄芪　川芎　茯苓　白芷　薏苡仁　贯众　黄柏　赤芍　当归　益母草

安宫牛黄丸(《温病条辨》)：牛黄　郁金　犀角(水牛角代)　黄芩　黄连　雄黄　栀子　朱砂　冰片　麝香　珍珠

七　　画

寿胎丸(《医学衷中参西录》)：菟丝子　桑寄生　续断　阿胶

苍附导痰丸(《叶天士女科诊治秘方》)：苍术　胆南星　香附　枳壳　半夏　陈皮　茯苓　甘草　生姜　神曲

杞菊地黄丸(《医级》)：熟地　山茱萸　山药　泽泻　茯苓　丹皮　枸杞子　菊花

两地汤(《傅青主女科》)：生地　玄参　白芍　麦冬　阿胶　地骨皮

免怀散(《济阴纲目》)：红花　当归尾　赤芍　川牛膝

完带汤(《傅青主女科》)：人参　白术　白芍　山药　苍术　陈皮　柴胡　黑芥穗　车前子　甘草

启宫丸(经验方)：制半夏　苍术　香附(童便浸炒)　茯苓　神曲(炒)　陈皮　川芎

补中益气汤(《脾胃论》)：人参　黄芪　白术　当归　橘皮　甘草　柴胡　升麻

补肾固冲丸(《新编中医治疗学》)：菟丝子　川断　巴戟天　杜仲　鹿角霜　当归　熟地　枸杞　阿胶　党参　白术　大枣　砂仁

补肾祛瘀方(《李祥云经验方》)：淫羊藿　仙茅　熟地黄　怀山药　香附　鸡血藤　三棱　莪术　丹参

佛手散(《普济本事方》)：当归　川芎

陈夏六君汤(《医学正传》)：人参　白术　茯苓　甘草　陈皮　半夏　生姜　大枣

八　　画

肾气丸(《金匮要略》)：熟地　山药　山萸肉　茯苓　泽泻　丹皮　附子　桂枝

固冲汤(《医学衷中参西录》)：白术　黄芪　煅龙骨　煅牡蛎　山茱萸　白芍　海螵蛸　茜草根　棕榈炭　五倍子

固本止崩汤(《傅青主女科》)：人参　黄芪　白术　熟地　当归　黑姜

固阴煎(《景岳全书》)：人参　熟地　山药　山茱萸　远志　炙甘草　五味子　菟丝子

知柏地黄丸(《医宗金鉴》)：熟地黄　山茱萸　山药　泽泻　茯苓　丹皮　知母　黄柏

参附汤(《妇人大全良方》)：人参　附子

金铃子散(《素问病机气宜保命集》)：川楝子　元胡

青竹茹汤(《济阴纲目》)：鲜竹茹　橘皮　白茯苓　半夏　生姜

育阴汤(《百灵妇科》)：熟地　白芍　续断　桑寄生　杜仲　山萸肉　山药　海螵蛸　龟甲　牡蛎　阿胶

金匮肾气丸(《金匮要略》)：附子　桂枝　熟地黄　山茱萸　牡丹皮　山药　茯苓　泽泻

九　画

茵陈五苓散(《金匮要略》)：茵陈　泽泻　茯苓　猪苓　白术　桂枝

茵陈蒿汤(《伤寒论》)：茵陈　栀子　大黄

茵陈二黄汤(《中西医结合妇产科学》)：茵陈　黄芩　制大黄　山栀子　木香　白术　白芍　甘草

荡鬼汤(《傅青主女科》)：人参　当归　大黄　川牛膝　雷丸　红花　丹皮　枳壳　厚朴　桃仁

香砂六君子汤(《古今名医方论》)：人参　白术　茯苓　甘草　半夏　陈皮　砂仁　木香　生姜　大枣

香棱丸(《济生方》)：木香　丁香　京三棱　枳壳　青皮　川楝子　茴香　莪术

保阴煎(《景岳全书》)：生地　熟地　白芍　山药　续断　黄芩　黄柏　甘草

胎元饮(《景岳全书》)：人参　当归　杜仲　白芍　熟地　白术　陈皮　炙甘草

独活寄生汤(《备急千金要方》)：独活　桑寄生　秦艽　防风　细辛　当归　川芎　干地黄　杜仲　牛膝　人参　茯苓　甘草　桂心　芍药

养荣壮肾汤(《叶氏女科证治》)：当归　川芎　独活　肉桂　杜仲　川断　桑寄生　防风　生姜

养精种玉汤(《傅青主女科》)：大熟地(酒蒸)　当归(酒洗)　白芍(酒炒)　山萸肉(蒸熟)

举元煎(《景岳全书》)：人参　黄芪　白术　升麻　甘草

宫外孕Ⅱ号方(山西医学院第一附属医院)：丹参　赤芍　桃仁　三棱　莪术

宫外孕Ⅰ号方(山西医学院第一附属医院)：丹参　赤芍　桃仁

独参汤(《十药神书》)：人参(急煎服)

十　画

泰山磐石散(《景岳全书》)：人参　黄芪　白术　炙草　当归　白芍　川芎　熟地　砂仁　糯米　川断　黄芩

真武汤(《伤寒论》)：炮附子　白术　茯苓　芍药　生姜

桂枝茯苓丸(《金匮要略》)：茯苓　桂枝　丹皮　赤芍　桃仁

逐瘀止血汤(《傅青主女科》)：生地　大黄　赤芍　丹皮　当归尾　枳壳　龟甲　桃仁

逐瘀止崩汤(《安徽中医验方选集》)：当归　川芎　三七　没药　五灵脂　丹皮炭　炒丹参　炒艾叶　阿胶(蒲黄炒)　龙骨　牡蛎　乌贼骨

柴胡疏肝散(《景岳全书》)：柴胡　枳壳　炙甘草　白芍　川芎　香附　陈皮

逍遥散(《太平惠民和剂局方》)：柴胡　当归　白芍　白术　茯苓　甘草　煨姜　薄荷

健固汤(《傅青主女科》)：人参　茯苓　白术　巴戟天　薏苡仁

调肝汤(《傅青主女科》)：山药　阿胶　当归　白芍　山茱萸　巴戟天　甘草

通乳丹(《傅青主女科》)：人参　生黄芪　当归　麦冬　木通　桔梗　七孔猪蹄

益肾调经汤(《中医妇科治疗学》)：巴戟天　熟地黄　续断　杜仲　当归　白芍　台乌药　焦艾叶　益母草

莪术丸(《准绳幼科》)：莪术　当归　桂心　赤芍　槟榔　昆布　琥珀粉　枳壳　木香　桃仁　鳖甲　大黄

消渴方(《古今录验方》)：黄连　天花粉　藕汁　生地汁　葛根　麦冬　石斛

十一　画

理冲汤(《医学衷中参西录》)：生黄芪　党参　白术　山药　天花粉　知母　三棱　生鸡内金　莪术

黄芪桂枝五物汤(《金匮要略》)：黄芪　芍药　桂枝　生姜　大枣

黄连解毒汤(《外台秘要》)：黄连　黄芩　黄柏　栀子

救母丹(《傅青主女科》)：人参　当归　川芎　益母草　赤石脂　炒荆芥

银甲丸(《王渭川妇科经验选》)：银花　鳖甲　连翘　升麻　红藤　蒲公英　紫花地丁　生蒲黄　椿根皮　大青叶　茵陈　桔梗　琥珀末

脱花煎(《景岳全书》)：当归　川芎　红花　牛膝　车前子　肉桂

羚角钩藤汤(《重订通俗伤寒论》)：羚羊角　钩藤　桑叶　菊花　贝母　竹茹　生地黄　白芍　茯神甘草

清肺解毒散结汤(《中医妇科临床手册》)：金银花　连翘　鱼腥草　薏苡仁　瓜蒌仁　川贝母　沙参生地　麦冬　丹皮　桃仁　山慈菇　白茅根　生甘草

清热固经汤(《简明中医妇科学》)：生地　地骨皮　炙龟板　牡蛎粉　阿胶　黄芩　藕节　棕榈炭甘草　焦栀子　地榆

清热调血汤(《古今医鉴》)：丹皮　黄连　生地　白芍　当归　川芎　红花　桃仁　延胡索　莪术香附

清热润血汤(《古今医鉴》)：牡丹皮　生地　黄连　当归　白芍　红花　桃仁　莪术　香附　延胡索川芎

清热镇惊汤(《医宗金鉴》)：柴胡　薄荷　麦冬　栀子　黄连　龙胆　茯神　钩藤　木通　甘草　灯芯草　竹叶

清骨滋肾汤(《傅青主女科》)：五味子　地骨皮　丹皮　沙参　麦冬　玄参　白术　石斛

清营汤(《温病条辨》)：生地　玄参　麦冬　金银花　连翘　竹叶心　丹参　黄连　犀角(水牛角代)

旋覆代赭汤(《伤寒论》)：旋覆花　代赭石　生姜　制半夏　党参　炙甘草　红枣

十 二 画

黑逍遥散(《医略六书》)：熟地黄　柴胡　当归　白芍　白术　茯苓　甘草　薄荷　生姜

温肾丸(《妇科玉尺》)：熟地　山萸肉　巴戟　当归　菟丝子　益智仁　生地　杜仲　茯神　鹿茸山药　远志　续断　蛇床子

温经汤(《妇人大全良方》)：人参　当归　川芎　白芍　肉桂　莪术　牡丹皮　甘草　牛膝

温经汤(《金匮要略》)：吴茱萸　当归　白芍　川芎　人参　桂枝　阿胶　生姜　甘草　半夏　丹皮麦冬

温胞饮(《傅青主女科》)：巴戟天　补骨脂　菟丝子　肉桂　附子　杜仲　白术　山药　芡实　人参

紫雪丹(《温病条辨》)：生石膏　寒水石　磁石　滑石　羚羊角　沉香　玄参　木香　升麻　丁香麝香、朱砂　炙甘草　朴硝　犀角(水牛角代)

十 三 画

解毒散结汤(经验方)：野菊花　蒲公英　马齿苋　丹皮　紫草　三棱　莪术　大黄　半枝莲　山慈菇七叶一枝花

十 四 画

毓麟珠(《景岳全书》)：人参　白术　茯苓　芍药(酒炒)　川芎　炙甘草　当归　熟地　菟丝子(制)　鹿角霜　杜仲(酒炒)　川椒

膈下逐瘀汤(《医林改错》)：当归　赤芍　川芎　桃仁　红花　枳壳　延胡索　五灵脂　丹皮　香附甘草　乌药

漏芦散(《济阴纲目》)：漏芦　蛇蜕　瓜蒌

十五画及以上

增液汤(《温病条辨》):生地　玄参　麦冬

橘皮竹茹汤(《金匮要略》):橘皮　竹茹　大枣　人参　生姜　甘草

橘核丸(《济生方》):橘核　海藻　昆布　川楝子　厚朴　木通　枳实　延胡索　肉桂　木香

参 考 文 献

1. 谢幸,苟文丽. 妇产科学[M]. 8版. 北京: 人民卫生出版社,2014.

2. 杜惠兰. 中西医结合妇产科学[M]. 2版. 北京: 中国中医药出版社,2012.

3. 中华医学会妇产科学分会子宫内膜异位症协作组. 子宫内膜异位症的诊治指南[J]. 中华妇产科杂志,
   2015,50(3): 161-169.

4. 肖承悰. 中医妇科临床研究[M]. 北京: 人民卫生出版社,2009.

5. 肖承悰,刘雁峰. 中医妇科临床技能实训[M]. 北京: 人民卫生出版社,2013.

6. 丰有吉,沈铿. 妇产科学[M]. 2版. 北京: 人民卫生出版社,2010.

7. 张惜阴. 实用妇产科学[M]. 2版. 北京: 人民卫生出版社,2004.

8. 哈荔田. 哈荔田妇科医案医话选[M]. 天津: 天津科学技术出版社,1982.

9. 连方,齐聪. 中西医结合妇产科学[M]. 北京: 人民卫生出版社,2012.

10. 乐杰. 妇产科学[M]. 5版. 北京: 人民卫生出版社,2000.

11. 张玉珍. 中医妇产科学[M]. 北京: 中国中医药出版社,2002.

12. 乔杰. 生殖医学临床诊疗常规[M]. 北京: 人民军医电子出版社,2013.

13. 侯丽辉. 今日中医妇科. 2版[M]. 北京: 人民卫生出版社,2011.

14. 卜彦青,姜文. 妇科疾病中医针灸治疗学[M]. 天津: 天津科技翻译出版公司,2008.

15. 罗颂平,谈勇. 中医妇科学[M]. 2版. 北京: 人民卫生出版社,2012.

16. 中华医学会妇产科分会妊娠期高血压疾病学组. 妊娠期高血压疾病诊治指南[J]. 中华妇产科杂志,
    2012,47(6): 476-480.

17. 沈雁萍. 全新解读妊娠高血压疾病[M]. 沈阳: 辽宁科学技术出版社,2009.

18. 刘敏如,谭万信. 中医妇产科学[M]. 2版. 北京: 人民卫生出版社,2011.

19. 乐杰. 妇产科学[M]. 7版. 北京: 人民卫生出版社,2008.

20. 马宝璋. 中医妇科学[M]. 北京: 中国中医药出版社,2012.

21. 中华医学会妇产科学分会产科学组. 产后出血预防与处理指南(2014)[J]. 中华妇产科杂志,2014,49
    (9): 554-557.

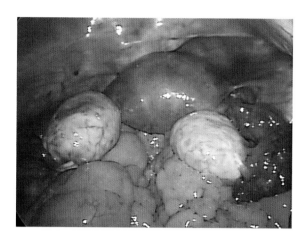

文末彩图1　多囊卵巢的腹腔镜图像

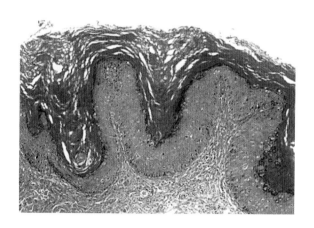

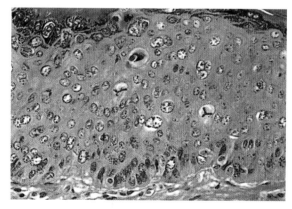

文末彩图2　外阴鳞状上皮增生的病理图像

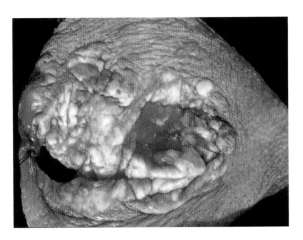

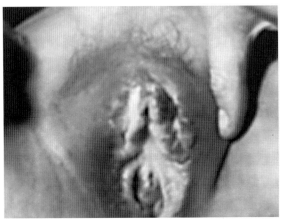

文末彩图3　外阴硬化性苔癣图像

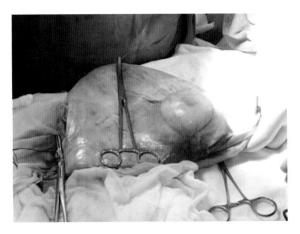

文末彩图4　卵巢交界性浆液性囊腺瘤